खतरनाक रोग

खतरनाक रोग

डॉ. प्रेमचन्द्र स्वर्णकार
एम.बी.बी.एस., एम.डी.

ज्ञान-विज्ञान प्रकाशन
नई दिल्ली-110 002

ISBN : 978-93-81863-74-9

मूल्य : ₹ 895

पहला संस्करण : 2019

प्रकाशक : ज्ञान-विज्ञान प्रकाशन
1-बी, नेताजी सुभाष मार्ग, दरियागंज
नई दिल्ली-110 002

पुस्तकें उपलब्ध : अशोक राजपथ, साइंस कॉलेज के सामने, पटना-800 006
पहली मंजिल, दरबारी बिल्डिंग, महात्मा गांधी मार्ग, इलाहाबाद-211 001
36 ए, शेक्सपियर सरणी, कोलकाता-700 017

वेबसाइट : www.rajkamalprakashan.com
ई-मेल : info@rajkamalprakashan.com

मुद्रक : बी.के. ऑफसेट
नवीन शाहदरा, दिल्ली-110 032

KHATARNAK ROG
by Dr. Premchandra Swarnkar

मेरी यह पुस्तक
मानव सेवा को समर्पित
चिकित्सकद्वय
परम श्रद्धेय

डॉ. शिवकुमार पांडे एम.एस.
एवं
डॉ. श्रीमती पुष्पा पांडे एम.डी.
को सस्नेह
सादर समर्पित है।

शुरुआत

वैसे तो मनुष्यों को सैकड़ों तरह के संक्रामक और असंक्रामक रोग होते हैं, लेकिन कुछ रोग उनके सामने मृत्यु का संकट उपस्थित करते हैं अथवा मरणांतक पीड़ा पहुँचाते हैं। और कुछ उच्च रक्तचाप और मधुमेह जैसे रोग उसके जीवन भर के साथी बनकर उसे परेशान करते रहते हैं। ये रोग मानव शरीर में गम्भीर जटिलताएँ भी उत्पन्न करते हैं, जो जीवन के लिए घातक होती हैं। इसी तरह कुछ संक्रामक रोग एक-दो दिन में ही रोगी को गम्भीर अवस्था में पहुँचा देते हैं और यदि तुरन्त नियंत्रण न किया जाए तो मरीज की जान जा सकती है।

अतएव मैंने अपनी इस पुस्तक में सभी रोगों का वर्णन न करके **विशेष खतरनाक बीमारियों का उल्लेख कर उनसे सुरक्षा के उपाय भी बतलाए हैं।** पुस्तक में एड्स, सार्स और स्वाइन फ्लू तथा एन्थ्रेक्स जैसे अत्यन्त खतरनाक संक्रामक रोगों की पूर्ण जानकारियाँ निहित हैं तो हृदय रोग, मस्तिष्काघात, गुर्दों की अक्षमता जैसे गम्भीर असंक्रामक रोगों की विस्तृत चर्चा करते हुए बचाव के उपाय सुझाए गए हैं। सुरक्षा अथवा बचाव के तरीके बतलाना भी आम पाठकों को अत्यन्त जरूरी है। क्योंकि रेबीज या एड्स जैसी कई बीमारियाँ तो इलाज से भी ठीक नहीं हो पातीं अतः आम लोगों को बचाव (Prevention) की जानकारी ही ऐसे रोगों से सुरक्षित रख सकती है। इस तरह मैंने पुस्तक को जनोपयोगी बनाने का पूरा प्रयास किया है। पुस्तक को रोचक बनाने के लिए सजीव चित्र भी पर्याप्त संख्या में दिए गए हैं।

मच्छरों द्वारा उत्पन्न रोगों जैसे—डेंगू, चिकुन गुन्या, फाइलेरिया, जापानी मस्तिष्क ज्वर एवं मलेरिया को भी साधारण नहीं समझना चाहिए। यदि मलेरिया का पर्याप्त इलाज न हो तो वह मस्तिष्क को प्रभावित कर रोगी को मृत्यु की कगार पर पहुँचा सकता है। इसी तरह मच्छरजनित शेष चार रोग भी कम खतरनाक नहीं हैं, इसलिए मैंने इन पाँचों रोगों को भी अपनी इस पुस्तक के लिए चुना है।

इस पुस्तक को चार भागों में विभक्त किया गया है—प्रथम भाग में विभिन्न रोग और उनका कारण एवं सामान्य रूप से रोगों पर नियंत्रण एवं बचाव के बारे में बतलाया है। टीके संक्रामक रोगों से सुरक्षा में एक महान अस्त्र की भूमिका निभाते हैं। अत: टीकों और मानव प्रतिरक्षा तंत्र पर पूरा अध्याय दिया गया है। मिल–कारखानों से किस तरह की खतरनाक बीमारियाँ हो सकती हैं, यह भी विस्तार से बतलाया है। जानलेवा रोगों के लक्षणों से सम्बन्धित एक अध्याय भी मैंने लिखा है। रक्त से भी एड्स, यकृत-शोथ, सिफलिस जैसे कई रोग हो सकते हैं। अत: रक्तजन्य रोगों की चर्चा के साथ मैंने यह भी बतलाया है कि लोग किस तरह सुरक्षित रक्त द्वारा रोगी की जीवन रक्षा कर सकते हैं। दुर्घटनाओं के अलावा कैंसर, गुर्दों की बीमारी, रक्ताल्पता की स्थिति में एवं डेंगू जैसे रोगों में, अक्सर रोगियों को रक्त देने की आवश्यकता पड़ती है।

द्वितीय भाग में प्रमुख असंक्रामक रोगों का वर्णन एवं सुरक्षा के उपाय दिए गए हैं। कैंसर, मधुमेह, मस्तिष्काघात, पेट के छाले, दमा, आस्टियोपोरोसिस जैसे कई रोगों के साथ आदमी को अन्धा बना देनेवाले रोग ग्लूकोमा और उससे बचाव की जानकारियाँ समाहित हैं।

तृतीय भाग में मनुष्यों को होनेवाले कई प्रमुख संक्रामक रोगों जैसे—रेबीज, सार्स, एन्थ्रेक्स, क्षय रोग, कुष्ठ, हैजा, प्लेग, यकृत-शोथ, डेंगू, टॉयफाइड इत्यादि को लिया है। रोगों के प्रसार, लक्षण, पहचान एवं बचाव के उपायों का विशेष उल्लेख किया गया है। अत: आम लोगों को इन रोगों से सुरक्षित रखने में निश्चय ही यह पुस्तक सहायक होगी।

पुस्तक के **चतुर्थ भाग में** बच्चों को होनेवाले प्रमुख खतरनाक संक्रामक रोगों का वर्णन किया गया है। शिशुओं की रोग प्रतिरोधक शक्ति ज्यादा विकसित न होने से संक्रामक बीमारियाँ उनमें गम्भीर रूप धारण कर लेती हैं। अत: इन रोगों की चर्चा भी जरूरी थी। सुरक्षा के लिए टीकों का प्रयोग कब, कैसे करना है यह भी बतलाया है। इस अध्याय में पोलियो, निमोनिया, खसरा, गलघोंटू, टिटनेस, मस्तिष्क ज्वर, रूमेटिक ज्वर और रोटा वाइरस जैसे कई रोगों को मैंने लिया है।

इस तरह यह पुस्तक बहुआयामी और बहुउद्देशीय बन गई है। **इसे सभी के लिए उपयोगी बनाया गया है।** यद्यपि चिकित्सा विज्ञान के विषयों पर हिन्दी में लिखना सहज कार्य नहीं है फिर मैंने भाषा को यथासम्भव क्लिष्ट होने से बचाया है। मुझे विश्वास है कि मेरी

चिकित्सा विज्ञान की अन्य पुस्तकों की तरह यह पुस्तक भी लोकप्रिय बनेगी। और मेरा परिश्रम सार्थक होगा।

हमारे देश के विभिन्न स्वास्थ्य कार्यक्रमों की सफलता और रोगों पर प्रभावी नियंत्रण, जन साधारण की जागरूकता और उसकी स्वास्थ्य सम्बन्धी जानकारियों पर निर्भर है। इलेक्ट्रॉनिक मीडिया कुछ सेकेंडों के विज्ञापनों द्वारा लोगों को जागरूक तो बनाता है लेकिन उनके मन में कई प्रश्न अथवा जिज्ञासाएँ भी छोड़ देता है और इनका समाधान प्रामाणिक जानकारियों से युक्त उनकी अपनी भाषा हिन्दी में लिखित पुस्तकें ही कर सकती हैं। अत: ऐसी पुस्तकों की प्रासंगिकता और उपयोगिता आज भी है। जानकारी के लिए वालंटरी हेल्थ एसोसिएशन का मैं आभारी हूँ।

कम्प्यूटर टाइपिंग में सहयोग के लिए मैं श्री एस.के. जायसवाल जी, दमोह एवं सजीव छायाचित्रों के लिए अप्सरा स्टूडियो एवं सुरभि स्टूडियो दमोह का आभारी हूँ। मुझे अपेक्षा रहेगी आपके अमूल्य सुझावों की।

—डॉ. प्रेमचन्द्र स्वर्णकार
एम.बी.बी.एस., एम.डी.

अनुक्रम

भाग–1

रोगों के कारण और सुरक्षा के उपाय

भाग–2

खतरनाक असंक्रामक रोग

भाग-3

खतरनाक संक्रामक रोग

भाग-4

बच्चों के खतरनाक संक्रमण

परिशिष्ट

भाग–1

रोगों के कारण और सुरक्षा के उपाय

1

रोग क्या हैं ? कारण और प्रकार

रोगों पर नियंत्रण के लिए यह आवश्यक है कि हम जानें कि रोग और इसके कारण क्या हैं। यदि संक्षेप में कहें तो रोग, स्वास्थ्य की स्थिति से च्युत होना है। रोग का शाब्दिक अर्थ (अंग्रेजी में) आराम अथवा सुख का अभाव है। रोग व्यक्ति की शक्ति, आनन्द और कई मामलों में जीवन की अवधि कम कर देते हैं। ऑक्सफोर्ड डिक्शनरी की परिभाषा के अनुसार, "रोग, शारीरिक दशा अथवा शरीर के किसी हिस्से अथवा अंग की वह अवस्था है जिसमें इनके कार्य अवरुद्ध और अव्यवस्थित हो जाते हैं।"

कई रोगों के लक्षण स्पष्ट नहीं होते या रोग इतनी हल्की अवस्था में होते हैं कि वे शरीर के अन्दर कोई बड़ा परिवर्तन नहीं कर पाते ऐसी स्थिति में कई बार रोग का निदान सम्भव नहीं हो पाता। सामान्य तौर पर जब व्यक्ति में पीड़ा, ज्वर, दुर्बलता इत्यादि लक्षण मिलते हैं तभी उसे रोगी समझा जाता है।

रोग और स्वास्थ्य

कोई व्यक्ति जो प्रत्यक्ष रूप से रोगी नहीं दिखता वह जरूरी नहीं कि स्वस्थ ही हो। अधिकतर रोगों की जीर्ण अवस्था में या पुराने रोगों की शुरुआत में रोग के लक्षणों का या कोई शारीरिक परिवर्तन का पता ही नहीं चल पाता जिससे बीमारी पर नियंत्रण सम्भव नहीं होता और ऐसे रोगों में स्वास्थ्य की स्थिति और बीमारी की स्थिति के बीच फर्क भी पता नहीं चलता जबकि कई रोग जैसे फूड पॉयजनिंग (भोजन विषाक्तता) इत्यादि लक्षणों के कारण तुरन्त पकड़ में आ जाते हैं।

स्वास्थ्य की उपयोगिता

जीवन को सुखपूर्वक जीने के लिए स्वस्थ शरीर और मन का होना अत्यन्त आवश्यक है। **बीमार व्यक्ति जीवन की उपयोगिता और आनन्द से वंचित हो जाता है।** स्वस्थ व्यक्ति ही अपने उद्देश्य में सफल होते हैं। वे जीवन का उपयोग और

उपभोग दोनों कर सकते हैं। सफल जीवन के लिए अच्छे स्वास्थ्य का होना नितान्त आवश्यक है। अतएव हमें रोगों के विभिन्न कारणों और उन पर नियंत्रण की जानकारी होनी ही चाहिए ताकि हम स्वयं को स्वस्थ रख सकें।

रोग उत्पत्ति के सिद्धान्त

1. रोगाणुओं का सिद्धान्त : इसके अनुसार विभिन्न तरह के जीवाणु और विषाणु इत्यादि रोगों के प्रमुख कारण हैं। इस सिद्धान्त ने 19वीं शताब्दी के अन्त में और 20वीं शताब्दी के शुरू में जोर पकड़ा। आधुनिक चिकित्सा पद्धति के लिए यह एक क्रान्तिकारी सिद्धान्त था लेकिन धीरे-धीरे पता लगा कि बीमारी का कारण केवल रोगाणु नहीं होते बल्कि इसमें कई अन्य तरह के कारकों का भी हाथ होता है। इसलिए अब आधुनिक चिकित्सा पद्धति इस रोगाणु सिद्धान्त से कुछ-कुछ दूर हट गई है और इसके साथ अन्य बीमारी उत्पन्न करनेवाले कारकों (फैक्टर्स) को भी मानना पड़ा है।

2. रोग सम्बन्धी त्रिकोण (एपिडिमियालॉजिकल ट्रायल) : रोगाणु सिद्धान्त की अपनी कुछ सीमाएँ हैं। उदाहरणार्थ एक क्षय रोगी के सम्पर्क में आनेवाले व्यक्तियों में से कुछ को यह बीमारी हो जाती है, और कइयों को यह बीमारी जल्दी नहीं लगती है। इसी तरह अन्य कारक जो वातावरण और व्यक्ति से सम्बन्धित होते हैं यह तय करते हैं कि रोग उत्पन्न होगा अथवा नहीं। इसमें प्रभावित व्यक्ति की रोग प्रतिरोधक क्षमता की भी महत्त्वपूर्ण भूमिका होती है।

3. बहुकारक सिद्धान्त (मल्टीपल काज थ्योरी) : यह सिद्धान्त नया नहीं है प्रभावी एंटीबायोटिक दवाओं, रोग फैलानेवाले जीवों पर नियंत्रण इत्यादि के बल पर कई संक्रामक रोगों पर काबू तो पा लिया गया लेकिन अन्य कई गम्भीर बीमारियाँ जैसे—फेफड़ों के कैंसर, हृदय वाहिकाओं के रोग, मानसिक बीमारियाँ—आधुनिकता की देन के रूप में बढ़ रही हैं। इन बीमारियों को 'रोगाणु सिद्धान्त' द्वारा प्रतिपादित नहीं किया जा सकता था। अत: वैज्ञानिक इस निष्कर्ष पर पहुँचे कि रोगाणु के अलावा भी अन्य कारक हैं जो रोग उत्पन्न कर सकते हैं। ये कारक—सामाजिक, आर्थिक, पैतृक, मानसिक इत्यादि तरह के हो सकते हैं और इनकी रोग उत्पन्न करने में महत्त्वपूर्ण भूमिका होती है। उदाहरणार्थ क्षय रोग का कारण केवल जीवाणु नहीं है बल्कि इसमें अन्य कारकों जैसे—गरीबी, प्रदूषण इत्यादि की भी हिस्सेदारी होती है। इसी तरह कई हृदय रोगों का कारण मोटापा, व्यायाम का अभाव, चर्बीवाले खाद्य पदार्थ इत्यादि हैं और फेफड़ों के कैंसर का कारण धूम्रपान होता है। **इसलिए बीमारियों को उत्पन्न करनेवाले इस बहुकारक सिद्धान्त को आधुनिक चिकित्सा विज्ञान द्वारा मान्यता दी गई है।**

कारणों के अनुसार रोगों के विभिन्न प्रकार

जिस वातावरण में हम रहते हैं वह वास्तव में हमारे लिए विरोधी वातावरण होता है। उसमें रोग उत्पन्न करनेवाले असंख्य जीवाणु और विषाणु एवं अन्य भौतिक, रासायनिक पदार्थ होते हैं। जो शरीर के अन्दर के सन्तुलन को बिगाड़कर रोग उत्पन्न करते हैं। बहुत कम या अधिक तापमान में रहना, अनिवार्य पौष्टिक तत्त्वों का भोजन में अभाव इत्यादि कारण रोग उत्पन्न करने में सक्षम होते हैं। कुछ रोग बढ़ती उम्र के कारण भी होते हैं।

किसी रोग की उत्पत्ति में आसपास का वातावरण, रोग का कारण (जैसे—कीटाणु) और स्वयं रोग से ग्रसित व्यक्ति की अहम भूमिका होती है।

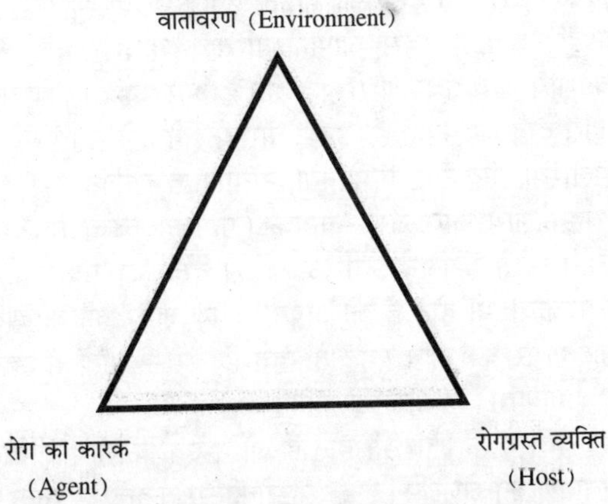

रोग सम्बन्धी त्रिकोण (Epidemiological Triad)

कारणों के अनुसार विभिन्न रोगों को निम्नानुसार विभाजित किया जा सकता है :

1. *संक्रामक रोग :* जैसे—हैजा, प्लेग, टॉयफाइड, क्षय रोग, एड्स, सार्स, फ्लू इत्यादि।
2. *भौतिक और रासायनिक कारणों से उत्पन्न रोग :* जैसे—जल जाना, लू लगना, भोजन विषाक्तता इत्यादि।
3. *दुर्घटनावश क्षति अथवा चोटों से उत्पन्न रोग :* जैसे—घाव बन जाना, हड्डी टूटना इत्यादि।
4. *पोषक तत्त्वों की कमी से उत्पन्न रोग :* जैसे—बच्चों में सूखा रोग, कुपोषण, अन्धत्व, बड़ों में बेरी-बेरी, स्कर्वी इत्यादि।

5. *व्यवजनन (डीजनरेशन) तथा वृद्धावस्था के कारण होनेवाले रोग :* जैसे—रक्तवाहिकाओं में आरटीरियो स्क्लेरोसिस, हड्डियों में आस्टियोपोरोसिस, मोतियाबिंद इत्यादि।
6. *शरीर में असामान्य वृद्धि (अर्बुद) से उत्पन्न रोग :* जैसे—कैंसर आदि।
7. *आनुवंशिक या पैतृक रोग :* जैसे—हीमोफीलिया इत्यादि।
8. *अन्तःस्रावी ग्रन्थियों के कारण उत्पन्न रोग :* जैसे—मधुमेह, गलगंड, स्त्री या पुरुष जननांगों का विकसित न होना इत्यादि।
9. *अन्य तरह के रोग :* जैसे—एलर्जी इत्यादि।

1. संक्रामक रोग : ये ऐसे रोग हैं जो जीवितों जैसे—विषाणुओं, जीवाणुओं अथवा परजीवियों द्वारा होते हैं और एक व्यक्ति से दूसरे व्यक्ति में सम्पर्क द्वारा फैल जाते हैं। रोग उत्पन्न करनेवाली सबसे छोटी इकाई वाइरस या विषाणु होती है जो सामान्य सूक्ष्मदर्शी से नहीं देखी जा सकती है। कुछ विषाणुजन्य रोग हैं—यकृत-शोथ (हेपेटाइटिस-बी), एड्स, जापानी मस्तिष्क शोथ इत्यादि।

एक कोशीय जीव, विषाणु से बड़े होते हैं और इन्हें जीवाणु कहा जाता है। ये सूक्ष्मदर्शी द्वारा देखे जा सकते हैं। इनके द्वारा फैलनेवाले रोग हैं—आंव (अमीबा-यसिस), मलेरिया, क्षय रोग, निमोनिया, टॉयफाइड इत्यादि।

कुछ बहुकोशीय जीव जैसे—कवक (फंगाई) त्वचा रोग, एवं फेफड़ों की बीमारी उत्पन्न करते हैं जिन्हें नंगी आँखों से देखा जा सकता है। बहुत से बड़े आकार के परजीवी भी होते हैं जो अपना पोषण शरीर की कोशिकाओं से ग्रहण करते हैं और शरीर को हानि पहुँचाते रहते हैं जैसे—आँतों में रहनेवाले कृमि—फीताकृमि, धागाकृमि, एस्केरिस इत्यादि।

कुछ अन्य तरह के जीव भी होते हैं जो न एक कोशीय जीवितों की श्रेणी में आते हैं न विषाणु की श्रेणी में। इन्हें स्पाइरोकीट्स कहते हैं। इनके द्वारा सिफलिस नामक बीमारी भी फैलती है।

कभी-कभी हैजा, प्लेग, यकृत-शोथ इत्यादि संक्रामक बीमारियाँ बड़े पैमाने में किसी क्षेत्र विशेष में फैल जाती हैं—इसे महामारी कहते हैं। विकसित राष्ट्रों जैसे—अमेरिका, यूरोप में तो इन पर नियंत्रण पा लिया गया है लेकिन विकासशील देशों जैसे हमारे यहाँ ये बीमारियाँ कभी-कभी महामारी का रूप धारण कर लेती हैं। हाँ, सन् 1975 में बड़ी माता (स्माल पाक्स) का अवश्य हमारे यहाँ उन्मूलन कर दिया गया है। और अब पोलियो रोग का भी उन्मूलन हो रहा है।

2. भौतिक और रासायनिक कारणों से उत्पन्न रोग : जिस तरह ऊपर वर्णन किए गए अनेक जीव, रोग उत्पन्न कर सकते हैं उसी तरह गर्मी, सर्दी, एक्स-रे किरणें, समुद्र सतह से अधिक ऊँचाई तथा विभिन्न रासायनिक पदार्थ अथवा विष भी शरीर में विभिन्न तरह से रोग उत्पन्न करते हैं। जैसे—गर्म हवा के

कारण लू का लगना, भोजन विषाक्तता द्वारा आंत्रशोथ होना, अधिक ठंड से निमोनिया होना।

3. दुर्घटनावश क्षति अथवा चोटों से उत्पन्न रोग : जैसा कि ऊपर बतलाया गया है, ये रोग शरीर पर दबाव या टक्कर (ट्रामा) से उत्पन्न हो सकते हैं। इनमें त्वचा का कट जाना, जल जाना, सिर या दिमाग में चोट, हड्डियाँ टूटना, हाथ-पैर कटना इत्यादि शामिल हैं। ये रोग शल्य चिकित्सा विज्ञान के अन्तर्गत आते हैं और कई बार शल्य क्रियाओं (सर्जरी) से ठीक होते हैं।

4. पोषक तत्त्वों की कमी से उत्पन्न रोग : शरीर के संचालन अथवा कार्य करने के लिए एवं शरीर को स्वस्थ रखने के लिए सन्तुलित भोजन जिसमें प्रोटीन, कार्बोहाइड्रेट्स, वसा एवं विटामिन्स तथा खनिज लवण होते हैं, आवश्यक है। पोषक तत्त्वों की कमी से न केवल शारीरिक और मानसिक विकास अवरुद्ध होता है बल्कि इससे बहुत से रोग भी जन्म लेते हैं। उदाहरणार्थ—प्रोटीन की कमी से यकृत रोग, लोहा की कमी से रक्ताल्पता, विभिन्न विटामिन्स की कमी से स्कर्वी (विटामिन-'सी' की कमी) रिकेट्स (विटामिन-'डी' की कमी), रतौंधी (विटामिन-'ए' की कमी), बेरी-बेरी (विटामिन-'बी' की कमी) इत्यादि रोग होते हैं।

5. व्यवजनन एवं वृद्धावस्था के कारण होनेवाले रोग : शरीर की प्रत्येक जीवित कोशिका अपना पूर्ण आकार ग्रहण करने के पश्चात् अपना कार्य सम्पादित करती है फिर धीरे-धीरे उसकी क्षमता का ह्रास होकर कोशिका की मृत्यु हो जाती है। यही नियम पूरे शरीर अथवा व्यक्ति पर लागू होता है। जब कोशिकाएँ मृत्यु के पूर्व क्षीण होने लगती हैं तो इसको व्यवजनन या डीजनरेशन कहते हैं। वृद्धावस्था में व्यवजनन के कारण धमनियाँ मोटी और कड़ी हो जाती हैं, इसे आरटीरियो स्क्लेरोसिस कहते हैं। अधिक आयु में कान की अस्थियाँ भी मोटी हो जाती हैं, इसके कारण व्यक्ति की श्रवण क्षमता कम हो जाती है। इसके अलावा आँखों के लेंस की पारदर्शिता कम होने से मोतियाबिन्द हो जाता है।

यहाँ द्रष्टव्य है कि उक्त व्यवजननकारी रोगों का वृद्धावस्था में ही होना जरूरी नहीं है कुछ अज्ञात कारणों या हार्मोंस की अव्यवस्थाओं के कारण अथवा विटामिन की कमी से भी व्यवजनन हो सकता है। उदाहरणार्थ—मेरुदंड की कोशिकाओं का विटामिन बी-12 की कमी के कारण व्यवजनन, मधुमेह में तंत्रिका कोशिकाओं का व्यवजनन और पैतृक कारकों के कारण मस्तिष्क के स्मृति केन्द्रों का व्यवजनन, जिसके कारण मतिभ्रम जैसे रोग हो जाते हैं। अधिक शराब के कारण भी यकृत में सीरोसिस हो जाता है जो कोशिकाओं का व्यवजनन ही है।

6. शरीर में असामान्य वृद्धि (अर्बुद) से उत्पन्न रोग : अज्ञात कारणों से या तम्बाकू इत्यादि के अत्यधिक सेवन से शरीर की कोशिकाएँ असामान्य रूप से बढ़कर अर्बुद अथवा गाँठ का रूप ले लेती है। ये गाँठें कैंसर की हो सकती हैं। कुछ

गाँठें साधारण प्रकार की होती है और शरीर के लिए प्राणघातक नहीं होती जैसे—पॉलिप, मस्से इत्यादि कैंसर या कर्क रोग कई तरह के होते हैं और अंगों के अनुसार नाम दिया गया है। यथा—गर्भाशय ग्रीवा में होनेवाला गर्भाशय-ग्रीवा का कैंसर, स्तन में होनेवाला स्तन-कैंसर इत्यादि।

7. आनुवंशिक रोग : मेंडल नामक वैज्ञानिक ने वंशानुगति के सिद्धान्त के अनुसार—मधुमेह, दमा, मानसिक विकास में कमी, हीमोफीलिया, वर्णान्धता (कलर ब्लाइंडनेस) इत्यादि रोग वंशानुगत भी हो सकते हैं। वैसे पैतृक कारक मनुष्य को होनेवाले प्रत्येक रोग में भूमिका निभाते हैं। मनुष्य की कोशिकाओं के अन्दर क्रोमोसोम्स के जीन्स एक पीढ़ी से दूसरी पीढ़ी में विभिन्न रोगों का संवहन करते हैं।

8. अन्तःस्रावी ग्रन्थियों के कारण उत्पन्न रोग : शरीर में स्थित अन्तःस्रावी ग्रन्थियाँ जैसे—थाइरॉयड, पिट्यूटरी इत्यादि यदि कम या अधिक मात्रा में हार्मोन स्रावित करती हैं तो भी रोग उत्पन्न होते हैं और शरीर की कई सामान्य क्रियाओं में भी व्यवधान उत्पन्न हो जाते हैं। कुछ ऐसे रोगों के उदाहरण हैं—मधुमेह, हाइपरथायरायडिज्म, मोटापा, कद बहुत छोटा या बहुत ऊँचा होना, जननांगों सम्बन्धी विकृतियाँ इत्यादि।

9. अन्य तरह के रोग : बहुत से ऐसे रोग हैं जो उपर्युक्त वर्णित किसी भी श्रेणी में नहीं आते। जैसे—एलर्जी रोग, एलर्जी किसी दवा या खाद्य पदार्थ अथवा अन्य वस्तु की प्रतिक्रियास्वरूप भी हो सकती है। इस रोग में शरीर पर चकत्ते निकलते हैं जिनमें खुजली होती है। उग्रदशा में तो व्यक्ति सदमे (शॉक) की स्थिति में जा सकता है। इसके अलावा एलर्जी के कारण डरमेटाइटिस (त्वचा में सूजन) भी हो सकती है। दमा, खाँसी आदि के रोग भी एलर्जी से हो सकते हैं। कई दवाओं और इंजेक्शनों के कारण भी एलर्जी हो सकती है।

2

क्या होता है अच्छा स्वास्थ्य ?

प्रत्येक देश अथवा समाज में उनकी अपनी संस्कृति के अनुसार स्वास्थ्य के बारे में एक धारणा रही है। सामान्यतः किसी बीमारी की अनुपस्थिति अच्छे स्वास्थ्य की पहचान मानी जाती है। शरीर और मन की सामान्य क्रियाओं में असन्तुलन बीमारी का सूचक है। भारतीय चिकित्सा पद्धति आयुर्वेद और ग्रीक साहित्य में स्वास्थ्य के ऊपर काफी कुछ लिखा गया है। अलग-अलग साहित्य में स्वास्थ्य के प्रति अलग-अलग अवधारणाएँ हैं। आयुर्वेद में स्वास्थ्य के सम्बन्ध में कहा गया है—

समदोषः समाग्निश्च सम धातु मलक्रियः।
प्रसन्नात्येन्द्रिय मनाः स्वस्थ इत्यामिधीयते॥

इसका अर्थ है कि जिसमें शरीर के तीनों दोष (वात, पित्त और कफ) साम्य अवस्था में हों, अग्नियाँ और धातुएँ समान हों, मल-मूत्र विसर्जन की क्रिया ठीक हो तथा आत्मा, इन्द्रियाँ और मन प्रसन्न अवस्था में हों उसी व्यक्ति को स्वस्थ कहा जा सकता है।

पिछले कुछ दशकों में आधुनिक चिकित्साशास्त्र (एलोपैथी) में काफी परिवर्तन और नए-नए आविष्कार हुए हैं। प्रत्येक मनुष्य के लिए अच्छा स्वास्थ्य प्राप्त करने का भी एक सामाजिक उद्देश्य, विश्व स्तर पर बनाया गया है। विश्व स्वास्थ्य संगठन के अनुसार अच्छे स्वास्थ्य को व्यक्ति का मौलिक अधिकार माना गया है। (हालाँकि हमारे यहाँ के चिकित्सा ग्रन्थों में यह बात पूर्व में भी कही गई थी।)

स्वास्थ्य की परिभाषाएँ

आज विश्व स्वास्थ्य संगठन द्वारा दी गई परिभाषा को अधिकतर लोगों द्वारा माना जाता है। इसके अनुसार, 'स्वास्थ्य केवल शरीर में बीमारी की अनुपस्थिति नहीं बल्कि वह अवस्था है, जिसमें व्यक्ति शारीरिक, मानसिक और सामाजिक रूप में स्वयं को अच्छा महसूस करता है।'

कुछ लोग विश्व स्वास्थ्य संगठन की इस परिभाषा को बहुत आदर्शवादी बतलाकर आलोचना भी करते हैं। उनके अनुसार इस परिभाषा में कोई खरा नहीं उतरता। फिर स्वास्थ्य सम्बन्धी एक और परिभाषा दी गई। इसके अनुसार स्वास्थ्य का अभिप्राय है कि : (अ) शरीर में किसी बीमारी के प्रमुख लक्षण मौजूद न हों और व्यक्ति सामान्य रूप से कार्य कर रहा हो। (ब) शरीर के सभी अंग यथोचित रूप से अपना कार्य कर रहे हों और उनमें सामंजस्य की स्थिति हो।

स्वास्थ्य के परिमाण (डायमेंशन)

जैसा कि ऊपर बतलाया गया है कि स्वास्थ्य केवल शरीर स्वस्थ होने को नहीं कहते बल्कि इसके अलावा मानसिक, सामाजिक, आध्यात्मिक, भावात्मक इत्यादि परिमाण हैं और इन परिमाणों में दार्शनिक, राजनीतिक, सांस्कृतिक, आर्थिक, पर्यावरण, शिक्षा, पोषण, इलाज, बचाव के साधनों इत्यादि को भी शामिल किया गया है।

कुछ प्रमुख परिमाणों का संक्षिप्त वर्णन निम्नलिखित हैं :

1. शारीरिक परिमाण : स्वास्थ्य को समझने के लिए यह सबसे सरल परिमाण है। इसके अनुसार शरीर की प्रत्येक कोशिका और प्रत्येक अंग अपनी क्षमतानुसार यथोचित रूप से कार्य कर रहा हो तो व्यक्ति को शारीरिक रूप से स्वस्थ समझा जाता है।

अच्छे शारीरिक स्वास्थ्य के लक्षण हैं—अच्छी और साफ त्वचा, चमकीले बाल और आँखें, सुगठित मांसपेशियाँ, बदबू रहित साँस, अच्छी भूख, व्यवधान रहित नींद, नियमित मल-मूत्र विसर्जन की क्रियाएँ, इसके अलावा शरीर की इन्द्रियों (आँख, कान, नाक, जिह्वा, स्पर्श) का ठीक तरह से कार्य करना, शरीर संचालन की क्रियाओं में सामंजस्य, नाड़ी की गति एवं रक्तचाप सामान्य (नार्मल) रहना। बच्चे और युवाओं का सामान्य गति से वजन बढ़ते रहना है।

2. मानसिक परिमाण (मानसिक डायमेंशन) : मानवीय स्वास्थ्य की नई परिभाषा के अनुसार अच्छा मानसिक स्वास्थ्य केवल मानसिक बीमारियों की अनुपस्थिति ही नहीं बल्कि यह वह अवस्था है जिसमें व्यक्ति का अपने आसपास के व्यक्तियों और वातावरण के बीच सन्तुलन रहता है। वह घर के अन्दर एवं बाहर के लोगों से मेल रखे और वातावरण से समायोजन करने की भी क्षमता उसमें हो।

कुछ दशकों पूर्व यह समझा जाता था कि मस्तिष्क और शरीर अलग-अलग इकाई हैं लेकिन अब शोधों द्वारा यह प्रमाणित हो चुका है कि मनोवैज्ञानिक कारण सभी तरह की बीमारियाँ उत्पन्न कर सकते हैं। इनके कारण पेट में छाले हो सकते हैं, यहाँ तक कि दमा की शिकायत हो सकती है।

मानसिक स्वास्थ्य अच्छे स्वास्थ्य का एक बहुत ही जरूरी पक्ष है। एक मानसिक रूप से स्वस्थ व्यक्ति में मनोवैज्ञानिकों के अनुसार अग्रलिखित गुण होने चाहिए—

1. मानसिक रूप से स्वस्थ व्यक्ति के अन्दर अन्तर्द्वन्द्व नहीं होता, वह स्वयं अपने आप से नहीं लड़ता।
2. वह स्वयं को अन्य लोगों के साथ समायोजित कर लेता है। वह अपनी थोड़ी-बहुत आलोचना स्वीकार कर लेता है, जरा सी बात में उग्र नहीं होता।
3. वह स्वयं की पहचान बनाने का प्रयास करता है।
4. उसमें स्वयं के आकलन की क्षमता होती है।
5. वह जानता है कि उसकी आवश्यकताएँ और समस्याएँ क्या हैं? और उसका उद्देश्य क्या है?
6. उसका स्वयं पर नियंत्रण रहता है।
7. वह समस्याओं को हल करने का प्रयास आक्रोशपूर्ण ढंग से नहीं बल्कि बुद्धिमत्तापूर्ण एवं शान्तिपूर्ण ढंग से करता है।

विशेषज्ञों द्वारा लोगों का मानसिक स्वास्थ्य जानने के लिए मानसिक स्थितियों से सम्बन्धित प्रश्नावली बनाकर उनका साक्षात्कार लिया जाता है। फिर दिए गए उत्तरों के आधार पर मानसिक स्वास्थ्य के बारे में निष्कर्ष निकालते हैं।

3. सामाजिक परिमाण : एक स्वस्थ व्यक्ति स्वयं को समाज के लोगों से जोड़े रहता है अर्थात् वह जिन व्यक्तियों के बीच रहता है उनसे मेल-जोल रखता है।

सामाजिक स्वास्थ्य के अन्तर्गत व्यक्ति की ऐसी सामाजिक योग्यताएँ आती हैं जिनके बल पर वह अपने कार्यों से समाज में समायोजित होता है और स्वयं को परिवार के साथ-साथ समाज का एक अंग समझता है। चूँकि प्रत्येक व्यक्ति, परिवार और समाज का अंग होता है इसलिए सामाजिक दशा का प्रभाव समाज पर पड़ता है।

4. आध्यात्मिक परिमाण : स्वास्थ्य का यह भी एक महत्त्वपूर्ण परिमाण माना जाने लगा है। व्यक्ति के स्वास्थ्य और बीमारी की दशा में अध्यात्म की भी भूमिका होती है ऐसा पूर्व में ही समझा जाता रहा है। आध्यात्मिक परिमाण के अन्तर्गत जीवन के अर्थ और जीवन के उद्देश्य इत्यादि आते हैं।

व्यक्ति की ईमानदारी, उसके उद्देश्य और आचार-विचार उसकी शारीरिक और मानसिक स्थिति को प्रभावित करते हैं—यह भी अब सिद्ध हो चुका है।

5. भावात्मक परिमाण : मानसिक और भावात्मक परिमाणों का परस्पर घनिष्ठ सम्बन्ध है, लेकिन दोनों में अन्तर है। भावात्मक स्वास्थ्य का सम्बन्ध व्यक्ति के अनुभव (फीलिंग्स) या चेतना से है जबकि मानसिक स्वास्थ्य का सम्बन्ध व्यक्ति के ज्ञान से है।

6. व्यावसायिक परिमाण : व्यक्ति को जब उसके उद्देश्य और क्षमता के अनुरूप कार्य मिलता है तो वह उसके शारीरिक और मानसिक दोनों तरह के

स्वास्थ्य का संवर्धन करता है। शारीरिक कार्य व्यक्ति की कार्यक्षमता बढ़ाता है जबकि **कार्य की सफलता या उद्‌देश्य की प्राप्ति, व्यक्ति को सन्तुष्ट बनाती है, उसमें आत्मविश्वास उत्पन्न करती है।**

7. स्वास्थ्य के अन्य परिमाण : स्वास्थ्य के कुछ ऐसे परिमाण भी हैं जिनका चिकित्सा विज्ञान से सीधा सम्बन्ध नहीं है, जैसे—सांस्कृतिक परिमाण, शैक्षणिक परिमाण आदि। बहुत से परिमाण और भी हैं जैसे—

— दार्शनिक परिमाण
— सामाजिक-आर्थिक परिमाण
— पर्यावरणीय परिमाण
— पोषणगत परिमाण
— चिकित्सागत परिमाण

स्वास्थ्य की उपर्युक्त परिभाषा और परिमाणों को दृष्टिगत रखें तो **शायद कोई व्यक्ति उन पर पूर्णतः खरा नहीं उतर सकता** लेकिन प्रयास करने पर इसके बहुत कुछ अनुरूप बना जा सकता है।

संक्षेप में हमें इतना समझ लेना चाहिए कि **जब व्यक्ति अपने वातावरण के साथ पूर्ण सन्तुलन में होता है और हानिकारक रोगाणु या अन्य पदार्थ उसके शरीर में रोग उत्पन्न नहीं कर पाते तथा मस्तिष्क की क्रियाएँ भी सामान्य रहती हैं और व्यक्ति अपने स्वयं के एवं सामाजिक कर्तव्यों को पूरा करने में सक्षम होता है तो उसे स्वस्थ कहा जाता है।** इसे धनात्मक स्वास्थ्य (पॉजिटिव हेल्थ) भी कहते हैं। स्वास्थ्य निरपेक्ष नहीं है अर्थात् किसी निश्चित समय में आप जितने स्वस्थ हैं उससे और अधिक स्वस्थ आप हो सकते हैं।

जब व्यक्ति का स्वास्थ्य बहुत अच्छा होता है तब स्वास्थ्य के कुछ सामान्य नियमों की उपेक्षा भी हो जाए तो भी स्वास्थ्य पर विशेष असर नहीं पड़ता क्योंकि जब व्यक्ति का स्वास्थ्य बहुत अच्छा रहता है तो हानिकारक रोगाणु के विरुद्ध शरीर में प्रबल रोग प्रतिरोधक क्षमता उत्पन्न हो जाती है।

एक बात और समझ लेनी चाहिए कि स्वास्थ्य बनाने के लिए कोई ऐसी रामबाण दवा नहीं है। बल्कि इसके लिए दृढ़ इच्छाशक्ति के साथ स्वास्थ्य के नियमों जैसे—**सन्तुलित आहार, पर्याप्त निद्रा, व्यायाम इत्यादि का पालन करना होता है।**

अच्छे स्वास्थ्य के लिए स्वास्थ्य सम्बन्धी नियमों एवं विभिन्न बीमारियों से बचाव की जानकारी होना भी आवश्यक है क्योंकि इसके बिना हम स्वयं को रोगों से बचाने में सक्षम नहीं बन सकते।

3

कैसे फैलते हैं संक्रामक रोग?

जो रोग एक जीवित या अजीवित पदार्थ से मनुष्यों को लग जाते हैं वे संक्रामक या संचारी रोग कहलाते हैं। संक्रामक रोगों पर सफल नियंत्रण के लिए यह जरूरी है कि लोगों को पता चले कि इन रोगों का प्रसार कैसे होता है? कौन से माध्यम संक्रमण में अहम भूमिका निभाते हैं और संक्रमण के स्रोत क्या हैं? और रोगाणुओं के संग्राहक (रिजर्वायर) क्या हैं?

संक्रमण के स्रोत : संक्रमण के स्रोत जीव-जन्तु भी हो सकते हैं और स्वयं मनुष्य भी। इसके अलावा अन्य वस्तुएँ जैसे विषाक्त खाद्य पदार्थ भी। संक्रमण के स्रोत में संक्रमणकारी रोगाणु मौजूद होते हैं और ये रोगाणु विभिन्न माध्यमों द्वारा मनुष्य में पहुँच जाते हैं।

संग्राहक अथवा रिजर्वायर : संग्राहक या रिजर्वायर के रूप में मनुष्य जीव-जन्तु या मिट्टी अथवा कोई अन्य पदार्थ भी हो सकते हैं। इनमें संक्रमणकारी जीवाणु रहते हैं और जनन द्वारा अपनी संख्या बढ़ाते रहते हैं एवं समय आने पर विभिन्न माध्यमों द्वारा अन्य व्यक्ति में पहुँच जाते हैं। ये तीन तरह के होते हैं : 1. मनुष्य, 2. जानवर, 3. अजीवित वस्तुएँ।

1. मनुष्य : मनुष्य स्वयं ही कई महत्त्वपूर्ण रोगों का संवाहक और संग्राहक होता है। दूसरे शब्दों में कहें तो वह अपने स्वयं का ही दुश्मन है क्योंकि बहुत सी बीमारियाँ मनुष्य के मनुष्य से सम्पर्क से ही होती हैं।

मनुष्य जिन रोगाणुओं के कारण बीमार होता है उनका वह वाहक (कैरियर) भी बनता है। कई बार यह जरूरी नहीं रहता कि रोगाणु का संवाहक व्यक्ति स्वयं बीमार दिखे, वह स्वस्थ भी रह सकता है। अपर्याप्त इलाज के कारण भी रोगी व्यक्ति सम्बन्धित रोगाणुओं का वाहक कई दिनों तक बना रह सकता है। रोगाणु के ये संवाहक अत्यन्त खतरनाक होते हैं, क्योंकि ये जिन स्वस्थ लोगों के सम्पर्क में रहते हैं उन्हें भी बीमार बना देते हैं। उदाहरणार्थ—टॉयफाइड बुखार के जीवाणुओं का संवाहक व्यक्ति अन्य स्वस्थ लोगों को कई दिनों पश्चात् भी रोग का शिकार बना सकता है।

रोगों के कीटाणुओं अथवा रोगाणुओं के संवाहक अथवा कैरियर कई तरह के होते हैं जैसे :

1. स्वस्थ दिखनेवाले वे संक्रमित व्यक्ति जिनमें रोगाणु तो रहते हैं लेकिन बीमारी के लक्षण नहीं होते, अर्थात् संक्रमित व्यक्ति 'इन्कूबेशन पीरियड' या उद्भवन-काल में रहता है। उदाहरणार्थ—मीजल्स, पोलियो, हेपेटाइटिस-बी, एड्स इत्यादि।
2. बीमारी के पश्चात् जब रोगी स्वस्थ होने लगता है तो कई दिनों तक वह उस बीमारी के रोगाणुओं का वाहक बना रहता है। उदाहरणार्थ टॉयफाइड ज्वर, पेचिश, हैजा, घटसर्प, कुकुरखाँसी इत्यादि।
3. तीसरे प्रकार के संवाहक वे व्यक्ति होते हैं जो स्वस्थ दिखते हैं परन्तु उनमें बीमारी के रोगाणु अथवा जीवाणु मौजूद होते हैं लेकिन वे स्वयं बीमार नहीं रहते। इसके उदाहरण हैं—पोलियो, हैजा, घटसर्प या गलघोंटू, मेनिगो-कॉकल, मेनिनजाइटिस इत्यादि।

कुछ संवाहक थोड़े समय के लिए ही रोगाणुओं के वाहक रहते हैं और कुछ ऐसे संवाहक होते हैं जो अनन्त समय तक रोगाणुओं के वाहक बने रहते हैं और मल-मूत्र अथवा पेशाब द्वारा बीमारी के रोगाणुओं को उत्सर्जित करते रहते हैं। यह अवस्था टॉयफाइड, हेपेटाइटिस-बी, मलेरिया, गोनोरिया इत्यादि में लम्बे समय तक बनी रहती है। इस तरह के संवाहक समाज के लिए रोगी व्यक्ति से ज्यादा हानिकारक होते हैं क्योंकि रोगी से तो लोग सावधान रहते हैं। लेकिन स्वस्थ व्यक्ति जो रोगाणुओं का वाहक होता है उसका पता ही नहीं चल पाता।

रोग के कीटाणुओं के उत्सर्जन के रास्ते के अनुसार भी संवाहकों का वर्गीकरण करते हैं। जैसे—पेशाब द्वारा, आँतों द्वारा, नाक के स्राव द्वारा या खखार द्वारा एवं अन्य तरह से जैसे—शरीर की त्वचा में उभरी फुंसियों द्वारा।

खाने-पीने की जगहों में कार्य करनेवाले केरियर या संवाहक आम लोगों के लिए अधिक खतरनाक होते हैं क्योंकि एक साथ कई-कई व्यक्तियों में रोग के कीटाणु फैलाते हैं। उदाहरणार्थ—टॉयफाइड का स्वस्थ दिखनेवाला संवाहक।

2. जानवर : कई रोगों के संग्राहक या स्रोत जानवर और पक्षी भी होते हैं। ये स्वयं भी बीमार हो सकते हैं अथवा रोगाणुओं के संवाहक भी हो सकते हैं। इस तरह की लगभग 100 से अधिक बीमारियाँ हैं जो जानवरों और पक्षियों द्वारा मनुष्यों में फैलती हैं। इनमें से कुछ प्रमुख उदाहरण हैं—रेबीज, यलोफीवर, इनफ्लुएंजा इत्यादि, पक्षियों द्वारा मस्तिष्क शोथ और हिस्टोप्लाज्मोंसिस जैसे खतरनाक रोग हो सकते हैं। पक्षी एक देश से दूसरे देश में जा सकते हैं इसलिए इनमें रहनेवाले 'टिक्स' कई वाइरसों को एक देश से दूसरे देश में पहुँचाते हैं।

3. अजीवित वस्तुओं वाले संग्राहक : मिट्टी भी विभिन्न संक्रमणों के स्रोत या

संग्राहक का कार्य करती है। उदाहरणार्थ—मिट्टी से टिटनेस, एन्थ्रेक्स, माइसेटोमा इत्यादि बीमारियाँ हो सकती हैं।

संक्रामक रोगों का प्रसार

संक्रामक रोग, रोगाणुओं के स्रोत या संग्राहक से विभिन्न रास्तों द्वारा अन्य व्यक्तियों में फैलते हैं। जैसे—सीधे सम्पर्क से सर्दी की बीमारी लग सकती है। एक क्षय मरीज के खाँसने से सम्पर्क में आए अन्य स्वस्थ व्यक्ति को टीबी की बीमारी हो सकती है। इसी तरह यौन सम्पर्क या दूषित रक्त से एड्स और हेपेटाइटिस-बी का संक्रमण फैल सकता है। संक्रमण के विभिन्न तरीकों को निम्नानुसार वर्गीकृत कर सकते हैं :

(अ) रोगों का सीधा प्रसार

1. सीधे सम्पर्क द्वारा
2. लार की छोटी-छोटी बूँदों (ड्रापलेट्स) द्वारा संक्रमण
3. मिट्टी के सम्पर्क द्वारा
4. त्वचा के माध्यम से (इनाकुलेशन)
5. जरायु (प्लेसेंटा) द्वारा बच्चे से माँ में

(ब) रोगों का अप्रत्यक्ष प्रसार

1. पानी, खाद्य पदार्थों, रक्त, दवाओं इत्यादि से (व्हीकल ट्रांसमिशन)
2. जीव-जन्तुओं जैसे—मछली, मच्छर, तिलचट्टा इत्यादि द्वारा (वेक्टर ट्रांसमिशन)
3. हवा द्वारा संक्रमण का प्रसार
4. रोगी की गन्दगी और उपयोग इत्यादि द्वारा
5. गन्दे हाथों एवं उँगलियों द्वारा

(अ) रोगों का सीधा प्रसार

1. सीधे सम्पर्क द्वारा : कुछ संक्रमण, रोगी या संग्राहक की त्वचा का सम्पर्क होने पर भी लग सकते हैं, इसी तरह श्लेष्मा से श्लेष्मा (म्यूकासो) के सम्पर्क से भी रोग हो सकते हैं। ऐसे संक्रमण में किसी मध्यस्थ की आवश्यकता नहीं होती। स्पर्श, चुम्बन, गले लगने, यौन सम्बन्धों से इस तरह के संक्रमण रोगी व्यक्ति या संग्राहक से अन्य व्यक्ति में पहुँच जाते हैं। इनके उदाहरण हैं—कई यौन जन्य रोग (जैसे—सिफलिस, गोनोरिया इत्यादि) एड्स, कुष्ठ रोग एवं कई त्वचा रोग तथा आँखों की बीमारियाँ।

2. लार की छोटी-छोटी बूँदों (ड्रापलेट्स) द्वारा संक्रमण : जब रोगी व्यक्ति बोलता, खाँसता अथवा छींकता है तो उसकी लार में उपस्थित रोग के विषाणु या जीवाणु लाखों की संख्या में बहुत छोटी-छोटी बूँदों के साथ बौछार के रूप में बाहर निकलते हैं। जो आसपास मौजूद व्यक्तियों की साँसों द्वारा अन्दर जाकर रोग उत्पन्न

कर सकते हैं। ड्रापलेट्स आँखों की झिल्ली के सम्पर्क से भी आते हैं। इस तरह के माध्यम द्वारा क्षय रोग, तंत्रिका तंत्र सम्बन्धी रोग, सर्दी, कुकुरखाँसी, मेनिनजाइटिस इत्यादि बीमारियाँ उत्पन्न करते हैं।

3. मिट्टी के सम्पर्क द्वारा : मिट्टी के फीताकृमि के लार्वा, टिटनेस के कीटाणु तथा फंगस होते हैं जिनके सीधे सम्पर्क से ये रोग हो सकते हैं। जैसे—मिट्टी यदि खुले घावों के सम्पर्क में आए तो टिटनेस की बीमारी हो सकती है।

4. त्वचा या श्लेष्मा के सम्पर्क द्वारा : बीमारी उत्पन्न करनेवाले रोगाणु जब सीधे त्वचा में प्रवेश करते हैं या श्लेष्मा के सम्पर्क में आते हैं तो रोग उत्पन्न हो सकते हैं। इस तरह से रोग प्रसार के उदाहरण हैं—कुत्ते के काटने से रेबीज का होना, हेपेटाइटिस-बी विषाणु या एच.आई.वी. संक्रमण का दूषित सुइयों या सिरिंजों के माध्यम से होना।

5. जरायु (प्लेसेंटा) द्वारा बच्चे से माँ में : गर्भवती माताओं के गर्भस्थ शिशु में बीमारी के रोगाणु सीधे जरायु (प्लेसेंटा) द्वारा रक्त में पहुँच जाते हैं। इस तरह के कुछ उदाहरण हैं—टार्च एजेंट्स (टाक्सोप्लाज्म, रवेला साइटोमेगलो तथा हरपीज वाइरस) एड्स विषाणु, हेपेटाइटिस-बी विषाणु इत्यादि संक्रमण इस तरह से हो सकते हैं। इसके अलावा कुछ हार्मोन्स और दवाएँ भी गर्भस्थ शिशु में पहुँचकर गम्भीर विकृतियाँ उत्पन्न करती हैं।

(ब) अप्रत्यक्ष प्रसार (इनडायरेक्ट ट्रांसमिशन)

अप्रत्यक्ष रूप से संक्रमण का प्रसार कई तरह से होता है। अंग्रेजी में इसके लिए एफ से शुरू पाँच नाम प्रमुख हैं—फ्लाइज, फोमिट्स, फूड, फ्लुड और फिंगर्स अर्थात्—मक्खियाँ, मरीज के वस्त्र और गन्दगी, भोजन, द्रव (पानी) और उँगलियाँ।

अप्रत्यक्ष रूप से संक्रमण केवल ऐसे विषाणुओं अथवा जीवाणुओं द्वारा ही सम्भव होता है जो मनुष्य के शरीर के बिना बाहरी वातावरण में भी जीवित रह सकते हों। यही कारण है कि एड्स वाइरस द्वारा संक्रमण उपर्युक्त माध्यमों से नहीं हो पाता।

1. पानी, खाद्य पदार्थों, रक्त, दवाओं इत्यादि से (व्हीकल ट्रांसमिशन) : इस तरह से संक्रमण के प्रसार में बहुत सी वस्तुएँ जैसे—पानी, दूध, कच्ची सब्जियाँ, आइसक्रीम, रक्त एवं रक्त उत्पाद, प्लाज्मा, मांस, प्रत्यारोपित अंग वाले रोगाणु इन्हीं वस्तुओं में पलते और संख्या बढ़ाते रहते हैं। उदाहरणार्थ—हेपेटाइटिस-ए, नामक वाइरस पानी में रह सकता है। इसी तरह एस. आरीयर वाइरस भोजन में उपस्थित रहता है। पानी और भोजन द्वारा उत्पन्न बीमारियाँ हैं—पेचिश, टॉयफाइड, हैजा, पोलियो, हेपेटाइटिस-ए (पीलिया), भोजन विषाक्तता, पेट के कई कृमि रोग इत्यादि।

रक्त द्वारा उत्पन्न रोग हैं—एड्स, हेपेटाइटिस-बी, सिफलिस, मलेरिया, साइटोमेगेलो वाइरस, ब्रुसेलोसिस आदि गुर्दा के प्रत्यारोपण के बाद भी साइटोमेगेलो वाइरस द्वारा संक्रमण हो सकता है।

2. जीव-जन्तुओं (वेक्टर) द्वारा : इस तरह के प्रसार में हिस्सा लेनेवाले जीव-जन्तु बहुत से हैं और इन्हें कई प्रकार से वर्गीकृत किया गया है। लेकिन अधिक गहराई में न जाकर हम यहाँ मुख्य नाम और उनके द्वारा उत्पन्न बीमारियों का उल्लेख कर रहे हैं—

मच्छर	—	मलेरिया, फाइलेरिया, डेंगू ज्वर, चिकुन गुन्या
मक्खियाँ	—	हैजा, आंत्रशोथ इत्यादि
पिस्सू	—	प्लेग
जूँ (लाइस)	—	टाइफस, रिलेप्सिंग फीवर
तिलचट्टे (काक्रोच)	—	भोजन विषाक्तता, आंत्रशोथ
किलनियाँ और चिचड़ियाँ (टिक्स और माइट्स)	—	टाइफस, रिलेप्सिंग फीवर, स्केबीज (खुजली)

मक्खियाँ भी गम्भीर रोग फैलाती हैं

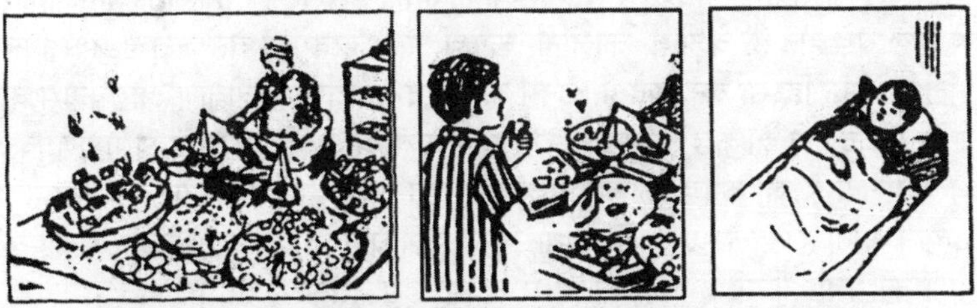

मक्खियाँ हैजा, टॉयफाइड और आंत्रशोथ जैसे कई खतरनाक रोग फैलाती हैं।

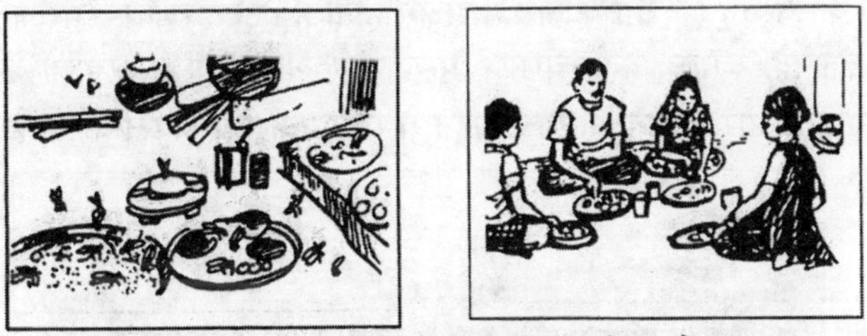

मक्खियों द्वारा दूषित भोजन से सारा परिवार बीमार हो गया।

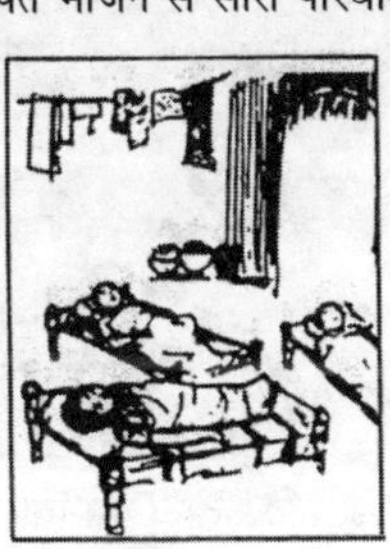

जीव-जन्तु दो प्रकार से संक्रमण का प्रसार करते हैं :

I. यांत्रिक प्रसार—इस तरह के प्रसार में रोग फैलानेवाले जीवाणु या विषाणु की संख्या मच्छर-मक्खी या अन्य जन्तु में नहीं बढ़ती ये केवल रोगाणुओं को एक शरीर या वस्तु से अन्य शरीर में छोड़कर रोग फैलाते हैं।

II. जैविक प्रसार—इस विधि में रोगाणु जनन क्रिया द्वारा उपरोक्त जन्तुओं के शरीर में अपनी संख्या बढ़ाते हैं जैसे—प्लेग का जीवाणु पिस्सुओं में, मलेरिया परजीवी और माइक्रोफाइलेरिया मच्छरों में।

3. हवा द्वारा संक्रमण का प्रसार : मुँह या नाक से खाँसी और छींकने के दौरान लार की बहुत ही बारीक बूँदें जो दिखती नहीं हैं जिन्हें ड्रापलेट्स न्यूक्लियाई कहते हैं, निकलती हैं। इनमें लाखों की संख्या में रोगाणु होते हैं ये हवा द्वारा फैलती हैं। ड्रापलेट्स न्यूक्लियाई हवा को प्रदूषित करती हैं और मीजल्स, चिकिन पॉक्स, ट्यूबरकुलोसिस, इन्फ्लुएंजा इत्यादि रोग फैलाती रहती हैं।

धूल भी संक्रमण के प्रसार में सहायक होती है। ड्रापलेट्स न्यूक्लियाई जो आकार में कुछ बड़े होते हैं, वे फर्श, कालीनों, कपड़ों और बिस्तरों में बैठ जाते हैं और फिर धूल का एक हिस्सा बन जाते हैं। इनमें कई तरह के विषाणु, जीवाणु और फंगस के स्पोर मौजूद होते हैं। कुछ अस्पतालों और रहने के कमरों में भी इस तरह की रोगाणुयुक्त धूल मिलती है, जो कपड़े, कालीन या फर्श झाड़ते वक्त पुनः हवा में फैलकर संक्रमण उत्पन्न करती है। खुले हुए खाद्य पदार्थों, पानी और दूध में भी घुल जाती है और संक्रामक रोगों का प्रसार करती है। अस्पतालों में अक्सर इस तरीके से रोग फैलते हैं।

4. रोगी की गन्दगी और उपयोग की वस्तुओं द्वारा : मरीज की गन्दगी और उपयोग की वस्तुएँ भी रोग फैलाने में सक्षम होती हैं। उदाहरणार्थ—मरीज के गन्दे कपड़े, तौलिये, रूमाल, कप, चम्मच, पुस्तकें, खिलौने, ग्लास, दरवाजों के हैंडल,

गन्दगी और रुका हुआ पानी बहुत से संक्रामक रोग उत्पन्न करता है।

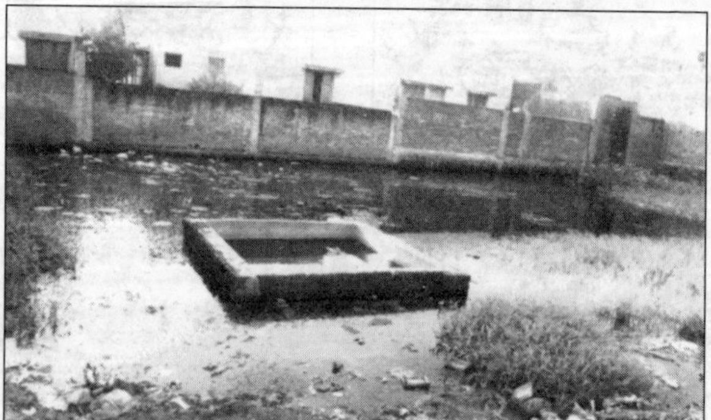

ऐसे पानी में मलेरिया इत्यादि उत्पन्न करनेवाले मच्छर पैदा होते हैं।

शौचालय की जंजीरें, मरहम-पट्टी, उपयोग की हुई सिरिंज, सुइयाँ इत्यादि रोग फैलाने में महत्त्वपूर्ण भूमिका निभाती हैं। इस तरह होनेवाली कुछ बीमारियाँ हैं—गलघोंटू, टॉयफाइड ज्वर, पेचिश, हेपेटाइटिस-ए, आँखों एवं त्वचा के संक्रमण।

5. गन्दे हाथों एवं उँगलियों द्वारा : व्यक्तिगत सफाई के अभाव में हाथों द्वारा अक्सर बीमारी उत्पन्न करनेवाले रोगाणु, त्वचा, नाक एवं शौच की जगह से भोजन या पानी में प्रवेश कर रोग फैलाते है। इस तरह से होनेवाली कुछ बीमारियाँ हैं—आंत्रशोथ, स्ट्रेप्टो और स्टेफिलोकॉकल संक्रमण, टॉयफाइड ज्वर, हेपेटाइटिस-ए और आँतों के कृमि इत्यादि। **अतएव भोजन के पूर्व अच्छी तरह हाथ धोने की सलाह दी जाती है।**

उपर्युक्त वर्णन से स्पष्ट हो गया है कि हमारी कई गलत आदतों और जानकारी के अभाव के कारण दर्जनों रोगों के फैलाने में हम स्वयं सहायक बनते हैं। यदि साफ-सफाई और बचाव के लिए आवश्यक सावधानियाँ रखी जाएँ तो ऊपर बतलाए बहुत से रोगों से सहज ही बचा जा सकता है।

4

विभिन्न खतरनाक रोगों से बचाव और नियंत्रण के उपाय

बहुत से संक्रामक रोग अत्यन्त शीघ्रता से फैलकर एक साथ कई व्यक्तियों को अपनी चपेट में ले लेते हैं। अर्थात् रोग महामारी का रूप धारण कर लेता है। जैसे—हैजा, प्लेग, हेपेटाइटिस-बी, मेनिनगोकॉकल, मेनिनजाइटिस इत्यादि, क्षेत्र विशेष में, महामारी के रूप में जब-तब फैलते रहते हैं। कुछ संक्रामक रोग ऐसे हैं जो महामारी का रूप तो नहीं लेते लेकिन यदि सावधानियाँ न रखी जाएँ तो अक्सर हो जाते हैं। उदाहरणार्थ—अमीबायसिस, पेचिश, इन्फ्लुएंजा, कृमि रोग इत्यादि।

अतएव संक्रामक रोगों से बचने के लिए सावधानियाँ रखना अत्यन्त आवश्यक है। इस अध्याय में इन रोगों से बचने और उन पर नियंत्रण रखने के उपायों की चर्चा की जा रही है।

शरीर की प्रतिरक्षा प्रणाली और उसकी रोगाणुओं के प्रति सुग्राहिता (सेंसिबिलिटी)

यह एक आश्चर्यजनक तथ्य है कि कई लोग एक साथ संक्रमण या संक्रमित व्यक्ति के सम्पर्क में आते हैं लेकिन इसमें से **कुछ को ही रोग होता है और कुछ को नहीं होता।** इसी तरह कुछ की इन संक्रामक रोगों से मृत्यु तक हो जाती है और शेष की नहीं होती, तो ऐसा क्यों होता है?

वास्तव में किसी व्यक्ति के रोगग्रस्त होने की सम्भावना, उसके शरीर में प्रवेश करनेवाले रोगाणुओं की संख्या, उनकी उग्रता और व्यक्ति की प्रतिरक्षा प्रणाली की प्रतिरोधक क्षमता पर निर्भर करती है। शरीर में रोगाणुओं की प्रविष्टि मात्र से रोग उत्पन्न नहीं हो जाता। इसमें अन्य कारक भी प्रभावी होते हैं। जब रोगाणुओं को क्षीण या कमजोर प्रतिरोधक शक्ति वाला व्यक्ति मिलता है तो वे उसमें आसानी से डेरा जमाकर रोग उत्पन्न कर देते हैं। बचाव के तरीकों की जानकारी के पूर्व उद्भवन काल के बारे में जान लेना भी ठीक होगा।

उद्‌भवन अवधि (इन्क्यूबेशन पीरियड)

शरीर में रोग उत्पन्न करनेवाले रोगाणुओं के प्रवेश के तुरन्त पश्चात् रोग उत्पन्न नहीं होता बल्कि रोग के लक्षण आने में कुछ समय लगता है। रोगाणुओं के प्रवेश से बीमारी होने तक की इस अवधि को उद्‌भवन अवधि कहते हैं।

विभिन्न रोगों के लिए उद्‌भवन अवधि

यह अवधि कुछ घंटों से लेकर कई वर्षों तक हो सकती है। उदाहरणार्थ—भोजन, विषाक्तता, हैजा, पेचिश, इन्फ्लुएंजा इत्यादि रोगों का उद्‌भवन काल कुछ घंटों से लेकर दो-तीन दिन तक होता है जबकि टॉयफाइड, मीजल्स, चिकिन पॉक्स में यह अवधि दस से इक्कीस दिनों के बीच होती है। एड्स में उद्‌भवन काल सात-आठ वर्षों से लेकर दस वर्ष से ऊपर तक हो सकता है। यह द्रष्टव्य है कि रोगाणु के प्रवेश करने पर शरीर के प्रतिरक्षा तंत्र और रोगाणु के बीच लड़ाई चलती है। जब प्रतिरक्षा तंत्र इन रोगाणुओं को समाप्त करने में असफल होता है तब ही रोग होते हैं अन्यथा नहीं।

रोग से बचाव और उन पर नियंत्रण

प्रत्येक बीमारी के प्रसार की शृंखला में कुछ कमजोर बिन्दु होते हैं। इन कमजोर बिन्दुओं की पहचान करके हम बीमारी पर नियंत्रण का प्रयास करते हैं। इसके लिए सबसे पहले तो हमें बीमारी की पहचान और आवश्यक जानकारी होनी चाहिए। नियंत्रण के लिए उन कारकों को हटाया जाता है जिनके कारण बीमारी का फैलना जारी रहता है। उदाहरणार्थ—यदि किसी गाँव में कोई कुएँ या पोखर के दूषित जल पीने से बीमारियाँ फैल रही हैं तो ऐसे पानी के उपयोग से गाँववासियों को रोका जाता है और कुएँ में जीवाणुनाशक रसायन जैसे ब्लीचिंग पाउडर इत्यादि भी डलवाया जाता है। संक्रामक बीमारियों के नियंत्रण के लिए समाज के सभी वर्गों को जागरूक करके मदद ली जाती है तभी संक्रमणों पर रोक सम्भव हो पाती है। महामारी अथवा संक्रामक रोगों को नियंत्रित करने और उनसे बचने के लिए निम्नानुसार कदम उठाते हैं।

(अ) बीमारी के स्रोत अथवा संग्राहक (रिजर्वायर) पर नियंत्रण

बीमारी रोकने की शृंखला में यह सबसे महत्त्वपूर्ण कड़ी है। इसमें रोगाणुओं के संग्राहक को अलग कर देते हैं लेकिन यह कार्य इतना सरल नहीं है। इसके लिए निम्न उपाए हैं—

1. रोग की शीघ्र पहचान : रोग की पहचान, इलाज, बचाव और नियंत्रण के लिए पहला कदम है। रोग के निदान या पहचान के लिए कई बार प्रयोगशाला में रक्त, मल, खखार इत्यादि के नमूने की भी जरूरत पड़ती है। यह कार्य स्वास्थ्यकर्मी करते हैं। इसके लिए प्रयोगशालाओं की सुविधा होना जरूरी रहता है। इसके लिए

आवश्यकता पड़ने पर स्वास्थ्य विभाग द्वारा प्रयोगशालाओं की व्यवस्था भी की जाती है।

2. रोग की अधिसूचना (नोटिफिकेशन) : एक बार यदि संक्रामक रोग का पता लगता है या संक्रामक रोग की सम्भावना लगती है तो उसे स्वास्थ्य विभाग को बतलाना चाहिए। देहातों में जहाँ स्वास्थ्य कर्मचारी उपलब्ध न हों वहाँ गाँव के कोटवार को इसकी सूचना दी जाती है। इस सूचना का बहुत महत्त्व होता है। इसी के आधार पर स्वास्थ्य विभाग सक्रिय होकर, इलाज और टीकों इत्यादि द्वारा बचाव एवं रोग के नियंत्रण सम्बन्धी व्यवस्थाएँ करता है। **यह कार्य जितनी शीघ्रता से होगा, रोग से प्रभावित व्यक्तियों की संख्या उतनी ही कम होगी।**

अधिकांश संक्रामक बीमारियों की सूचना स्वास्थ्य विभाग को देने का नियम है। इनमें से कुछ हैं—हैजा, प्लेग, यलोफीवर, टाइफस फीवर, रिलेप्सिंग फीवर, पोलियो, मलेरिया, इन्फ्लुएंजा इत्यादि।

3. पृथक्करण (आइसोलेशन) : संक्रामक रोगों से बचने और नियंत्रण की यह पुरानी विधि है। चूँकि रोगी व्यक्ति अन्य स्वस्थ लोगों में संक्रमण फैला सकता है, अतएव रोगी को अलग-थलग रखा जाता है। उसकी परिचर्या के लिए कम से कम व्यक्ति रखते हैं। जो आवश्यक सावधानियाँ बरतते हुए मरीज की सेवा-शुश्रूषा करते हैं। यदि सम्भव होता है तो रोगी को अस्पताल में भर्ती कर देते हैं। इसके अलावा रोगाणुओं के संग्राहक अथवा संवाहक (केरियर) को भी स्वस्थ व्यक्तियों से अलग रखते हैं (यह मनुष्य भी हो सकता है या कोई और जीव-जन्तु)। पृथक्करण का उद्देश्य होता है परिवार और समाज के लोगों को संक्रामक रोगों के प्रभाव से बचाना। कई बार पूरे गाँववासियों को ही कुछ समय के लिए अलग स्थान पर बसा देते हैं। ऐसा हैजा या प्लेग फैलने पर करते हैं। इसके अलावा पृथक्करण की विधि विभिन्न संक्रामक रोगों जैसे—गलघोंटू, न्यूमोनिक प्लेग, श्वसन संस्थान का स्ट्रेप्टोकॉकल संक्रमण आदि में भी अपनाते हैं। विभिन्न रोगों के लिए पृथक्करण का समय अलग-अलग होता है। उदाहरणार्थ :

चिकन पॉक्स (छोटी माता)	—	फुंसियाँ आने के 6 दिन पश्चात् तक
मीजल्स	—	बीमारी की शुरुआत से फुंसियाँ आने के तीन दिन पश्चात् तक
हैजा, घटसर्प	—	चिकित्सा शुरू होने के 48 घंटे बाद तक
पोलियो	—	6 सप्ताह
क्षय रोग	—	इलाज शुरू होने के तीन सप्ताह बाद तक

मस्तिष्क शोथ — चिकित्सा के 6 घंटे पश्चात् तक
(मेनिनगोकॉकल)
हेपेटाइटिस-ए — तीन सप्ताह

4. इलाज : बहुत सी संक्रामक बीमारियों का प्रभाव दवाइयों द्वारा कम किया जा सकता है। यदि क्षेत्र विशेष में संक्रमित रोगियों का इलाज प्रभावी दवाइयों द्वारा किया जाए तो संक्रमण अथवा रोग के फैलाव को एक सीमा तक रोका जा सकता है।

सही इलाज, बीमारी की अवधि कम कर देता है और उससे रोगी के सम्पर्क में आए व्यक्तियों को भी रोग लगने का खतरा प्रायः नहीं रहता। उदाहरणार्थ—क्षय रोग (टी.बी.), कुष्ठ रोग, सिफलिस इत्यादि का प्रभावी इलाज ऐसे रोगियों के सम्पर्क में आए व्यक्तियों को इन रोगों से बचाता है।

5. संसर्ग पर प्रतिबन्ध : संक्रामक रोगों पर नियंत्रण की इस विधि में रोगी या सम्भावित रोगी को घूमने-फिरने और अन्य स्वस्थ व्यक्तियों से सम्पर्क रखने से मना किया जाता है। मनुष्यों के अलावा कोई पालतू जानवर जैसे—कुत्ता आदि से भी यदि रोग फैलने की सम्भावना होती है तो उसे भी अलग रखा जाता है।

महामारी के समय रोग के सम्पर्क में आए व्यक्ति या रोगी को रेल, पानी के जहाज, वायुयान, बस इत्यादि में यात्रा नहीं करने दी जाती है। इसी तरह रोगी बच्चे को स्कूल भी नहीं भेजा जाता ताकि स्कूल के अन्य बच्चों में रोग न फैले। वैसे आजकल इस विधि का उपयोग संक्रामक रोगों की रोकथाम में कम हो गया है। इसकी जगह पर्यवेक्षक, टीकाकरण और शीघ्र इलाज इत्यादि उपाय व्यवहार में लाते हैं।

(ब) संक्रमण के प्रसार पर रोक

संक्रमण को रोकने का यह भी एक प्रमुख उपाय है। इसमें संक्रमण के प्रसार की श्रृंखला में रुकावट उत्पन्न करते हैं। उदाहरणार्थ—पानी से विभिन्न संक्रामक बीमारियाँ जैसे—टॉयफाइड, पेचिश, हेपेटाइटिस-ए, हैजा, आंत्रशोथ इत्यादि बीमारियाँ फैलती हैं। इसलिए इन संक्रमणों को रोकने के लिए पीने के पानी को इन रोगाणुओं से ब्लीचिंग पाउडर मिलाकर, छानकर अथवा अन्य तरीकों से शुद्ध अथवा निरापद बनाते हैं।

भोजन एवं अन्य खाद्य पदार्थों को दूषित होने से बचाकर भी कई संक्रामक बीमारियों को रोका जा सकता है। इसके लिए हाथों और बरतनों की साफ-सफाई, साग-भाजी को पानी में धोना, भोजन को पर्याप्त समय तक पकाना, बासी भोजन न करना इत्यादि बातों का ध्यान रखते हैं।

जब बीमारी जीव-जन्तुओं जैसे—मक्खियों, मच्छरों इत्यादि से फैलती है तो इन कीटों के अंडे देने वाले स्थलों को नष्ट करते हैं या उन पर बी.एच.जी. इत्यादि

का छिड़काव करते हैं। पागल कुत्तों को भी पकड़वाया जाता है ताकि रेबीज जैसी खतरनाक बीमारी मनुष्यों में न फैले।

उक्त उपायों के अलावा व्यक्तिगत साफ-सफाई जैसे—नाखून काटना, रोज स्नान करना तथा साफ कपड़े पहनना, भोजन के पूर्व एवं शौच के पश्चात् साबुन से हाथ धोना इत्यादि बातों को व्यवहार में लाना चाहिए। इससे कई पेट के रोगों से बचाव हो सकता है।

संक्रामक रोग से ग्रसित मरीज की सेवा करनेवाले व्यक्ति को विशेष सावधानियों की जरूरत होती है। इसके लिए मरीज के सम्पर्क के पश्चात् कपड़े बदलना, साबुन से हाथ होना, मुँह और नाक पर कपड़ा या मॉस्क लगाना, कई मामलों में दस्ताने पहनना इत्यादि सावधानियाँ रखनी चाहिए। कम्पाउंडर, नर्सों इत्यादि को भी ये सावधानियाँ अपनानी चाहिए।

(स) टीकों द्वारा संक्रमण पर नियंत्रण

टीके अथवा वैक्सीन का रोग से बचाव और नियंत्रण में महत्त्वपूर्ण योगदान होता है। कई रोगों पर नियंत्रण केवल टीकों की वजह से सम्भव हुआ है। वैज्ञानिकों ने अधिकतर संक्रामक रोगों के टीके बना लिए हैं जिनको समयानुसार बच्चों को लगवाना चाहिए। कुछ टीके रोग फैलने या उसकी सम्भावना होने पर लगाए जाते हैं। जैसे—हेपेटाइटिस-बी (अब इसे सभी के लिए लगवाते हैं), प्लेग, मेनिनजाइटिस, मस्तिष्क-ज्वर इत्यादि के टीके। टीके सम्बन्धित रोग से व्यक्ति की रक्षा करते हैं क्योंकि ये व्यक्ति में उस रोग से लड़ने की क्षमता पैदा कर देते हैं। टी.बी., पोलियो, गलघोंटू, टिटनेस, मीजल्स, कुकुरखाँसी इत्यादि। पेंटावेलेंट,हिब, आई.पी.बी. टीके बच्चों को लगाए जाते हैं ताकि भविष्य में ये रोग उन्हें न हों।

प्रत्येक घर की गृहिणी को कब और कौन से टीके लगाए जाते हैं यह जानकारी होनी चाहिए तभी वे अपने बच्चों को उपरोक्त रोगों से बचा सकेंगी। यहाँ हम संक्षिप्त विवरण दे रहे हैं—

टीके कई गम्भीर संक्रामक बीमारियों से बच्चों की सुरक्षा तो करते ही हैं साथ ही बड़ों को भी भयानक संक्रामक रोगों जैसे—हेपेटाइटिस-बी, हैजा, मेनिनजाइटिस, प्लेग इत्यादि से बचाते हैं। अब एड्स के टीकों का भी परीक्षण चल रहा है।

महामारियों से बचने के लिए मेलों में जानेवाले लोगों को भी हैजा इत्यादि के टीके मेले में प्रवेश के पूर्व लगाते हैं। हैजे के टीके की दो मात्राएँ छह सप्ताह के अन्तर से लगवाई जाती हैं। प्लेग के टीके की भी दो मात्राएँ सात से चौदह दिनों के अन्तर से दो बार लगवाते हैं फिर प्रत्येक वर्ष एक खुराक इंजेक्शन द्वारा ही दी जाती है। हेपेटाइटिस-बी, रेबीज के टीकों को भी आवश्यकतानुसार लगवाते हैं। शिशुओं को जन्म के समय बी.सी.जी. और पोलियो की खुराक देते हैं फिर छह और चौदह

सप्ताहों में टी.पी.टी. एवं ओरल पोलियो दिलवाते हैं। नौ महीने में मीजल्स का टीका लगवाते हैं इसके पश्चात् प्रभावी मात्राएँ भी दी जाती हैं। आजकल जन्म होने के पश्चात् भी पोलियो की खुराक दी जाती है। और हेपेटाइटिस-बी, रोटावाह्य, के टीकों को अब सामान्य टीकाकरण में शामिल कर लिया गया है।

(द) दवाइयों द्वारा संक्रमण पर नियंत्रण

कई बार रोगी के सम्पर्क में आए व्यक्ति या उस क्षेत्र विशेष के लोगों को जहाँ महामारी फैलती है कुछ दवाइयाँ रोगों से रक्षार्थ खिलाई जाती हैं ताकि रोग के जीवाणुओं का असर उन पर न हो। उदाहरणार्थ—हैजा और प्लेग के रोगी के सम्पर्क में आए व्यक्तियों को टेट्रासाइक्लिन कैप्सूल दिए जाते हैं। कंजक्टिवाइटिस के लिए आँखों में लगाने का मरहम (इरिथ्रोमाइसिन, सिप्रोफ्लाक्सेसिन) उपयोग में लाते हैं। मेनिनजाइटिस फैलने से रोकने के लिए प्रभावित क्षेत्र के लोगों को या सम्पर्क में आए व्यक्तियों को सल्फा इत्यादि गोलियाँ दी जाती हैं।

(इ) अन्य उपाय

विभिन्न संक्रमण रोकने के अन्य उपाय हैं जैसे—साफ-सुथरे घरों में रहना जहाँ गन्दे पानी के निकास की अच्छी व्यवस्था हो और आसपास गन्दगी न हो, शुद्ध पेयजल भी कई संक्रामक रोगों से बचाता है।

सड़े-गले खाद्य पदार्थों की जगह ताजा सन्तुलित भोजन करना एवं बगैर विशेष आवश्यकता के भीड़ भरे स्थानों में न जाने से भी कई संक्रमणों से सुरक्षित रहा जा सकता है। लोगों को स्वास्थ्य के प्रति जागरूक और शिक्षित बनाना भी इन रोगों के नियंत्रण में महत्त्वपूर्ण भूमिका निभा सकता है। संक्रामक रोगों के नियंत्रण सम्बन्धी कानूनों जैसे—मेले इत्यादि में प्रवेश के पूर्व हैजा का टीका लगवाना जैसे नियमों का भी कड़ाई से पालन किया जाना चाहिए। कुछ और उपाय निम्नलिखित हैं :

1. यात्रियों के लिए स्वास्थ्य सम्बन्धी सलाह : यात्रियों को संक्रामक रोगों का अधिक खतरा होता है। साथ ही वे संक्रमण को एक क्षेत्र से लेकर अन्य क्षेत्रों अथवा एक देश से दूसरे देश में भी फैला सकते हैं। उदाहरणार्थ—वे मलेरिया, डेंगू ज्वर, स्वाइन फ्लू, फाइलेरिया, यौन जनित रोग—एड्स इत्यादि रोगों के वाहक बन सकते हैं। इसलिए इन रोगों के लिए यात्रियों को निम्नलिखित सावधानियाँ अपनानी चाहिए :

(अ) मलेरिया : यात्रीगण चिकित्सक की सलाह से मलेरिया से बचाव के लिए दवा खा सकते हैं जैसे—क्लोरोक्विन-ए, माडोक्विन इत्यादि। ये दवाएँ मलेरियाग्रस्त क्षेत्र में पहुँचने के दिन से ही शुरू कर देना चाहिए और वापस होने के चार-छह सप्ताह बाद तक लेनी चाहिए।

(ब) सार्स : सार्स के लक्षणों का तुरन्त इलाज कराएँ, चेहरे पर मॉस्क पहनें। स्वाइन फ्लू के लिए भी यही उपाय अपनाएँ।

(स) *टॉयफाइड ज्वर :* टॉयफाइड का टीका अवश्य लगवाना चाहिए।

(द) *हेपेटाइटिस-ए :* इसके लिए चिकित्सक की सलाह से सामान्य इम्यूनोग्लोब्यूलिन लिए जा सकते हैं।

(इ) *प्लेग :* प्लेग का टीका तब लगवाना चाहिए जब गंतव्य स्थान में प्लेग के मामले मिले हों।

(फ) *हैजा :* बहुत से देश हैजा के टीकाकरण सम्बन्धी प्रमाण-पत्र माँगते हैं। वैसे आवश्यकतानुसार इसे लगवा लेना चाहिए।

(ल) *टिटनेस :* टिटनेस टॉक्साइड का टीका भी यात्रियों को लगवा लेना चाहिए।

विश्व स्वास्थ्य संगठन यात्रियों के लिए प्रत्येक वर्ष एक पुस्तिका प्रकाशित करता है जिसमें यात्रियों के लिए आवश्यक टीकाकरण की जानकारी होती है।

रोगाणुनाशकों का प्रयोग

यह बात अट्ठारहवीं सदी में ही ज्ञात हो गई थी कि **जीवाणुनाशक घोलों से हाथ साफ करने के बाद भोजन करने से संक्रामक रोगों में कमी आती है।** आज भी संक्रमणकारी जीवों को नष्ट करनेवाली अथवा रोगाणुविहीन करनेवाली (डिस्इन्फेक्टेंट) प्रक्रियाओं का बहुत महत्त्व है। इनके बिना शल्य क्रियाओं या संक्रमणों पर प्रतिबन्ध की कल्पना भी नहीं की जा सकती।

जीवाणुनाशक वे पदार्थ हैं जो बीमारी उत्पन्न करनेवाले सूक्ष्म जीवों को नष्ट करते हैं तथा एंटीसेप्टिक वे पदार्थ हैं जो संक्रमण के फैलाव को रोकते हैं।

निर्जीवीकरण अथवा स्ट्रेरेलाइजेशन वह प्रक्रिया है जिसमें सुइयों, सिरिंजों एवं अन्य शल्य चिकित्सा के उपकरणों इत्यादि को रोगाणु रहित बनाते हैं। इस प्रक्रिया में सभी तरह के जीवाणु-विषाणु और बैक्टीरिया के स्पोर्स नष्ट कर दिए जाते हैं। पानी को 20 मिनट उबालने से भी रोगाणु नष्ट हो जाते हैं।

संक्रमण को रोकनेवाले पदार्थ तीन तरह के होते हैं—प्राकृतिक, भौतिक और रासायनिक।

1. प्राकृतिक पदार्थ : सूर्य की किरणें एक सीमा तक कई संक्रमणकारी जीवाणुओं को नष्ट करती हैं। इसमें मौजूद अल्ट्रावायलेट किरणें कुछ तरह के जीवाणुओं और विषाणुओं का नाश करती हैं। इसलिए ओढ़ने-बिछाने के कपड़े, फर्नीचर, बर्तनों इत्यादि को कई घंटों तक धूप में रखकर रोगाणु रहित बनाया जा सकता है। गीली वस्तुओं को खुली हवा में रखने से भी जीवाणु मर जाते हैं। लेकिन इन साधनों पर पूर्ण रूप से निर्भर नहीं रहा जा सकता। कई बार अन्य उपायों की आवश्यकता होती है।

2. भौतिक पदार्थ :

(अ) कई दूषित वस्तुओं को जलाने से भी संक्रमण को रोका जा सकता है। जैसे—मरीज की पुरानी पट्टी, दूषित डिस्पोजेबल सिरिंज, मलयुक्त

कपड़े, दस्ताने इत्यादि वस्तुओं को जलाना अधिक सुरक्षित होता है। लेकिन इन्हें खुली हवा में न जलाकर गड्ढे या इंसीनरेटर में जलाते हैं।

(ब) गर्म हवा के द्वारा अस्पताल के औजार और उपकरणों का निर्जीवीकरण (स्ट्रेरिलाइजेशन) करते हैं।

(स) *उबालना*—यह प्रक्रिया बहुत ही सामान्य और उपयोगी है। अस्पतालों में सुइयों, सिरिंजों को उबालकर संक्रमण रहित तो किया ही जाता है, घरों में भी इसका प्रयोग कर सकते हैं। यदि पानी में थोड़ा सा सोडा या 1 प्रतिशत साबुन मिला दिया जाए तो जीवाणुनाशक शक्ति बढ़ जाती है।

(द) *आटोक्लेविंग*—यह प्रक्रिया अस्पतालों में ही अपनाई जाती है इसमें गरम भाप के दबाव द्वारा वस्तुओं को रोगाणु रहित अथवा स्ट्रेरेलाइजेशन करते हैं। इसके लिए प्रेशर कुकर सरीखा बड़ा बर्तन होता है जिसमें भाप का दबाव बतलानेवाला मीटर होता है।

(इ) *विकिरण*—विकिरण द्वारा फैलने योग्य (डिस्पोजेबल) सिरिंजों एवं कई औजारों तथा दवाइयों को जीवाणु रहित बनाया जाता है।

3. रासायनिक पदार्थ : जो पदार्थ उबाले या स्ट्रेलाइज नहीं किए जा सकते उन्हें विभिन्न रासायनिक पदार्थों द्वारा संक्रमण रहित बनाया जा सकता है। उदाहरणार्थ : मल-मूत्र, उल्टी एवं अन्य दूषित सामग्री, इनको जीवाणुनाशक घोलों से संक्रमणहीन करनेवाले रसायनों का संक्षिप्त विवरण निम्न है—

(अ) *फिनॉल :* इसको कार्बोलिक एसिड भी कहते हैं। क्रीसाल और फिनॉल का मिश्रण जीवाणुनाशक के रूप में सामान्य तौर पर इस्तेमाल करते हैं। इसका 5 प्रतिशत घोल फर्श इत्यादि के लिए इस्तेमाल करते हैं तथा 10 प्रतिशत घोल मरीज के मल इत्यादि के रोगाणुओं को नष्ट करने के लिए उपयोग में लाते हैं। क्रीसाल अकेले भी प्रयोग कर सकते हैं, यह एक शक्तिशाली जीवाणु या रोगाणुनाशक है।

(ब) *क्लोरोजाइलनॉल या डिटॉल :* यह एक उपयोगी एंटीसेप्टिक है। इसके 5 प्रतिशत घोल में प्लास्टिक के औजारों इत्यादि को 15 मिनट तक डुबोकर जीवाणुविहीन बनाते हैं। संक्रमण से बचने के लिए इसका शेविंग (दाढ़ी बनाने) इत्यादि में भी प्रयोग करते हैं।

(स) *सेवलॉन :* इसका प्रयोग भी रोगाणुविहीन करनेवाली प्रक्रियाओं में करते हैं। यह बाजार में आसानी से मिलता है। इससे थर्मामीटर को जीवाणु रहित रखते हैं।

(द) *ब्लीचिंग पाउडर एवं सोडियम हाइपोक्लोराइट :* यह एक अच्छा जीवाणुनाशक है। इसको 1 से 3 प्रतिशत घोल के रूप में इस्तेमाल करते हैं। इसमें 33 प्रतिशत क्लोरीन होती है जो विभिन्न विषाणुओं या जीवाणुओं

को नष्ट करती है। यह पानी को शुद्ध बनाने के लिए बहुतायत से उपयोग में लाया जाता है। लेकिन इसकी एक कमी यह है कि स्टोर करके रखने से इससे प्राप्त होनेवाली क्लोरीन की मात्रा कम हो जाती है। इसके तीन चम्मच को एक लिटर पानी में मिलाकर रोगी के मल, पेशाब इत्यादि को जीवाणुरहित बनाते हैं। सोडियम हाइपोक्लोराइट भी ब्लीचिंग पाउडर से अधिक शक्तिशाली जीवाणुनाशक है। इसको बहुत कम मात्रा में पानी में मिलाने से काम चल जाता है। यह जल प्रदाय संयंत्रों में उपयोग किया जाता है। इसके 1 प्रतिशत घोल से काम चल जाता है।

(इ) *हैलोजन गोलियाँ :* ये क्लोरीन की गोलियाँ होती हैं। इनसे पीने के पानी को संक्रमणविहीन बनाया जाता है। आजकल बाजार में दवाइयों की दुकानों पर भी ये मिलती हैं। एक गोली एक लिटर पानी के लिए पर्याप्त होती है। गोली डालकर पानी को आधा से एक घंटे तक रखना चाहिए। इसके पश्चात् प्रयोग करना चाहिए। इनको मात्रानुसार कुओं में भी डाला जा सकता है।

(फ) *आयोडीन :* इसके अलावा आयोडीन युक्त एंटीसेप्टिक भी प्रयोग करते हैं। 2 प्रतिशत टिंक्चर आयोडीन को एक लिटर पानी में मिलाते हैं फिर घोल को उपयोग करते हैं। क्लोरोक्सीडीन और आयोडीन का अल्कोहल में मिश्रण अत्यन्त शक्तिशाली जीवाणुनाशक होता है (वीटाडाइन और वोकाडाइन इत्यादि)।

(ल) *स्प्रिट :* मेथिलेटेड स्प्रिट का उपयोग एंटीसेप्टिक के रूप में बहुतायत से किया जाता है। 70 प्रतिशत स्प्रिट जीवाणुओं को एक सेकेंड में नष्ट कर देती है लेकिन यह ध्यान रखते हैं कि स्प्रिट अच्छी क्वालिटी का हो। इसके अलावा फार्मलीन चूना इत्यादि वस्तुओं को जीवाणुरहित बनाने में उपयोगी पाया गया है।

रोगी की गन्दगी को रोगाणुविहीन बनाने की विधियाँ

1. मल एवं मूत्र : मल-मूत्र को बर्तन में इकट्ठा करके उसमें समान मात्रा में 5 प्रतिशत ब्लीचिंग पाउडर या 10 प्रतिशत फार्मलिन मिलाते हैं और मिस्क करके एक-दो घंटे के लिए रखते हैं। यदि फार्मलिन, फेनॉल अथवा ब्लीचिंग पाउडर उपलब्ध नहीं हो तो तुरन्त बनाया हुआ चूने का पानी (1:4 के अनुपात में) मल-मूत्र में मिलाकर 2 घंटे तक रखते हैं और यदि कुछ भी उपलब्ध नहीं है तो 1 बाल्टी खौलता हुआ पानी मिलाकर उसे ठंडा होने तक रखते हैं। इसके पश्चात् उसे नाली इत्यादि में फेंकते हैं। इसके लिए सोडियम हाइपोक्लोराइट का घोल भी प्रयोग में ला सकते हैं।

2. स्पुटम (खखार) : खखार को अखबार या रूमाल में इकट्ठा करके जला देना चाहिए। यदि खखार की अधिक मात्रा है तो उसे उबालकर जीवाणुरहित बनाया जा सकता है या 5 प्रतिशत क्रीसाल के घोल युक्त बर्तन में खखार या बलगम इकट्ठा करना चाहिए। फिर जब बर्तन भर जाए तो इसे फेंक देना चाहिए। यह ध्यान रहे कि बर्तन को क्रीसाल (5 प्रतिशत) के घोल से आधा भरना चाहिए।

3. कमरा : सम्भव हो तो कमरे के अन्दर दो दिन तक धूप दिखानी चाहिए या ऊपर बताए अनुसार क्लोरीन उत्पाद या फार्मलीन (10 प्रतिशत) से कमरे को धोना चाहिए अथवा फेनॉल या क्रीसाल (2.5 प्रतिशत) से भी कमरे और उसकी वस्तुओं जैसे—पलंग या अन्य फर्नीचर इत्यादि को धोया जा सकता है। इसके लिए 1 प्रतिशत सोडियम हाइपोक्लोराइट का घोल भी, यदि अन्य कीटाणुरोधी उपलब्ध न हों तो प्रयोग में ला सकते हैं।

5

मानव शरीर का रोग प्रतिरक्षा तंत्र

मनुष्य के शरीर में विभिन्न रोगों से रक्षार्थ एक आश्चर्यजनक और व्यवस्थित प्रणाली होती है, जो हानिकारक जीवाणुओं और विषाणुओं को नष्ट कर शरीर को स्वस्थ बनाए रखती है। इस तंत्र को रोग प्रतिरक्षा तंत्र (इम्यून सिस्टम) कहते हैं। यदि यह न हो तो मनुष्य वर्षों तो क्या शायद महीने भर भी न जी पाए। रोग प्रतिरक्षा तंत्र प्रकृति की एक अमूल्य देन है जिसकी जगह महँगी से महँगी दवाइयाँ भी नहीं ले सकतीं। व्यक्ति में रोगों से रक्षा करने की कुछ क्षमता तो जन्म से ही होती है और कुछ माँ के दूध से एवं विभिन्न संक्रमणों के पश्चात् विकसित होती है। कई टीके भी इस क्षमता को विकसित करने में सहायक होते हैं। प्रत्येक व्यक्ति को इस प्रणाली का सम्यक् ज्ञान होना भी चाहिए।

रोग प्रतिरक्षा प्रणाली

यह विभिन्न शारीरिक अवयवों द्वारा संचालित ऐसी व्यवस्था है जो बीमारी उत्पन्न करनेवाले रोगाणुओं के शरीर में प्रवेश करने पर उन्हें नष्ट करती है अथवा हानिरहित बनाती है, इस कारण शरीर में रोग घर नहीं कर पाते। रोगों से लड़ने की इस व्यवस्था को ही रोग-प्रतिरोधक प्रणाली (इम्यून सिस्टम) कहते हैं। यह मनुष्य की बीमारियों से रक्षा करके उसे असमय मरने से बचाती है, क्योंकि इसके अभाव में मनुष्य अधिक दिनों तक जीवित नहीं रह सकता। छोटे से रोग का संक्रमण भी उसके प्राण ले सकता है। कोई भी इलाज प्राकृतिक रोग प्रतिरोधक क्षमता की जगह नहीं ले सकता। हम भले अनभिज्ञ रहें परन्तु यह प्रतिरक्षा प्रणाली जीवनपर्यन्त कार्य करती रहती है और हमें सैकड़ों रोगों से बचाती है।

प्रतिरक्षा तंत्र की कार्यप्रणाली समझने के लिए पहले रक्त की संरचना समझ लेनी चाहिए, क्योंकि रक्त ही प्रमुख रूप से प्रतिरक्षा के कार्य में योगदान देता है। वैसे तो रक्त के अन्य कार्य भी हैं जैसे—प्राणवायु (ऑक्सीजन) को अंग-प्रत्यंग तक पहुँचाना, पोषक द्रव्यों का परिवहन एवं हानिकारक पदार्थों का निष्कासन भी

रक्त के द्वारा ही होता है लेकिन शरीर की बाह्य जीवों से प्रतिरक्षा करने का महत्त्वपूर्ण कार्य भी रक्त करता है।

रक्त की संरचना

रक्त द्रव पदार्थ प्लाज्मा तथा लाल रक्त कोशिकाओं (आर.बी.सी.) एवं श्वेत रक्त कोशिकाओं (डब्ल्यू.बी.सी.) से मिलकर बनता है। प्लाज्मा में ही शरीर की रक्षा करनेवाले प्रतिपिंड अथवा एंटीबॉडीज उपस्थित होते हैं। लाल रक्त कोशिकाएँ ऑक्सीजन और कार्बन डाइऑक्साइड वहन करने का कार्य करती हैं और श्वेत कोशिकाएँ शरीर की प्रतिरक्षा के लिए उत्तरदायी होती हैं। ये कोशिकाएँ पाँच प्रकार की होती हैं—1. न्यूट्रोफिल्स, 2. लिम्फोसाइट्स, 3. इओसिनोफिल्स, 4. बेसोफिल्स, 5. मोनोसाइट्स।

लिम्फोसाइट्स बाहरी शत्रुओं जैसे जीवाणु, विषाणु इत्यादि को पहचानकर उससे लड़ने के लिए एंटीबॉडीज तैयार करते हैं। लिम्फोसाइट्स दो प्रकार के होते हैं। टी-सेल लिम्फोसाइट्स और बी-सेल लिम्फोसाइट्स।

टी-सेल लिम्फोसाइट्स अथवा कोशिकाएँ भी दो तरह की होती है—टी-4 कोशिकाएँ और टी-8 कोशिकाएँ। इन्हें क्रमश: टी-प्रेरक और टी-मंदक कहते हैं। ये कोशिकाएँ प्रतिरक्षा में महत्त्वपूर्ण योगदान देती हैं।

इन कोशिकाओं के अलावा रक्त में जीवन क्रिया को संचालित करनेवाले बहुत से पदार्थ भी होते हैं। जैसे—चोट लगने पर रक्त को जमानेवाले पदार्थ (फैक्टर-8) गामा ग्लोब्यूलिंस, मेक्रोफेजेज कोशिकाएँ इत्यादि।

रोग प्रतिरोधकता के प्रकार

शरीर में रोग प्रतिरोधक क्षमता दो प्रकार की होती है : 1. स्वाभाविक (इन्नेट इम्यूनिटी) रोग प्रतिरोधकता, 2. बाद में प्राप्त की हुई अथवा अर्जित रोग प्रतिरोधकता (एक्वायर्ड इम्यूनिटी)।

1. स्वाभाविक रोग प्रतिरोधकता : यह व्यक्ति में जन्मजात होती है। इसके कारण शरीर कई बीमारियों से बचा रहता है। यह अलग-अलग प्राणियों में अलग-अलग तरह की होती है। इसमें रोग और जाति की भी विभिन्नता पाई जाती है। उदाहरणार्थ—भारत में रहनेवाले नेपाली लोग क्षय रोग के प्रति ज्यादा संवेदनशील पाए गए हैं। जबकि यहूदियों को यह बीमारी सामान्यत: होती ही नहीं है। इसी तरह नीग्रो में क्षय रोग ज्यादा होता है। शरीर की स्वाभाविक रोग प्रतिरोधक क्षमता में निम्न अवयव भाग लेते हैं।

(अ) *न्यूट्रोफिल्स एवं मेक्रोफेजेज कोशिकाएँ :* जैसा कि ऊपर बतलाया गया है न्यूट्रोफिल्स शरीर की श्वेत रक्त कोशिकाओं का ही प्रकार है, इन्हें

पॉलीमार्फ भी कहते हैं। न्यूट्रोफिल्स और मेक्रोफेजेज कोशिकाएँ अस्थिमज्जा में बनती हैं। ये बाहरी रोगाणुओं को हानिरहित अथवा उदासीन करके उनका भक्षण करती हैं।

(ब) *मास्ट कोशिकाएँ :* ये कोशिकाएँ बाहरी संक्रमण या चोट लगने पर विशेष तरह के द्रव स्रावित करती हैं, जिन्हें हिस्टामाइन्स और प्रोस्टाग्लेंडिग कहते हैं। ये शरीर में चोट लगने पर सुधार कार्य करते हैं। चोट के स्थान पर सूजन या लालामी इन्हीं के द्वारा उत्पन्न की जाती है।

(स) *इंटरफेरान्स :* ये शरीर के संक्रमित ऊतकों द्वारा उत्पन्न किए जाते हैं और प्रोटीन पदार्थ हैं। इसमें विषाणु प्रतिरोधक गुण होते हैं। इन पदार्थों को लाइसोजाइम्स कहते हैं। ये जीवाणुओं को नष्ट करके शरीर को सुरक्षा प्रदान करते हैं। वैज्ञानिक इन्हें शरीर के बाहर भी तैयार करने में लगे हैं। आजकल इंटरफेरान कैंसर इत्यादि के इलाज के अलावा एड्स के इलाज में भी प्रयुक्त किए जा रहे हैं।

2. अर्जित रोग प्रतिरोधकता (एक्वायर्ड इम्यूनिटी) : यह रोग प्रतिरोधकता शरीर में जन्मजात नहीं होती, शरीर इसे जीवनकाल के दौरान प्राप्त करता है। जैसे—माँ के दूध से शिशु में रोग प्रतिरोधक शक्ति का विकसित होना, कई तरह के रोगों के संक्रमण के पश्चात् भी शरीर, यह क्षमता उत्पन्न कर लेता है। टीकों द्वारा रोग से बचाव करने के लिए भी रोग विशेष के लिए, यह प्रतिरोधक क्षमता पैदा की जाती है। उदाहरणार्थ—पोलियो, बी.सी.जी., मीजल्स इत्यादि के टीके लगाकर बच्चों में अर्जित रोग प्रतिरोधकता उत्पन्न की जाती है।

इस तरह की रोग प्रतिरोधकता निम्न अभिकर्ताओं द्वारा सम्पादित होती है—

(अ) *टी-सेल लिम्फोसाइट्स :* ये लिम्फोसाइट्स भी अस्थिमज्जा में बनते हैं और इनका परिवहन लसिका तंत्र द्वारा शरीर में होता है लेकिन टी-सेल कोशिकाएँ, थाइमस ग्रन्थि में परिपक्व होती हैं इसलिए इन्हें टी-कोशिकाएँ कहते हैं। जैसा कि बतलाया जा चुका है ये दो तरह की होती हैं—टी-4 और टी-8 कोशिकाएँ।

टी-4 कोशिकाओं की सतह पर अभिग्राहक पदार्थ सी.डी.-4 रहता है। इसी तरह टी-8 कोशिकाओं पर अभिग्राहक पदार्थ सी.डी.-8 होता है। टी-4 कोशिकाओं का अनुपात 2:4:1 का होता है।

(ब) *बी-सेल लिम्फोसाइट्स :* ये कोशिकाएँ रोग के आक्रमण के समय, प्रोटीन पदार्थ उत्पन्न करती है, जिन्हें प्रतिपिंड अथवा एंटीबॉडीज कहते हैं। ये रोगाणु द्वारा उत्पन्न विषैले पदार्थ एंटीजन को बाँधकर हानिरहित बनाती हैं। एंटीजन और एंटीबॉडी मिलकर एक संयुक्त पदार्थ बनाते हैं जो बाद में मैक्रोफेज कोशिकाओं द्वारा बाहर कर दिया जाता है।

(स) *एन.के. कोशिकाएँ (नेचुरल किलर्स सेल्स) :* ये भी एक तरह के लिम्फोसाइट्स ही हैं जो सीधे अथवा इंटरफेरान स्त्रावित करके शरीर की उन कोशिकाओं को नष्ट करते हैं जो संक्रमित होती है अथवा जिनमें कैंसर के लक्षण होते हैं।

कैसे होता है प्रतिरक्षा का कार्य?

रोग उत्पन्न करनेवाले विषाणुओं अथवा जीवाणुओं के ऊपर एक विशेष प्रकार की प्रोटीन की पर्त होती है जो उसके पहचान-पत्र का कार्य करती है जब यह रोगाणु रक्त में प्रवेश करता है तो टी-4 कोशिकाएँ यह निर्धारित करती है कि वह शरीर के लिए हानिप्रद है अथवा नहीं। फिर ये टी-4 कोशिकाएँ, बी-लिंफोसाइट्स को शत्रु के प्रवेश की सूचना देती है। सूचना मिलने पर टी-8 कोशिकाओं की मदद से बी-लिंफोसाइट्स एक विशेष तरह की प्रोटीन का निर्माण करती है, जिसे एंटीबॉडीज या प्रतिपिंड कहते हैं। ये शत्रु-रोगाणुओं द्वारा उत्पन्न विष एंटीजन को प्रभावहीन बनाकर बाहर कर देते हैं, इस तरह शरीर रोगों से सुरक्षित बना रहता है। टी-4 कोशिकाएँ इस क्रिया को शुरू करती हैं इसलिए ये सहायक कोशिकाएँ कहलाती हैं। जबकि टी-8 कोशिकाएँ एंटीबॉडीज बनने की क्रिया पर नियंत्रण रखती हैं। जब पर्याप्त एंटीबॉडीज बन जाते हैं तो वे इस क्रिया को बन्द करा देती हैं इसलिए इन्हें मन्दक कोशिकाएँ कहते हैं। यह रोग प्रतिरक्षा की क्रिया उचित स्तर पर क्रमबद्ध तरीके से चलती रहती है और इसे ही रोग प्रतिरोधक क्षमता कहते हैं।

रोग प्रतिरोधक क्षमता किन कारणों से प्रभावित होती है?

यदि रोग प्रतिरोधक शक्ति कम हो जाए तो व्यक्ति कई तरह के रोगों का शिकार बन सकता है। कुछ दवाइयाँ जैसे—कॉर्टिकोस्टेराइड्स एवं कैंसर रोधी दवाइयाँ इत्यादि लम्बे समय तक लेने से यह क्षमता कम होती है और जब रोग प्रतिरोधकता कम हो जाती है तो क्षय रोग एव अन्य तरह के संक्रमण शरीर में आसानी से घर कर सकते हैं। एड्स जैसे रोग में तो रोग प्रतिरोधक क्षमता पूरी तरह अस्त-व्यस्त हो जाती है। जिससे शरीर में बहुत से ठीक न होनेवाली संक्रामक बीमारियाँ हो जाती हैं। कुछ आनुवंशिक बीमारियों के कारण भी रोग-प्रतिरक्षा तंत्र ठीक से कार्य नहीं कर पाता। कुछ दवाइयाँ जैसे—इंटरल्यूकिन, प्लेनोडेक्स इत्यादि रोग प्रतिरक्षा को बढ़ाने में उपयोगी साबित हुई हैं लेकिन पूरी तौर पर अस्त-व्यस्त प्रतिरक्षा तंत्र को ये ठीक नहीं कर सकतीं।

शरीर के कुछ अन्य प्राकृतिक सुरक्षा अवरोध

रक्त द्वारा संचालित सुरक्षा प्रणाली के अतिरिक्त शरीर में हानिकारक विजातीय तथ्यों तथा रोगाणुओं को रोकने या नष्ट करनेवाले कुछ अन्य प्राकृतिक गुण और

अवरोध भी होते हैं जिनका संक्षिप्त विवरण यहाँ दिया जा रहा है। सामान्य लोगों के लिए यह एक रोचक जानकारी है।

1. त्वचा एवं श्लेष्मा झिल्ली (म्यूकस मेम्ब्रेन) : त्वचा बहुस्तरीय होती है जो शरीर का तापक्रम स्थिर रखने में तो सहायक है ही साथ ही यह रोगाणुओं के प्रवेश को भी रोकती है। इसमें स्थित ग्रन्थियाँ लाइसोजाइम्स जैसे पदार्थ स्रावित करती हैं जो रोगाणुओं को नष्ट करते हैं। आँख द्वारा स्रावित द्रवों में भी लाइसोजाइम्स अधिक मात्रा में होते हैं। त्वचा की सतह पर भी कुछ जीवाणु होते हैं जो हानिकारक जीवाणुओं को बढ़ने से रोकते हैं। इसी तरह शरीर के पाचन तंत्र एवं श्वसन अंगों के अन्दरूनी भाग में एक रक्षात्मक पर्त होती है जिसे श्लेष्मा झिल्ली कहते हैं। श्वास मार्ग पर बारीक सिलिया होते हैं जो फेफड़ों में जीवाणुओं को प्रवेश नहीं करने देते। नाक के अन्दर के बाल हवा के साथ धूल या कचरे को अन्दर जाने से रोक लेते हैं।

2. शरीर के स्राव : शरीर के प्राकृतिक स्राव अथवा द्रव, प्रवाह के दौरान बहुत से रोगाणुओं को शरीर के बाहर कर देते हैं। जैसे पेशाब करने से मूत्र मार्ग साफ होता है, आँखों में धूल या कचरा आँसुओं द्वारा बाहर निकाल दिया जाता है। इसी तरह मुँह की लार भी कुछ जीवाणुओं को बाहर करके शरीर की रक्षा करती है।

जुकाम में नाक से स्राव की मात्रा अत्यधिक बढ़ जाती है, यह स्राव भी विषाणुओं को बाहर निकालता है। इसी तरह जब कोई हानिकारक पदार्थ या कीटाणु शरीर के अन्दर पहुँच जाते हैं तो पाचन संस्थान उन्हें उल्टी या दस्त द्वारा बाहर निकालने का प्रयास करता है और इसी तरह शरीर की सुरक्षा होती रहती है।

भोजन के साथ जो हानिप्रद सूक्ष्म जीव रहते हैं वे आमाशय द्वारा स्रावित हाइड्रोक्लोरिक अम्ल के सम्पर्क में आकर मृत हो जाते हैं और शरीर बीमार होने से बच जाता है। कई बार हैजा और टॉयफाइड जैसे जीवाणु भी इसी तरह नष्ट कर दिए जाते हैं। पाचन संस्थान के अन्य स्रोत भी जीवाणुओं को नष्ट करने का कार्य करते हैं। मुँह की लार से भी कई बैक्टीरिया नष्ट हो जाते हैं।

पाचन तंत्र के निचले हिस्से अर्थात् बड़ी आँतों में कुछ विशेष तरह के जीवाणु प्राकृतिक रूप में रहते हैं। जो अन्य हानिकारक जीवाणुओं की वृद्धि को आँतों के भीतर रोकते हैं यही कारण है कि जब एंटीबायोटिक दवाएँ लेने से ये प्राकृतिक रूप से आँतों में रहनेवाले बैक्टीरिया नष्ट हो जाते हैं तो रोगी को दस्त लगने की शिकायत हो जाती है।

3. लसिका ग्रन्थियाँ एवं लसिका गाँठें : यदि जीवाणु अथवा विषाणु किसी तरह शरीर में पहुँच भी जाते हैं तो वे लसिका वाहिनियों में प्रवाहित होकर लिम्फ ग्रन्थियों या लिम्फ गाँठों में रोक लिए जाते हैं जहाँ अक्सर उन्हें श्वेत रक्तकण नष्ट कर देते हैं। ये लसिका ग्रन्थियाँ और गाँठें पूरे शरीर में होती हैं। उदाहरणार्थ—गले

के ऊपर, काँखों (Axila) और जंघाओं के ऊपर इत्यादि। जब शरीर में स्थित संक्रमण (इन्फेक्शन) इनमें पहुँचता है तो कई बार इन गाँठों में सूजन आ जाती है और छूने से दर्द भी होता है। जीवाणुओं के लिए लसिका गाँठें वास्तव में एक तरह के फिल्टर या छन्नक का कार्य करती हैं।

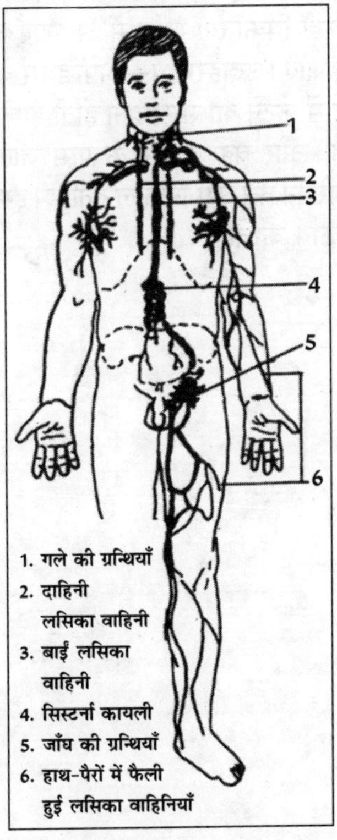

मानव शरीर का लसिका तंत्र

यह रोग प्रतिरक्षा में महत्त्वपूर्ण भूमिका निभाता है।

4. सूजन (इन्फेक्शन) : जब शरीर में कोई चोट लगती है या संक्रमण होता है तो प्रभावित अंग विशेष में सूजन आ जाती है। उस स्थान में रक्त द्वारा बहुत बड़ी मात्रा में श्वेत रक्त कणिकाएँ लाई जाती हैं जो हानिकारक जीवाणुओं को नष्ट करने के प्रयास में मरती भी हैं। लेकिन इनसे उत्पन्न पदार्थ भी जीवाणुओं को हानि पहुँचाते हैं। इस तरह सूजन भी शरीर की सुरक्षात्मक प्रतिक्रिया है।

5. रक्त जमने की प्रक्रिया : रक्त का जमना या थक्का बनना भी शरीर की एक सुरक्षात्मक प्रक्रिया ही है। यदि रक्त में यह गुण न हो तो जरा सी चोट लगने पर

शरीर का सारा रक्त निकल सकता है। इसके अलावा घाव में रक्त जमकर बाहरी रोगाणुओं को रक्त वाहिकाओं में प्रवेश से भी रोकता है।

6. दर्द : दर्द शरीर में किसी भी रोग अथवा शारीरिक विकृति का लक्षण तो है ही साथ ही अप्रत्यक्ष रूप से दर्द हमारी सुरक्षा भी करता है। दर्द होने पर ही हम शरीर और स्वास्थ्य के प्रति सतर्क होते हैं और चिकित्सक के पास जाते हैं। यदि दर्द का आभास न हो तो बड़ी-बड़ी विकृतियाँ शरीर में आ जाएँ और कारण का पता चले बिना मरीज की मृत्यु हो जाए। उदाहरणार्थ—अपेंडिक्स के संक्रमण में जब सूजन आ जाती है तो उसके पेट में फटने की सम्भावना होती है लेकिन दर्द का लक्षण रोगी को सावधान कर देता है। और वह डॉक्टर के पास जाता है। डॉक्टर अपेंडिक्स फटने के पूर्व उसका ऑपरेशन कर उसे निकाल देता है। इस तरह दर्द भी एक प्रकार से शरीर की सुरक्षा का कार्य करता है।

6

टीकों द्वारा खतरनाक रोगों से सुरक्षा

बहुत से खतरनाक और जानलेवा रोगों पर काबू पाने में सफलता केवल टीकों के आविष्कार के कारण मिली है। विभिन्न संक्रामक रोगों जैसे—बड़ी माता, प्लेग इत्यादि के नियंत्रण या समाप्ति में टीकों की प्रमुख भूमिका रही है अब पोलियो जैसी—बच्चों में अपंगता उत्पन्न करनेवाली बीमारी का भी उन्मूलन, पल्स पोलियो अभियान के अन्तर्गत टीकों द्वारा करने का प्रयास पूर्णता की ओर है। और टीकों के द्वारा एड्स जैसे भयानक रोग पर भी नियंत्रण के प्रयास किए जा रहे हैं। भारत ने भी एड्स रोग के टीके का प्रथम चरण का मनुष्यों पर परीक्षण पूरा कर लिया है। और अब मलेरिया का टीका भी तैयार हो चुका है।

टीके क्या हैं?

टीकों द्वारा रोगों से प्रतिरक्षा कैसे होती है ? इसको जानने के पूर्व वास्तव में टीके या वैक्सीन क्या होते हैं इसको जानना जरूरी है। किसी रोग का टीका उस रोग को उत्पन्न करनेवाले रोगाणुओं अथवा उसके रोगाणु विष (एंटीजन) से तैयार किया जाता है। जब इसे रोगाणुओं से तैयार करते हैं तो रोगाणु (बैक्टीरिया या वाइरस) मृत अथवा जीवित दोनों अवस्थाओं में हो सकते हैं। टीके के लिए यदि रोगाणु जीवित अवस्था में लिए जाते हैं तो उन्हें विभिन्न प्रक्रियाओं द्वारा इतना कमजोर बना दिया जाता है कि वे शरीर में जाकर रोगों से प्रतिरक्षा के लिए एंटीबॉडीज तो उत्पन्न करें लेकिन बीमारी नहीं। टीकों में उपस्थित एंटीजन, या कमजोर अथवा मृत रोगाणु जब शरीर में प्रवेश करवाए जाते हैं तो ये रोग उत्पन्न न करके शरीर के प्रतिरक्षा तंत्र को उस रोग से लड़ने के लिए सक्षम बनाते हैं, जिसका कि टीका लगाया जाता है। होता यह है कि जब कम मात्रा में रोग के विषाणु या एंटीजन रक्त में पहुँचते हैं तो खून में उपस्थित टी-कोशिकाएँ इन एंटीजन्स को पहचानकर बी-कोशिकाओं को सन्देश भेजती हैं। बी-कोशिकाएँ एंटीजन्स को प्रभावहीन बनाने के लिए आवश्यकतानुसार एंटीबॉडीज (प्रतिपिंड) तैयार करती हैं और इस तरह शरीर का प्रतिरक्षा तंत्र टीकों द्वारा सम्बन्धित रोग से लड़ने के लिए प्रशिक्षित हो जाता है।

कुछ टीके जीवाणुओं (बैक्टीरिया) के खोल में उपस्थित एंटीजन से भी बनाए जाते हैं। जैसे—मस्तिष्क शोथ का टीका। जबकि पोलियो, मीजल्स, टॉयफाइड आदि बीमारियों से रक्षा करनेवाले टीके जीवित रोगाणुओं को कमजोर करके बनाए जाते हैं। इसी तरह हैजा, कुकुरखाँसी, यकृत-शोथ इत्यादि रोगों के टीके मृत विषाणुओं से तैयार किए जाते हैं।

मृत अथवा जीवित विषाणुयुक्त टीके

विभिन्न तरह के टीके :

(अ) जीवित (कमजोर किए गए) बैक्टीरिया अथवा वाइरसयुक्त टीके

— बी.सी.जी. (क्षय रोग का टीका)
— टॉयफाइड (मुँह द्वारा लिया जानेवाला)
— प्लेग
— पोलियो (मुँह द्वारा लिया जानेवाला), अब इंजेक्शन भी
— यलो फीवर
— मीजल्स
— रबेला
— मम्प्स
— इन्फ्लुएंजा
— टाइफस

(ब) मृत बैक्टीरिया या वाइरसयुक्त टीके

— टॉयफाइड
— हैजा
— कुकुरखाँसी
— मस्तिष्क ज्वर
— प्लेग
— रेबीज
— शॉक पोलियो
— इन्फ्लुएंजा
— हेपेटाइटिस-बी
— जापानी एनसेफेलाइटिस

(स) टॉक्साइड

— गलघोंटू
— टिटनेस

(द) वेनम / सीरम

— एंटी स्नेक वेनम (A.S.V.)

— एंटी टिटनेस सीरम (A.T.S.)

टीके रोगों से कैसे सुरक्षा करते हैं?

विभिन्न रोगों से सुरक्षित रखने में टीकों का महत्त्वपूर्ण योगदान रहा है। कई भयानक रोग जैसे—हेपेटाइटिस-बी (विषाणुजन्य यकृत-शोथ), टिटनेस, रेबीज एवं गलघोंटू जैसी बीमारियों से बचाव, टीके के कारण ही सम्भव हुआ है। टीका लगवाने के पश्चात् यदि व्यक्ति पर सम्बन्धित रोग का जीवाणु अथवा विषाणु आक्रमण करता भी है तो टीके द्वारा पहले से ही रक्त में उत्पन्न एंटीबॉडीज उन रोगाणुओं के विषैले तत्त्व एंटीजन को पहचानकर उसे निष्क्रिय या प्रभावहीन बना देती है और रोग नहीं हो पाता। वास्तव में **टीके शरीर के प्रतिरक्षा तंत्र को सम्बन्धित रोग से लड़ने के लिए पूर्व से ही प्रशिक्षित करने का कार्य करते हैं।**

मृत रोगाणुओं से बनाए गए टीकों की अपेक्षा जीवित रोगाणुओं से बनाए गए टीकों का प्रभाव अधिक होता है।

टीकों के खतरे एवं कुप्रभाव

टीके लगवाने के सामान्य तौर पर कोई खतरे नहीं हैं। अपवादस्वरूप ही कोई परेशानी अथवा प्रतिक्रिया होती है। जिसका इलाज तुरन्त किया जाए तो वह ठीक हो जाती है। टीकों द्वारा उत्पन्न कुछ लक्षण या परेशानियाँ निम्न हैं—

1. सामान्य परेशानियाँ : टीके जिस जगह लगाए जाते हैं उस स्थान पर सूजन और दर्द हो सकता है। या छोटी सी गाँठ बन सकती है। कभी-कभी इस जगह मवाद भी पड़ सकती है।

2. गलत तरीके से लगाए जाने पर टीकों द्वारा परेशानियाँ : सही ढंग से सुइयाँ या पिचकारी न उबाले जाने पर अन्य बीमारियाँ जैसे—हेपेटाइटिस-बी, एड्स एवं कुछ बैक्टीरियाओं द्वारा संक्रमण हो सकता है, बुखार या सिरदर्द इत्यादि भी हो सकते हैं।

3. अति संवेदनशीलता के कारण प्रतिक्रियाएँ : टिटनेस के लिए ए.टी.एस. देने से कई बार रिएक्शन के कारण शॉक की स्थिति बन जाती है। कुछ विषाणुयुक्त टीकों को बनाने के लिए एंटीबायोटिक्स का उपयोग किया जाता है इनके कारण भी रिएक्शन हो सकता है। इन्फ्लुएंजा के टीके से भी गम्भीर प्रतिक्रियाएँ हो सकती हैं। इसके अलावा इनसे सीरम सिकनेस हो सकती है जिसमें—बुखार, शरीर पर दाने, सूजन, जोड़ों में दर्द इत्यादि लक्षण उत्पन्न हो जाते हैं। ये लक्षण इंजेक्शन लगाए जाने के 7-12 दिनों पश्चात् मिलते हैं। मीजल्स के टीके से भी प्रतिक्रिया हो सकती है।

4. तंत्रिका तंत्र सम्बधी रोग : जैसे एन्सेफेलाइटिस इत्यादि रेबीज या बड़ी माता

का टीका लगाने के पश्चात् हो सकते हैं इसलिए रिएक्शन से बचने के लिए कुछ टीके जैसे—ए.टी.एस. इत्यादि को शरीर पर टेस्ट करने के पश्चात् लगाते हैं। इस बारे में डॉक्टर की सलाह ले लेना चाहिए कि कौन से टीके कब लगवाएँ?

अब लोग टीकों के महत्त्व को समझने लगे हैं लेकिन अधिकतर पढ़े-लिखे व्यक्ति भी पूर्ण रूप से यह नहीं जानते कि बच्चों को कब कौन से टीके लगवाना उचित रहता है एवं टॉयफाइड, इत्यादि के टीके भी अब लगवाए जा सकते हैं। बहुत सी महिलाएँ अज्ञानता अथवा आलस्यवश बच्चों को उचित टीके नहीं लगवा पाती हैं या प्रतिरक्षा के इस सस्ते साधन की उपेक्षा कर देती हैं और परिणामस्वरूप जब उनके बच्चों को पोलियो या अन्य कोई गम्भीर बीमारी हो जाती है तो उन्हें अपनी गलती का अहसास होता है। यदि बच्चे या छोटे शिशु को स्वास्थ्य कार्यकर्ता टीके लगाने न आएँ तो उसका ज्यादा इन्तजार न करते हुए स्वयं अस्पताल जाकर टीके लगवाना चाहिए। इसी तरह मस्तिष्क ज्वर, हैजा, पीलिया इत्यादि फैलने पर चिकित्सक के परामर्श से इन खतरनाक बीमारियों के भी टीके लगवाए जा सकते हैं। गर्भवती महिला को गर्भावस्था के दौरान टिटनेस टॉक्साइड के दो टीके अवश्य लगवाना चाहिए इससे माता और होनेवाला बच्चा दोनों टिटनेस की खतरनाक बीमारी से सुरक्षित रहते हैं।

बी.सी.जी. का टीका : जन्म लेनेवाले शिशु को जन्म के पश्चात् अथवा एक सप्ताह के अन्दर बी.सी.जी. का टीका लगवाना चाहिए। यदि इस वक्त न लगवा पाएँ तो 9 महीने के अन्दर कभी भी यह टीका लगवाया जा सकता है। बी.सी.जी. का टीका क्षय रोग (टी.बी.) से बच्चे की रक्षा करता है। यह कन्धे के मसल पर लगाया जाता

टीके द्वारा क्षय रोग (टी.बी.) से सुरक्षा

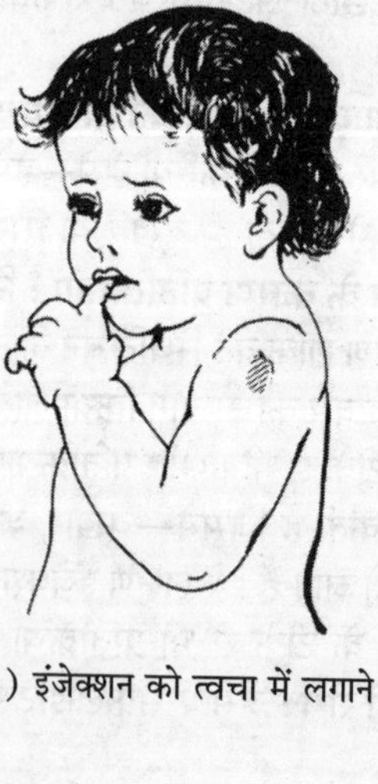

(बी.सी.जी.) इंजेक्शन को त्वचा में लगाने की जगह

अपने बच्चों को क्षय रोग से बचाएँ

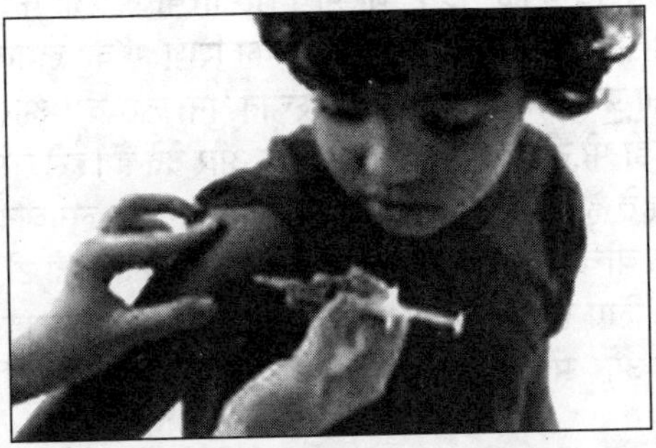

क्षय रोग से सुरक्षा के लिए शिशु को
जन्म के पश्चात् शीघ्र टीका लगवाएँ, यह उन्हें टी.बी. से बचाएगा

है। इंजेक्शन लगाते वक्त डिटाल या स्प्रिट का उपयोग नहीं करते। टीका लगने के 2 से 3 सप्ताह पश्चात् एक छोटी-सी गाँठ सरीखी बनती है जो आकार में बढ़कर लगभग 5 सप्ताहों में 4 से 8 मि.मी. हो जाती है। फिर यह अपने आप बैठ जाती है या इस जगह एक छाला बन जाता है जो बाद में भर जाता है लेकिन एक गोलाकार छोटा निशान छोड़ जाता है। इन बातों की चिन्ता नहीं करनी चाहिए।

कुछ असामान्य मामलों में टीके के स्थान का छाला भरता नहीं है या अन्य प्रतिक्रियाएँ जैसे—लसिका ग्रन्थियों का बढ़ना या हड्डियों में संक्रमण इत्यादि हो सकता है। ऐसी स्थिति में शीघ्र चिकित्सक को दिखलाना चाहिए, वह आवश्यक इलाज देगा।

उक्त बी.सी.जी. का टीका 15-20 वर्ष तक सुरक्षा प्रदान करता है। यह विवादास्पद तथ्य है कि फिर इसके बाद पुनः टीका लगवाना चाहिए कि नहीं और वह आगे भी टी.बी. से सुरक्षा प्रदान करेगा कि नहीं। कुछ विशेषज्ञ स्कूली बच्चों को पुनः बी.सी.जी. का टीका लगवाने की सलाह देते हैं ताकि वयस्क प्रकार के रोग से रक्षा हो सके। एक्जिमा एवं कुछ अन्य बीमारियों में बी.सी.जी. का टीका नहीं लगाते यह ठीक होने पर लगाते हैं।

पोलियो एवं ट्रिपल वैक्सीन (डी.पी.टी.)

अब डी.पी.टी. की जगह मध्य प्रदेश सहित कई प्रदेशों में पेंटावेलेंट टीके को शामिल कर लिया गया है। पोलियो की खुराक शिशु के जन्म के समय बी.सी.जी. के साथ ही देने की सलाह, ई.पी.आई. कार्यक्रम के अन्तर्गत विश्व स्वास्थ्य संगठन द्वारा दी जाती है और 6 सप्ताह होने पर पोलियो के साथ डी.पी.टी. की मात्राएँ देते हैं। डी.पी.टी. का पूरा नाम डिफ्थीरिया परट्यूसिस और टिटनेस है। यह बच्चे की गलघोंटू, कुकुरखाँसी और धनुष्तंभ नामक तीन खतरनाक रोगों से रक्षा करता है।

अब डी.पी.टी. के साथ हेपेटाइटिस 'बी' टीके और हिब को मिलाकर एक नई वैक्सीन पेंटावैलेंट बनाई गई है जो पाँच बीमारियों से रक्षा करती है।

फिर 9-12 माह के बीच मीजल्स का टीका शिशुओं को लगवाने चाहिए। यह मीजल्स से सुरक्षा प्रदान करता है। इसके पश्चात् पुनः डेढ़ वर्ष और दो वर्ष की उम्र में पोलियो और डी.पी.टी. की एक-एक खुराक और देते हैं। इसे बूस्टर डोज अथवा प्रभावी मात्रा कहते हैं। ये सब टीके विश्वसनीय स्थान पर लगवाना चाहिए।

5-6 वर्ष के बीच जब बच्चा स्कूल जाने लगता है तो उसे डी.टी. जो डिफ्थीरिया और टिटनेस के लिए होता है पुनः लगवाते हैं। साथ ही टॉयफाइड का टीका भी लगवाते हैं। दस और सोलह वर्ष की उम्र में पुनः टॉयफाइड एवं टिटनेस के टीके लगवाते हैं।

यहाँ यह बात ध्यान देने योग्य है कि यदि भूलवश माताएँ डेढ़ माह की उम्र से डी.पी.टी. और पोलियो देना शुरू नहीं कर पातीं तो वह 9 माह के भीतर कभी भी 4-4 सप्ताह के अन्तर से इनकी 3 खुराकें दे सकती हैं।

कुछ ध्यान देने योग्य बातें

1. टीके की दो खुराकों में कम से कम 4 सप्ताहों का अन्तर होना चाहिए।
2. हल्के बुखार, सर्दी, खाँसी में भी बच्चे को टीके लगवाए जा सकते हैं।
3. यदि शिशु का जन्म अस्पताल या नर्सिंग होम में होता है तो उसे जन्म के समय ही बी.सी.जी. का टीका लगवा देना चाहिए।

दो बूँद दवा आपके प्रिय बच्चे को जीवन भर पोलियो जैसे खतरनाक रोग से सुरक्षित रख सकती है।

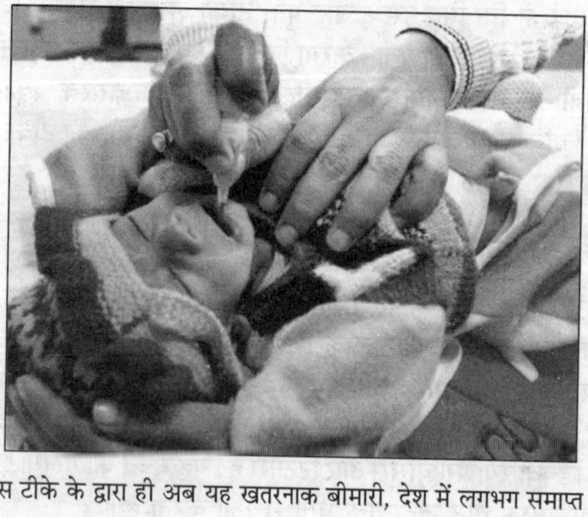

पोलियो के इस टीके के द्वारा ही अब यह खतरनाक बीमारी, देश में लगभग समाप्त हो चुकी है।

विशेष परिस्थितियों में टीकाकरण

कई बार किन्हीं-किन्हीं क्षेत्रों में हैजा, प्लेग, टॉयफाइड, फ्लू इत्यादि का संक्रमण सामूहिक रूप से (ऐपिडेमिक्स) होता है तब उस क्षेत्र विशेष में बड़े पैमाने पर टीकाकरण करना होता है। इसी तरह मेलों में हैजा जैसी बीमारी से बचाव के लिए, मेले में प्रवेश करनेवालों को भी टीका लगाया जाता है। यहाँ कुछ ऐसे टीकों का संक्षिप्त विवरण दिया जा रहा है जो विशेष परिस्थितियों में लगवाए जाते हैं।

1. हैजा (कालरा) : हैजा का टीका इंजेक्शन द्वारा त्वचा के नीचे लगाया जाता है। इसकी दो मात्राएँ 4 से 6 सप्ताहों के अन्तर से लगवाई जाती हैं। लेकिन जब बड़े पैमाने पर इसे लगाते हें तो केवल एक खुराक जो एक मि.ली. की होती है, लगाते हैं। टीके लगने के 6 दिन पश्चात् रोग प्रतिरोधक शक्ति विकसित हो जाती है। प्रभावी मात्रा प्रत्येक 6 महीने में लगवाने की सलाह चिकित्सा विशेषज्ञों द्वारा दी जाती है।

2. प्लेग : यह टीका भी जहाँ प्लेग फैलता है या उसका खतरा रहता है, ऐसे स्थानों के लोगों को लगाया जाता है। त्वचा के नीचे या मांसपेशियों में 7 से 14 दिनों के अन्तर से लगते हैं। टीके द्वारा रोग प्रतिरोधकता 5 से 7 दिनों में विकसित होती है, जो 6 महीने तक बनी रहती है।

3. टॉयफाइड बुखार : इसकी दो मात्राएँ शरीर की त्वचा के नीचे 4-6 सप्ताहों के अन्तर से लगाई जाती हैं। रोग प्रतिरोधकता 10-19 दिनों के बीच विकसित होती है। जिन लोगों को इस रोग का खतरा होता है उन्हें प्रत्येक वर्ष इसकी प्रभावी मात्रा लगवानी चाहिए। ऐसे परिवार के सदस्य जहाँ टॉयफाइड का रोग किसी को हुआ हो तो सभी सदस्यों को टीके लगवा लेना चाहिए।

उपरोक्तानुसार इन्फ्लुएंजा, यलो फीवर इत्यादि के टीके भी विशेष परिस्थितियों में आवश्यकतानुसार लगाए जाते हैं।

सार्वभौमिक टीकाकरण कार्यक्रम (यूनिवर्सल इम्यूनाइजेशन प्रोग्राम)

इसे यू.आई.पी. भी कहते हैं। विश्व स्वास्थ्य संगठन और यूनिसेफ की मदद से पूरे विश्व में छह बीमारियों—डिफ्थीरिया, कुकुरखाँसी, टिटनेस, पोलियो, मीजल्स एवं क्षय रोग के विरुद्ध टीकों द्वारा पूर्णत: नियंत्रण के लिए एक अभियान चलाया जा रहा है। इसके अन्तर्गत सन् 2000 तक विश्व के सारे बच्चों को उक्त बीमारियों से सुरक्षित बनाने का लक्ष्य था। लेकिन अभी यह लक्ष्य पूरा नहीं हुआ है। कुछ बीमारियाँ अभी भी मौजूद हैं। लेकिन पोलियो, डिफ्थीरिया आदि पर टीकाकरण के कारण बहुत कुछ नियंत्रण पा लिया गया है।

गर्भवती महिलाओं, नवजात शिशुओं व बच्चों के लिए राष्ट्रीय टीकाकरण समय सारणी

टीका	कब देना है	खुराक	कैसे	जगह
टी.टी.—1	गर्भावस्था के प्रारम्भिक महीनों में	0.5 मि.ली.	मांसपेशी में	ऊपरी बाँह पर
टी.टी.—2	टी.टी.—1* के 4 सप्ताह बाद	0.5 मि.ली.	मांसपेशी में	ऊपरी बाँह पर
टी.टी. बूस्टर	यदि गर्भावस्था के दौरान पिछले तीन वर्षों के भीतर टी.टी. की 2 खुराक दी गई हों*	0.5 मि.ली.	मांसपेशी में	ऊपरी बाँह पर
नवजात शिशुओं के लिए				
बी.सी.जी.	जन्म के समय या एक वर्ष की उम्र तक जितनी जल्दी हो सके	0.1 मि.ली. (1 माह तक के शिशु के लिए 0.05 मि.ली.)	त्वचा के अन्दर (इंट्राडरमल)	बाईं ऊपरी बाँह
हेपेटाइटिस–बी	जन्म के समय या 24 घंटे के भीतर जितनी जल्दी सम्भव हो सके	0.5 मि.ली.	मांसपेशी में	मध्य जांघ का बाहरी हिस्सा
ओ.पी.वी.—0	जन्म के समय या 15 दिनों के भीतर जितनी जल्दी सम्भव हो सके	2 बूँद	मुँह से	मुँह से
ओ.पी.वी.—1,2 व 3	6 सप्ताह, 10 सप्ताह और 14 सप्ताह	2 बूँद	मुँह से	मुँह से
डी.पी.टी.—1, 2 व 3	6 सप्ताह, 10 सप्ताह और 14 सप्ताह	0.5 मि.ली.	मांसपेशी में	मध्य जाँघ का बाहरी हिस्सा
हेपेटाइटिस बी—1,2व 3	6 सप्ताह, 10 सप्ताह और 14 सप्ताह	0.5 मि.ली.	मांसपेशी में	मध्य जाँघ का बाहरी हिस्सा
खसरा	9 माह पूरे होने से लेकर 12 माह तक	0.5 मि.ली.	त्वचा और मांसपेशी के बीच में (सब–कुटेनियस)	दाईं ऊपरी बाँह पर
विटामिन–ए (पहली खुराक	9 माह पर, खसरे के साथ	1 मि.ली. (1 लाख आई.यू.)	मुँह से	मुँह से

बच्चों के लिए				
डी.पी.टी.—बूस्टर	16–24 माह	0.5 मि.ली.	मांसपेशी में	मध्य जाँघ का बाहरी हिस्सा
खसरा (दूसरी खुराक)	16–24 माह	0.5 मि.ली.	त्वचा और मांसपेशी के बीच में (सब-कुटेनियस)	दाईं ऊपरी बाँह पर
ओ.पी.वी.—बूस्टर	16–24 माह	2 बूँद	मुँह से	मुँह से
जापानी ऐन्सीफैलाइटिस**	16–24 माह	0.5 मि.ली.	त्वचा और मांसपेशी के बीच में (सब-कुटेनियस)	बाईं ऊपरी बाँह पर
विटामिन–ए*** (दूसरी से नौवीं खुराक तक)	16 माह। उसके बाद, प्रत्येक 6 माह के अन्तराल पर 5 वर्ष के अन्तराल पर 5 वर्ष की उम्र तक एक खुराक	2 मि.ली. (2 लाख आई.यू.)	मुँह से	मुँह से
डी.पी.टी.—बूस्टर	5–6 वर्ष	0.5 मि.ली.	मांसपेशी में	ऊपरी बाँह पर
टी.टी.	10 व 16 वर्ष	0.5 मि.ली.	मांसपेशी में	ऊपरी बाँह पर

* टी.टी. 2 या बूस्टर खुराक गर्भधारण के 36 सप्ताह के पहले ले ली जानी चाहिए। फिर भी, ये खुराक 36 सप्ताह के बाद भी दी जा सकती है। यदि महिला को पहले टिटनेस का टीका नहीं दिया गया है, तो उसे प्रसव के दौरान टिटनेस का टीका लगाया जाए।

** जापानी ऐन्सीफैलाटिस टीका, इस रोग से ग्रस्त चुनिन्दा जिलों में टीकाकरण अभियान के बाद।

*** आईसीडीएस विभाग के सहयोग से, 1–5 वर्ष तक के बच्चों को दो बार विटामिन–ए की दूसरी से नौवीं खुराक दी जा सकती है।

गर्भवती महिलाओं को स्वयं व अपने बच्चे की टिटनेस से सुरक्षा करनी आवश्यक है।

बच्चों की नई संक्षिप्त टीकाकरण तालिका

क्र.	*समय-सारणी*	*टीके*	*किन रोगों से सुरक्षा प्रदान करते हैं*
1.	जन्म के समय	बी.सी.जी. हेपेटाइटिस-बी, पोलियो खुराक (ओपीवी-0)	क्षय रोग (टी.बी.) पीलिया (यकृत-शोथ), पोलियो (बलाघात)
2.	6 सप्ताह, फिर 10 सप्ताह और 14 सप्ताह होने पर	पेंटावैलेंट (डीपीटी + हेपेटाइटिस-बी + हिब), पोलियो खुराक (ओपीवी)	गलघोंटू, काली या कुकुरखाँसी, टिटनेस, हीमोफिलिस निमोनिया (हिब) पोलियो, हेपेटाइटिस 'बी'
3.	9-12 माह में	खसरा (और विटामिन 'ए' की खुराक)	खसरा रोग (विटामिन 'ए' अन्धत्व से बचाता है)
4.	16-24 माह	डीपीटी का बूस्टर, पोलियो का बूस्टर, खसरे का दूसरा टीका	गलघोंटू, काली खाँसी, टिटनेस और पोलियो, खसरा
5.	5-6 वर्ष	डीपीटी की बूस्टर मात्रा	गलघोंटू, काली खाँसी, टिटनेस

- खसरे का दूसरा टीका या एमएमआर (कुछ चुने हुए राज्यों में)
- छोटे बच्चों के टीकाकरण के लिए शिशु रोग विशेषज्ञ अथवा स्वास्थ्यकर्मी की सलाह लें।
- नई पेंटावैलेंट वैक्सीन एक साथ पाँच रोगों—गलघोंटू, काली या कुकुरखाँसी, टिटनेस, हीमोफिलिस निमोनिया और हेपेटाइटिस 'बी' से सुरक्षा देती है इसलिए अलग-अलग कई टीके लगाने की जरूरत नहीं होती है। (अब रोटा वाइरस का टीका भी आनेवाला है)। और म.प्र. में आई.पी.वी. भी शुरू किया गया है।

भारत में यह कार्यक्रम 19 नवम्बर, 1995 को श्रीमती इन्दिरा गांधी की याद में शुरू किया गया। इसके तहत टीकाकरण को राष्ट्रीय स्वास्थ्य नीति में प्राथमिकता दी गई है।

पल्स पोलियो अभियान

सन् 1988 में विश्व स्वास्थ्य संगठन में पोलियो जैसे खतरनाक रोग को पूरे विश्व से उन्मूलन के लिए प्रस्ताव पारित किया था। इसका उद्देश्य है कि एक भी ऐसा मामला जिसमें पोलियो का बायल्ड वाइरस (जो बीमारी फैलाता है) हो, नहीं मिलना चाहिए।

पल्स पोलियो के अन्तर्गत अतिरिक्त पोलियो की दो खुराकें सारे देश के बच्चों को पिलाई गईं। (शुरू में यह कार्यक्रम प्रयोग के तौर पर केवल दिल्ली में प्रारम्भ किया गया था।)

इस तरह एक साथ पोलियो के टीके की खुराकें बच्चों को पिलाने से बायल्ड वाइरस, वैक्सीन वाइरस में बदल जाएगा जिससे पोलियो का उन्मूलन हो सकेगा—ऐसा चिकित्सा विशेषज्ञों का विश्वास था और अब देश से बच्चों की इस भयंकर बीमारी का उन्मूलन हो चुका है।

इम्यूनोग्लोब्यूलिंस

टीकों के अलावा किसी रोग के विरुद्ध रोग प्रतिरोधक क्षमता बढ़ाने के लिए इम्यूनोग्लोब्यूलिंस दिए जाते हैं। उनमें से कुछ प्रमुख हैं—हेपेटाइटिस-बी (पीलिया), रेबीज, रबेला, टिटनेस आदि।

इम्यूनोग्लोब्यूलिंस कुछ एलर्जी सम्बन्धी रोगों एवं दमा इत्यादि में भी दिए जाते हैं। इन्हें इंजेक्शन के रूप में मसल्स या नसों में देते हैं।

एंटीसीरा या एंटी टॉक्सिन्स

ये वे पदार्थ हैं जो मनुष्य के अलावा अन्य जानवरों जैसे—घोड़ा, बन्दर इत्यादि के रक्त से तैयार किए जाते हैं। टिटनेस (ए.टी.एस.) डिफ्थीरिया, गैस गेंगरीन एवं सर्प के काटने के लिए ये एंटीसीरा उपयोग में लाए जाते हैं। एंटीसीरा सावधानीपूर्वक उपयोग में लाते हैं क्योंकि इनसे रिएक्शन अथवा प्रतिक्रिया का खतरा होता है। आजकल इनकी जगह इम्यूनोग्लोब्यूलिंस का भी उपयोग करते हैं।

इस तरह हमने देखा टीके कई खतरनाक रोगों से बच्चों एवं बड़ों की रक्षा करने में महत्त्वपूर्ण भूमिका निभाते आ रहे हैं। अतः प्रत्येक परिवार के मुखिया और माता का कर्तव्य है कि वह उपर्युक्त वर्णित सभी आवश्यक टीके समय से बच्चों को लगवाए। क्योंकि जानलेवा रोग बच्चों को हो इससे लाख गुना बेहतर है उन्हें रोगों के टीके पहले से लगवा दिए जावें। रोग फैलने पर बड़ों को भी बतलाए अनुसार हैजा, प्लेग, टॉयफाइड इत्यादि के टीके लगवा लेना चाहिए।

7

फैक्टरीकर्मियों को हो सकते हैं खतरनाक रोग

बड़े शहरों में हजारों की संख्या में मिल-कारखाने या उद्योग होते हैं। एक तो पेट्रोल-डीजल का धुआँ, ऊपर से मिलों का कचरा और प्रदूषण उलगती चिमनियाँ शहर के वायुमंडल को प्रदूषित करती हैं। यह प्रदूषण सभी शहरवासियों के लिए तो नुकसानदेह होता ही है लेकिन इन कल-कारखानों में कार्य करनेवाले व्यक्तियों पर और भी अधिक घातक प्रभाव डालता है।

कारखानों में प्रयुक्त होनेवाले रासायनिक पदार्थ, ऊष्मा, ठंडक और उत्पन्न होनेवाला शोरगुल, कम्पन, धुआँ, धूल इत्यादि वहाँ कार्य करनेवालों के शरीर पर गलत प्रभाव डालकर कई तरह की बीमारियाँ, जैसे—कैंसर, टी.बी., श्वास-नलिकाओं में सूजन, बहरापन, अपंगता इत्यादि उत्पन्न कर सकते हैं।

कई कर्मचारी या मजदूर तो बेचारे इन खतरों से अनजान होते हैं और कुछ जानते भी हैं तो अपना और अपने परिवार का पेट पालने की विवशता उनसे इस खतरे भरे वातावरण में कार्य करवाती रहती है। शासन और इन कारखानों के मालिक का कर्तव्य है कि कर्मचारियों को इस तरह के खतरों से सुरक्षा प्रदान करें। प्रशासन ने इस सम्बन्ध में कई कानून भी बनाए हैं लेकिन इनका प्रभावी ढंग से कार्यपालन नहीं हो पाता है। आज भी ऑक्यूपैशनल डिसीजेज अर्थात् काम-धन्धे के कारण बीमारियाँ कर्मचारियों को ग्रसित कर रही हैं।

व्यावसायिक कारणों से कल-कारखानों के कर्मचारियों को होनेवाले रोगों का संक्षिप्त विवरण निम्न है—

न्यूमोकोनियोसिस

3 माइक्रान आकार की धूल स्वास्थ्य के लिए खतरनाक होती है। यह धूल जो बीमारियाँ उत्पन्न करती है उसे न्यूमोकोनियोसिस कहते हैं। यह बीमारी धीरे-धीरे मनुष्य की कार्यक्षमता कम करती है क्योंकि इससे फेफड़ों में 'फाइब्रोसिस' हो जाता है जिससे **फेफड़ों में जानेवाली वायु का आयतन कम हो जाता है**। धूल द्वारा खतरा

कई अन्य बातों पर भी निर्भर करता है। जैसे—धूल का प्रकार, फेफड़ों में रोज जानेवाली मात्रा, धूल का आकार इत्यादि। अलग-अलग धूल से अलग-अलग तरह की बीमारियाँ होती हैं। जिनका उल्लेख तालिका में किया गया है। यहाँ पाठकों की जानकारी के लिए संक्षिप्त विवरण प्रस्तुत है—

1. सिलिकोसिस : सभी तरह के न्यूमोकोनियोसिस में यह प्रमुख बीमारी है जो स्थायी अपंगता और कर्मचारियों की मृत्यु के लिए जिम्मेदार होती है। यह सिलिकायुक्त धूल में साँस लेने के कारण होती है।

यह रोग कोयला खदानों, अभ्रक की खदानों के अलावा स्वर्ण, रजत मैंगनीज इत्यादि की खदानों में काम करनेवाले कर्मचारियों में अधिक होता है। बिहार में अभ्रक (माइका) की खदानों में काम करनेवाले 329 मजदूरों में 34 प्रतिशत मजदूरों में यह रोग पाया गया था। इसी तरह चीनी, सीमेंट, मिट्टी, रेत, चूना, मकान इत्यादि का काम करनेवालों में भी यह रोग पाया जाता है। यदि छह वर्ष तक लगातार व्यक्ति ऐसी धूल के सम्पर्क में रहे तो यह पाया गया है कि उसे सिलिकोसिस रोग हो जाता है।

इस रोग के लक्षण हैं—खाँसी, साँस लेने में दिक्कत, सीने में दर्द, एक्स-रे जाँच में मरीजों को क्षय रोग का भी अक्सर पता चलता है। इसे सिलिको ट्यूबरकुलोसिस कहते हैं।

तालिका

विभिन्न व्यावसायिक बीमारियाँ

(अ) भौतिक कारकों द्वारा होनेवाली बीमारियाँ :

1. गर्मी के कारण : अतिज्वर, हीट एक्जस्टन, जलना इत्यादि।
2. तेज प्रकाश के कारण : व्यावसायिक मोतियाबिन्द।
3. तेज आवाज के कारण : व्यावसायिक बहरापन।
4. विकिरण (रेडियेशन) : कैंसर, रक्त कैंसर।
5. यांत्रिक कारक : चोट लगना, दुर्घटनाएँ, अपंगता।
6. बिजली : शॉक, जलना।

(ब) रासायनिक कारकों के कारण :

1. कार्बन मोनोऑक्साइड—डाइऑक्साइड, अमोनिया, हाइड्रोजन सल्फाइड इत्यादि। ये गैस, गैस विषाक्तता (गैस पॉयजनिंग) उत्पन्न करती हैं।
2. विभिन्न प्रकार की धूल—धूल से न्यूमोकोनियोसिस नामक फेफड़ों की बीमारियाँ होती हैं। जैसे—सिलिका से सिलिकोसिस, कार्बन की धूल से एन्थ्रोकोसिस, ऐस्बेस्टॉस से ऐस्बेस्टॉसिस और फेफड़ों का कैंसर, लोहा से साइडरोसिस। गन्ने के रेशों से बेगोसोसिस, तम्बाकू से टोबेकोसिस इत्यादि।
3. धातु एवं अन्य पदार्थों—शीशा, पारा, क्रोमियम, कैडमियम, इत्यादि के विषाक्त प्रभाव।
4. अम्ल एवं क्षार तथा कीटनाशकों से शरीर पर विभिन्न दुष्प्रभाव और बीमारियाँ।
5. कार्बन बाइसल्फाइड, बैंजीन, क्लोरोफार्म इत्यादि के दुष्प्रभाव—इस रोग का कोई विशेष इलाज नहीं है।

2. एन्थ्रोकोसिस : यह रोग कोयला खदान में काम करनेवाले कर्मियों को होता है और न्यूमोकोनियोसिस का ही एक प्रकार है। बीमारी की दो अवस्थाएँ होती हैं—

(अ) पहली अवस्था में काम करने के लगभग 2 वर्ष पश्चात् कोयला खदान में काम करनेवाले कर्मियों को साँस की थोड़ी सी दिक्कत होती है।

(ब) दूसरी अवस्था में फेफड़ों में फाइब्रोसिस होने के कारण श्वसन तंत्र गम्भीर रूप से प्रभावित हो जाता है। श्वास लेने में तकलीफ बढ़ जाती है। फेफड़ों में पहुँचनेवाली हवा का आयतन पूर्वापेक्षा कम हो जाता है। इस रोग से मरीज की मृत्यु तक हो सकती है। भारतीय खान कानून, 1952 के अनुसार एंथ्रोकोसिस एक अधिसूचित (नोटिफिएबल) बीमारी है। इस रोग से ग्रसित रोगी व्यक्ति को हर्जाना देने का भी प्रावधान है।

3. बायसिनोसिस : यह रोग साँस द्वारा रुई (कॉटन) के रेशे और कपड़ा मिल की धूल को लम्बे समय तक खींचते रहने से होता है। इसके लक्षण हैं, लम्बे समय से खाँसी, साँस लेने में कष्ट, फिर बाद में श्वास नलिकाओं में सूजन आ जाती है। काम करनेवाले 7 से 8 प्रतिशत कर्मियों में यह रोग पाया जाता है।

4. बेगोसोसिस : यह रोग शक्कर के कारखानों में उड़नेवाली रेशे मिश्रित धूल से होता है। भारत में सबसे पहले बीमारी की पहचान सन् 1955 में चिकित्सा वैज्ञानिक पॉल एवं गांगुली ने की। केन शक्कर के रेशे जो कागज और कार्ड बोर्ड इत्यादि में उपयोग किए जाते हैं, यह बीमारी उत्पन्न करते हैं।

इसी बीमारी के लक्षण हैं—साँस लेने में कफ, खाँसी के साथ बलगम में खून आना और थोड़ा-थोड़ा बुखार रहना। इसके साथ श्वास नलिकाओं में सूजन आ जाती है। बाद में फेफड़ों की कार्यक्षमता भी घट जाती है।

बचाव :

1. रोग के बचाव के लिए फैक्टरी में धूल पर नियंत्रण रखना चाहिए।
2. कर्मियों को मास्क पहनकर कार्य करना चाहिए।
3. बेगेसी पर नियंत्रण—इस रोग के फंगस 2 प्रतिशत प्रोपिटोनिक अम्ल से नष्ट हो जाते हैं अतः मिल मालिकों को इसका प्रयोग करना चाहिए।

5. ऐस्बेस्टॉसिस : ऐस्बेस्टॉस का उपयोग सीमेंट की चादरें बनाने तथा अग्निरोधी कपड़ों के बनाने में किया जाता है एवं कई अन्य तरह की वस्तुएँ भी इससे बनाई जाती हैं। ऐस्बेस्टॉस के छोटे-छोटे रेशे (फाइबर) होते हैं जो फैक्टरी में कार्य करनेवालों के साँस द्वारा फेफड़ों में जाकर बीमारी उत्पन्न करने में सहायक होते हैं। भारत में ऐस्बेस्टॉस आन्ध्र, बिहार, कर्नाटक और राजस्थान की खदानों से निकाला जाता है।

ऐस्बेस्टॉसयुक्त धूल फेफड़ों में जाकर बारीक श्वास नलिकाओं में जम जाती है और फेफड़ों में फाइब्रोसिस हो जाता है। इस कारण फेफड़ों में पर्याप्त हवा नहीं पहुँच पाती। इससे रोगी की मृत्यु तक हो जाती है।

ऐस्बेस्टॉस, श्वास नलिका का कैंसर और यहाँ तक कि पाचन अंगों के कैंसर भी उत्पन्न करता है।

बीमारी के प्रमुख लक्षण हैं—साँस लेने में तकलीफ होना। कई मामलों में रोगियों की हाथ की उँगलियाँ मुग्दर के समान हो जाती हैं। रोगी के खखार में भी 'ऐस्बेस्टॉस' के अंश मिलते हैं।

रोग से बचाव के लिए :

1. अपेक्षाकृत सुरक्षित प्रकार के ऐस्बेस्टॉस का उपयोग होना चाहिए।
2. इसमें अन्य पदार्थ, जैसे काँच के तन्तु, कैल्सियम सिलिकेट, प्लास्टिक फोम इत्यादि मिलाने से भी ऐस्बेस्टॉस के रेशे श्वास के साथ जाने का खतरा कम रहता है।
3. ऐस्बेस्टॉस के कारखानों के व्यवस्थापकों को धूल पर नियंत्रण के उपाय अपनाना चाहिए।
4. इन कारखानों में काम करनेवालों को मॉस्क का उपयोग करना चाहिए।
5. समय-समय पर उक्त कारखानों में कार्य करनेवाले मजदूरों एवं अन्य कर्मचारियों का स्वास्थ्य परीक्षण जिसमें सीने की एक्स-रे जाँच भी शामिल हो, करवाना चाहिए।

6. किसानों के फेफड़ों की बीमारी : भूसा एवं अनाज मिश्रित धूल में काम करनेवाले किसानों को भी एक विशेष तरह की बीमारी, जिसे फारमर्स लंग कहते हैं, हो जाती है। इस तरह की धूल में रोग के जीवाणु और फंगस होते हैं जो नमी मिलने पर संख्या में वृद्धि करके रोग उत्पन्न करते हैं। रोग के लक्षणों में साँस में तकलीफ होना है। इस रोग में फेफड़े क्षतिग्रस्त भी हो जाते हैं।

सीसा विषाक्तता (लेड पॉयजनिंग)

शीशा और उससे बने यौगिक मानव के लिए घातक होते हैं। बहुत से उद्योगों में शीशे का उपयोग किया जाता है। इसके यौगिकों, जैसे—लेड ऑक्साइड, लेड कार्बोनेट इत्यादि का प्रयोग भी बहुतायत से होता है। लगभग 200 से अधिक उद्योगों में शीशे का उपयोग किया जाता है। उदाहरणार्थ—बैटरी उद्योग, काँच उद्योग, छपाई का काम, पानी के जहाज के निर्माण इत्यादि में यह धातु प्रयुक्त होती है।

मोटर कार एवं दुपहिया वाहनों एवं पेट्रोल-डीजल चलित अन्य वाहनों और इंजनों से निकली गैस में भी विषैली धातु उपस्थित रहती है। प्रतिवर्ष हजारों टन सीसा वायुमंडल में इन वाहनों द्वारा उत्सर्जित कर दिया जाता है जो मानव

स्वास्थ्य के लिए अत्यन्त खतरनाक है। सीसा विषाक्तता निम्न तरीकों से हो सकती है।

1. लेड मिश्रित गैसें तथा सीसा साँस द्वारा शरीर के अन्दर चला जाता है। और सीसा शरीर के अन्दर पहुँच जाता है। इस तरीके से सीसा विषाक्त होता है। **(रंगीन खिलौनों के मुँह में रखने से भी बच्चे में सीसे की मात्रा पहुँच सकता है।)**
2. कुछ मात्रा में सीसे के विभिन्न यौगिक त्वचा द्वारा भी शरीर के भीतर जा सकते हैं।

सीसा विषाक्तता के लक्षण

पेट दर्द, कब्ज, भूख की कमी, मसूढ़ों पर नीली रेखा, रक्त की कमी, नींद न आना, सिर दर्द, मति भ्रम इत्यादि।

सीसा विषाक्तता का निदान

रोग के इतिहास अर्थात् सीसा युक्त गैसें, धूल, यौगिकों इत्यादि से सम्पर्क की जानकरी तथा उपर्युक्त लक्षणों के अलावा प्रयोगशाला में सी.पी.यू. जाँच तथा रक्त एवं पेशाब में उपस्थित सीसे की मात्रा के आधार पर रोग का निदान करते हैं।

सीसा विषाक्तता से बचाव के उपाय

1. सीसा के यौगिकों की जगह अन्य कम विषैले पदार्थों का इस्तेमाल किया जाना चाहिए।
2. जहाँ सीसे की धूल फैलती है उस जगह को बन्द करके रखा जाना चाहिए। ऐसे जगह मानव प्रवेश की भी अनुमति नहीं दी जानी चाहिए।
3. कर्मचारियों को रेस्पिरेटर्स यंत्र द्वारा सुरक्षा प्रदान की जानी चाहिए।
4. कर्मचारियों की समय-समय पर जाँच की जानी चाहिए जिसमें उनके रक्त एवं पेशाब में सीसे की मात्रा का पता किया जा सके। बोसोफिल नामक रक्त कोशिकाओं के असामान्य आकार से भी सीसा विषाक्तता का पता चलता है।
5. स्वास्थ्य शिक्षा—कर्मचारियों को सीसा विषाक्तता के खतरों के प्रति सावधान करके उन्हें बचाव के तरीके भी बतलाना चाहिए।

उद्योग जनित कैंसर

औद्योगिक क्षेत्रों में विभिन्न उद्योगों द्वारा उत्पन्न होनेवाला कैंसर एक महत्त्वपूर्ण समस्या है। इस तरह के कैंसर में प्रमुख रूप से त्वचा, फेफड़ों, मूत्राशय तथा रक्त कैंसर प्रमुख हैं।

1. त्वचा कैंसर : कोलतार, कुछ तरह के तेल, रंगीन डाइ इत्यादि के सम्पर्क से शरीर एवं पोते की त्वचा के कैंसर होने के प्रमाण मिले हैं। कल-कारखानों द्वारा होनेवाले कुल कैंसर का 75 प्रतिशत केवल त्वचा कैंसर का होता है। गैस, कोक और तेल-शोधक संयंत्रों में काम करनेवालों तथा कोलतार से रास्ते बनानेवालों में इस तरह के कैंसर हो सकते हैं।

2. फेफड़ों के कैंसर : ऐस्बेस्टॉस उद्योग, गैस उद्योग, क्रोमियम, निकल एवं आर्सेनिक उद्योगों में कार्य करनेवाले कर्मियों को इस तरह के कैंसर का खतरा रहता है।

3. मूत्राशय का कैंसर : एनिलीन डाइ वाले उद्योगों में कार्य करनेवालों में सन् 1985 में इस तरह के कैंसर का पता लगा था। अभी हाल में रबड़ उद्योग कर्मियों में भी मूत्राशय कैंसर का पता चला है। कई तरह की एनिलीन डाइ इस रोग के लिए जिम्मेदार होती हैं।

4. रक्त कैंसर : रेडियो सक्रिय पदार्थ और किरणों से रक्त कैंसर हो सकते हैं। बेंजाल नामक पदार्थ भी इस मामले में खतरनाक साबित हुआ है। ये कैंसर उत्पन्न होने में 10 से 25 वर्ष तक लग जाते हैं।

उद्योग जनित त्वचा की सूजन (डर्मेटाइटिस)

त्वचा की सूजन, गर्मी, नर्मी, ठंडक, रगड़, दबाव, विकिरण किरणों इत्यादि से हो सकती है। बहुत से रासायनिक पदार्थ, जैसे—अम्ल, क्षार, रंग, घोल कोलतार इत्यादि भी त्वचा की सूजन उत्पन्न करते हैं। जैविक कारकों में विषाणु, जीवाणु, फंगस इत्यादि भी ये रोग उत्पन्न करने में सक्षम होते हैं। कुछ खाद्य, जैसे—सब्जियाँ, फल इत्यादि के अधिक सम्पर्क से भी सूजन उत्पन्न हो सकती है।

बचाव : निम्न उपायों को दृष्टिगत रखते हुए त्वचा की सूजन से बचा जा सकता है।

1. कर्मचारियों को काम पर लिए जाने के पूर्व डर्मेटाइटिस की सम्भावना का पता किया जाना चाहिए।
2. कर्मियों को सुरक्षात्मक साधन, जैसे—दस्ताने, जूते और एप्रिन इत्यादि उपलब्ध करवाए जाने चाहिए।
3. व्यक्तिगत साफ-सफाई, जैसे—काम के पश्चात् साबुन से हाथ-पैर धोना और साफ टॉवेल से उन्हें पोंछना इत्यादि उपायों की ओर विशेष ध्यान देना चाहिए। काम के पश्चात् पहनने के पकड़े भी बदले जाने चाहिए।
4. समय-समय पर प्रत्येक कर्मी के स्वास्थ्य की जाँच की जानी चाहिए। ताकि डर्मेटाइटिस जैसे रोगों का भी पता चल सके।

कृषि कार्य करनेवाले कर्मियों के लिए विभिन्न खतरे

भारत एक कृषि प्रधान देश है। लेकिन काश्तकारों के स्वास्थ्य के लिए किस तरह के खतरे हो सकते हैं, इस तथ्य पर चिकित्सा वैज्ञानिकों का ध्यान अभी हाल में ही गया है। उचित सावधानियों के अभाव में कृषकों के लिए भी विभिन्न समस्याएँ उत्पन्न हो सकती हैं। प्रमुख रोगों का संक्षिप्त विवरण निम्न है—

1. जन्तुओं द्वारा उत्पन्न रोग : कृषक पशुओं के निकट सम्पर्क में प्रायः हमेशा रहते हैं। इससे उन्हें ब्रसेलोसिस, एन्थ्रेक्स, टिटनेस, क्षय रोग (बोवीन) क्यू बुखार इत्यादि रोग होने का खतरा रहता है।

2. विषाक्तता के खतरे : कृषि कार्य में विभिन्न रसायनों, जैसे—रासायनिक खाद, कीटनाशकों इत्यादि का प्रयोग अक्सर होता है। सावधानियों के अभाव में कृषक इनकी विषाक्तता के शिकार हो जाते हैं।

3. श्वसन सम्बन्धी रोग : अनाज की धूल और बारीक भूसा या रेशों के कण, श्वसन द्वारा फेफड़ों में जाने से पूर्व वर्णित बीमारियाँ, जैसे—बाइसिनोसिस, बेगोसोसिस, फारमर्स लंग, दमा इत्यादि हो जाते हैं।

4. भौतिक खतरे : कृषकों को विपरीत मौसम, जैसे—अधिक गर्मी, ठंड, वर्षा में रहना पड़ता है। इस कारण भी वे कई स्वास्थ्य समस्याओं से ग्रसित हो जाते हैं।

5. दुर्घटनाएँ : दुर्घटनाओं के शिकार तो प्रायः सभी उद्योगकर्मी भी हो सकते हैं। लेकिन विकासशील देशों में कृषि कार्य करनेवाले लोग भी अक्सर दुर्घटनाओं के शिकार हो जाते हैं। उदाहरणार्थ—सर्पदंश, बिच्छू इत्यादि द्वारा काटना, इसके अतिरिक्त कृषि कार्य में प्रयुक्त मशीनें, जैसे—थ्रेसर, हार्वेस्टर, ट्रैक्टर, विद्युत पम्प इत्यादि से भी दुर्घटनाएँ होती रहती हैं।

उद्योगकर्मियों के लिए विभिन्न स्वास्थ्य सुविधाएँ

विभिन्न उद्योगकर्मियों के लिए शासन और कम्पनियों की ओर से उनके हित में विभिन्न स्वास्थ्य सुविधाओं का प्रावधान है। कई कानून भी इसके लिए बनाए गए हैं। फैक्टरी एक्ट, 1948 के अनुसार उद्योगकर्मियों के स्वास्थ्य और कल्याण का उत्तरदायित्व कम्पनी का है। कार्य के लिए कम से कम 500 वर्ग फुट क्षेत्र प्रत्येक कर्मी को दिया जाना चाहिए। फैक्टरी में धोने की सुविधा, कपड़े सुखाने की सुविधाएँ इत्यादि होनी चाहिए। एक्ट्स के अनुसार 14 वर्ष से कम उम्र के बच्चे को काम पर नहीं रखा जा सकता है एवं सप्ताह में उद्योगकर्मियों से 48 घंटे से अधिक कार्य नहीं लिया जाना चाहिए।

उद्योग के व्यवस्थापकों को उद्योगों से होनेवाली बीमारियों या दुर्घटनाओं की सूचना देनी होगी। खतरनाक उद्योगों में चीफ इंस्पेक्टर सहित एक कमेटी, निगरानी के लिए रहती है। कर्मचारियों का दुर्घटना बीमा भी होना जरूरी है।

उद्योगकर्मियों के हितों के रक्षार्थ इम्पलाई स्टेट इंश्योरेंस (इ.एस.आई.) नामक बीमा भी होता है। जो कई तरह के लाभ जैसे—चिकित्सा लाभ, बीमारी लाभ, पुनर्वास लाभ इत्यादि देती हैं।

इस सबके बावजूद उद्योगकर्मियों के उद्योग जनित बीमारियों के खतरों से बचाने के लिए अभी भी प्रभावी कदम उठाने की आवश्यकता है। क्योंकि अधिकतर उद्योगपति या कम्पनियाँ मुनाफे की ओर अधिक ध्यान देती हैं, बजाय अपने कर्मचारियों के स्वास्थ्य की ओर ध्यान देने के। लेकिन इस दिशा में प्रभावी कदम उठाने की जरूरत है।

8

रक्ताधान द्वारा जीवनरक्षा

रक्त मानव शरीर का एक महत्त्वपूर्ण भाग है। रक्त के बगैर जीवन की कल्पना भी सम्भव नहीं है। विशेष परिस्थितियों, दुर्घटनाओं और विभिन्न रोगों में जब रक्त की कमी हो जाने से रोगी के जीवन को खतरा उत्पन्न हो जाता है तब रक्त ही जीवनदायी बनता है, लेकिन यह खेद की बात है कि भारत के प्राय: सभी अस्पतालों में रक्त की कमी बनी रहती है जितने रक्त की आवश्यकता होती है उसका आधे से भी कम रक्त अस्पतालों के गम्भीर मरीजों को उपलब्ध हो पाता है। सर्वोच्च न्यायालय के निर्देशानुसार व्यावसायिक रक्तदाताओं का रक्त नहीं खरीदा जा सकता है क्योंकि इनसे विभिन्न खतरनाक रोगों जैसे—एड्स, हेपेटाइटिस-बी एवं सिफलिस इत्यादि का खतरा स्वेच्छिक रक्तदाताओं की अपेक्षा अधिक होता है।

अत: इन परिस्थितियों में स्वेच्छिक रक्तदान का महत्त्व बढ़ गया है। इस अध्याय में सामान्य लोगों के लिए रक्तदान से सम्बन्धित सभी महत्त्वपूर्ण बातें बतलाई जा रही हैं एवं रक्तदाताओं की कई प्रकार की शंकाओं का समाधान भी यहाँ मिलेगा।

रक्त क्या है ?

अन्य बातों की चर्चा करने के पूर्व हम पुन: समझ लें कि रक्त क्या है ?

रक्त लाल रंग का द्रव्य पदार्थ है जिसमें कई तरह की उपयोगी कोशिकाएँ भी रहती हैं। रक्त कुल शारीरिक भार का 8 प्रतिशत होता है। एक 70 किलो के व्यक्ति में औसतन 5600 मि.ली. रक्त होता है। रक्त में पाई जानेवाली कोशिकाएँ दो तरह की होती हैं—लाल रक्त कोशिकाएँ एवं श्वेत रक्त कोशिकाएँ। लाल रक्त कोशिकाओं में हीमोग्लोबिन होता है जो फेफड़ों से ऑक्सीजन लेकर उसे शरीर के प्रत्येक अंग तक पहुँचाता है, श्वेत रक्त कोशिकाएँ रोगों से शरीर की रक्षा करने में काम आती हैं, रक्त में सभी कोशिकाओं का प्रतिशत 46 होता है और शेष द्रव पदार्थ होता है

जिसे प्लाज्मा कहते हैं। इसमें कई रोगों से बचाव करने के लिए विभिन्न तत्त्व होते हैं, रक्त को जमानेवाले तत्त्व भी प्लाज्मा में ही होते हैं।

मानव शरीर में रक्त के महत्त्वपूर्ण कार्य

1. जैसा कि बतलाया जा चुका है कि रक्त का सबसे महत्त्वपूर्ण और प्रमुख कार्य तो प्राण वायु (ऑक्सीजन) को फेफड़ों से शरीर के विभिन्न ऊतकों तक पहुँचाना और उनसे उत्सर्जित कार्बन डाइऑक्साइड को फेफड़ों तक लाना है। ऑक्सीजन ही ग्लूकोज से मिलकर शरीर में ऊर्जा उत्पन्न करती है।
2. शरीर से निकले कई दूषित पदार्थों का उत्सर्जन (गुर्दे एवं त्वचा द्वारा) रक्त के माध्यम से ही सम्भव हो पाता है।
3. रक्त पोषक तत्त्वों एवं विभिन्न हार्मोन्सों का परिवहन भी करता है।
4. शरीर के निश्चित तापक्रम का नियमन भी रक्त करता है।
5. शरीर की प्रतिरक्षा प्रणाली रक्त के माध्यम से ही सक्रिय होती है इस तरह रक्त रोगों से रक्षा करने में प्रमुख भूमिका निभाता है।

उपर्युक्त कार्यों को देखते हुए अब समझ में आ गया होगा कि रक्त शरीर का कितना महत्त्वपूर्ण अवयव है। रक्त के बगैर व्यक्ति का कुछ मिनट जीना भी सम्भव नहीं है। रक्त का स्थानापन्न अभी तक खोजा नहीं जा सका है। कृत्रिम रूप से भी रक्त नहीं बनाया जा सकता।

रक्त का निर्माण कैसे होता है?

मानव शरीर की बहुत सी हड्डियों जैसे कूल्हे की हड्डी, सीने के सामने की हड्डी के अन्दर पोले भाग में लाल अस्थि मज्जा अर्धतरल लिसलिसे पदार्थ के रूप में होती है। यह शरीर का अत्यन्त महत्त्वपूर्ण हिस्सा है, इसमें ही रक्त की कोशिकाओं का निर्माण होता है। अस्थि मज्जा को रक्त बनाने की फैक्टरी कहा जाता है।

इसके अलावा प्लीहा अथवा तिल्ली में भी कुछ श्वेत रक्त कोशिकाओं का निर्माण होता है। प्लीहा में पुरानी या अनुपयोगी रक्त कोशिकाओं का भक्षण भी होता है।

रक्त वर्ग ब्लड ग्रुप क्या है?

वैसे तो विभिन्न चिकित्सा वैज्ञानिकों द्वारा पिछले 150 वर्षों में कई तरह के रक्त वर्गों के बारे में बतलाया गया लेकिन आजकल दो तरह की रक्त वर्ग प्रणाली प्रचलित है—पहली ए.बी.ओ. प्रणाली और दूसरी आर.एच. प्रणाली।

1. ए.बी.ओ. वर्ग प्रणाली : सन् 1900 में वैज्ञानिक कार्ल लैंडस्ट्रेनर ने सबसे पहले मानव रक्त को चार वर्गों या ग्रुप्स ए, बी., ए, बी. तथा ओ. में विभाजित किया इसके पश्चात् चिकित्सा वैज्ञानिकों को रक्ताधान (ब्लड ट्रांसफ्यूजन) करते-करते कुछ उपवर्गों का भी पता चला जैसे ए ग्रुप के व्यक्तियों में ए-2 उपवर्ग पाया जाता है। जिसे बाम्बे ग्रुप कहते हैं।

सामान्यत: जिस रोगी का रक्त जिस रक्त वर्ग का होता है। उसे उसी रक्त वर्ग का खून दिया जाता है। पहले ऐसा माना जाता था कि ओ. ग्रुप के व्यक्ति सभी को खून दे सकते हैं और ए. बी. रक्त वर्ग वाले अन्य तीनों रक्त वर्ग के व्यक्तियों से रक्त ग्रहण कर सकते हैं। लेकिन यह तथ्य सैद्धान्तिक रूप से ठीक भले है, परन्तु व्यावहारिक रूप से पूर्णत: सुरक्षित नहीं पाया गया है।

यहाँ यह तथ्य भी द्रष्टव्य है कि भले ही रोगी एवं दानदाता का रक्त एक वर्ग का हो परन्तु चिकित्सक या पैथोलॉजिस्ट द्वारा रक्ताधान के पूर्व दोनों के रक्त की क्रॉस मैचिंग करके रक्त चढ़ाने (ट्रांसफ्यूजन) का निर्णय लिया जाता है यदि क्रॉसमैचिंग सही नहीं है तो रक्ताधान नहीं किया जाता अन्यथा मरीज की जान को खतरा होता है। गलत खून चढ़ने से भयंकर रिएक्शन हो सकते हैं।

2. आर.एच. रक्त प्रणाली : सन् 1940 में दो वैज्ञानिकों लेंडस्टेनर और विनर ने इस रक्त वर्ग की खोज की है उन्हें सर्वप्रथम इस तरह की रक्त वर्ग की उपस्थिति का पता तब लगा जब एक महिला के शिशु की मृत्यु पेट के अन्दर ही आर.एच. वर्गों की परस्पर प्रतिक्रिया के कारण हो गई।

आर.एच. रक्त समूह दो तरह के होते हैं आर.एच. पाजिटिव और आर.एच. निगेटिव रक्ताधान के समय आर.एच. ग्रुप की जाँच करना भी अत्यन्त आवश्यक होता है क्योंकि यदि आर.एच. पाजिटिव रक्त किसी आर.एच. निगेटिव रोगी को चढ़ाया जाता है तो पहली बार प्रतिक्रिया नहीं होती परन्तु दोबारा यही रक्त चढ़ाने पर रोगी की जान को खतरा हो सकता है अतएव आर.एच. (रेसियस ग्रुप) का भी उतना ही महत्त्व है जितना ए.बी. ओ. ग्रुप का आर.एच. ग्रुप का पता करना जच्चा-बच्चा के हित में होता है। क्योंकि यदि माँ का रक्त आर.एच. निगेटिव हुआ तो प्रसव के समय गम्भीर स्थिति बन सकती है अत: निगेटिव ग्रुप का पता लगने पर उसका इलाज सम्भव हो जाता है। आजकल ऐसे टीके/इंजेक्शन भी आते हैं जिनसे इलाज भी सम्भव है।

रक्ताधान (Blood Transfusion)

रक्त और विभिन्न वर्गों के बारे में जान लेने के पश्चात् आइए अब रक्ताधान जिसे अंग्रेजी में ब्लड ट्रांसफ्यूजन कहते हैं की चर्चा करें। रोगी को रक्त की आवश्यकता जिन परिस्थितियों में पड़ सकती है वे निम्नलिखित हैं :

1. किसी गम्भीर रोग में शरीर से अधिक मात्रा में रक्त के स्त्राव होने के कारण रोगी को रक्त की आवश्यकता होती है।

2. विभिन्न तरह की बड़ी शल्य क्रियाओं जैसे—गर्भाशय व पौरुष ग्रन्थि का ऑपरेशन अथवा हृदय, यकृत, गुर्दों इत्यादि के ऑपरेशनों में रक्त की आवश्यकता पड़ सकती है।
3. गम्भीर चोट लगने या दुर्घटनाओं में जब घावों से अधिक मात्रा में रक्त निकल जाता है तो रोगी को कई बोतल अथवा यूनिट खून की आवश्यकता होती है।

याद रखिए, सुरक्षित रक्त के लिए पाँच जरूरी जाँचें (एच.आई.वी., एच.सी.वी., एच.बी.एस.ए.जी. एवं वी.डी.आर.एल. तथा मलेरिया) अवश्य करवाएँ

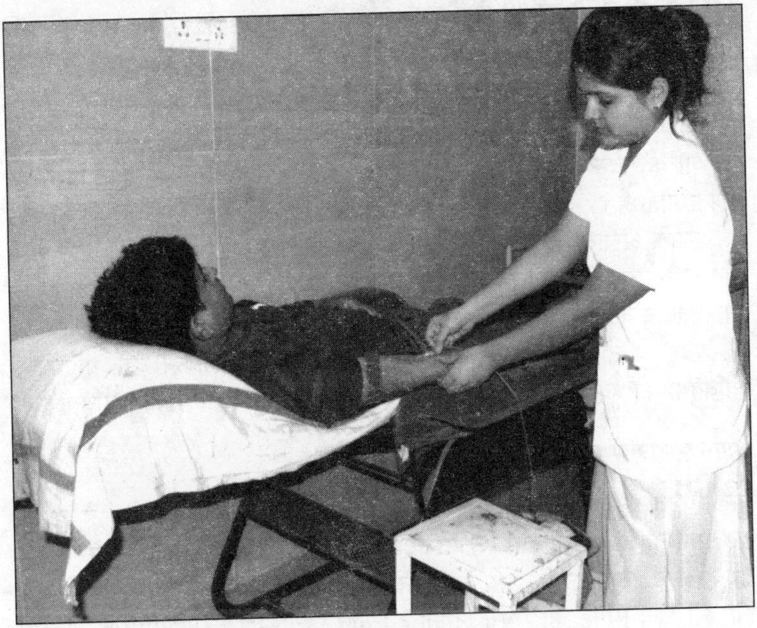

स्टाफ नर्स एक रक्तदाता का रक्त निकालते हुए।

4. गम्भीर रक्ताल्पता (खून की कमी) के रोगी जिनका हीमोग्लोबिन सात ग्राम प्रतिशत से कम होता है उनकी भी खून द्वारा चिकित्सा की जाती है।
5. कैंसर के रोगियों, विशेषकर रक्त कैंसर के रोगी को भी रक्ताधान की जरूरत होती है।
6. कुछ विशेष रोगों में विषाक्त रक्त को बदलने के लिए भी कई यूनिट्स खून की आवश्यकता होती है। इसे एक्सचेंज ब्लड ट्रांसफ्यूजन कहा जाता है।

7. ऐसी माताएँ जिन्हें रक्ताल्पता की शिकायत होती है। उन्हें प्रसव के समय खून की जरूरत पड़ सकती है। आर.एच. वर्ग जनित बीमारियों में भी रक्ताधान किया जा सकता है।
8. अत्यधिक जले रोगी को रक्त प्लाज्मा की जरूरत होती है।
9. थैलेसीमियाँ नामक रोग बच्चों में होता है। इसके कारण वे अत्यधिक खून की कमी से ग्रसित रहते हैं। अत: उन्हें भी रक्त या रक्त कोशिकाओं की जरूरत होती है।
10. छोटे बच्चों को विभिन्न तरह के संक्रमणों (इन्फेक्शन) से बचाने के लिए भी कई बार चिकित्सक रक्ताधान की सलाह देते हैं।

क्या रक्तदान से कोई हानि है?

रक्तदान से सामान्यत: कोई नुकसान नहीं होता बल्कि किसी मरणासन्न रोगी का जीवन बच जाने से एक तरह का आत्मसन्तोष मिलता है।

जो व्यक्ति रक्त कोषों के लिए स्वेच्छा से रक्तदान करता है उसे स्वयं या उसके पारिवारिक सदस्यों को भविष्य में (रक्त की जरूरत होती है) रक्त प्राप्त करने की पात्रता होती है।

इसके अलावा जो व्यक्ति समाज के परिचित या अपरिचित रोगियों को दान में रक्त देता है वह रोगी जीवन भर रक्तदाता का एहसान मानता है, दुआएँ देता है यह भी रक्तदान का एक अप्रत्यक्ष लाभ है।

खैर, ये तो रक्तदान के कुछ फायदे बतलाए गए लेकिन वैसे भी स्वस्थ व्यक्तियों का एक नैतिक उत्तरदायित्व है कि जरूरतमन्द रोगियों की सहायता करें।

क्या रक्तदान में कोई तकलीफ होती है?

कुछ रक्तदाताओं को यह डर होता है कि रक्तदान करने से तकलीफ होती है जबकि यह सही नहीं है रक्तदान में जितना दर्द इंजेक्शन लगवाने में होता है उससे भी कम दर्द होता है। रक्तदान में समय भी बहुत कम लगता है। वास्तविक रक्तदान में मात्र चार या पाँच मिनट का समय लगता है। यदि पंजीकरण ब्लड ग्रुपिंग इत्यादि का समय भी जोड़ लिया जाए तो रक्तदाता आधा घंटे से लेकर एक घंटे में फुरसत हो जाता है।

रक्तदान के पश्चात् रक्तदाता बगैर आराम किए क्या अपने कार्य कर सकते हैं?

रक्तदान के पश्चात् लम्बे समय तक विश्राम करने की आवश्यकता नहीं होती बस रक्तदान के बाद 25-30 मिनट आराम करके व्यक्ति अपने रोजमर्रा के कार्य कर सकता है उसे कोई हानि नहीं पहुँचती न ही कमजोरी आती है।

हाँ, यह अवश्य ध्यान रखा जाना चाहिए कि रक्तदान के बाद थोड़ा सा जलपान कर लिया जाए अपनी रुचि के अनुसार चाय, कॉफी, फलों का रस इत्यादि कुछ भी लिया जा सकता है एकदम खाली पेट भी रक्तदान नहीं करना चाहिए।

रक्तदान में कितना रक्त लिया जाता है और उसकी प्रतिपूर्ति में कितना वक्त लगता है?

रक्तदाता से एक बार में अधिकतम 300 मि.ली. रक्त लिया जाता है यह शरीर के कुल रक्त का 20वाँ हिस्सा होता है। बैग या बोतल में लगभग 50 मि.ली. रक्त को न जमने देनेवाला पदार्थ शामिल होता है इस तरह कुल आयतन 350 मि.ली. हो जाता है।

शरीर में रक्तदान के तत्काल बाद दान किए गए रक्त की प्रतिपूर्ति करने की प्रक्रिया आरम्भ हो जाती है तथा लगभग 24 घंटे में दान किए गए रक्त के आयतन की प्रतिपूर्ति हो जाती है लेकिन हीमोग्लोबिन इत्यादि की प्रतिपूर्ति में कुछ सप्ताह लगता है इसलिए रक्तदाता को पुन: रक्तदान ढाई से तीन महीनों के अन्तर से करने की सलाह दी जाती है विशेष आवश्यकता पर दो महीने के अन्तर से भी रक्तदाता, रक्तदान कर सकते हैं।

व्यावसायिक रक्तदाताओं का रक्त न लेने का कारण यह भी है कि बहुत कम समय के अन्तर से वे अपना रक्त बेचते रहते हैं अत: उनके रक्त में हीमोग्लोबिन की मात्रा पर्याप्त नहीं होती।

व्यावसायिक रक्तदाताओं का रक्त क्यों नहीं लेना चाहिए?

एक प्रमुख कारण तो पूर्व में ही बतलाया जा चुका है कि व्यावसायिक रक्तदाता चूँकि बहुत कम समय के अन्तर में रक्त देते हैं जिसके कारण उनके रक्त में हीमोग्लोबिन की मात्रा कम होती है। इसके अलावा इस तरह के रक्तदाताओं की अधिकतर आदतें गन्दी होती हैं जैसे कि उन्हें नशे की लत होती है, कुछ वेश्याओं के पास भी जाते हैं अत: उन्हें सिफलिस पीलिया या एड्स जैसी बीमारियों की सम्भावना अधिक होती है। भारत में लगभग दस हजार व्यावसायिक रक्तदाताओं में जाँच के दौरान एड्स के विषाणुओं का संक्रमण पाया गया है इसलिए इन तथ्यों को देखते हुए सर्वोच्च न्यायालय ने भी व्यावसायिक रक्तदाताओं से रक्त न लेने के निर्देश दिए हैं।

यहाँ यह तथ्य भी जान लेना चाहिए कि हो सकता है साधारण जाँचों के दौरान व्यावसायिक रक्तदाताओं में उक्त रोग पकड़ में न आए इसलिए रक्त लेते वक्त रक्तदाता का पूर्व इतिहास ज्ञात रहना भी महत्त्वपूर्ण होता है।

कौन व्यक्ति रक्तदान कर सकता है?

सामान्यत: 18 से 60 वर्ष के मध्य का कोई भी व्यक्ति जिसका वजन 45 किलो या इससे अधिक हो रक्तदान कर सकता है। व्यक्ति का स्वस्थ होना भी आवश्यक है।

इसके अलावा रक्त में हीमोग्लोबिन की मात्रा 12 (बारह) ग्राम या इससे अधिक होनी चाहिए।

निम्नलिखित रोगों से ग्रसित व्यक्तियों को रक्तदान करने की सलाह नहीं दी जाती—

1. मलेरिया बुखार से पीड़ित रोगी।
2. रक्तचाप एवं हृदय रोग के रोगी व्यक्ति का रक्तचाप यदि थोड़ा-बहुत बढ़ा है तब तो रक्त लिया जा सकता है लेकिन अधिक रक्तचाप वाले रोगी को रक्तदान की सलाह नहीं दी जाती।
3. श्वसन संस्थान के रोग—जैसे दमा की गम्भीर अवस्था या टी.बी. इत्यादि से ग्रसित व्यक्ति को भी रक्तदान नहीं करना चाहिए।
4. गर्भवती महिलाएँ एवं ऐसी स्त्रियाँ, बच्चे या पुरुष जिन्हें रक्ताल्पता अथवा एनीमियाँ की शिकायत हो रक्तदान नहीं करना चाहिए।
5. रतिज रोगों (गुप्त रोगों) सिफलिस आदि के रोगियों को रक्तदान नहीं करना चाहिए। एड्स के विषाणु संक्रमण से ग्रस्त रोगी का रक्त तो कतई दान में नहीं लेना चाहिए।
6. पीलिया अथवा इफेक्टिव हेपेटाइटिस बी.सी. इत्यादि के रोगियों को भी रक्तदान बिलकुल नहीं करना चाहिए।
7. फाइलेरिया से पीड़ित व्यक्ति का रक्त भी दान में नहीं लिया जा सकता है।

संक्षेप रूप में रक्त देते एवं लेते समय निम्नलिखित सावधानियाँ रखना जरूरी है—

1. रोगी के रिश्तेदार इस बात से आश्वस्त हो लें कि रक्तदाता के खून की पाँच जाँचें (एड्स, हेपेटाइटिस-बी. और सी., सिफलिस और मलेरिया के लिए) की गई है अथवा नहीं क्योंकि आजकल बगैर लाइसेंस के निजी रक्त बैंक एवं नर्सिंग होम्स के चिकित्सक बगैर पूरी जाँच किए भी रोगी को रक्त चढ़वा देते हैं लेकिन थोड़े से पैसों की बचत के गम्भीर परिणाम हो सकते हैं।
2. व्यावसायिक रक्तदाताओं का रक्त न खरीदें। जैसा कि पूर्व में बतलाया जा चुका है कि इनका रक्त रोगी के लिए उपयोगी होने की जगह खतरनाक हो सकता है।
3. रक्त निकटतम रिश्तेदार या परिचित व्यक्ति का हो तो ज्यादा अच्छा है।
4. वे व्यक्ति जिनको एड्स, पीलिया, सिफलिस इत्यादि की सम्भावना हो सकती है उनसे भी रक्त न लें। ऐसे व्यक्तियों में यौन रोगों से ग्रस्त व्यक्ति, यौनाचार में लिप्त व्यक्ति अथवा इंजेक्शनों द्वारा नशीले

द्रव्य लेनेवाले व्यक्ति आते हैं। आजकल ट्रक ड्राइवर भी इस समूह में आते हैं।

5. रक्त देने और लेने के दौरान जीवाणु रहित प्रक्रियाओं (स्टेरिलाइजेसन) का ध्यान रखा जाना भी आवश्यक है ताकि संक्रमण से बचाव हो सके। इसके लिए रोगी के रिश्तेदार भी एक बार में उपयोग के पश्चात् फेंक देनेवाली सामग्री (डिस्पोजबल) के प्रयोग का ध्यान रखें।

अध्याय के अन्त में मैं चिकित्सकों से इतना कहना चाहूँगा कि रक्त का प्रयोग बहुत सावधानीपूर्वक किया जाना चाहिए। रक्त कोई टॉनिक नहीं है कि आवश्यकता न होने पर भी उसको रोगी को चढ़ा दिया जाए। गलत रक्त चढ़ाने से रोगी को जीवनदान मिलने की बजाय उसकी जान भी जा सकती है। कई खतरनाक विषाणु जन्य बीमारियाँ ऐसी हैं जो रक्त के द्वारा हो सकती हैं। परन्तु उनका रक्ताधान के पूर्व पता करना सम्भव नहीं होता। अतः रक्त का आनुपातिक उपयोग ही उचित है।

आजकल कुछ निजी अस्पताल एवं अनधिकृत रक्त कोष (ब्लड बैंक) बगैर एड्स विषाणु की जाँच या अन्य जाँच किए रक्ताधान कर देते हैं जो कि मानवता के खिलाफ तो है ही साथ ही गैर कानूनी भी है। कुछ लैब टेक्नीशियन भी इस तरह का अवैध कार्य करते हैं जो कि उचित नहीं है। आम लोगों को भी रक्तदान और रक्ताधान के मामले में अत्यन्त सावधान रहने की आवश्यकता है।

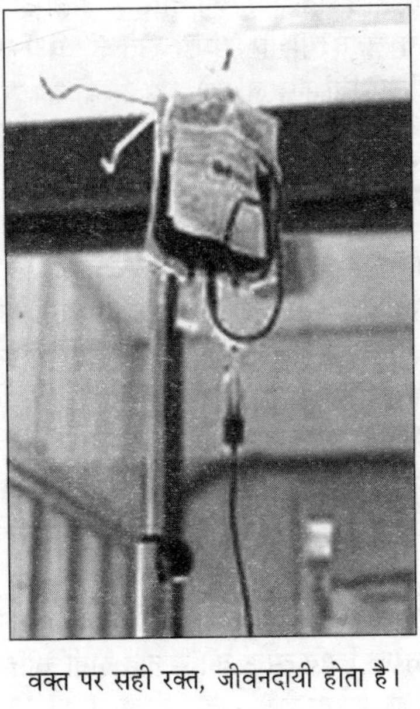

वक्त पर सही रक्त, जीवनदायी होता है।

9

ये लक्षण हों तो तुरन्त डॉक्टर को दिखलाएँ

सामान्य तौर पर आम लोग कई तकलीफों अथवा लक्षणों को साधारण समझकर नजर-अन्दाज कर देते हैं या उनकी चिकित्सा स्वयं ही करने का प्रयास करते हैं, जो खतरनाक साबित हो सकता है। हममें से बहुत से लोग यह भी नहीं जानते कि कब चिकित्सक को बुलाया जाना चाहिए या उसको जाकर दिखलाना चाहिए। इस अध्याय में वे परिस्थितियाँ और लक्षण दिए जा रहे हैं जिनके आधार पर रोगी या उसके रिश्तेदारों द्वारा योग्य चिकित्सक से जाँच करवाने का निर्णय लिया जाना चाहिए।

लेकिन कई बार ऐसा भी होता है कि जिन लक्षणों को साधारण समझकर उपेक्षा कर दी जाती है, वे चिकित्सक की दृष्टि में अत्यन्त महत्त्वपूर्ण होते हैं और जिन लक्षणों को लोग बहुत गम्भीर समझ लेते हैं, वे चिकित्सक की दृष्टि में साधारण होते हैं, इसलिए विभिन्न लक्षणों और चिह्नों का संक्षिप्त वर्णन किया जा रहा है।

(अ) आपातकालीन लक्षण

1. दर्द या वेदना : यह एक प्रमुख लक्षण है। दर्द होना यह प्रदर्शित करता है कि कहीं कोई गड़बड़ी अवश्य है। इसलिए सावधान हो जाना चाहिए। अधिकतर रोगों में, दर्द एक चेतावनी देनेवाला लक्षण होता है, उदाहरणार्थ हृदय-शूल अथवा सीने में दर्द, हृदय धमनी के रोगों की तरफ इशारा करता है, अतएव इस तरह के दर्द में शीघ्र ही चिकित्सक से सम्पर्क करना चाहिए।

पेट के दाएँ तरफ निचले हिस्से का दर्द अपेंडिक्स का हो सकता है। यदि इस तरह के दर्द की ओर ध्यान न दिया जाए तो स्थिति खतरनाक बन सकती है। अतएव ऐसे दर्द में शीघ्र ही चिकित्सक से सम्पर्क करना चाहिए।

तेज सिरदर्द के साथ कोई वस्तुएँ एक की दो दिखना भी एक खतरनाक लक्षण होता है। इसके लिए तुरन्त चिकित्सक की सलाह लेनी चाहिए, ऐसा मस्तिष्क की रसौली (Tumer) में हो सकता है।

दर्द वास्तव में एक हितकारी लक्षण है। इसके शुरू होने पर ही रोगी सोचता है कि चिकित्सक से सम्पर्क करना चाहिए। जहाँ तक सम्भव हो चिकित्सक के परामर्श के पश्चात् ही दर्द निवारक दवाएँ लेना शुरू करना चाहिए। (एस्प्रिन युक्त दवाएँ खाली पेट न लें)

2. रक्तस्राव : रक्तस्राव अर्थात् खून का बहना कई अंगों से हो सकता है। उदाहरणार्थ—नाक, मुँह, कान, मलद्वार, मूत्र मार्ग, योनिद्वार इत्यादि से खून निकल सकता है। विभिन्न तरह के कई रोगों में खून बहना शुरू हो सकता है। चोट लगने पर भी घावों से भी गम्भीर रक्तस्राव की स्थिति बन सकती है। खाँसी के दौरान खखार या बलगम में खून आना, क्षय रोग के कारण हो सकता है। टट्टी के रास्ते से खून, आँतों में छाले या बवासीर अथवा कैंसर के कारण हो सकता है। मूत्र मार्ग से खून आना भी खतरे का लक्षण होता है। यह गुर्दे में पथरी या रसौली (गाँठ) के कारण हो सकता है।

कान से खून आना, मस्तिष्क में चोट के कारण हो सकता है। इसलिए किसी तरह के रक्तस्राव के लक्षण को नजरअन्दाज न करते हुए शीघ्र ही चिकित्सक को दिखलाना चाहिए।

3. अधिक ज्वर : 104° फॉरेनहाइट या इससे अधिक ज्वर खतरनाक होता है। इसके लिए ठंडे पानी की गीली पट्टियाँ तो रखें ही, साथ ही चिकित्सक से शीघ्र सम्पर्क करें।

तेज सिरदर्द, उल्टी और गर्दन में अकड़न या कड़ापन के साथ ज्वर होने पर तुरन्त चिकित्सक को बुलाएँ या दिखलाएँ। इस तरह के लक्षण मस्तिष्क ज्वर में मिल सकते हैं। चिकित्सक द्वारा ज्वर का शीघ्र इलाज न किया जाए तो रोगी की हालत बिगड़ सकती है। यहाँ तक कि रोगी की शीघ्र मृत्यु हो सकती है।

4. बेहोशी : बेहोश व्यक्ति यदि कुछ समय में होश में नहीं आता तो फिर जल्दी ही चिकित्सक को बुलाना चाहिए, यदि रोगी को बुखार नहीं है तो बेहोशी का कारण रक्त शर्करा का बढ़ जाना (मधुमेह) या कम होना, मस्तिष्क में अधिक रक्तचाप के कारण रक्त का स्राव इत्यादि हो सकते हैं। यदि रोगी को बुखार के साथ बेहोशी है तो मस्तिष्क ज्वर, प्रमस्तिष्क ज्वर, मलेरिया इत्यादि होते हैं। अतः इस स्थिति में चिकित्सक को बुलाना या रोगी को अस्पताल में भर्ती करना ही ठीक रहता है।

5. साँस लेने में तकलीफ होना : श्वसन की गति एकदम बढ़ जाना अथवा साँस लेने में कष्ट होना भी एक खतरनाक लक्षण हो सकता है। ऐसा, कुछ श्वसन-सम्बन्धी रोगों और हृदय रोगों में हो सकता है। अतः चिकित्सक से परामर्श करना ठीक रहता है।

6. झटके अथवा कनवल्सन : अक्सर बच्चों में तेज बुखार की स्थिति में शरीर के एक पक्ष में अथवा दोनों पक्षों में झटके (कनवल्सन) आने लगते हैं। ऐसी स्थिति में शीघ्र चिकित्सक को बुलाना चाहिए या रोगी को डॉक्टर के पास ले जाना चाहिए। झटके अन्य गम्भीर बीमारियों जैसे—मस्तिष्क ज्वर में भी आ सकते हैं। झटके आने

का मतलब है, बीमारी का असर दिमाग पर हो गया है। अतः मरीज को चिकित्सा उपलब्ध करवाने में विलम्ब कतई नहीं करना चाहिए। हाँ, रोगी को तेज बुखार हो तो गीली पट्टी इत्यादि रखी जा सकती है।

7. लकवा (पैरालसिस) : जब शरीर या चेहरे का कोई हिस्सा शून्य या टेढ़ा हो जाए या उसमें गति न हो तो तुरन्त डॉक्टर से सम्पर्क करना चाहिए। यह लक्षण मस्तिष्क में रक्तस्राव (लकवा) के कारण हो सकता है। इस रोग का इलाज जितनी शीघ्रता से किया जाएगा, उतना ही मरीज के हित में होगा।

8. अचानक दिखलाई न पड़ना : ऐसा आँख के परदे 'रेटिना' के उखड़ जाने अथवा आँख में रक्तस्राव या ग्लूकोमा नामक बीमारी के कारण हो सकता है। इस स्थिति में तुरन्त चिकित्सक से सम्पर्क करें। मधुमेह (डायबिटीज)में भी आँख का परदा अलग हो सकता है।

9. पेशाब में तकलीफ या पेशाब का न उतरना : वृक्कों या गुर्दों के क्षतिग्रस्त होने अथवा गम्भीर संक्रमण होने की दशा में ऐसा हो सकता है। इसमें चिकित्सकों से सलाह ली जानी चाहिए। शरीर में पानी की अत्यन्त कमी 'डिहाइड्रेशन' से भी पेशाब नहीं उतरती है। ऐसी स्थिति में पानी अधिक पीना चाहिए।

10. लम्बे समय तक मल विसर्जित न होना : टट्टी का रुक जाना और वायु पास न होना तथा पेट-दर्द के साथ पेट फूलना और उल्टी होना खतरनाक लक्षण हैं, ऐसा आँतों में रुकावट के कारण हो सकता है। अतः शीघ्र ही रोगी को चिकित्सक के पास जाना चाहिए। झाड़-फूँक में समय जाया न करें।

11. विषाक्तता (पॉयजनिंग) : कोई जहरीली वस्तु, अज्ञानतावश या जान-बूझकर खा लेने पर व्यक्ति को तुरन्त अस्पताल ले जाना चाहिए। इस बात को छुपाकर वक्त जाया नहीं करना चाहिए वरना रोगी की जान को खतरा हो सकता है।

12. दंश या डंक : विषैले जन्तु उदाहरणार्थ सर्प या बिच्छू द्वारा काटने पर प्राथमिक उपचार, जैसे—काटे गए स्थान के ऊपर कपड़ा बाँधना इत्यादि के पश्चात् शीघ्र अस्पताल ले जाना चाहिए।

13. उल्टी या दस्त : यह भोजन विषाक्तता इत्यादि के कारण हो सकते हैं। तुरन्त चिकित्सक से सम्पर्क करें, क्योंकि कुछ समय में ही रोगी की हालत गम्भीर हो सकती है। रोगी को जीवन रक्षक घोल (एक लीटर पानी में तीन चुटकी नमक और एक चम्मच शक्कर का घोल) पिलाना चाहिए। बाजार से बने-बनाए जीवन रक्षक घोल, बनाने के पैकेट भी खरीदे जा सकते हैं।

(ब) गम्भीर बीमारियों के शुरुआती लक्षण

बहुत सी घातक बीमारियों के लक्षण कई बार समझ में नहीं आते, यहाँ कुछ ऐसे लक्षणों का संक्षिप्त विवरण दिया जा रहा है। जिनके दिखने पर शीघ्र डॉक्टर को

दिखलाना चाहिए। इन लक्षणों की उपेक्षा नहीं करनी चाहिए, वरना रोग बढ़ सकता है।

1. लगातार कई दिनों तक खाँसी आना : यह लक्षण 50 से कम उम्र के व्यक्तियों में तपेदिक के कारण हो सकता है। अधिक उम्र के व्यक्तियों में कभी-कभी फेफड़ों के कैंसर में यह लक्षण मिल सकता है। कई बार खाँसी से खून भी आ सकता है। श्वास नलिका की सूजन की वजह से भी खाँसी आ सकती है।

2. लगातार वजन कम होते जाना : वैसे अत्यधिक चिन्ता, असन्तुलित या अपर्याप्त भोजन इत्यादि के कारण भी वजन में कमी हो सकती है। लेकिन युवावस्था में क्षय रोग (टी.बी.) एवं 45 की उम्र के बाद मधुमेह या कैंसर में भी ऐसा हो सकता है। अतः इन रोगों के लिए जाँच करवा लेना भी उचित रहता है।

3. कमजोरी : खाना-पीना बराबर खाने के बाद भी कमजोरी महसूस करना, मधुमेह के कारण हो सकता है। कई बार कमजोरी के साथ अधिक भूख और प्यास लगना और बार-बार पेशाब आना जैसे लक्षण भी साथ रहते हैं।

4. थोड़े समय के लिए बेहोशी या चक्कर आना : कुछ लोगों को अपना काम करते-करते कुछ समय के लिए चक्कर या चेतनाशून्यता का आभास होता है, साथ में पसीना आना या हाथ-पैर ठंडे होने जैसे लक्षण भी हो सकते हैं। इस तरह के लक्षणों को नजरअन्दाज नहीं करना चाहिए, क्योंकि ये मस्तिष्क या परिवहन तंत्र सम्बन्धी बीमारियों के सूचक हो सकते हैं।

5. सीने में दर्द : जैसे कि बतलाया जा चुका है, यह हृदय रोगों के कारण भी हो सकता है अथवा फेफड़ों से सम्बन्धित बीमारियों में भी होता है। इसके इलाज के लिए चिकित्सक से मिलें।

6. आवाज बदलना और निगलने में कष्ट होना : 50 वर्ष की उम्र के पश्चात् अचानक आवाज बदलना या भोज्य पदार्थों के निगलने में तकलीफ होना भी कैंसर जैसी बीमारी के लक्षण हो सकते हैं। अतः इस मामले में तुरन्त डॉक्टर को दिखलाएँ, देर न करें।

7. थोड़ा-थोड़ा बुखार (लो ग्रेड फीवर) बना रहना : सामान्यतः लोग इस ओर ध्यान नहीं देते लेकिन इस तरह का बुखार तपेदिक या क्षय रोग का लक्षण हो सकता है। मूत्र के संक्रमण के कारण भी ऐसा बुखार रह सकता है।

8. किसी भी अंग में असामान्य वृद्धि या गाँठ : वैसे तो सभी गाँठें या वृद्धि कैंसर की नहीं होतीं फिर भी शरीर के किसी भाग, विशेषकर स्तनों में गाँठ या पिंड (लम्प) का होना कैंसर की शुरुआत हो सकता है। अतः चिकित्सक को दिखलाने में देर न करें। किसी मस्से या तिल में एकदम परिवर्तन हो तो उसे भी शीघ्र ही दिखलाएँ। स्त्रियों में 45 वर्ष के बाद योनिस्राव (अनियमित) को भी गम्भीर लक्षण मानना चाहिए।

कुछ खतरनाक बीमारियों के लक्षण

1. शरीर के किसी भी भाग से बहुत ज्यादा खून बहना।
2. खाँसी के साथ खून आना।
3. होंठों और नाखूनों पर नीलापन छा जाना।
4. साँस लेने में अत्यन्त कठिनाई। आराम करने पर भी कोई लाभ न हो।
5. जिस व्यक्ति को जगाया न जा सके (बेहोशी)
6. व्यक्ति जब इतना कमजोर हो कि उठते ही बेहोश होकर गिर पड़े।
7. जब किसी व्यक्ति को एक या एक से ज्यादा दिन पेशाब न आए।
8. जब व्यक्ति एक या एक से ज्यादा दिन तक तरल पदार्थ का सेवन न कर सके।
9. तेज उल्टियाँ या दस्त जो एक या एक से ज्यादा दिन तक रहें। शिशुओं में यही लक्षण कुछ घंटों तक रहे तो भी उतने ही खतरनाक हो सकते हैं।
10. तारकोल जैसी काली टट्टी आना। उल्टी में मल या खून निकलना।
11. ऐसे व्यक्ति को उल्टियों के साथ पेट में लगातार तेज दर्द जिसे दस्त न लगें हों या जिसे टट्टी न आ रही हो।
12. एक से ज्यादा दौरे (कनवल्शंस) (बुखार या अति गम्भीर बीमारी के दौरान)
13. तेज बुखार (39° सेंटीग्रेड से ऊपर) जो उतरे नहीं या 4–5 दिन तक रहे।
14. लम्बी अवधि तक धीरे–धीरे वजन घटते रहना।
15. पेशाब न आना।
16. ऐसा घाव जो बढ़ता रहे और इलाज के बाद भी ठीक न हो।
17. शरीर के किसी भी हिस्से में कोई ऐसी गिल्टी जो लगातार बढ़ती जा रही हो।
18. गर्भ अवस्था और प्रसव सम्बन्धी समस्याएँ। गर्भ अवस्था के दौरान रक्त–स्राव अथवा पानी बह जाना और बच्चा काफी समय तक बाहर न आना।

9. ठीक न होनेवाले छाले (अल्सर) एवं सफेद चकत्ते : शरीर की त्वचा पर ऐसे छाले या घाव हों जो इलाज से ठीक न हो पा रहे हों तो बड़ी जगह पर जाँच करवानी चाहिए।

शरीर की त्वचा पर छाला या व्रण, जो ठीक होने की बजाय बढ़ता जा रहा हो, खतरनाक साबित हो सकता है। इसी तरह मुँह अथवा होंठों एवं गालों के अन्दर रंगहीन या सफेद चकत्तों ('ल्यूकोप्लकिया') को भी साधारण न समझें। बाद में ये कैंसर में परिवर्तित हो सकते हैं।

10. त्वचा में संवेदनाशून्य धब्बे : त्वचा में लाल चमकीले अथवा रंगहीन या सफेद धब्बे हों तो चिकित्सक से मिलें। इन धब्बों में बहुधा संवेदना नहीं होती

अर्थात् इनको स्पर्श करने से एहसास नहीं होता। कुछ मामलों में ऐसे धब्बे में संवेदना हो भी सकती है। त्वचा पर ये धब्बे कुष्ठ की शुरुआत के कारण हो सकते हैं।

11. योनिस्राव : यदि रजोनिवृत्ति के बाद भी योनि से सफेद तरल अथवा रक्त मिला स्राव या केवल रक्तस्राव होता है तो शीघ्र स्त्री रोग विशेषज्ञा को दिखलाएँ। यह लक्षण गर्भाशय के कैंसर का भी हो सकता है।

12. आँखों में तेज दर्द : ग्लूकोमा नामक आँखों के गम्भीर रोग में ऐसा दर्द होता है। भारत में अन्धेपन का यह एक बड़ा कारण होता है। अतः दर्द होने पर शीघ्र आँखों की जाँच करवाएँ।

इस तरह उपर्युक्त वर्णित विभिन्न शारीरिक लक्षणों में से कोई भी लक्षण दिखने पर उसे नजरअन्दाज न करते हुए चिकित्सक की सलाह लेने से हो सकता है, आप आनेवाली कोई गम्भीर बीमारी के संकट से बच जाएँ।

10

किस रोग में कौन सी जाँचें जरूरी हैं?

[जानिए पैथोलॉजी की विभिन्न जाँचों के बारे में]

पाश्चात्य चिकित्सा पद्धति का प्रमुख स्तम्भ है—रोग विकृति विज्ञान (पैथोलॉजी), जिसमें विभिन्न रोगों का शरीर के अंग-प्रत्यंगों पर क्या कुप्रभाव होता है एवं उनमें किस प्रकार की विकृतियाँ या असामान्यताएँ आती हैं, इन सब बातों का अध्ययन किया जाता है और इन्हीं असामान्यताओं की जाँच कर पैथोलॉजी प्रयोगशालाओं द्वारा रोगों की सही पहचान की जाती है। सही रोग निदान के लिए अधिकतर रोगों में पैथोलॉजी की जाँचें अत्यधिक आवश्यक हो जाती हैं। कई बार योग्य से योग्य चिकित्सक भी केवल लक्षणों के आधार पर रोग का निदान (डायग्नोसिस) करने में असमर्थ रहता है। केवल पैथोलॉजी प्रयोगशाला ही इस कार्य में उसकी मदद करती है। पैथोलॉजी

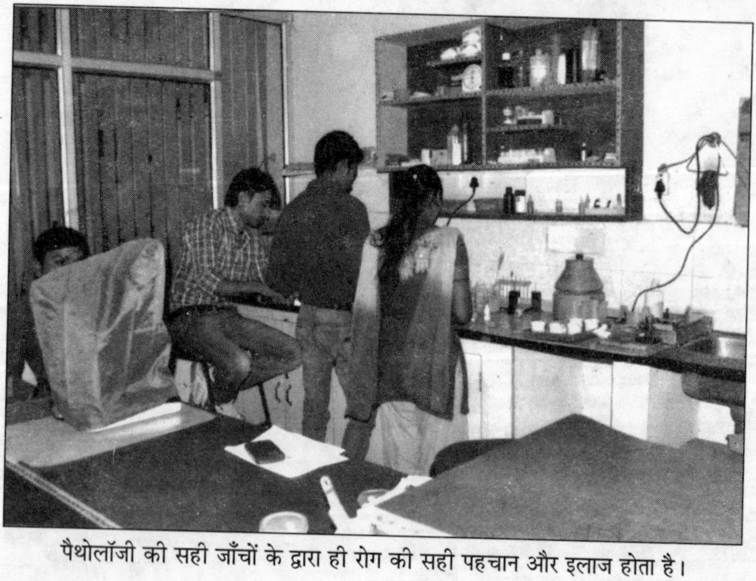

पैथोलॉजी की सही जाँचों के द्वारा ही रोग की सही पहचान और इलाज होता है।

आधुनिक चिकित्सा पद्धति का आधार है। छोटी से छोटी जैसे मलेरिया और बड़ी से बड़ी बीमारी जैसे—कैंसर इत्यादि का निदान पैथोलॉजिकल जाँचों द्वारा ही सम्भव है। जो रोग एक्स–रे या अल्ट्रा सोनोग्राफी द्वारा पकड़ में नहीं आ पाते वह इन जाँचों द्वारा पहचाने जा सकते हैं। उदाहरणार्थ कई बार टी.बी. अथवा क्षय रोग की बीमारी एक्स–रे द्वारा नहीं पहचानी जा सकती है, लेकिन एलाइजा या पी.सी.आर. जाँचों द्वारा इसे आसानी से पहचाना जा सकता है। इसी तरह एड्स संक्रमण को भी इन्हीं जाँचों द्वारा जाना जा सकता है।

अभिप्राय यह कि आज पैथोलॉजी जाँचें रोग निदान के लिए एक आवश्यकता बन चुकी है। यहाँ तक कि आम लोग भी बहुत सी जाँचों के बारे में जानने लगे हैं।

यहाँ मैं कुछ सामान्य जाँचों के बारे में चर्चा करूँगा और बतलाऊँगा कि कौन सी जाँचों के लिए चिकित्सक कब लिखता है। इस जानकारी से आम पाठक की गलत धारणाएँ तो दूर होंगी ही, साथ ही वे यह जान सकेंगे कि कौन से लक्षणों या रोगों में किस तरह की जाँचें करवाना चाहिए। एक बात और द्रष्टव्य है कि जाँचें डिग्रीधारी, अनुभवी विशेषज्ञ चिकित्सक के द्वारा करवानी चाहिए। क्योंकि कमीशन के लालच में आजकल कई डॉक्टर अनावश्यक जाँचें अयोग्य विशेषज्ञों द्वारा भी करवाते हैं, कई नर्सिंग होम्स वाले ये जाँचें स्वयं भी करते हैं। यहाँ तक कि अवैध रूप से खून भी चढ़ाते हैं और खून की आवश्यक जाँचें जैसे एच.आई.वी., एच.सी.वी. इत्यादि भी नहीं की जाती जिस कारण रक्त ग्रहणकर्ता को इन खतरनाक बीमारियों का खतरा बना रहता है।

1. बुखार में होनेवाली जाँचें : यह एक सामान्य बीमारी है लेकिन बुखार का सही निदान न किया जाए तो खतरनाक स्थिति बन सकती है। उदाहरणार्थ यदि बुखार फैल्सीपॉरम मलेरिया के कारण है तो निदान न होने की स्थिति में रोगी के मस्तिष्क में इसका असर हो सकता है। इसी तरह अगर बुखार टॉयफाइड प्रकार (मोतिझिरा या आंत्र ज्वर) का है, तो निदान न होने की स्थिति में आँतों में छेद हो सकता है। तब रोगी की मृत्यु तक हो सकती है।

सामान्य तौर पर चिकित्सक, बुखार आने पर मलेरिया की जाँचें करवाते हैं। साथ में खाँसी होने पर या संक्रमण की शंका होने पर श्वेत रक्त कोशिकाओं की संख्या और प्रकार (टी.एल.सी. एवं डी.एल.सी.) तथा ई.एस.आर. जाँचें करवाने की सलाह दी जाती है। इस सबके बावजूद बुखार ठीक नहीं होता तो टॉयफाइड के लिए विडाल जाँच करवाने की सलाह दी जाती है। बुखार यदि लम्बे समय तक खाँसी के साथ आता है तो ई.एस.आर. एवं खखार में ए.एफ.बी. अर्थात् क्षय रोग के जीवाणु की जाँच करवाई जाती है।

रोगी को ठंड लगकर बुखार आता है लेकिन जाँच में मलेरिया नहीं निकलता तो फिर चिकित्सक पेशाब की जाँच करवाने की सलाह देते हैं। क्योंकि ठंड लगकर बुखार, मूत्र संस्थान के संक्रमण (इन्फेक्शन) के कारण भी आ सकता है। इस

स्थिति में मूत्र की जाँच करने पर उसमें मवाद (Pus) के कण मिलते हैं जो सूक्ष्मदर्शी यंत्रों द्वारा देखे जाते हैं। कुछ मामलों में कल्चर भी करवाया जाता है। यह जाँच तब करवाई जाती है जब मूत्र संस्थान के संक्रमण में दवा का असर नहीं होता। कल्चर जाँच में विभिन्न तरह की जीवाणु नाशक दवाइयों (Antibiotics) के सम्बन्धित जीवाणुओं पर असर करने की क्षमता को परखा जाता है। इस जाँच से चिकित्सकों की रोगाणुओं के लिए असरकारक दवा का पता चल जाता है। इसके अलावा यदि संक्रमण, गुर्दों में होता है तो यूरिया या क्रिएटेनिन जाँच करवाते हैं।

2. खाँसी : लम्बे समय तक खाँसी आने पर चिकित्सक कारण जानने के लिए टोटल ल्यूकोसाइट काउंट एवं डिफरेंशियल ल्यूकोसाइट काउंट (T.L.C. & D.L.C.) की जाँच करवाते हैं साथ में ई.एस.आर. जाँच भी लिखते हैं। डी.एल.सी. से इओसिनोफिल्स, जैसे कई तरह के रक्त कोषाणुओं का प्रतिशत पता चलता है एवं ई.एस.आर. से संक्रमण की स्थिति की गम्भीरता ज्ञात होती है। इसी जाँच के आधार पर चिकित्सक कई बार रोगी का एक्स-रे करवाने का निर्णय लेते हैं। टी.बी. की शंका होने पर खखार की जाँच की सलाह दी जाती है। इओसिनोफीलिया होने पर उसकी दवा दी जाती है। इस तरह हम देखते हैं कि खाँसी आने के कई तरह के कारण हो सकते हैं।

3. चक्कर आना : यूँ तो चक्कर आने के कई कारण होते हैं जैसे रक्तचाप का बढ़ना या घटना, गर्दन की कशेरुकाओं का आगे-पीछे खिसकना (स्पंडोलाइसिस) कान में संक्रमण इत्यादि, लेकिन रक्त शर्करा की मात्रा अधिक या कम हो जाने से भी चक्कर आते हैं। यह जाँच पैथोलॉजी लेबोरेटरी में की जाती है। चिकित्सक आवश्यकता पड़ने पर मूत्र शर्करा की भी जाँच की सलाह देते हैं।

4. कमजोरी महसूस होना : हमारे देश में इसका प्रमुख कारण रक्ताल्पता है। खून में हीमोग्लोबिन की मात्रा जब 10 ग्राम प्रतिशत से कम हो जाती है तो कार्य करते वक्त कमजोरी महसूस होती है। थोड़ी सी सीढ़ी चढ़ने में व्यक्ति हाँफने लगता है। हीमोग्लोबिन की जाँच बहुत ही साधारण जाँच है। लेकिन अक्सर ही यह जाँच उचित सावधानी के अभाव में गलत हो जाती है। अतएव इसे अनुभवी और डिग्रीधारी चिकित्सक से ही करवाना चाहिए। एनीमिया (रक्ताल्पता) का प्रकार जानने के लिए और भी जाँचें लिखी जा सकती हैं।

5. आँखें एवं पेशाब पीली होना : ये लक्षण पीलिया रोग की शिकायत होने पर पाए जाते हैं। यह लिवर का एक गम्भीर रोग है जिसके कारण का निदान शीघ्र होना आवश्यक होता है।

चिकित्सक पीलिया के लक्षण वाले रोगी के मूत्र में बाइल साल्ट्स तथा बाइल पिगमेंट की जाँच लिखते हैं। साथ ही रक्त में सीरम बिलिरुबीन नामक जाँच की सलाह देते हैं एवं लिवर के कार्य करने की क्षमता/स्थिति जानने के लिए एस.जी.पी.टी.

एवं एस.जी.ओ.टी. करवाने को भी लिखा जाता है। हेपेटाइटिस–बी की सम्भावना होने पर आस्ट्रेलिया एंटीजन की जाँच भी करवाई जाती है। इसी तरह हेपेटाइटिस–सी की सम्भावना होने पर इस रोग की जाँच की सलाह चिकित्सक देते हैं। यह जाँच कुछ महँगी होती है और बड़े लैबों में उपलब्ध है। लिवर की कार्य क्षमता परखने के लिए प्रोटीन की जाँच भी होती है।

6. सिर दर्द एवं गर्दन में अकड़न के साथ बुखार : इस तरह के लक्षणों में मस्तिष्क ज्वर की शंका होती है अतएव ऐसी स्थिति में रीढ़ की हड्डी का पानी निकालकर जाँच के लिए भेजा जाता है। इसे सी.एस.एफ. (Cerebrospinal fluid) जाँच कहा जाता है। योग्य चिकित्सक द्वारा ही यह जाँच करवानी चाहिए।

7. पेट एवं शरीर में सूजन आना : शरीर में सूजन आने के कई कारण हो सकते हैं रक्त में प्रोटीन या हीमोग्लोबिन की मात्रा अत्यन्त कम हो जाने से भी चेहरे और हाथ–पैरों में सूजन आती है। अतः इस स्थिति में प्रोटीन एवं हीमोग्लोबिन जाँचों की सलाह दी जाती है। गुर्दे (किडनी) के ठीक से कार्य न करने से भी शरीर में सूजन आ सकती है। इसी तरह हृदय के ठीक से कार्य न करने से भी सूजन आती है। कई बार पेट के कैंसर में भी पेट में सूजन आ जाती है। तब पेट के पानी की भी जाँच रोग निदान के लिए की जाती है। इस जाँच से चिकित्सकों को बीमारी का पता चल जाता है। कई बार डॉक्टर क्रिएटेनिन अथवा यूरिया जैसी जाँचों की आवश्यकता बतलाते हैं।

8. उच्च रक्तचाप एवं सीने में दर्द : अधिकांशतः रक्तचाप एवं हृदय रोगियों में सीरम कोलेस्ट्रॉल की मात्रा बढ़ी हुई होती है इसलिए चिकित्सक कोलेस्ट्रॉल अथवा लिपिड प्रोफाइल करवाने के लिए कहते हैं। लिपिड प्रोफाइल में कई तरह की जाँचें जैसे टोटल लिपिड्स, ट्राइग्लिसराइ्स, एच.डी.एल. एवं एल.डी.एल. कोलेस्ट्रॉल आदि जाँचें शामिल होती हैं। ये जाँचें कुछ महँगी होती हैं अतएव योग्य विशेषज्ञ की सलाह पर ही करवानी चाहिए। हृदयाघात में एस.जी.ओ.टी.,सी.पी.के., सीरम इलेक्ट्रोलाइट जाँचें करवाते हैं। आजकल सी.पी.के., एम.बी. जाँचें भी की जाती हैं लेकिन ये सब जाँचें अत्यन्त जरूरी होने पर ही करवाई जाती हैं।

9. अधिक रक्तस्त्राव होना : कई रोगियों को नाक अथवा शरीर के अन्य हिस्सों में अधिक मात्रा में रक्तस्त्राव होता है। इसके लिए ब्लीडिंग टाइम एवं क्लांटिंग टाइम (बी.टी.,सी.टी.) की जाँच करवाई जाती है। शल्य चिकित्सक ऑपरेशन करने के पूर्व भी इन जाँचों को करवाते हैं। इन जाँचों से रक्त जमने में लगनेवाले समय को मापा जाता है। यदि रक्त विलम्ब से जमता है तो रक्त अधिक होने की सम्भावना रहती है। रक्त के जमने की प्रक्रिया परखने के लिए प्रोथ्रोम्बिन टाइम (पी.टी.) टेस्ट भी करवाते हैं।

पैथोलॉजी लैब, आवश्यक उपकरणों से युक्त होने के साथ ही उसका कार्य एक शिक्षित पैथोलॉजी विशेषज्ञ की देखरेख में होना चाहिए

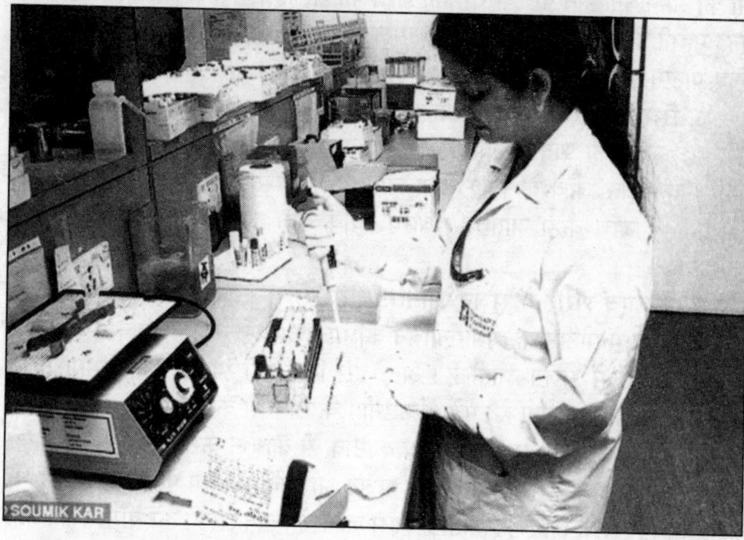

10. शरीर में गाँठ अथवा ठीक न होनेवाले फोड़ों की जाँचें : शरीर में गाँठें दो तरह की हो सकती हैं—पहली, वे जिससे शरीर को कोई हानि नहीं होती, इन्हें बिनाइन ट्यूमर कहते हैं, जैसे—पोलिप, मस्सा अथवा सिस्ट। दूसरी तरह की गाँठें कैंसर की हो सकती हैं। सर्जन बायोप्सी करके इनकी हिस्टो पैथोलॉजी जाँच करवाते हैं। इस तरह की जाँचों में समय लगता है और ये जाँचें कुछ महँगी भी होती हैं। आजकल बायोप्सी की जगह एफ.एन.ए.सी. (F.N.A.C.) जाँच काफी आसान है। इसमें सम्बन्धित गाँठ में केवल सुई चुभोकर, कोशिकाएँ निकालकर, उनकी जाँच करते हैं। इसके अलावा गर्भाशय में फोड़ा या सूजन होने पर उसके आसपास की कोशिकाएँ एक काँच की स्लाइड पर लेकर जाँच कराई जाती है, इसे **पेपस्मीयर जाँच कहते हैं** इससे भी कैंसर एवं अन्य बीमारियों का पता लग जाता है।

11. सन्तान का न होना : इसमें पुरुष के वीर्य की जाँच की जाती है। इसमें देखते हैं कि वीर्य में पर्याप्त मात्रा में शुक्राणु मौजूद हैं अथवा नहीं तथा उनकी गति सामान्य है या नहीं। इसके अलावा स्त्री रोग विशेषज्ञ डी एंड सी (सफाई) करके गर्भाशय के अन्दर की पर्त जिसे एंडोमेंट्रियम कहते हैं, को हिस्टो पैथोलॉजी जाँच के लिए भेजती हैं। इन जाँचों से सन्तान न होने का कारण पता चल जाता है और इसका आवश्यकतानुसार इलाज किया जा सकता है। कई बार स्त्री एवं पुरुषों के अलग-

अलग तरह के हारमोन्स की जाँचें भी की जाती हैं जिससे भी सन्तानोत्पत्ति में बाधक कारणों का पता चल जाता है जिनका इलाज भी किया जा सकता है।

12. पेट में कीड़े होना एवं पेट दर्द होना : पेट में फीताकृमि, गोल कृमि, धागा कृमि इत्यादि हो सकते हैं। मल में इनके अंडों की जाँच से इनकी उपस्थिति का पता चल जाता है। इसी तरह आँव पड़ने पर अमीबा नामक एक कोशीय जीव के सिस्ट भी मल में दिख सकते हैं। इस स्थिति में चिकित्सक पैथोलॉजिस्ट के पास रोगी को स्टूल टेस्ट के लिए भिजवाता है। आँतों में रक्तस्राव की स्थिति बनने पर भी मल की जाँच कराई जाती है इसके अलावा और भी कई बड़ी-छोटी जाँचें चिकित्सकों द्वारा लिखी जाती हैं।

अन्य जाँचें : स्त्री के गर्भवती होने पर पेशाब की साधारण जाँच से उसके गर्भ का पता चल जाता है। इसे यूरिनरी प्रिगनेंसी टेस्ट (U.P.T.) कहते हैं। मांटोक्स टेस्ट से क्षय रोग के संक्रमण का पता चल जाता है। थायरायड ग्रन्थि जो कि गले के सामने होती है की जाँच क्षमता जानने के लिए चिकित्सक टी-3, टी-4 एवं टी.एस.एच. (थायरायड हारमोन्स) करवाते हैं। पूर्व में यह जाँच 600 रुपए के लगभग की जाती थी लेकिन आजकल नई पद्धति से जाँच करवाने में मात्र 300 रुपए के आसपास खर्च आता है। इसके अलावा कई विशेष हारमोन्स की जाँचें हैं जिनका विवरण आम लोगों को देना बहुत उपयोगी नहीं है।

बचें पैथोलॉजी के नीम हकीमों से

जिस तरह आजकल गाँव-गाँव, शहर-शहर बगैर मान्यता प्राप्त चिकित्सकों का जाल फैला हुआ है उसी तरह पैथोलॉजी के क्षेत्र में भी डॉक्टर के स्थान पर बगैर मान्यता प्राप्त तकनीशियन नाम और पैसे की चाह में पैथोलॉजी लेबोरेटरी जगह-जगह खोलकर बैठ गए हैं। इनके संचालनकर्ताओं के पास न तो पर्याप्त अनुभव है और न शासकीय मान्यता प्राप्त डिग्री अथवा डिप्लोमा है। आम लोगों को इनसे सावधान रहना होगा। वर्ना गलत रिपोर्ट से मरीज का दोहरा नुकसान होता है एक तो रोग का सही निदान न हो पाने के कारण उसे गलत दवाइयाँ खानी पड़ती हैं जिनका दुष्प्रभाव उसके शरीर पर होता है और दूसरे उसे आर्थिक हानि अलग से उठानी पड़ती है।

मेडिकल काउंसिल के नियम 1987 की धारा 13 के अनुसार सिर्फ प्रशिक्षित एम.डी. या डी.सी.पी. चिकित्सकों द्वारा ही लैब का संचालन किया जा सकता है। तकनीशियन या बायोकेमिस्ट द्वारा लैबों का संचालन असंवैधानिक है। यह फैसला म.प्र. हाई कोर्ट द्वारा भी दिया गया है।

नई पीढ़ी के इस क्षेत्र में रुझान को देखते हुए आजकल हर बड़े शहरों में कई-कई इंस्टीट्यूट खुल गए हैं। जो 35 से 80 हजार रुपया लेकर दस या बारह महीने या दो वर्ष का प्रशिक्षण देकर तकनीशियन का डिप्लोमा या प्रमाणपत्र देते हैं।

बेरोजगारी के कारण बड़ी तादाद में युवक-युवतियाँ इनमें प्रवेश लेकर निकल रहे हैं। और पैथोलॉजिस्ट के सहायक बनने की जगह स्वयं धड़ाधड़ लेबोरेटरी खोल रहे हैं। वैसे कई प्रदेशों में इन पर रोक लगाई जा रही है। वैसे इन तकनीशियनों को चाहिए कि योग्य पैथोलॉजिस्ट के निर्देशन में कार्य करें न कि स्वयं लैब खोलकर बगैर विशेषज्ञ की सलाह के रिपोर्ट दें।

सही डॉक्टर और लैब का चुनाव कैसे करें?

यदि आपका चिकित्सक योग्य, अनुभवी और विश्वसनीय है तो वह हमेशा आपको जाँच के लिए अच्छी प्रयोगशाला में भिजवाएगा। क्योंकि उसे पैसों से ज्यादा अपने मरीज के ठीक होने की चिन्ता होती है। इसके लिए वह सही जाँच रिपोर्ट को ही महत्त्व देगा।

अतः लैब के चुनने के पूर्व सही चिकित्सक को चुनें जो अनुभवी तो हो लेकिन लालची न हो। वैसे कई चिकित्सक जाँच के लिए किसी विशेष पैथोलॉजी लैब का उल्लेख नहीं करते। ऐसी स्थिति में आप क्या करें? तब आप निम्न बातों पर ध्यान देकर लैब का चुनाव करें :

1. पैथोलॉजी लैब में जाँच करनेवाला व्यक्ति मान्यता प्राप्त डिग्रीधारी चिकित्सक तो हो ही साथ ही उसके पास पैथोलॉजी विषय से एम.डी. अथवा डी.सी.पी. का डिप्लोमा हो एवं कार्य का अधिक से अधिक अनुभव हो। अर्थात् वह योग्य पैथोलॉजिस्ट हो एवं मेडिकल काउंसिल से रजिस्ट्रेशन भी हो।
2. लैब में जाँच के पर्याप्त उपकरण एवं सुविधाएँ हों। क्योंकि कई अवैध लैब ऐसी जाँचों की रिपोर्ट भी दे देते हैं जिनकी सुविधा उनके पास उपलब्ध नहीं है।
3. किसी लैब में जाने के पूर्व आप अन्य व्यक्तियों एवं अपने परिचित चिकित्सकों से भी लैब की साख एवं उसकी जाँच रिपोर्टों के बारे में पता कर सकते हैं।
4. लैब में संचालक का मेडिकल काउंसिल द्वारा मान्यता का रजिस्ट्रेशन प्रमाण-पत्र भी देख लेना चाहिए। साथ ही उसकी डिग्री एवं डिप्लोमा भी।
5. ऐसे पैथोलॉजी लैबों से बचें जिनके संचालक चिकित्सकों को कमीशन देकर आकर्षित करते हैं क्योंकि शहरों में आजकल इसका चलन बढ़ गया है। कमीशन के चक्कर में कई बार चिकित्सकगण अनावश्यक रूप से भी अतिरिक्त जाँचें करवाते हैं। इनका पैसा भी मरीज की जेब से जाता है।
6. लैब के चुनाव के बारे में अपने डॉक्टर से भी सलाह ले सकते हैं। यदि डॉक्टर सही है तो पूछने पर वह सही लैब की जानकारी दे सकता है। कई बार चिकित्सक लैब का पता इसलिए नहीं बतलाते कि कहीं यह न समझा

जाए कि वे लैब से कमीशन लेते हैं। लेकिन आग्रह करने पर वे पता बता देते हैं। आम लोगों को यह देखना होगा कि जाँच की अन्तिम रिपोर्ट एक डिग्रीधारी विशेषज्ञ द्वारा दी जाती है, या कि लैब तकनीशियन द्वारा, क्योंकि पैथोलॉजी लैब की रिपोर्ट के आधार पर ही चिकित्सक का इलाज निर्भर होता है। यहाँ एक बात का उल्लेख करना भी आवश्यक है कि आप ऑटो रिक्शा वालों या नर्सिंग होम अथवा चिकित्सकों के यहाँ काम करनेवाले कर्मचारियों की सलाह पर जाँच के लिए कोई लैब में न जाएँ क्योंकि हो सकता है वे व्यक्ति मरीज भेजने के लिए कमीशन लेते हों। अतः पूछना ही है तो लैब का पता अपने इलाज करनेवाले चिकित्सक से पूछें। यदि चिकित्सक को कोई लालच नहीं है तो वह आपको विश्वसनीय पैथोलॉजी लैब का पता बतलाएगा। वास्तविक बात यह है कि आम लोगों को सही जाँच-रिपोर्टों के महत्त्व को समझना चाहिए। क्योंकि रोगी का ठीक होना न होना इन्हीं जाँच रिपोर्टों पर निर्भर करता है।

भाग–2

खतरनाक असंक्रामक रोग

11

कैंसर (Cancer)

[जानिए कैंसर के बारे में सब कुछ]

किसी रोगी को कैंसर का मालूम चलना उसे मौत का फरमान जैसा लगता है। कैंसर जैसे रोग का नाम ही व्यक्ति को भयभीत कर देता है। इसे लोग मृत्यु का पर्याय मानते हैं, जबकि अब ऐसा नहीं है। बहुत से कैंसर शीघ्र निदान और इलाज से ठीक हो जाते हैं और रोगी लम्बी आयु तक जीता है। उदाहरणार्थ गर्भाशय अथव स्वर यंत्र के कैंसर में यदि तुरन्त रोग का निदान कर शल्य क्रिया द्वारा इलाज कर दिया जाए तो मरीज ठीक हो जाता है और सामान्य आयु तक जिन्दा रहता है। कैंसर के 80 से 90 प्रतिशत मरीजों का इलाज सफलतापूर्वक हो जाता है। अत: अब कैंसर को लाइलाज मानना ठीक नहीं है। सफल इलाज के लिए जरूरत होती है, रोग की जानकारी और जल्दी पहचान की।

कैंसर एक बड़ी समस्या

विभिन्न स्वास्थ्य समस्याओं में कैंसर भी एक बहुत बड़ी समस्या बना हुआ है। नए-नए आविष्कार और बढ़ती स्वास्थ्य सुविधाएँ कैंसर के रोगियों में कमी नहीं कर सकी हैं। बल्कि औद्योगिक रूप से विकसित देशों में कैंसर के ज्यादा ही मरीज पाए जाते हैं। लेकिन विकासशील देशों में भी समस्या कम गम्भीर नहीं है। वहाँ भी यह रोग तेजी से बढ़ रहा है। औद्योगिकीकरण के कारण बढ़ता प्रदूषण, फसलों पर कीटनाशकों का छिड़काव, खाने में कृत्रिम रंगों और डिब्बा बन्द खाद्यों का इस्तेमाल कैंसर को बढ़ा रहा है। तम्बाकू का पान मसालों या सिगरेट के रूप में अधिक प्रयोग भी रोग को तेजी से बढ़ा रहा है। भारत में मुँह के कैंसरों का प्रतिशत, तम्बाकू को विभिन्न रूपों में चबाने के कारण ही अत्यधिक है।

विश्व स्वास्थ्य संगठन के अनुसार विश्व में प्रतिवर्ष होनेवाली 5 करोड़ मौतों में 50 लाख मौतें कैंसर के कारण होती हैं और अब यह संख्या एक करोड़ प्रतिवर्ष हो चुकी है।

देश में स्थिति

भारत में भी कैंसर की बीमारी बढ़ रही है। यहाँ 10 प्रमुख बीमारियों में एक कैंसर भी है। देश में प्रति 1 लाख की आबादी पर लगभग 100 कैंसर के मरीज हैं (जो कि विकसित देशों की अपेक्षा कम है) यहाँ प्रतिवर्ष 5 लाख कैंसर के नए रोगी होते हैं और 3 लाख मौतें इस रोग के कारण होती हैं। वैसे वास्तविक संख्या इससे भी अधिक होगी।

कैंसर क्या है ?

मानव शरीर अरबों-खरबों छोटी कोशिकाओं (सेल्स) से मिलकर बना है। प्रतिदिन हजारों-लाखों कोशिकाएँ नष्ट होती हैं और इनकी जगह नई कोशिकाएँ बनती हैं। जब शरीर वृद्धि करता है तब भी नई कोशिकाएँ लाखों की संख्या में रोज बनती हैं। इनके बनने की प्रक्रिया में शरीर का नियंत्रण होता है लेकिन जब इन कोशिकाओं के बनने की क्रिया अनियंत्रित हो जाती है तो कोशिकाओं में असामान्य रूप से वृद्धि होने लगती है और कोशिकाओं की इस अनियंत्रित वृद्धि को ही कैंसर कहा जाता है। यह असामान्य वृद्धि शरीर के लिए उपयोगी नहीं होती बल्कि कई समस्याएँ खड़ी करती है और इनकी कोशिकाएँ भी सामान्य से अलग तरह की होती हैं।

कैंसर कई बीमारियों का समूह होता है, जिसके प्रमुख लक्षण हैं :

1. कोशिकाओं की असामान्य वृद्धि होना
2. यह असामान्य वृद्धि स्थानीय ऊतकों और अंगों में फैलकर उन्हें तो प्रभावित करती ही है साथ ही शरीर के दूरस्थ अंगों में भी फैल जाती है।
3. कैंसर शरीर के किसी भी अंग के ऊतकों में पाया जा सकता है और **यदि शीघ्र इलाज न किया जाए तो शरीर में फैलकर मरीज की जान ले सकता है।**

कैंसर कई तरह का होता है, जैसे अन्न नलिका का, आँतों का, गर्भाशय का, रक्त का और शरीर के जिन अंगों का ऊतकों में यह होता है उसी के अनुसार उसको नाम दिए जाते हैं। कुछ कैंसर गम्भीर किस्म के होते हैं जिनमें इलाज से अधिक फायदा नहीं होता, परन्तु ऐसा तब होता है जब मरीज बहुत देर से चिकित्सकों के पास पहुँचते हैं। लेकिन जैसा कि बतलाया गया है कि **यदि समय से सही इलाज मिले तो अधिकतर कैंसर काफी सीमा तक या बिलकुल ठीक हो सकते हैं।**

विभिन्न तरह के कैंसरों को दो प्रमुख श्रेणियों में विभाजित किया जा सकता है—

(अ) ठोस गाँठें (ट्यूमर्स) : ये शरीर के किसी भी भाग में हो सकती हैं।

(ब) रक्त कैंसर (ल्यूकीमिया) और लिम्फोमा : यह रक्त और लसिका तंत्र से सम्बन्धित होता है।

शरीर में उपस्थित प्रत्येक गाँठ या वृद्धि कैंसर की नहीं होती

यहाँ यह ध्यान देने योग्य बात है कि शरीर में मौजूद गाँठ या कोशिकाओं की वृद्धि कैंसर की न होकर साधारण प्रकार की भी हो सकती है। जो शरीर के लिए हानिकारक नहीं होती। इन्हें विनाइन ट्यूमर्स कहते हैं। ये गाँठें धीरे-धीरे आकार में बढ़ती तो हैं लेकिन इनकी वृद्धि अनियंत्रित नहीं होती जबकि कैंसर शीघ्र बढ़ता है और दूसरे अंगों में भी फैल जाता है। विनाइन ट्यूमर दूसरे अंगों में नहीं फैलते। शरीर में उपस्थित मस्से भी कोशिकाओं की हानिरहित वृद्धि का उदाहरण हैं परन्तु कभी-कभी विनाइन ट्यूमर्स या ग्रोथ (वृद्धि) भी कैंसर में बदल जाती है लेकन ऐसा बहुत कम होता है।

कैंसर होने के कारण

कैंसर का कोई एक सटीक कारण आज तक नहीं खोजा जा सका है लेकिन ऐसे बहुत से कई कारण पता करने में वैज्ञानिक सफल हुए हैं जो अधिकतर मरीजों में कैंसर का कारण बनते हैं। इन कैंसर उत्पन्न करनेवाले कारकों को कार्सिनोजन्स कहते हैं। इन्हें निम्न दो भागों में बाँटा जा सकता है—

(अ) पर्यावरणीय कारक

(ब) पैतृक कारक

(अ) पर्यावरणीय कारक : इस तरह के कारक कुल होनेवाले कैंसर के 80 से 90 मामलों में उत्तरदायी होते हैं। कुछ प्रमुख कारक निम्नलिखित हैं—

1. तम्बाकू : तम्बाकू चाहे किसी भी रूप में ली जाए, हानिकारक होती है। इससे फेफड़े, स्वरयंत्र, मुख, ग्रास नली, मूत्राशय, पक्वाशय, गुर्दे इत्यादि के कैंसर हो सकते हैं। एक अनुमान के अनुसार केवल सिगरेट पीने से विश्व में प्रतिवर्ष दस लाख असामयिक मृत्युएँ होती हैं।

2. शराब : अत्यधिक मात्रा में शराब, अन्न नलिका एवं यकृत के कैंसर का कारण बनती है। कुछ नई खोजों के अनुसार बीयर के अधिक उपयोग से मलाशय का कैंसर हो सकता है। यह अन्दाजा लगाया गया है कि कैंसर से होनेवाली कुल मृत्युओं का 3 प्रतिशत शराब द्वारा उत्पन्न कैंसर से होती हैं।

3. खाद्य पदार्थ : कुछ खाद्य पदार्थों का कैंसर से घनिष्ठ सम्बन्ध देखा गया है जैसे स्मोक्ड मछली का सम्बन्ध आमाशय के कैंसर से होता है। गौ मास का सम्बन्ध आँतों के कैंसर और बहुत ज्यादा चर्बी वाले आहारों का सम्बन्ध स्तन कैंसर से होता है। इसके अलावा खाद्य पदार्थों में मिलाए जानेवाले बहुत से रंगों और रसायनों को भी कैंसर के कारकों में माना जाता है। डिब्बा बन्द खाद्य या रेसों से रहित आहार भी बड़ी आँत के कैंसर का कारक बन सकता है।

4. उद्योगों से : कारखानों में कार्य करनेवाले श्रमिकों को कई तरह के हानिकारक पदार्थों के सम्पर्क में रहना पड़ता है। इनसे भी कैंसर उत्पन्न हो सकता है। ये पदार्थ

हैं—बैंजीन, आर्सेनिक, कैडनियम, क्रोमियम, विनाइल क्लोराइड, ऐस्बस्टास, कोलतार इत्यादि। इनसे होनेवाला कैंसर कुल कैंसर का लगभग 5 प्रतिशत है।

5. विषाणु एवं परजीवी : विभिन्न बीमारियाँ फैलानेवाले विषाणु एवं परजीवी भी नई खोजों के अनुसार कई तरह के कैंसर के लिए उत्तरदायी होते हैं। उदाहरणार्थ—हेपेटाइटिस बी और सी नामक वाइरस से यकृत का कैंसर हो सकता है। इसी तरह इपिस्टिन बार विषाणु से लिम्फोमा तथा नाक और ग्रासनली में कैंसर होता है। साइटोमेगेलो नामक विषाणु से त्वचा का कैंसर हो सकता है। कुछ इस तरह के रक्त कैंसर भी विषाणुजन्य होते हैं।

याद रखें, सभी गाँठें कैंसर की नहीं होतीं

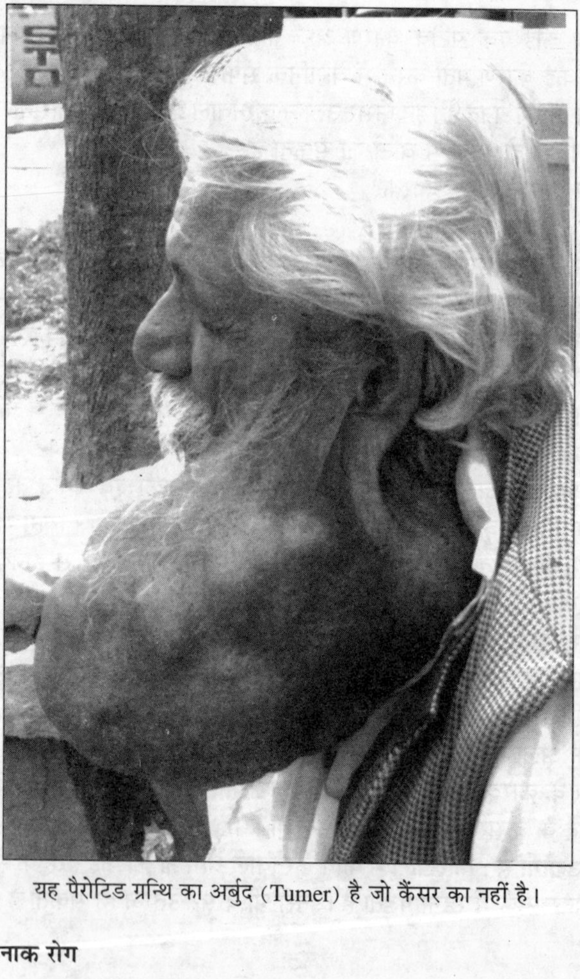

यह पैरोटिड ग्रन्थि का अर्बुद (Tumer) है जो कैंसर का नहीं है।

इसी तरह कुछ परजीवी (पैरासाइट्स) जैसे सिस्टोसोमियासिस, मूत्राशय का कैंसर उत्पन्न करता है। कुछ फफूँद भी कैंसर उत्पन्न करते हैं।

6. रीति-रिवाज, जीवन शैली एवं आदतें : एक सीमा तक रीति-रिवाज एवं आदतें और जीवन शैली भी इस रोग को बढ़ाती है। उदाहरणत: कश्मीर में अँगीठी को पेट पर बाँधने की प्रथा है, इस कारण वहाँ पेट की त्वचा का कैंसर अधिक पाया जाता है। इसी तरह मैनपुरी में तम्बाकू अधिक चबाई जाती है, इसलिए वहाँ मुख का कैंसर होता है।

7. विकिरण एवं अन्य कारण : यह पाया गया है कि विकिरण कैंसर उत्पन्न करने में प्रमुख भूमिका निभाता है। यदि अधिक मात्रा में एक्स-रे किरणें शरीर पर पड़ें तो ये कैंसर उत्पन्न कर सकती हैं। गर्भवती स्त्रियों के पेट में पल रहे शिशुओं पर भी इन किरणों का घातक प्रभाव होता है।

नागासाकी में गिराए गए अणु बम के विकिरण के प्रभाव से बाद में वहाँ कैंसर के मामले बहुतायत से पाए गए। घड़ियों के प्रयोग में आनेवाले रेडियम का कार्य करनेवाले कर्मियों में भी विकिरण के प्रभाव से कैंसर होते देखा गया है। रेडियम की आविष्कारक मादाम क्यूरी रेडियम के दुष्प्रभाव के कारण ही मरी थीं।

अधिक समय तक तेज धूप में रहना त्वचा कैंसर को जन्म दे सकता है, क्योंकि सूर्य की किरणों में भी विकिरण प्रभाव होता है। रंगीन टेलीविजन की पिक्चर ट्यूब से भी हानिकारक विकिरण निकलता है, इसके कारण छोटे बच्चों में आँखों का रेटिनो ब्लास्टोमा नामक कैंसर होते देखा गया है।

इसके अलावा पानी और हवा के प्रदूषण से भी कैंसर को बढ़ावा मिलता है। पेट्रोल, डीजल के धुएँ में जो हानिकारक तत्त्व होते हैं, उनमें फेफड़ों का कैंसर हो सकता है। कीटनाशकों का अन्धाधुन्ध उपयोग भी कैंसर के बढ़ते मामलों के लिए जिम्मेदार है।

कुछ दवाएँ एवं हार्मोन जैसे इस्ट्रोजन इत्यादि अधिक मात्रा में लेने से स्त्रियों में जननांगों के कैंसर होते देखे गए हैं।

(ब) पैतृक कारक : एक सीमा तक पैतृक गुण भी कैंसर उत्पन्न करने में सहायक होते हैं, लेकिन अकेले पैतृक गुणों के प्रभाव से कैंसर कम होता है। उसके लिए अन्य कारक या स्थितियाँ भी उत्तरदायी होती हैं। कुछ विशेष तरह के कैंसर विशेष प्रजातियों में ही अधिकतर पाए जाते हैं। जैसे अफ्रीकनों में त्वचा का कैंपोसीज सारकोमा नामक कैंसर ज्यादातर पाया जाता है। इसी तरह मंगोलों में अन्य लोगों की अपेक्षा ल्यूकीमिया अधिक होता है। यह देखा गया है कि माँ को कैंसर होने पर बेटी को और पिता को कैंसर होने पर पुत्र को कैंसर होने की सम्भावना रहती है।

कैंसर की स्थिति उत्पन्न करनेवाली अन्य स्थितियाँ

1. कुछ विशेष कैंसर एक निश्चित आयु वर्ग में ही पाए जाते हैं : जैसे 10 वर्ष के बीच लिम्फोमा और इविंग्स सारकोमा होते हैं। स्त्रियों में स्तन कैंसर और गर्भाशय की ग्रीवा का कैंसर 45 से 55 वर्ष के बीच अधिक होता है।

2. रोग प्रतिरोधक क्षमता : कुछ लोगों की रोग प्रतिरोधक शक्ति कम रहती है अथवा कुछ मरीजों में यह क्षमता दवाइयाँ लेने से भी कम हो जाती है। ऐसी कमी हुई रोग प्रतिरोधक क्षमता वाले व्यक्तियों को कैंसर होने की सम्भावना अधिक रहती है।

3. रगड़, जीर्ण प्रक्षोभ (इरीटेशन) एवं आघात (ट्रामा) : शरीर के अंग विशेष या त्वचा के किसी भाग में लगातार अथवा बार-बार रगड़, आघात पड़ता रहे तो उसे कैंसर हो सकता है। उदाहरणार्थ—कश्मीर में पेट पर अँगीठी बाँधने का चलन है। इससे गर्म अँगीठी की रगड़ पेट की त्वचा पर पड़ती है, इस कारण भी कुछ लोगों को कैंसर होना पाया गया है। इसी प्रकार मुँह के नुकीले दाँतों का गालों में या जीभ में हमेशा चुभने से कालान्तर में कैंसर की सम्भावना बन सकती है। स्तन या अंडकोष के कैंसर भी आघातों से हो सकते हैं, कुछ हड्डियों के कैंसर भी चोट लगने के बाद होते देखे गए हैं।

जीर्ण प्रक्षोभ या क्रॉनिक इरीटेशन कई वस्तुओं से हो सकता है, जैसे—धूम्रपान, मदिरा, तम्बाकू, पान मसाले इत्यादि जब बार-बार लम्बे समय तक लिए जाते हैं तो ये कैंसर को जन्म दे सकते हैं। तम्बाकू को मुँह में रखे रहने से मुख के कैंसर अधिक मात्रा में होते हैं। इसलिए रात्रि में सोने के पूर्व तम्बाकू उगलकर सोना चाहिए।

एक बात स्पष्ट रूप से समझ लेनी चाहिए कि यह जरूरी नहीं कि उक्त कारणों से सभी को कैंसर हो जाए, हाँ, कुछ व्यक्तियों में ये कारक अवश्य प्रभावी होते हैं।

कैंसर के लक्षण

इस भयंकर रोग के इलाज के लिए जरूरी है कि रोग का निदान शीघ्र हो और निदान में लक्षणों की भी महत्त्वपूर्ण भूमिका है, यदि किसी व्यक्ति में निम्न लक्षण मिलें, तो उसे तुरन्त योग्य चिकित्सक को दिखलाना चाहिए; ये लक्षण हैं :

1. स्तन में गाँठ या उसके किसी भाग में कड़ापन आना।
2. अचानक शरीर के कोई तिल या मस्से में परिवर्तन।
3. पाचन या शौच सम्बन्धी आदतों में स्थायी बदलाव आना।
4. आवाज में बदलाव या लगातार कई दिनों तक खाँसी आना।
5. मासिक धर्म द्वारा ज्यादा खून आना या मासिक धर्म अनियमित होने के साथ ही अधिक रक्तस्राव होना।

6. मुख, गुदाद्वार अथवा शरीर के अन्य रन्ध्रों से रक्तस्राव होना।
7. किसी भाग में सूजन, फोड़ा या घाव जो इलाज से ठीक नहीं हो रहा हो।
8. बगैर अन्य कोई कारण के अधिक वजन कम होना।

कैंसर का फैलाव

कैंसर की गाँठ या वृद्धि एक हिस्से में सीमित नहीं रहती है। वह वृद्धि करके आसपास तो फैलती ही है, साथ ही कैंसर की कोशिकाएँ, रक्त इत्यादि के माध्यम से शरीर के अन्य अंगों में पहुँचकर वृद्धि करने लगती हैं।

कैंसर कोशिकाओं के एक अंग से दूसरे अंग में फैलने के, रक्त प्रवाह के अलावा और भी कई तरीके होते हैं। जैसे लसिका वाहिनियों द्वारा, लसिका ग्रन्थियों में। पेट का कैंसर उदरच्छद द्वारा भी एक हिस्से से दूसरे हिस्से में फैलता है। चूँकि पेट के अंगों में रक्त प्रवाह अधिक होता है एवं रक्त वाहिकाओं की संख्या भी बहुत होती है अत: पेट के किसी भी अंग के कैंसर शीघ्र ही यकृत (लिवर) या अन्य अंगों में फैल जाते हैं।

कैंसर का लसिका ग्रन्थियों के साथ अन्य अंगों में फैलाव, रोग की बढ़ी हुई अवस्था का सूचक होता है। इस स्थिति में कैंसर का इलाज थोड़ा कठिन होता है। गाँठ के आकार और उसके फैलाव के आधार पर कैंसर की 'स्टेज' तय करते हैं। यदि प्रथम स्टेज या रोग की शुरुआत होने पर इलाज हो तो रोग ठीक हो सकता है। आजकल कैंसर का प्रारम्भिक अवस्था में ही निदान सम्भव है। उपर्युक्त लक्षणों के आधार पर कैंसर की शंका होने पर विभिन्न जाँचें की जाती हैं।

जाँचों में रक्त, मूत्र इत्यादि के सामान्य परीक्षण तो किए ही जाते हैं। साथ ही कुछ विशेष जाँचें भी की जाती हैं। इन जाँचों का संक्षिप्त विवरण निम्न है—

1. स्मीयर जाँच : इस जाँच में गर्भाशय, ग्रीवा, स्तन इत्यादि के स्राव को काँच की स्लाइड पर लेकर विभिन्न रंगों से रँगकर माइक्रोस्कोप में देखकर कैंसर कोशिकाओं का पता करते हैं।

इसके अलावा शरीर के किसी भी भाग में मौजूद गाँठों में सुई डालकर अन्दर की कोशिकाएँ सीरिंज द्वारा खींचकर फिर उसकी स्मीयर बनाकर माइक्रोस्कोप में देखते हैं। लेकिन इस जाँच की विश्वसनीयता 100 प्रतिशत नहीं है। इस जाँच को एफ.एन.ए.सी. कहते हैं।

2. बायोप्सी जाँच : इस जाँच में कैंसरग्रस्त भाग या गाँठ का थोड़ा सा टुकड़ा लेकर इसकी स्लाइड बनाकर माइक्रोस्कोप से जाँच करते हैं। बायोप्सी द्वारा अधिकतर मामलों में सही निदान हो जाता है। जाँच की विश्वसनीयता पूर्व जाँचों की अपेक्षा अधिक है और प्राय: इसी के आधार पर कैंसर का निदान हो जाता है।

स्तन कैंसर

स्तन कैंसर के लक्षण :

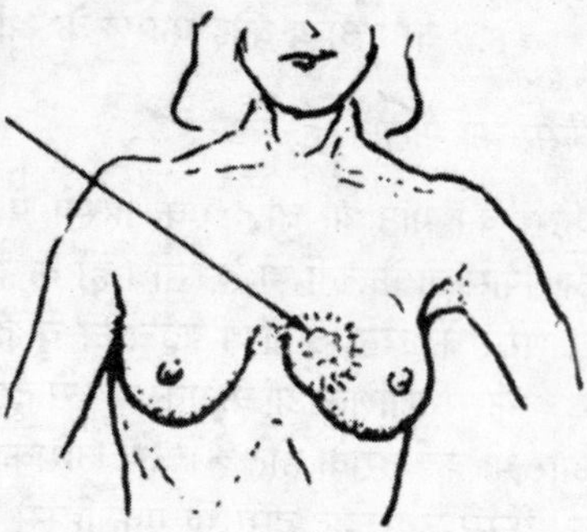

- स्तन के इस हिस्से में एक गिल्टी-सी प्राय: स्तन के इस भाग पर है। लेकिन इसे स्तन के किसी अन्य भाग पर भी देखा जा सकता है।
- या स्तन पर असामान्य तरह का गढ़ा हो सकता है या स्तन की चमड़ी सन्तरे के छिलके की तरह कई गढ़ेवाली हो सकती है।
- अक्सर इनमें दर्द नहीं होता और प्राय: काँखों में हँसली (कालर बोन) से नीचे बड़ी-बड़ी लसिका गाँठें (गिल्टियाँ) बन जाती हैं।
- स्तनों में अल्सर (व्रण) भी हो सकते हैं।
- चूचियों से खून जैसा स्राव आता है या पहले उभरी चूचियाँ अन्दर धँस जाती हैं।
- स्तन की यह गिल्टी धीरे-धीरे बढ़ती रहती है।
- शुरू में इसमें दर्द नहीं होता। हाँ, बाद में होने लगता है।

(इन लक्षणों के बावजूद अन्तिम निष्कर्ष गाँठ की कोशिकाओं की सूक्ष्म जाँच कर निकाला जाता है)

कापोसीज सारकोमा नामक त्वचा कैंसर

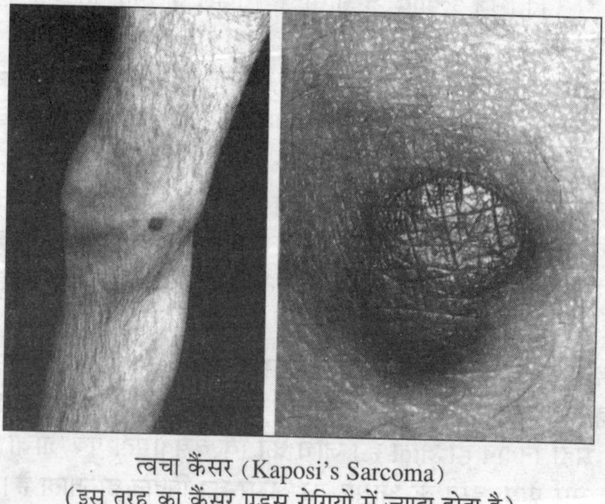

त्वचा कैंसर (Kaposi's Sarcoma)
(इस तरह का कैंसर एड्स रोगियों में ज्यादा होता है)

औरतों में स्तन कैंसर कैसे पहचानें ?

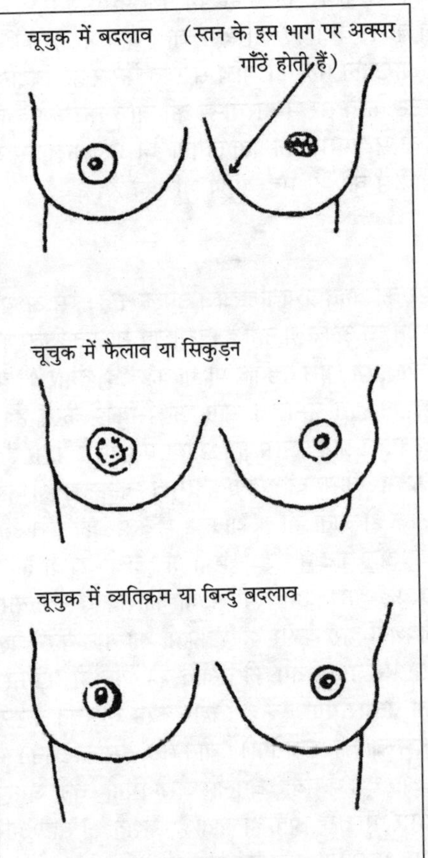

(यह परीक्षण स्त्रियाँ स्वयं कर सकती हैं)

3. अन्य जाँचें : एक्स-रे, अल्ट्रासोनोग्राफी, केट स्केनिंग, लेप्रोस्कोपी, गेस्ट्रोस्कोपी, लैरिंगोस्कोपी, सिस्टोस्कोपी एवं जीरो रेडियोग्राफी (स्तन कैंसर के लिए) इत्यादि जाँचों से कैंसर की वृद्धि का पता करते हैं।

विभिन्न रक्त कैंसर के लिए अस्थिमज्जा (बोन मेरो) की जाँच भी की जाती है। खून की जाँच और बोन मेरो की जाँच से रक्त कैंसर का निदान हो जाता है। कुछ कैंसर, जैसे—प्रोस्टेट के कैंसर में हारमोन्स की जाँचें करके एवं हड्डी के कैंसर में बायोकेमिकल जाँचों से भी रोग का पता लगता है। आजकल इस रोग के निदान और इलाज में कैंसर मार्कर्स की भी महत्त्वपूर्ण भूमिका है।

कैंसर का इलाज

पूर्वापेक्षा आज कैंसर का बहुत प्रभावी इलाज उपलब्ध है। इस अध्याय के साथ इलाज का विस्तृत विवरण देने का औचित्य नहीं है। इसलिए संक्षिप्त विवरण दिया जा रहा है—

1. विकिरण चिकित्सा : इसे रेडियोथेरेपी भी कहते हैं। कैंसर की यह प्रमुख चिकित्सा है। कोबाल्ट-60 मशीन द्वारा प्रभावित भाग की सिंकाई करते हैं। कोबाल्ट-60 की सुइयाँ भी आती हैं जिनका प्रयोग, गर्भाशय, ग्रीवा एवं यौनी कैंसर इत्यादि में करते हैं।

2. शल्य चिकित्सा : कैंसर की यह एक प्रमुख चिकित्सा है। कई बार शल्य-क्रिया द्वारा कैंसर जड़ से ठीक हो जाता है। शल्यक्रिया में कैंसर की गाँठ और प्रभावित हिस्सों को अलग कर देते हैं, और बाद में रेडियोथेरेपी द्वारा बची-खुची कैंसर कोशिकाओं को भी नष्ट कर देते हैं। कई बार कीमोथेरेपी से भी कोशिकाएँ नष्ट करते हैं। कीमोथेरेपी में मुख द्वारा या इंजेक्शनों द्वारा कैंसर कोशिकाओं को नष्ट करनेवाली दवाइयाँ देते हैं लेकिन यह चिकित्सा मरीज एवं रोग की स्थिति को ध्यान में रखकर तय की जाती है।

3. अस्थिमज्जा प्रत्यारोपण : कुछ विशेष तरह के रक्त कैंसर जैसे मायलायड ल्यूकीमिया में अस्थिमज्जा का प्रत्यारोपण (बोन मेरो ट्रांसप्लांटेशन) भी किया जाता है। यह इलाज महँगा है और देश में मुंबई, बैंगलोर जैसी गिनी-चुनी जगहों पर उपलब्ध है। लेकिन इससे रक्त कैंसर पूरी तरह ठीक हो जाता है। बशर्ते की सही अस्थिमज्जा का दाता उपलब्ध हो। प्रायः सगे भाइयों या रक्त सम्बन्धी की अस्थिमज्जा अच्छा काम करती है।

4. दवाइयों द्वारा चिकित्सा : इसे कीमोथेरेपी भी कहते हैं। जब रेडियोथेरेपी या शल्यक्रिया सम्भव नहीं होती तो कैंसर रोधी दवाइयों का उपयोग किया जाता है या दोनों को साथ-साथ प्रयोग करते हैं। आजकल इंटरफेरान नामक दवा का उपयोग, विशेषकर रक्त कैंसर में सफलतापूर्वक किया जा रहा है।

कैंसर से बचने का उपाय

कैंसर एक खतरनाक और जनलेवा रोग है। जिसका इलाज भी महँगा होता है। अतएव इससे बचने के उपायों पर प्रत्येक व्यक्ति को अमल करना चाहिए। आज

रोग के बारे में काफी कुछ जानकारी चिकित्सा वैज्ञानिकों ने एकत्र कर ली है और कैंसर के अधिकतर कारकों का पता चल चुका है। इसके आधार पर रोग से बचाव के कुछ तरीके—

1. **तम्बाकू का सेवन चाहे वह किसी भी रूप में हो, छोड़ दें। शराब पीते हों तो वह भी छोड़ना हितकर रहेगा। हमारे देश में तम्बाकू और शराब कैंसर का एक बड़ा कारण हैं।**

   यह अनुमान लगाया गया है कि लोग केवल तम्बाकू छोड़ दें तो कैंसर के **प्रतिवर्ष दस लाख मरीजों की कमी हो सकती है।** इसी तथ्य को दृष्टिगत रखते हुए नार्वे जैसे देश ने सन् 2000 तक अपने यहाँ धूम्रपान को पूर्णतः समाप्त करने की योजना लागू की थी। इसके अलावा पान मसाले, सुपारी इत्यादि भी न लें। पान मसालों से भी कैंसर होते देखा गया है। लाल दन्तमंजन में भी तम्बाकू रहती है अतएव उसका उपयोग भी न करें।
2. **अधिक वसायुक्त भोजन एवं ऐसा खाना जिसमें रेशे की मात्रा न हो, न खाएँ। मांसाहार की बजाय शाकाहार अपनाना कैंसर से बचने के लिए अधिक हितकर है। यह देखा गया है कि मांसाहारियों को आँत का कैंसर अधिक होता है।**
3. **विटामिन ए और सी एवं रेशे वाले खाद्य जैसे—गाजर, आँवला, नीबू, हरी सब्जियाँ, फल और सलाद पर्याप्त मात्रा में अपने भोजन में शामिल करें। शोधों द्वारा ज्ञात हुआ है कि विटामिन सी और ए कैंसर से बचाता है।**
4. **सामान्य से अधिक वजन होना भी ठीक नहीं है, अर्थात् मोटापे पर काबू रखें।**
5. **डिब्बे बन्द खाद्य पदार्थ और अधिक मिर्च-मसालेदार भोजन न करें। प्राकृतिक रूप में उपलब्ध खाद्यों को प्राथमिकता दें।**
6. **स्त्री-पुरुष जननांगों की साफ-सफाई से कुछ कैंसर जैसे गर्भाशय की ग्रीवा के कैंसर से बचा जा सकता है।**
7. **रेडियेशन अथवा विकिरण चाहे वह किसी भी रूप में हो, उससे बचें। अनावश्यक बार-बार एक्स-रे न करवाएँ, धूप में भी अधिक देर न रहें। स्वयं और बच्चों को लगातार लम्बे समय तक टेलीविजन देखने से रोकें।**
8. **लगातार आघात, रगड़ या जीर्ण प्रक्षोभ (क्रॉनिक इरीटेशन) से बचें। मुँह के ऐसे दाँत जो गाल में या अन्य जगह चुभते हों उनकी चिकित्सा करवाएँ।**
9. **ऊपर बतलाए गए कैंसर उत्पन्न करनेवाले रसायनों जैसे—अर्सेनिक, विनाइल क्लोराइड, कोलतार इत्यादि से बचें। इसके लिए कारखाने के कर्मचारी सुरक्षित तरीके अपनाएँ।**

10. **हेपेटाइटिस-बी के टीके लगवाने से अप्रत्यक्ष रूप से यकृत कैंसर से बचा जा सकता है।**

11. **शारीरिक जाँच :** समय-समय पर शारीरिक जाँच की, कैंसर से बचाव और नियंत्रण में अहम् भूमिका है। इस सम्बन्ध में निम्न बातें ध्यान देने योग्य हैं—

    (अ) **प्रत्येक वर्ष या दो वर्ष के अन्तराल से शरीर की सम्पूर्ण जाँचें जिनमें स्तन, जननांगों, पौरुष ग्रन्थि (प्रोस्टेट) थायरायड, लसिका ग्रन्थियाँ, गला एवं रक्त की जाँचें एवं खखार की जाँचें सम्मिलित हों, करवाना चाहिए। साथ ही सीने का एक्स-रे भी करवाना चाहिए। ये जाँचें विशेषकर 40 वर्ष की आयु के पश्चात् प्रत्येक वर्ष करवानी चाहिए।**

    (ब) **गर्भाशय की ग्रीवा की जाँच पेपस्मीयर बनाकर की जाती है जो एक सरल जाँच है और उससे रोग का पता शीघ्र चल जाता है। यह प्रत्येक वर्ष करवानी चाहिए और कैंसर के लक्षण न मिलने पर प्रत्येक तीसरे वर्ष करवाई जा सकती है। इसका तरीका किसी स्त्री रोग विशेषज्ञ से समझ लें। स्तन के कैंसर का पता करने के लिए मैमोग्राफी भी की जाती है। यह 30-35 वर्ष की उम्र में प्रत्येक तीसरे और फिर 50 वर्ष के उपरान्त प्रत्येक दूसरे वर्ष करवाई जा सकती है। भारत के बड़े शहरों में यह सुविधा उपलब्ध है।**

कैंसर के नियंत्रण के सम्बन्ध में सरकार की भूमिका

जैसा कि पूर्व में बतलाया जा चुका है, पर्यावरण एवं बहुत सी ऐसी स्थितियाँ हैं, जो कैंसर उत्पन्न करती हैं। शासन को कानून बनाकर इन पर नियंत्रण करना चाहिए, जैसे—

1. खाद्य पदार्थों (विशेषकर पैकेट में या डिब्बा बन्द) की कैंसर कारक तत्त्वों के लिए जाँच अनिवार्य होनी चाहिए। ऐसी दवाओं का प्रयोग भी बन्द होना चाहिए जो कैंसर उत्पन्न करती हैं।
2. जो वस्तुएँ कैंसरजनक (कार्सिनोजन्स) के रूप में प्रमाणित हो चुकी हैं, जैसे—तम्बाकू, पान-मसाले, सिगरेट, शराब इत्यादि, उनके प्रयोग पर रोक लगनी चाहिए।
3. औद्योगिक कचरे एवं गन्दे पानी को सुरक्षित तरीके से ठिकाने लगाने के लिए व्यवस्थाएँ की जाएँ। नदियों, तालाबों इत्यादि के पानी और हवा को प्रदूषण से बचाने के लिए सख्ती से निपटा जाना चाहिए। कीटनाशकों का प्रयोग कम करके इनकी जगह प्राकृतिक कीटनाशकों के उपयोग को बढ़ावा दिया जाना चाहिए। रासायनिक खादों से पानी को प्रदूषित होने से बचाना चाहिए।

संक्षेप में कहें तो उपरोक्तानुसार खान-पान की आदतें बदलकर जैसे—फल, हरी साग-सब्जियों का उपयोग एवं तम्बाकू, सिगरेट, शराब इत्यादि को छोड़कर समय-समय पर शारीरिक जाँचें करवाकर, इस भयंकर रोग को नियंत्रित रखा जा सकता है।

कृत्रिम जीवन और प्रदूषित वातावरण भी कैंसर को जन्म देता है। अतः कैंसर से बचाव के लिए प्राकृतिक रूप से उपलब्ध भोजन करें और प्रकृति के सान्निध्य में रहें। **एक सीमा तक तनाव भी कैंसर को जन्म दे सकता है, अतः जहाँ तक सम्भव हो तनाव से बचें।** संक्षेप में कहें तो ये सावधानियाँ रखें—

मौसमी फल और हरी सब्जियों का रोज सेवन एक सीमा तक कैंसर से सुरक्षित रखता है, इनमें एंटी ऑक्सीडेंट होते हैं।

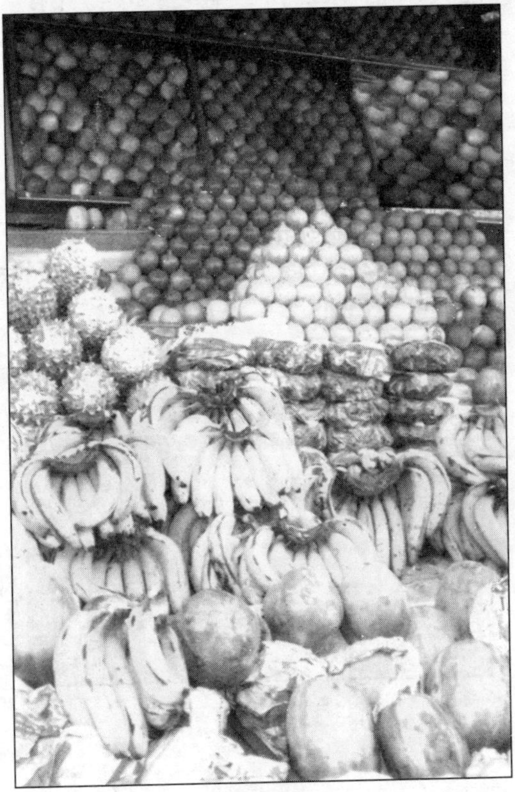

(लेकिन फल और हरी सब्जियाँ भी कीटनाशक रहित और कृत्रिम रसायनों से मुक्त होनी चाहिए)

(अ) खान-पान की आदतों में सुधार—

1. तम्बाकू, पान मसाले एवं शराब छोड़ें।
2. अधिक वसायुक्त पदार्थ एवं सम्भव हो तो मांसाहार भी छोड़ें।
3. भोजन में विटामिन 'ए' एवं 'सी' तथा रेशोंयुक्त खाद्य पदार्थ जैसे—ताजे फल और हरी सब्जियाँ तथा सलाद प्रचुर मात्रा में लें।
4. डिब्बे बन्द खाद्य पदार्थों और कृत्रिम खाने के रंगों का कम से कम मात्रा में सेवन करें।

(ब) विकिरणयुक्त किरणों एवं कैंसर उत्पन्न करनेवाले रसायनों एवं कीटनाशकों से बचें।

(स) मोटे न हों यदि मोटापा हो तो वजन कम करें।

(द) समय-समय पर शारीरिक जाँच करवाएँ जिनमें निम्न जाँचें शामिल हों—

1. स्तनों की जाँच—मेमोग्राफी द्वारा,
2. गर्भाशय ग्रीवा की जाँच—पेपस्मियर द्वारा,
3. सीने की एक्स-रे जाँच,
4. गले की जाँच—एंडोस्कोपी द्वारा,
5. लसिका ग्रन्थियों, पौरुष ग्रन्थि एवं थायरायड ग्रन्थि की जाँचें,

(ई) हेपेटाइटिस-बी के टीके लगवाएँ।

(फ) कैंसर के शुरुआती लक्षणों में से कोई भी लक्षण मिलने पर तुरन्त चिकित्सक से सलाह लें।

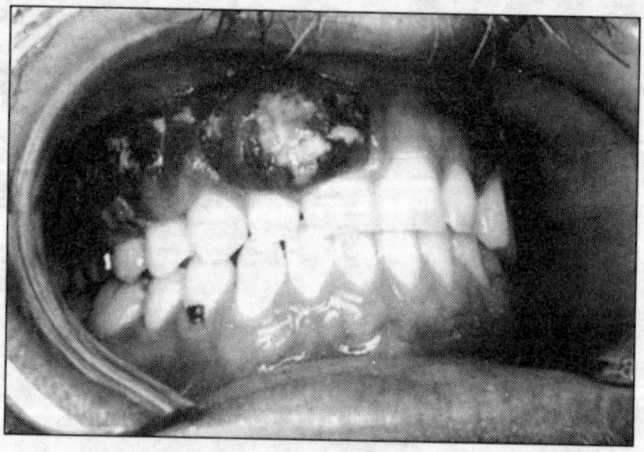

मसूड़ों के ऊपर कैंसर की गाँठ

12

हृदय रोग (Heart Disease)

असंक्रामक बीमारियाँ जैसे—हृदय रोग, मधुमेह, रक्तचाप इत्यादि भी कम घातक नहीं होतीं, अन्तर इतना है कि संक्रामक रोग : मनुष्य पर एकदम आक्रमण करके उसके जीवन को खतरा उत्पन्न करते हैं जबकि असंक्रामक बीमारियाँ (ये वे बीमारियाँ हैं जो किसी जीवित रोगाणु द्वारा नहीं होतीं) अपेक्षाकृत धीरे-धीरे मनुष्य को मृत्यु की ओर ढकेलती हैं। अमेरिका जैसे विकसित देश में कुल बीमारियों से होनेवाली मौतों का 38.3 प्रतिशत केवल हृदय रोगों से होनेवाली मौतों का है। इस तरह हृदय रोग वहाँ सबसे अधिक मुत्युओं का कारण है। इसके बाद दूसरे स्थान पर है कैंसर, 22 प्रतिशत। वास्तविकता तो यह है कि अब बहुत से संक्रामक रोग जैसे—बड़ी माता, प्लेग, हैजा, पोलियो इत्यादि पर काफी सीमा तक काबू पा लिया गया है। लेकिन असंक्रामक बीमारियों से ग्रसित रोगियों की संख्या बढ़ती ही जा रही है। यह एक महत्त्वपूर्ण तथ्य है कि **विकसित देशों में कुल होनेवाली मृत्युओं में 70 प्रतिशत से 75 प्रतिशत तक केवल हृदय रोगों और कैंसर से होनेवाली मृत्युओं का है।**

विकासशील देशों में भी इन दोनों से ग्रसित व्यक्तियों की संख्या बढ़ रही है। इसलिए अब यहाँ भी लोगों का पर्याप्त ध्यान इन बीमारियों के ऊपर जा रहा है। भारत में विशेषकर उसके महानगरों में हृदय रोगियों की संख्या में अत्यधिक वृद्धि हो रही है। यहाँ तक कि ग्रामीण क्षेत्रों में भी पूर्वापेक्षा अधिक हृदय रोगी पाए जाने लगे हैं। जीवन की आपाधापी प्रतिस्पर्धा अनियमित और असन्तुलित खान-पान इन रोगों को क्रमशः बढ़ा रहे हैं। अब तो हृदय रोगों के लिए उम्र का भी बन्धन नहीं रहा है। अस्पतालों में हृदय रोगों की चिकित्सा के लिए आधुनिक उपकरणोंयुक्त कक्ष जिसे गहन चिकित्सा इकाई (इंटेंसिव केयर यूनिट) कहते हैं, आवश्यक होता है। लेकिन हमारे यहाँ तो अभी पर्याप्त संख्या में चिकित्सालय ही नहीं हैं, गहन चिकित्सा इकाई की बात तो दूर है। यदि महानगरों को छोड़ दें तो शेष अधिकांश स्थानों पर इन सुविधाओं का अभाव है। तब ऐसे में हृदय रोगियों की संख्या बढ़ना एक समस्या ही है। यह द्रष्टव्य है कि हृदय रोगियों को तकलीफ होने पर तुरन्त

चिकित्सा की जरूरत होती है तभी उन्हें बचाया जा सकता है। कई बार रोगी को दूरस्थ स्थानों से शहर लाना भी घातक सिद्ध होता है। ऐसे बहुत से रोगी तो रास्ते में ही चल बसते हैं। अत: इन रोगों से होनेवाली मौतों में कमी के लिए चिकित्सा सुविधाएँ बढ़ाना और लोगों को हृदय रोगों के प्रति जागरूक बनाना भी जरूरी है।

हृदय धमनी के रोग क्या हैं?

इनको कोरोनरी हार्ट डिसीज (सी.एच.डी.) भी कहते हैं। इन रोगों की जानकारी के पूर्व यदि हम हृदय और हृदय धमनियों (कोरोनरी आर्टरी) की थोड़ी सी जानकारी ले लें तो ठीक रहेगा।

शरीर की प्रत्येक कोशिका को पोषण और ऊर्जा के लिए प्राणवायु (ऑक्सीजन) की आवश्यकता होती है जो उसे रक्त प्रदान करता है। चूँकि हृदय शरीर का सबसे अधिक परिश्रम करनेवाला अंग है इसलिए उसे प्राणवायु की कुछ अधिक ही जरूरत होती है। उसकी इस आवश्यकता को पूरा करने के लिए हृदय की ही महाधमनी से निकलनेवाली दाईं और बाईं दो हृदय धमनियाँ होती हैं। ये दोनों हृदय धमनियाँ छोटी-छोटी शाखाओं में बँटकर पूरे हृदय को रक्त प्रदान करती रहती हैं। कहीं-कहीं ये छोटी-छोटी धमनियाँ आपस में जुड़ भी जाती हैं और एक गुच्छे का रूप धारण कर लेती हैं। अंग्रेजी में 'कोरोना' का अर्थ मुकुट होता है। चूँकि इन धमनियों का आकार मुकुट जैसा होता है इसलिए इन्हें कोरोनरी आर्टरीज (धमनियाँ) कहते हैं।

हृदय धमनियाँ सँकरी होने अथवा उनमें रुकावट के कारण जब हृदय को उसकी आवश्यकता के अनुसार रक्त प्राप्त नहीं हो पाता तो उसका कार्य अव्यवस्थित हो जाता है। इसी को हृदय धमनी रोग कहते हैं।

विश्व स्वास्थ्य संगठन के अनुसार हृदय धमनी रोग आधुनिक महामारी है। औद्योगिक रूप से सम्पन्न देशों में होनेवाली 25 से 30 प्रतिशत मौतें इन्हीं रोगों से होती हैं।

अक्सर हृदय रोगों का कारण हृदय की रक्त वाहिकाओं में चर्बी का जम जाना है।

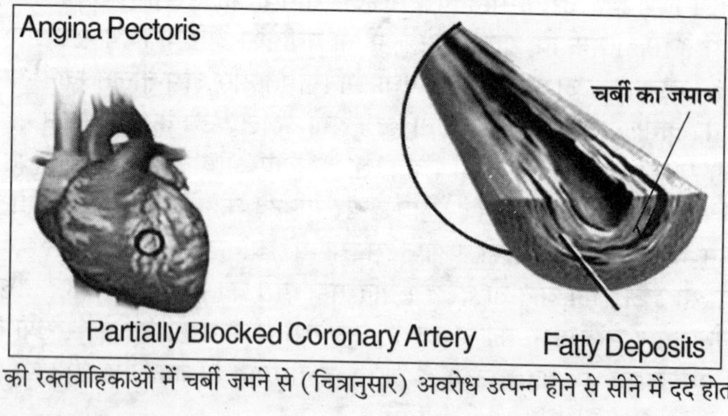

हृदय की रक्तवाहिकाओं में चर्बी जमने से (चित्रानुसार) अवरोध उत्पन्न होने से सीने में दर्द होता है

चंडीगढ़ में 30 वर्ष से ऊपर के लोगों का ई.सी.जी. द्वारा सर्वेक्षण किया गया था। उसमें शहरी क्षेत्र के प्रति 1000 पुरुषों में 66 पुरुष तथा प्रति 1000 महिलाओं में से 48 महिलाएँ इस रोग से ग्रस्त पाए गए। जबकि हरियाणा के गाँवों में रोगी पुरुष और महिलाओं की संख्या (प्रति 1000 में) 23 और 18 थी। इस तरह गाँवों में रोग के मामले कम पाए गए। इससे एक बात प्रकट होती है कि **हृदय धनियों के रोग महिलाओं की बजाय पुरुषों में अधिक होते हैं।**

यह बीमारी भारत के लोगों में पाश्चात्य देशों के लोगों की उम्र की अपेक्षा 10 वर्ष पहले हो जाती है। अधिकतर रोगी 51 वर्ष से 60 वर्ष के बीच के होते हैं। रक्तचाप और मधुमेह के 40 प्रतिशत रोगी इस बीमारी के शिकार होते हैं। इसके अलावा धूम्रपान भी बहुत से रोगियों में एक कारण होता है।

हृदय धमनी रोग में कौन-कौन सी स्थितियाँ बन सकती हैं—

1. हृदय शूल या एन्जाइना पेक्टोरिस
2. हृदय का दौरा या हृदयाघात (मायोकार्डियल इन्फॉर्क्शन)

इसके अलावा इस रोग की तीन स्थितियाँ और बन सकती हैं—

1. हृदय की अनियमितताएँ
2. हृदय का फेल होना या शॉक
3. एकदम मृत्यु होना

अब हम प्रमुख रूप से एन्जाइना और दिल के दौरे की चर्चा करेंगे।

1. हृदय शूल या एन्जाइना पेक्टोरिस : हृदय धमनी के रोगों की शुरुआत प्रायः बचपन या यौनावस्था से ही हो जाती है। कुछ लोगों में यह स्थिति जल्दी-जल्दी बढ़ती है। इस रोग में इन धमनियों के अन्दर की तह मोटी और खुरदरी हो जाती है जिससे धमनी का व्यास कम हो जाता है। ऐसा धमनी के अन्दर चर्बी युक्त पदार्थ जैसे—कोलेस्ट्रॉल के जमने के कारण होता है। चर्बी जमने की इस प्रक्रिया को एथेरोस्क्लैरोसिस कहते हैं।

एथेरोस्क्लैरोसिस के कारण धमनियों का व्यास कम हो जाने से हृदय के लिए रक्त की कम मात्रा पहुँच पाती है। इस कारण हृदय की मांसपेशियों को आवश्यकता से कम ऑक्सीजन मिलती है। इस स्थिति को एन्जाइना कहते हैं। कम रक्त प्रदाय के कारण सीने में दर्द भी होता है।

अक्सर तनाव या चलने-फिरने या अन्य परिश्रम के पश्चात् इस तरह का दर्द होना शुरू होता है। दर्द सीने के बाईं ओर होता है जो बाएँ हाथ की अँगुलियों तक फैल सकता है। रोगी को सीने में भारीपन और बेचैनी भी हो सकती है।

एन्जाना मरीज को सावधान होने के लिए एक चेतावनी है। यदि उचित सावधानियाँ और इलाज न किया जाए तो हृदयाघात (दौरे) की स्थिति भी बन सकती है।

2. हृदयाघात या दिल का दौरा : हृदय धमनी की यह एक गम्भीर स्थिति होती है। जैसा कि ऊपर बतलाया गया है, चर्बी या कोलेस्ट्रॉल जैसे पदार्थ इन धमनियों में जमने के कारण वे खुरदरी और सँकरी हो जाती हैं। अब यदि दुर्भाग्य से रक्त में थक्का बनकर इन सँकरी धमनियों में से किसी में भी फँस जाता है तो वह धमनी पूरी तौर पर अवरुद्ध हो जाती है। इस कारण यह धमनी हृदय के जिन हिस्सों की मांसपेशियों को रक्त प्रदान करती है वे ऑक्सीजन और पोषण के अभाव में मृत हो जाती हैं। इस स्थिति को हृदयाघात या दिल का दौरा (Acute Myocardial Infraction) कहते हैं।

बीमारी की ये दोनों दशाएँ एक ही तरह की विकृति के कारण होती हैं। अन्तर यह है कि दिल के दौरे में रक्त का थक्का धमनी में फँस जाने से वह पूरी तरह अवरुद्ध हो जाती है जिससे हृदय के कुछ हिस्सों का रक्त प्रदाय बन्द हो जाता है। जबकि हृदय शूल में हृदय को रक्त प्रदाय कम मात्रा में होता है। कोलेस्ट्रॉल धमनियों में धीरे–धीरे जमकर धमनियों को सँकरी बनाता रहता है। **पूरी तरह धमनी अवरुद्ध होने में 20 वर्ष या उससे अधिक समय लग जाता है।**

हृदयाघात के लक्षण

1. सीने के बीचोबीच या बाईं ओर तेज दर्द होता है। यह दर्द, बाईं बाजू, कलाई, गर्दन, निचले जबड़े, कन्धे और पीठ के मध्य भाग तक फैल सकता है।

हृदय रोग (अटैक एवं एन्जाइना) का दर्द कहाँ होता है ?

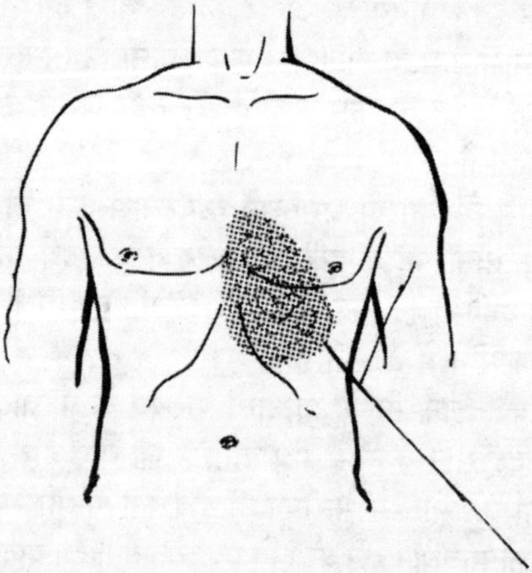

दर्द इस स्थान पर होता है।

बैलूनिंग

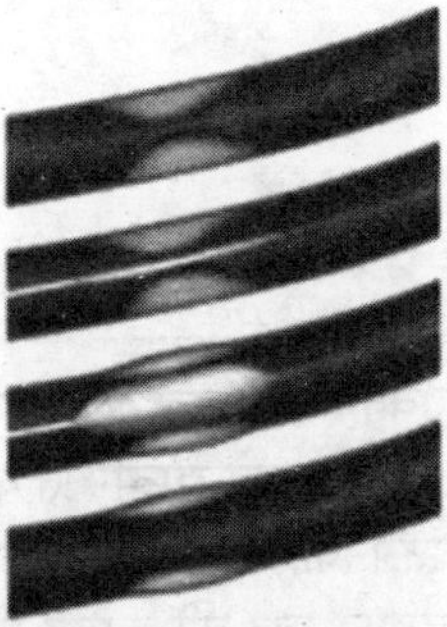

2. मरीज को बेचैनी और घबराहट होती है।
3. पसीना आना, हाँफना, उल्टियाँ होना भी दौरे के लक्षण हैं। कभी-कभी रोगी को शौच जाने की भी इच्छा होती है।
4. कभी-कभी रोगी को कोई दर्द महसूस न होकर सीने में भारीपन या सनसनाहट-सी लगती है। रोगी अपनी शिकायत के बारे में ठीक तरह से बतला भी नहीं पाता। बगैर दर्द के दिल का दौरा प्राय: मधुमेह के रोगी में मिलता है।
5. ज्यादा गम्भीर हृदयाघात में रोगी बेहोश होकर गिर सकता है तथा उसकी धड़कन बन्द हो सकती है। धड़कन बन्द होने को कार्डिएक अरेस्ट कहते हैं।

हृदय धमनी रोगों के विभिन्न कारण

इस तरह के हृदय रोगों के अनेक कारण होते हैं। विभिन्न शोधों से कई तरह के कारकों का पता लगता है। जैसे कि रोग बढ़ती उम्र (51 से 60 के बीच) के व्यक्तियों में अधिक होता है। इसी तरह महिलाओं की अपेक्षा पुरुष इस रोग से ज्यादातर प्रभावित होते हैं। इसी तरह परिवार में यदि माता अथवा पिता को रोग है तो सन्तान को भी इस प्रकार के रोग होने की सम्भावना उन लोगों से अधिक होती है जिनके परिवार में ऐसा कोई ज्ञात रोगी नहीं है।

तालिका I पर कुछ प्रमुख कारकों की विस्तृत जानकारी दी जा रही है—

तालिका-I

हृदय रोगों के लिए खतरे वाले कारक (रिस्क फैक्टर्स)

जिनको दूर नहीं किया जा सकता	जिनको दूर या कम किया जा सकता है
1. पारिवारिक	1. धूम्रपान
2. आनुवंशिकता	2. उच्च रक्तचाप

3. लिंग
4. उम्र
5. व्यक्तित्व

3. मधुमेह
4. बढ़ा हुआ कोलेस्ट्रॉल
5. शारीरिक श्रम का अभाव
6. मोटापा
7. तनाव
8. शराब

---

1. धूम्रपान : एक कहावत है कि कुछ व्यक्ति डूबकर आत्महत्या करते हैं और कुछ व्यक्ति ध्रूमपान करके। धूम्रपान से सम्बन्धित कुछ तथ्य विचारणीय हैं, सिगरेट या बीड़ी के धुएँ में उपस्थित निकोटिन रक्तचाप बढ़ाकर हृदय की ऑक्सीजन की जरूरत भी बढ़ा देती है। धूम्रपान रक्त की कार्बन मोनोऑक्साइड को बढ़ाकर हृदय की धमनियों में चर्बी जमने की प्रक्रिया (एथेरोस्क्लैरोसिस) को बढ़ाता है।

जिन देशों में धूम्रपान बहुत अधिक किया जाता है वहाँ 25 प्रतिशत हृदय रोगियों की मृत्यु अधिक धूम्रपान के कारण ही होती है। यहाँ तक कि हृदय धमनी के कुछ रोगियों में सिगरेट पीने के कारण तुरन्त मृत्यु होते देखा गया है।

धूम्रपान द्वारा हृदय धमनी रोगों के खतरों का सिगरेटों की संख्या से सीधा सम्बन्ध है। फिल्टर वाली सिगरेट को हानिरहित समझा जाता है जबकि ऐसा नहीं है। यह भी सुरक्षित नहीं होती। यह भी पाया गया है कि धूम्रपान अन्य कारकों जैसे उच्च रक्तचाप, बढ़ा हुआ कोलेस्ट्रॉल इत्यादि के साथ हृदय धमनियों पर अपना घातक प्रभाव तेजी से दिखलाता है।

यदि **धूम्रपान छोड़ दिया जाए तो निश्चित ही हृदय रोगियों को इससे फायदा होता है** और हृदय रोग से मृत्यु होने का खतरा 50 प्रतिशत तक कम हो जाता है।

2. उच्च रक्तचाप : उच्च रक्तचाप से पीड़ित रोगी प्रायः हृदय धमनी के रोगों के भी शिकार बनते हैं। इस तरह उच्च रक्तचाप इन रोगों का प्रमुख कारक है। **उच्च रक्तचाप धमनियों को मोटा और सख्त बनाता है। यह इनमें चर्बी जमने की प्रक्रिया को बढ़ा देता है।** इसके अलावा उच्च रक्तचाप की स्थिति में हृदय पर अधिक जोर पड़ता है, इसलिए उसकी ऑक्सीजन की आवश्यकता भी बढ़ जाती है और यह आवश्यकता हृदय धमनियों में सँकरापन आने के कारण पूरी नहीं होती तो हृदय शूल या एन्जाइना के लक्षण उत्पन्न होते हैं।

3. कोलेस्ट्रॉल की मात्रा बढ़ना : रक्त द्रव (सीरम) में कोलेस्ट्रॉल की बढ़ी हुई मात्रा का सीधा सम्बन्ध हृदय धमनी रोगों से है।

मानव रक्त में चर्बी वाले पदार्थ भी रहते हैं। ये लिपिड कहलाते हैं। लिपिड कई तरह के होते हैं। कुछ लिपिड शरीर या हृदय के लिए नुकसानदेह होते हैं जबकि कुछ शरीर के लिए फायदेमन्द होते हैं। ये मुख्य रूप से तीन तरह के होते हैं—

(अ) कम घनत्व वाले लिपिड (लो डेंसिटी लिपिड) : ये लिपिड शरीर के

लिए हानिकारक होते हैं और रक्त में चर्बी की मात्रा बढ़ा देते हैं। कोलेस्ट्रॉल इसी प्रकार का लिपिड है। ये संतृप्त वसाएँ (सेचुरेटेड फैट) जैसे—मटन, सभी तरह के घी, मक्खन, मलाई, नारियल का तेल इत्यादि में अधिक होता है जबकि अनसेचुरेटेड वसा जैसे सोयाबीन, मूँगफली या सनफ्लावर के तेल में कम होते हैं।

(ब) *अति कम घनत्व वाले लिपिड (वेरी लो डेंसिटी लिपिड) :* यह भी हृदय के लिए हानिकारक हैं और धमनियों में एथिरोस्क्लैरोसिस को बढ़ाते हैं। इस तरह के लिपिड को ट्राइग्लिसराइड्स कहते हैं। यह भी चर्बीयुक्त पदार्थों (सेचुरेटेड फैट्स) से बनता है। पैरों की धमनियों सम्बन्धी रोगों में इसका ज्यादा हाथ होता है।

(स) *अधिक घनत्व वाले लिपिड (हाई डेंसिटी लिपिड) :* ये लिपिड्स शरीर या हृदय के लिए हानिकारक नहीं होते बल्कि हितकर ही होते हैं। ये एक तरह से धमनियों में चर्बी की सफाई का कार्य करते हैं। अभी यह पता नहीं चल सका है कि इस तरह के लिपिड्स (जो एक तरह के कोलेस्ट्रॉल हैं) कहाँ से प्राप्त होते हैं।

रक्त में जितनी अधिक कोलेस्ट्रॉल की मात्रा (ट्राइग्लिसराइड्स की भी) बढ़ेगी धमनियों सम्बन्धी रोगों का खतरा भी उतना ही अधिक होगा। 220 मि.ग्रा. डेसी लीटर या इससे अधिक कोलेस्ट्रॉल का रक्त में स्तर खतरनाक साबित हो सकता है।

4. अन्य कारक : *मधुमेह :* मधुमेह के रोगियों में हृदय धमनियों सम्बन्धी रोगों का रक्त सामान्य लोगों की अपेक्षा दो से लेकर तीन गुना अधिक होता है। औद्योगिक रूप से सम्पन्न देशों में 40 वर्ष के ऊपर वाले मधुमेह के 30 से लेकर 50 प्रतिशत रोगी इन बीमारियों के कारण चल बसते हैं।

शारीरिक श्रम का अभाव : केवल मानसिक कार्य करनेवाले, आलसी या आरामतलब जीवन जीनेवालों को रोग अधिक होता है। इस बात के प्रमाण मिले हैं कि नियमित व्यायाम रक्त में अधिक घनत्व वाले लिपिड्स को बढ़ाता है। इससे शरीर का वजन और रक्तचाप भी कम रहता है।

मोटापा : सामान्य से अधिक वजन वाले व्यक्ति के हृदय को अधिक श्रम करना पड़ता है। इससे उसकी ऑक्सीजन की आवश्यकता भी बढ़ जाती है। मोटे व्यक्ति को रक्तचाप बढ़ने का भी खतरा होता है। जो हृदय रोगों के लिए भी खतरा उत्पन्न करता है।

इसके अलावा मोटे व्यक्तियों में कोलेस्ट्रॉल एवं ट्राइग्लिसराइड्स की रक्त में मात्रा अधिक होती है। जैसा कि बतलाया जा चुका है कि रक्त कोशिकाएँ और चर्बी हृदय धमनियों में जमा होकर उनको सँकरा बना देते हैं।

इस तरह मोटापे का हृदय रोगों से सीधा सम्बन्ध भले न हो लेकिन **मोटे व्यक्तियों को इस तरह के हृदय रोगों की सम्भावना सामान्य वजन के व्यक्तियों से निश्चित ही अधिक होती है।**

आनुवंशिक कारक : यदि परिवार में किसी व्यक्ति को यह रोग हुआ है तो अन्य को भी रोग होने की सम्भावना बढ़ जाती है। लेकिन हमेशा ऐसा होना जरूरी नहीं होता।

व्यक्तित्व : यह बात कुछ अजीब लग सकती है लेकिन व्यक्तित्व का भी हृदय रोगों से सम्बन्ध है। ऐसे व्यक्ति जो हमेशा जल्दबाजी में रहते हैं, स्वभाव में जिनके व्यग्रता होती है, प्रतिस्पर्धा की भावना बहुत अधिक होती है तथा जिनमें धैर्य नहीं होता, वे हृदय रोगों से अधिक ग्रसित होते हैं जबकि स्वभाव से शान्त एवं धैर्यवान व्यक्तियों में ये रोग कम मिलते हैं। अकेले जीवन जीनेवालों में भी यह रोग अधिक देखे गए हैं।

शराब : अधिक मात्रा में ली गई शराब (प्रतिदिन 75 ग्राम या अधिक) भी हृदय रोगों को जन्म देती है, साथ ही रक्तचाप भी बढ़ाती है। यह तथ्य सही नहीं है कि थोड़ी मात्रा में रोज शराब पीने से हृदय रोगों से सुरक्षित रहा जा सकता है।

हृदय रोगों के निदान के लिए की जाने वाली इको-कार्डियोग्राफी की मशीन

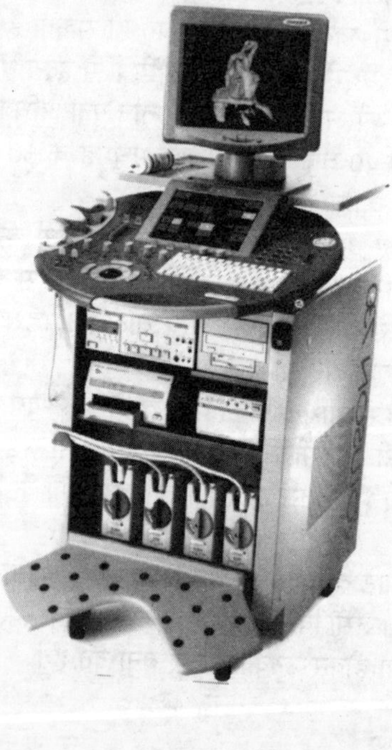

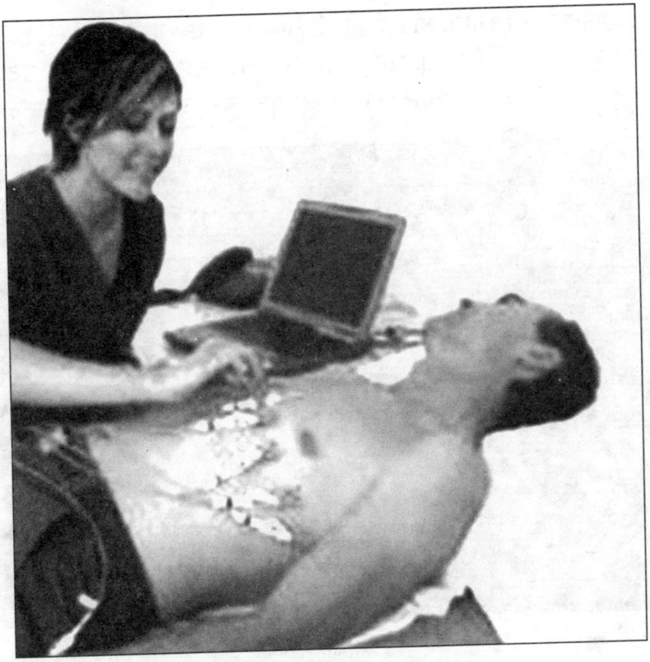

डॉक्टर रोगी की जाँच करते हुए

गर्भनिरोधक दवाएँ : इन दवाइयों का उपयोग रक्तचाप भी बढ़ाता है और इनका नियमित सेवन करनेवाली स्त्रियों में हृदयाघात के मामले कुछ अधिक देखे गए हैं।

भोजन सम्बन्धी आदतें : सदा शाकाहारी और रेशेयुक्त आहार लेनेवाले, रोगों से कम ग्रसित होते हैं। जबकि मांसाहारी और ज्यादा चर्बीवाला भोजन करनेवाले अधिक।

तनाव (स्ट्रेस) : तनाव भी हृदय को नुकसान पहुँचाता है। यदि कहें कि यह दिल का दुश्मन है तो अतिशयोक्ति नहीं होगी। **उत्तेजित स्नायुतंत्र से दिल पर खराब असर पड़ता है और हृदय धमनियाँ विकृत हो जाती हैं।**

हृदय धमनी रोगों की पहचान

ऊपर बतलाए गए रोगों के लक्षणों में से एक या अधिक लक्षण मिलने पर चिकित्सक (विशेष रूप से हृदय रोग विशेषज्ञ) से सम्पर्क करना चाहिए। आपका चिकित्सक निम्नलिखित जाँचों में से आवश्यक जाँच करवाकर रोग का सही निदान करेंगे। और इलाज भी।

1. इलेक्ट्रोकार्डियोग्राफी (ई.सी.जी.)—यह एक सामान्य लेकिन हृदय रोगों के लिए महत्त्वपूर्ण जाँच है। इससे हृदय के लिए कम मात्रा में रक्त प्रदाय की जानकारी (एन्जाइना) अथवा हृदयाघात का पता चल जाता है।

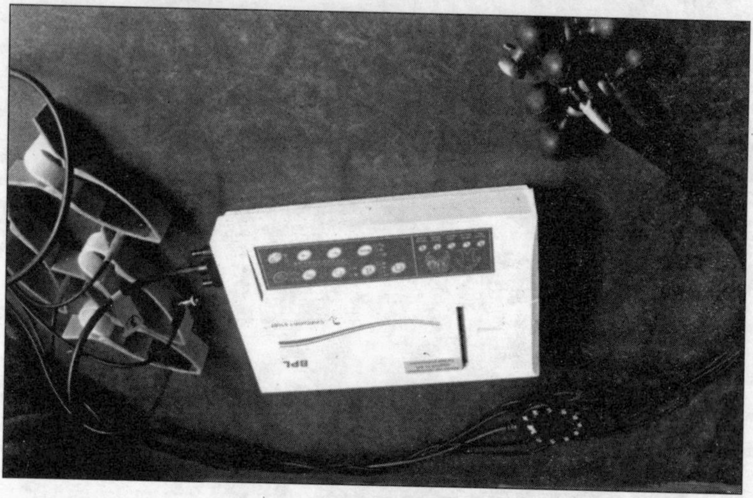

ई.सी.जी. मशीन

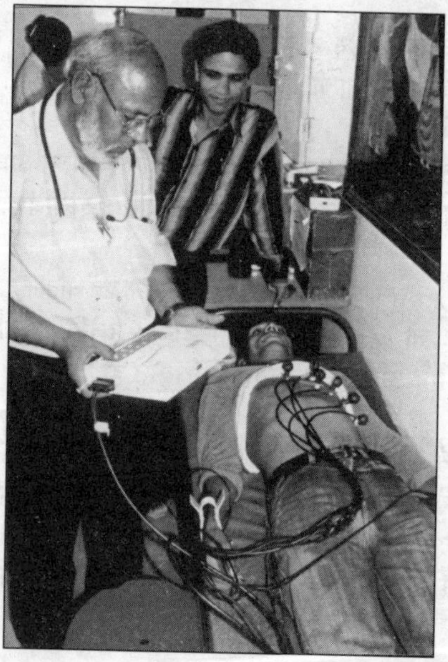

हृदय रोग विशेषज्ञ हृदय रोगी का ई.सी.जी. (Electrocardiogram) लेते हुए।

2. ट्रेडमिल जाँच—इसमें रोगी को मशीन द्वारा व्यायाम करवाकर ई.सी.जी. लेते हैं। इससे भी एन्जाइना का निदान होता है।

हृदय रोगी की पहचान के लिए की जाने वाली ट्रेडमिल जाँच (टी.एम.टी.) का यंत्र

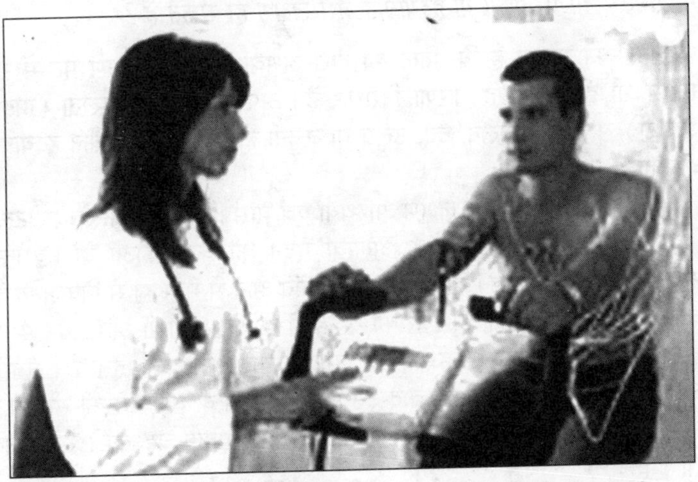

इस मशीन में रोगी की जाँच (हृदय की) व्यायाम करते समय और व्यायाम के पश्चात् कर हृदय की क्षमता का पता करते हैं।

3. कोरोनरी एन्जियोग्राफी—यह एक विशेष तरह की महँगी जाँच होती है और इसे शल्य चिकित्सा के पूर्व करवाते हैं। इसमें हृदय धमनियों में एक रसायन डालते हैं, फिर उसके चित्र लिए जाते हैं। इससे इन धमनियों में रुकावट की पूरी जानकारी मिल जाती है। (यह जाँच बाइपास ऑपरेशन के पहले करवाते हैं।) आवश्यक हुआ तो इसी दौरान स्ट्रेंड भी डाल देते हैं।

4. कलर डॉप्लर—यह भी एक आधुनिक जाँच है इससे भी हृदय धमनियों का पूरा लेखा-जोखा मिल जाता है। इस विधि में रेडियो डाई धमनियों में प्रवेश कराते हैं। इसके पश्चात् अल्ट्रासोनोग्राफी करते हैं।

5. एन्जाइम्स—हार्ट अटैक अथवा दिल के दौरे की शंका होने पर रक्त में कुछ एन्जाइम्स जैसे—एस.जी.ओ.टी. और सी.पी.के. जाँच से स्थिति का पता चल जाता है।

6. इको कार्डियोग्राफी—इसके द्वारा भी हृदयाघात की स्थिति का पता चल जाता है।

7. स्केनिंग—दिल के दौरे के निदान में आजकल बड़े स्थानों पर रेडियो सक्रिय अनुज्ञापकों का भी प्रयोग किया जाता है। इसकी मदद से हृदय पेशियों में

रक्त पूर्ति की स्थिति का पता चल जाता है। प्रभावित हृदय पेशियों की स्थिति का भी इस जाँच से पता चल जाता है।

8. एक्स-रे जाँच—यह जानने के लिए कि हृदय या महाधमनी का आकार तो नहीं बढ़ा, रोगी की एक्स-रे जाँच करते हैं।

अन्य रोगों में भी एन्जाइना या हृदयाघात जैसे लक्षण हो सकते हैं?

कुछ लोगों का मानना है कि दिल का दौरा अथवा इस जैसे लक्षण पेट में गैसें बनने से भी होते हैं। यह धारणा निराधार है। अपच या अति अम्लता (हाइपर एसिडिटी) से सीने में जलन, दर्द, उल्टी या बेचैनी हो सकती है। लेकिन हृदयाघात या एन्जाइना नहीं।

एन्जाइना पेक्टोरिस जैसे लक्षण अस्थियों एवं मांसपेशियों (मस्कलोस्केलेटल) के दर्द में मिल सकते हैं। इसके अलावा गर्दन की कशेरुकाओं के खिसकने (सरवाइकल स्पंडोलॉसिस) या अन्य कोई विकृति आने से मेरुरज्जु से निकलनेवाली तंत्रिकाओं पर दबाव पड़ता है, जिसकी वजह से कन्धों, भुजाओं और गर्दन में दर्द हो सकता है। लेकिन इस तरह का दर्द लगातार कई रोज बना रहता है। जबकि इन्जाइना का दर्द थोड़ी-थोड़ी देर बाद उठता है। परिश्रम के बाद दमे की बीमारी में भी सीने में जकड़न और भारीपन महसूस होता है। लेकिन यह लम्बे समय तक रहता है।

फिर भी इस तरह के कोई लक्षण दिखने पर **तुरन्त चिकित्सक से सलाह लेनी चाहिए, न कि स्वयं अन्दाज लगाते रहना चाहिए।**

हृदय रोगों में जटिलताएँ

(अ) एन्जाइना (हृदय शूल) की जटिलताएँ : लम्बे समय तक हृदय धमनियों द्वारा हृदय को पर्याप्त रक्त न पहुँचने से कोरोनरी इंसफिसिएंसी और हार्ट अटैक हो सकते हैं। कोरोनरी इंसफिसिएंसी का अभिप्राय हृदय को पर्याप्त मात्रा में रक्त की आपूर्ति न होना है।

(ब) हृदयाघात (हार्ट अटैक) की जटिलताएँ (काम्प्लीकेशंस)—

1. *धड़कन अनियमित होना*—दिल के अन्दर एक पेसमेकर होता है जहाँ से विद्युत तरंगें निकलकर पूरे दिल में संकुचन और प्रसार करती हैं जिसे दिल का धड़कना कहते हैं। हृदयाघात में मांसपेशियों के क्षतिग्रस्त होने से, विद्युत तरंगें हृदय के पूरे भाग में नहीं फैल पातीं अथवा इस विद्युत के उत्पादन में कमी या गड़बड़ी हो जाती है। जिससे हृदय का धड़कना कम या ज्यादा अथवा अनियमित हो जाता है।

2. *शॉक अथवा सदमा*—यदि धड़कन की अनियमितताओं का इलाज न किया जाए तो इससे शरीर को पर्याप्त रक्त की आपूर्ति नहीं हो पाती जिससे रोगी शॉक या सदमे की अवस्था में पहुँच सकता है। इसके कारण **फेफड़ों में सूजन, गुर्दों का फेल होना इत्यादि हो सकते हैं।**
3. *एकदम मृत्यु होना*—कई बार गम्भीर हृदय के दौरे में मरीज की हृदय गति रुक जाती है, और यदि एकदम चिकित्सा सुविधा न मिले तो मरीज की मृत्यु हो जाती है। यह द्रष्टव्य है कि हृदय गति बन्द होने के 4 मिनट के भीतर यदि हृदय गति को पुनः गतिशील नहीं बनाया गया तो मस्तिष्क को रक्त प्रदाय बन्द होने से उसकी कोशिकाएँ मर जाती हैं फिर आदमी का जिन्दा रहना मुश्किल होता है। यदि वह जिन्दा रहा भी तो उसका मस्तिष्क कार्यशील नहीं रहेगा।

हृदय धमनी रोगों का इलाज

इलाज तो कुशल विशेषज्ञ ही तय करते हैं फिर भी पाठकों के लिए कुछ जानकारी इसलिए यहाँ दी जा रही हैं जिससे चिकित्सक उपलब्ध होने तक आवश्यक सावधानियाँ बरत सकें और जो जरूरी दवाएँ एकदम ली जानी चाहिए वे रोगी को दी जा सकें।

(अ) एन्जाइना पेक्टोरिस का इलाज—इस रोग में ऐसी दवाइयाँ दी जाती हैं जो हृदय धमनियों को फैला देती हैं इससे हृदय के लिए रक्त पूर्वापेक्षा अधिक मात्रा में मिलने लगता है। इस कारण दर्द एवं अन्य लक्षणों में भी आराम मिलता है। कुछ दवाइयाँ हैं जैसे—ग्लिसरीन नाइट्रेट (सार्बिट्रेट) प्रोपेनोसॉल (सिपलार), निफेडेपिन (डेपिन) इत्यादि। इसके साथ ही ट्रेंक्वलाइजर का भी इस्तेमाल करते हैं।

ग्लिसरीन नाइट्रेट्स की गोलियाँ तो एन्जाइना के रोगी को अपने पास रखनी ही चाहिए, जब भी दर्द, बेचैनी या सीने में भारीपन अथवा जकड़न महसूस हो तो इसे तुरन्त ले लें। यह ध्यान रखें कि ये गोलियाँ बहुत अधिक पुरानी न हों।

दर्द के समय रोगी क्या करें?

1. तुरन्त विश्राम करें, सम्भव हो तो लेट जाएँ।
2. घबड़ाएँ या चिन्तित न हों। अपने इष्टदेव या श्रद्धेय व्यक्ति का स्मरण करने से काफी हद तक घबड़ाहट या तनाव कम होता है।
3. तुरन्त ग्लिसरीन ट्राइनाइट्रेट की गोली जीभ के नीचे रख लें।
4. चिकित्सक की बतलाई हुई तनाव कम करनेवाली दवा (ट्रेक्वेलाइजर) भी ले सकते हैं। (जैसे डायजेपाम आदि)
5. यदि बेचैनी या दर्द तब भी बना रहे तो फिर चिकित्सक को बुलवाएँ।

हृदयाघात या हृदय शूल के रोगी नाइट्रो–ग्लिसरीन की गोलियाँ हमेशा अपने पास रखें

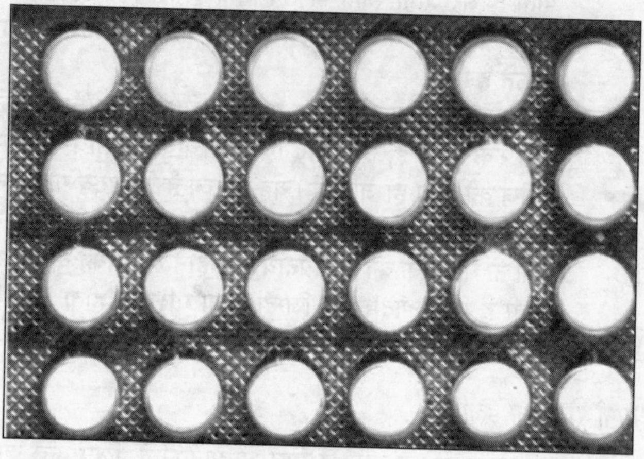

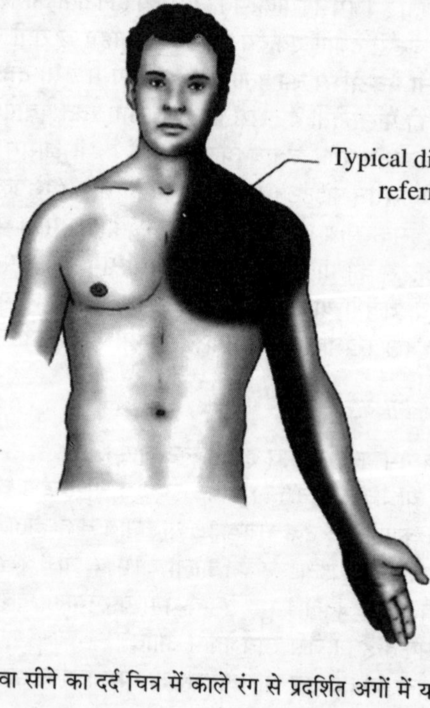

हृदय शूल अथवा सीने का दर्द चित्र में काले रंग से प्रदर्शित अंगों में यह दर्द होता है।

नाइट्रो-ग्लिसरीन गोली के बारे में कुछ आवश्यक बातें—

1. इस गोली का 1 से 5 मिनट के अन्दर असर होता है और इससे दर्द में आराम भी मिलता है। यदि गोली 5 मिनट तक फायदा न करे तो दूसरी गोली ले लेना चाहिए। (यदि ट्रेंक्वेलाइजर न लिया हो तो उसे भी ले लें।) जब इससे भी फायदा न हो तो तुरन्त डॉक्टर को बुलाना चाहिए।
2. नाइट्रो-ग्लिसरीन गोली के प्रभाव को बनाए रखने के लिए उसकी डिब्बी को बन्द रखना चाहिए वरना खुला रखने से गोलियों का प्रभाव कुछ महीनों में कम हो जाता है। एक्सपायरी तारीख के बाद गोलियों का इस्तेमाल न करें।
3. लक्षणों के शुरू होते ही एकदम गोली लेना ठीक रहता है। परेशानी बढ़ने पर नियंत्रण मुश्किल हो जाता है।
4. हृदय रोगी को यह गोलियाँ हमेशा अपने पास रखनी चाहिए।
5. इस गोली से सिर दर्द हो सकता है लेकिन चिन्ता की कोई बात नहीं है। वयस्क और अधिक उम्र के व्यक्तियों को रक्तचाप कम होने के कारण चक्कर या बेहोशी भी आ सकती है। इसलिए वे चलते-फिरते गोली न लेकर बैठकर दवा लें और बाद में आराम करें।
6. इस गोली के हमेशा लेने से भी इसकी आदत (एडिक्शन) नहीं पड़ती जरूरत पर मरीज इसे बेहिचक और कई बार ले सकता है।
7. कोई अधिक मेहनत या तनाव वाला कार्य करने जा रहे हो और आशंका हो कि दर्द उठ सकता है तो इस कार्य के पूर्व ही नाइट्रो-ग्लिसरीन की गोली ले लें या इसका मरहम सीने में लगा लें।

(ब) हृदय के दौरे का इलाज—इस रोग के लक्षण दिखने या शंका होने पर तुरन्त चिकित्सक को दिखलाना चाहिए। अस्पताल यदि बहुत दूर है तो घर पर ही रोगी को लिटाकर चिकित्सक को बुलवाना ठीक रहता है। क्योंकि मरीज को ले जाते समय रास्ते में हिलने-डुलने और धक्कों से मरीज का नुकसान हो सकता है। रोगी को नाइट्रो-ग्लिसरीन की गोली दी जा सकती है एवं थोड़े समय पश्चात् पुनः नाइट्रो-ग्लिसरीन की गोलियाँ दे सकते हैं। यदि अस्पताल पास है तो इसे तुरन्त अस्पताल में भर्ती करा देना चाहिए। हृदय रोगी को चिकित्सा के पूर्व आराम के अलावा ऑक्सीजन भी देते हैं। दर्द निवारक एवं तनाव कम करनेवाली दवाएँ भी दी जाती हैं। साथ ही नाइट्रो-ग्लिसरीन (सार्बिट्रेट) भी चूसने को कहते हैं।

एक बहुत अच्छी जीवक रक्षक दवाई स्ट्रेप्टेकाइनेज या यूरोकाइनेज आजकल उपलब्ध है। जिसे चिकित्सक तुरन्त नस में लगवाते हैं इससे हृदय धमनियों के थक्के घुल जाते हैं और उनमें रक्त प्रवाह पुनः शुरू हो जाता है। इस दवा का इंजेक्शन पाँच हजार से लेकर सात हजार रुपए के आसपास पड़ता है परन्तु यह जीवनरक्षक साबित होता है।

जब हृदय धड़कना बन्द कर दे!
आपातकालीन तरीका, हृदय के पुनर्जीवन का

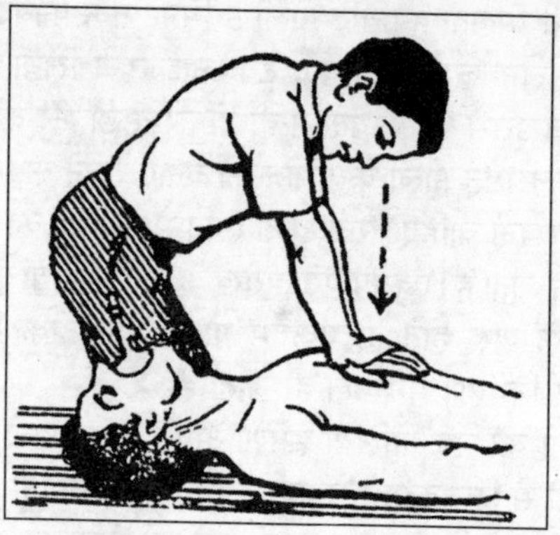

हृदयगति बन्द होने की स्थिति में सीने को दबाव देकर हृदय का पुनः कार्य शुरू करने के लिए प्रयास, साथ में 4-5 बार मुँह से कृत्रिम श्वास देना भी जरूरी है।

दिल की धड़कन अनियमित होने पर उसकी दवाइयाँ भी दी जाती हैं। पेसमेकर का उपयोग भी आवश्यक हो सकता है। इस सबके लिए रोगी को गहन चिकित्सा इकाई (I.C.C.U.) में रखते हैं।

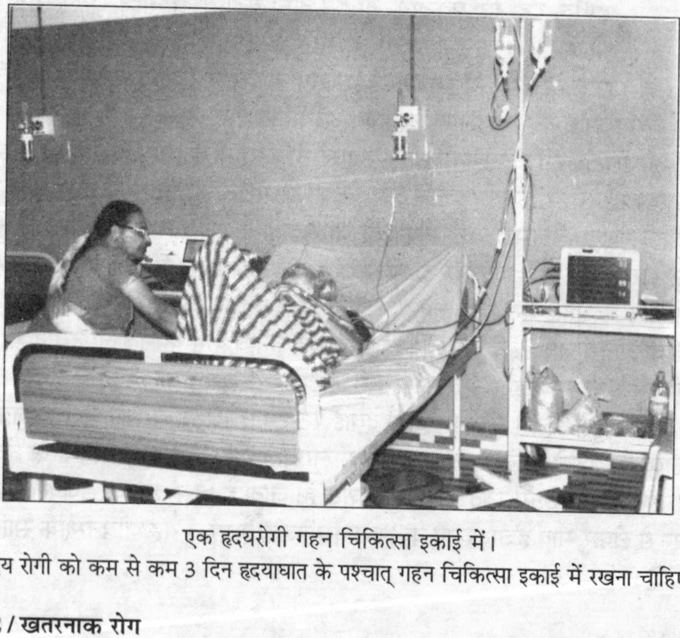

एक हृदयरोगी गहन चिकित्सा इकाई में।
हृदय रोगी को कम से कम 3 दिन हृदयाघात के पश्चात् गहन चिकित्सा इकाई में रखना चाहिए।

हृदय का पुनर्जीवन (कार्डिएक रिसक्सिटेशन)

उक्त रोगों या उनकी जटिलताओं के कारण रोगी की हृदय गति बन्द भी हो जाती है। हृदय गति को पुनः शुरू करने को हृदय का पुनर्जीवन कहते हैं। लेकिन यह क्रिया कुछ मिनटों (5 मिनट) के अन्दर ही सम्पादित की जानी चाहिए वरना जैसा कि बतलाया गया है कि मस्तिष्क की कोशिकाएँ मर जाने के पश्चात् यह क्रिया व्यर्थ रहती है। इसके लिए कार्डिएक डिफिब्रीलेटर, पेसमेकर इत्यादि की जरूरत भी पड़ती है। इस कार्य को विशेषज्ञ चिकित्सकों की टीम अंजाम देती है। लेकिन जहाँ चिकित्सक और साधन उपलब्ध न हों वहाँ आम व्यक्ति ही यह कार्य कर रोगी को पुनर्जीवन दे सकते हैं। किसी कारण से हृदय गति बन्द होने के तुरन्त बाद निम्न उपाय करें—

1. रोगी के सीने के बाएँ भाग पर जहाँ दिल धड़कता है, हथेली से तेज प्रहार करें इससे कई बार धड़कल लौट आती है।
2. यदि उक्त प्रक्रिया से धड़कन शुरू न हो तो फिर मरीज को चित लिटा दें।
3. उसके पैर ऊपर कर दें ताकि रक्त हृदय की ओर पहुँचे।
4. सिर का तकिया हटाकर उसकी ठोढ़ी थोड़ी ऊपर उठा दें। इससे वायु मार्ग खुल जाता है और साँस आने-जाने में परेशानी नहीं होती।
5. जब मरीज की छाती के मध्य भाग में एक हथेली रखकर, दूसरी हथेली उसके ऊपर रखते हैं और अपने शरीर के ऊपर हिस्से का भार सीने पर डालकर उसे जोर-जोर से दबाते हैं। यह ध्यान रखते हैं कि छाती 5 से.मी. या दो इंच दबनी चाहिए। यह प्रक्रिया एक मिनट में लगभग 60 बार दुहराएँ। फिर दस बार और दबाव देने के बाद फिर मरीज के मुँह से मुँह लगाकर एक मिनट में 5-6 बार हवा भरिए। (इसे मुँह से मुँह द्वारा साँस देने की पद्धति कहते हैं।)

उक्त प्रतिक्रियाएँ करने पर लगभग 60 प्रतिशत मरीजों की हृदय की धड़कन पुनः शुरू हो जाती है। यह ध्यान रखना चाहिए कि यह एक जीवन रक्षक बल्कि पुनर्जीवन देनेवाली प्रक्रिया है जिसे **बगैर एक क्षण खोए करना चाहिए तभी सफलता की सम्भावना रहती है।**

हृदय धमनी रोगों की कुछ आधुनिक चिकित्सा पद्धतियाँ

1. बैलून एंजियोप्लास्टी—जैसा कि पूर्व में बतलाया गया है कि हृदय धमनियाँ सँकरी होने से 'एन्जाइना' रोग की स्थिति बनती है। इस विधि में बैलून अथवा फुग्गा फुलाकर धमनी का सँकरापन दूर करते हैं। इनमें एक विशेष उपकरण का उपयोग करते हैं। एक पतली लम्बी नली को हाथ अथवा पैर की बड़ी धमनियों में से कोई धमनी में प्रवेश कराकर हृदय धमनी तक ले जाते हैं फिर इस नली के भीतर से एक और नली

जिसके अगले सिरे पर गुब्बारा लगा होता है, सँकरी धमनियों तक पहुँचाते हैं। इसके बाद उसे फुलाया जाता है। इस धमनी में जमी चर्बी की पर्त दबाव के कारण पतली पड़ जाती है और धमनी का रास्ता चौड़ा हो जाता है। लेकिन इस विधि में धमनियों के बाद में पुनः सँकरे होने की सम्भावना बनी रहती है। फायदा यह है कि इसमें बड़ी शल्य क्रिया नहीं करनी पड़ती। खर्च भी कम आता है और समय भी कम लगता है।

2. लेजर द्वारा—कुछ और तकनीकें विकसित हुई हैं जैसे एक शक्तिशाली लेजर बीम द्वारा रक्त धमनियों में जमी चर्बी और रक्त कोशिकाओं की पपड़ी (एथरोमा) को रक्त में घोलकर अलग कर देते हैं।

एक और एकदम नई तकनीक है जिसमें पानी की पतली तेज धार द्वारा (टरबाइन धारा) उस पपड़ी को हटा देते हैं।

बैलून चिकित्सा आजकल अधिकतर प्रयोग में लाई जा रही है और यह मुम्बई, दिल्ली, चेन्नई जैसे शहरों में उपलब्ध है। इसमें 30 हजार के आसपास खर्च आता है। पुट्टपर्ती में यह इलाज निःशुल्क होता है।

3. बाईपास शल्य क्रिया—अवरुद्ध हृदय धमनियों के लिए आजकल अधिकतर बाईपास शल्य चिकित्सा की सलाह विशेषज्ञों द्वारा दी जाती है। यह भारत के महानगरों में उपलब्ध है। (इसमें खर्च एक-डेढ़ लाख के आसपास आता है।)

कोरोनरी एंजियोग्राफी से हृदय धमनियों की रुकावट का पता चल जाता है। इसके पश्चात् इन रुकी हुई धमनियों को काटकर महाधमनी से जोड़ देते हैं। इसके लिए पैरों की शिराओं को निकालकर उसका ग्राफ्ट करते हैं। इस शल्य क्रिया से प्रायः रोगी के जीवन की अवधि बढ़ जाती है और उसकी रोज-रोज होनेवाली तकलीफ भी कम हो जाती है।

इस शल्य चिकित्सा की सीमाएँ

इस तरह की शल्य चिकित्सा में मृत्यु दर 2 प्रतिशत है। 15 प्रतिशत रोगियों को दर्द से पूरा छुटकारा नहीं मिल पाता। शिराओं के प्रत्यारोपण में असफलता की दर 10 प्रतिशत तक होती है। शल्य चिकित्सा के दौरान भी रोगी को हृदयाघात हो सकता है। ऐसी घटनाएँ 5 प्रतिशत तक होती हैं। इसके अलावा लगभग 5 साल बाद रोगी को पुनः एन्जाइना पेक्टोरिस के दर्द की शिकायत हो सकती है। तब भी कई रोगियों में इसके परिणाम सन्तोषजनक मिले हैं। कुछ रोगियों को 5 वर्षों पश्चात् पुनः बाईपास शल्य चिकित्सा करवानी पड़ सकती है।

क्या हृदय रोगी व्यायाम और यौन क्रिया के लिए समक्ष होते हैं?

दिल के दौरे के दो महीने पश्चात् रोज टहलना, तैरना इत्यादि हल्के व्यायाम किए जा सकते हैं। सीढ़ियाँ चढ़ना धीरे-धीरे शुरू करना चाहिए। एन्जाइना यदि गम्भीर

(स्टेबल) नहीं है तब भी रोगी ये हल्के व्यायाम कर सकते हैं। वे बस-यात्राएँ और रेलयात्राएँ भी कर सकते हैं। बिना अधिक भाग-दौड़ के अधिकतर हृदय रोगी यौन क्रिया में रत हो सकते हैं। लेकिन इसके पूर्व वे नाइट्रो-ग्लिसरीन की गोली चूसने अथवा प्रोपेनोसाल गोली चिकित्सक की सलाह से ले सकते हैं और '**अतिसर्वत्र वर्जयेत**' का सिद्धान्त हमेशा ध्यान में रखकर ही यौन संसर्ग करें। कुछ लोग नाइट्रोग्लिसरीन मलहम का भी उपयोग करते हैं।

यौन सम्बन्ध इसलिए जारी रखना आवश्यक है क्योंकि इच्छा को दबाने से भी कुंठाएँ या तनाव जन्म ले सकते हैं। एक सीमा तक सुखी दाम्पत्य के लिए ये सम्बन्ध बनाए रखे जा सकते हैं।

हृदय रोगों से बचाव और रोकथाम

यह एक सुखद बात है कि हमें आज ऐसी बहुत सी वस्तुओं की जानकारी है जो हृदय रोगों के होने में सहायक होती हैं और इनसे सावधान रहकर हृदय धमनी के रोगों से सुरक्षित रहा जा सकता है। बहुत से कारकों का वर्णन पूर्व में किया जा चुका है।

रोगियों में बचाव दो तरह का होता है। एक तरह के बचाव के उपाय उनके लिए हैं जो बीमारी से ग्रसित नहीं हुए हैं। इसको प्राथमिक बचाव कहा जाता है। दूसरे तरह के बचाव के उपाय उन व्यक्तियों के लिए होते हैं जिनको रोग हो चुका है लेकिन उन्हें बचाव के तरीके इसलिए अपनाने होते हैं ताकि रोग बढ़े न या हृदय का दौरा दुबारा न पड़े। इस तरह के बचाव को द्वितीयक बचाव (सेकंडरी प्रीवेंशन) कहा जाता है। 40 वर्ष के ऊपर की उम्र के व्यक्तियों को तो बचाव के मामले में विशेष सावधान हो जाना चाहिए।

(अ) प्राथमिक बचाव : *1. भोजन में सुधार*—हिप्पोक्रेट्स ने कहा है कि आहार ही इलाज है। हृदय रोगों से बचाव के लिए भोजन में सुधार अति आवश्यक है। भोजन ऐसा होना चाहिए जिससे रक्त में कोलेस्ट्रॉल की मात्रा न बढ़ने पाए। साथ ही शरीर का वजन और चर्बी भी न बढ़े। विश्व स्वास्थ्य संगठन के अनुसार भोजन में निम्न सुधार होने चाहिए।

(क) रोज के भोजन की कैलोरीज में 20 से 30 प्रतिशत तक कटौती करें।

(ख) संतृप्त वसा जैसे पशुओं से प्राप्त होनेवाला घी, मांस, अंडे इत्यादि को कम से कम मात्रा में लें। उसकी जगह असंतृप्त वसा जैसे वनस्पति तेल (नारियल) ही लें।

(ग) भोजन में कार्बोज की मात्रा बढ़ाएँ। (जैसे—फल, गेहूँ, चावल, आलू इत्यादि) लेकिन मधुमेह के रोगी कार्बोज सीमित मात्रा में ही लें।

(घ) भोजन में लेनेवाले नमक की मात्रा भी कम कर लें। रोज 3 ग्राम से अधिक नमक न लें।

हृदय रोगी को अपने खान-पान में बदलाव करना जरूरी है ताकि रक्त में चर्बी (कोलेस्ट्रॉल) का स्तर न बढ़े।

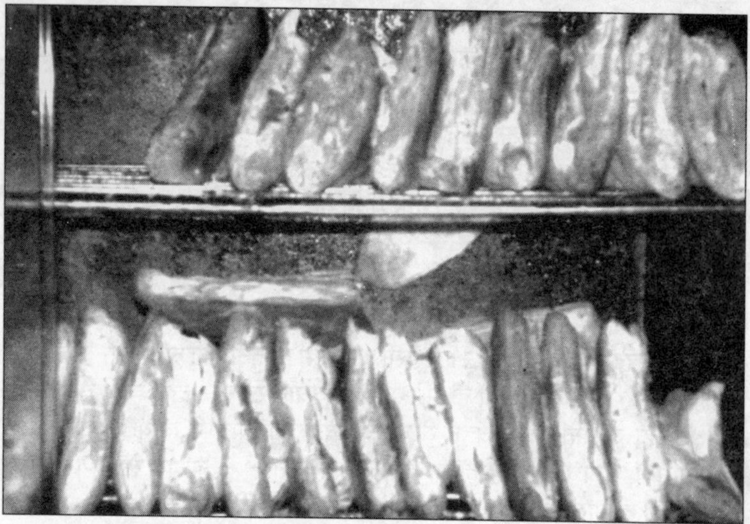

हृदय रोगी तले हुए अथवा अधिक वसा वाला भोजन न लें और कोलेस्ट्रॉल का रक्त में स्तर सामान्य रखें।

(ङ) तले हुए पदार्थ, कचौरी, पूरी, समोसे, मुगलाई चिकन इत्यादि से परहेज रखें।

(च) रोज के भोजन में रेशों की मात्रा बढ़ाएँ जैसे—हरी पत्तेदार सब्जियाँ, फल इत्यादि लें।

(छ) शराब यदि लेते हैं तो छोड़ ही दें। यह सम्भव न हो तो डॉक्टर की सलाह से एक पैग से अधिक न लीजिए।

(ज) 40 की उम्र के बाद रक्त द्रव में कोलेस्ट्रॉल की मात्रा की जाँच भी प्रति वर्ष करवाएँ।

2. धूम्रपान और तम्बाकू—पूर्व में बतलाया गया है कि धूम्रपान और तम्बाकू हृदय के दुश्मन हैं। इनसे दूर ही रहा जाए तो बेहतर है, ये धमनियों में एथरोस्क्लैरोसिस की प्रक्रिया को बढ़ाते हैं। इससे हृदय रोग होने की सम्भावना बढ़ जाती है। धूम्रपान और तम्बाकू हृदय रोगी के लिए खतरनाक हो सकती है।

3. उच्च रक्तचाप—उच्च रक्तचाप हृदय धमनी रोगों को उत्पन्न करने में प्रमुख भूमिका निभाता है। 40 के बाद तो व्यक्ति को अपना रक्तचाप नपवाते रहना चाहिए। यदि रक्तचाप बढ़ा है तो दवा, कम नमक, ध्यान इत्यादि द्वारा उसे नियंत्रित रखें। क्योंकि हृदय रोगों की शुरुआत के लिए यह बहुत बड़ा कारण है। हृदय रोगों पर नियंत्रण के लिए रक्तचाप पर नियंत्रण जरूरी है।

4. मधुमेह—इस तथ्य को पूर्व में उल्लेखित किया जा चुका है कि **मधुमेह के रोगियों को हृदय-धमनी रोगों की सम्भावना आम लोगों से तीन गुना अधिक होती है**। अतः उन्हें रक्त शर्करा पर भोजन और दवाओं द्वारा नियंत्रण रखना चाहिए।

5. तनाव कम करना—तनाव का भी हृदय पर घातक प्रभाव होता है अर्थात् जहाँ तक सम्भव हो अधिक दबाव और हड़बड़ी या भागदौड़ वाली जिन्दगी न जिएँ। महत्त्वाकांक्षी होना ठीक है लेकिन **जीवन महत्त्वाकांक्षाओं से भी बड़ा है**, यह भी ध्यान रखें। क्रोध, दुख, ईर्ष्या, घृणा इत्यादि भावनाओं को नियंत्रित करना सीखें क्योंकि हृदय का सीधा सम्बन्ध भावनाओं से होता है। उत्तेजित तंत्रिका तंत्र या स्नायुतंत्र का बुरा असर दिल पर भी पड़ता है। प्रतिस्पर्धा रखें तो लेकिन स्वास्थ्य की कीमत पर नहीं। दिनचर्या में कार्य के साथ आराम और मनोरंजन को भी पर्याप्त स्थान दें।

तनाव पर काबू के लिए इन बातों पर अमल करें—

(क) सम्भव हो तो योग अपनाइए। (हल्के प्राणायाम और शवासन करें)

(ख) जो जैसा है उसे उसी तरह अपनाएँ। उसे बदलने के चक्कर में नाहक तनाव न पालें। अर्थात् कुछ समझौतावादी बनें।

(ग) जीवन का सकारात्मक पक्ष देखें, हर व्यक्ति या वस्तु में बुराई है तो कुछ अच्छाइयाँ भी हैं। इन अच्छाइयों को अपनाना सीखें और उससे सन्तुष्ट रहें।

(घ) हमेशा प्रसन्न रहने का प्रयत्न करें, हँसना जीवन के लिए जरूरी है।

(ङ) अपने परिवार और आसपास के लोगों से सम्बन्ध अच्छे रखें। परस्पर एक-दूसरे के सुख-दुख में काम आएँ। इससे भी तनाव नहीं बढ़ता।

(च) कुछ समय कला, संगीत या जो भी रुचि हो उसके लिए निकालें। इससे तनाव कम होगा। साथ ही मन भी प्रसन्न रहेगा।

6. योगाभ्यास—वास्तव में योग का अभिप्राय कुछ आसन कर लेना ही नहीं है। योग के आठ भाग—यम, नियम, आसन, प्राणायाम इत्यादि बतलाए गए हैं। यहाँ इन सबकी चर्चा करना तो सम्भव नहीं है, इसके लिए किसी अच्छे अनुभवी व्यक्ति से आप मिलें। मैं तो यह कहना चाहूँगा कि यदि जीवन में योग का भी समावेश कर लिया जाए तो यह शारीरिक और मानसिक दोनों रूपों से हितकर रहेगा और तनाव तो कम होगा ही। लेकिन इन्हें नियमित रूप से करें तभी लाभ होगा, आशा की जा सकती है। हृदय रोगियों के लिए सुखासन में थोड़ी देर ध्यान करना तथा शवासन अच्छे रहते हैं। प्राणायाम भी किए जा सकते हैं। स्वस्थ व्यक्ति अन्य आसन भी कर सकते हैं। इससे हृदय को भी पर्याप्त ऑक्सीजन मिलेगी। योग निश्चित ही हृदय रोगों से बचाव में सहायक होता है। लेकिन योगासन करने के पूर्व किसी अच्छे योगाचार्य से सलाह ले लें तो अधिक उत्तम रहेगा।

7. व्यायाम—नियमित व्यायाम भी हृदय रोगों से शरीर की रक्षा करता है। यह कोलेस्ट्रॉल की मात्रा और वजन नहीं बढ़ने देता। टहलना, तैरना, दौड़ना या कोई खेल कम भागदौड़ वाला शारीरिक व्यायाम के लिए पर्याप्त होते हैं।

(ब) द्वितीयक बचाव : द्वितीयक बचाव के लिए भी रोगी को उपर्युक्त सभी सावधानियाँ रखनी चाहिए। उसे शराब, सिगरेट, कोलेस्ट्रॉल बढ़ानेवाले खाद्यों से परहेज रखना होगा। घी खाना तो लगभग बन्द ही कर दें। वनस्पति तेल जैसे—सरसों, मूँगफली, सूर्यमुखी तेल का उपयोग करें और निम्नलिखित सावधानियाँ रखें :

(क) रोगी अपना वजन न बढ़ने दें। 1400 से 1700 कैलोरी वाला भोजन ही करें। यदि रोगी का वजन अधिक है तो कम कैलोरी लें ताकि वजन न बढ़ने पाए। मोटापा हृदय रोगियों के लिए घातक होता है।

(ख) रोगी को यदि रक्तचाप या मधुमेह की बीमारी है तो उस पर भी नियंत्रण आवश्यक है।

(ग) अधिक दबाव या तनाव से हमेशा बचें, व्यग्रता, जल्दबाजी अच्छी नहीं होती।

(घ) ग्लिसरीन नाइट्रेट की गोलियाँ हमेशा पास रखें। जरूरत पर तुरन्त लें।

(ङ) कुछ चिकित्सक हृदय के दौरे से बचने के लिए आधी गोली एस्प्रिन की रोज खाने की सलाह देते हैं। यह रक्त का थक्का नहीं बनने देती। इसी तरह बीटा ब्लॉकर जैसे प्रोपेनोसॉल गोली भी हृदय के दौरे से रक्षा करने में उपयोगी साबित हुई है। अतएव चिकित्सक की सलाह से चाहें तो इनका प्रयोग कर सकते हैं। ऐसे व्यक्ति कोलेस्ट्रॉल की भी जाँच करवाते हैं, यह सामान्य स्तर से अधिक होने पर तुरन्त सावधान हो जाएँ। उसे 200 मि.ग्रा./डेसीलीटर से अधिक न बढ़ने दें।

(च) ऊपर बतलाया गया योगाभ्यास और हल्का-फुल्का व्यायाम करें। **बहुत भारी और थका देनेवाली कसरत न करें।** टहलना इन रोगियों के लिए ठीक रहता है। लेकिन एक बात का ध्यान रखें कि भोजन के तुरन्त बाद टहलने न निकलें क्योंकि इस वक्त रक्त का संचार पेट की ओर अधिक रहता है। बल्कि भोजन के पश्चात् थोड़ी देर विश्राम कर लें तो ज्यादा ठीक रहेगा।

हृदय रोगी इनसे बचें—

1. मानसिक तनाव
2. गरिष्ठ और अधिक चर्बी वाला भोजन
3. धूम्रपान, तम्बाकू और शराब
4. अधिक शारीरिक श्रम
5. ऊँचाई या पहाड़ियों पर चढ़ना

6. खाने के पश्चात् कसरत या टहलना
7. अधिक ठंड में रहना
8. बढ़ा हुआ रक्तचाप और रक्त में बढ़ी हुई शर्करा

कम कैलोरी (लगभग 1250 कैलोरी) वाले भोजन की तालिका

1. सुबह का नाश्ता	एक कप कम शक्कर की चाय (यदि मधुमेह रोगी हैं तो बिना शक्कर की) 1 ब्रेड या दो बिस्कुट (बगैर मक्खन के) यदि मांसाहारी हैं तो बिस्कुट या ब्रेड की जगह उबले अंडे की सफेदी ले सकते हैं।
2. दोपहर का खाना	2 चपातियाँ, 50 ग्राम चावल, 1 कटोरी दाल, सलाद, सब्जियाँ, एक कटोरी दही, यदि मांसाहारी हैं तो दाल और दही की जगह बगैर तेल की मछली या अन्य गोश्त 40 ग्राम।
3. अपराह्न 4 बजे	बगैर चीनी का मक्खन निकाला हुआ दूध आधा गिलास या एक कप चाय या एक गिलास रस।
4. रात का भोजन	2 चपातियाँ, 1 कटोरी दाल, सब्जियाँ, सलाद, 50 ग्राम चावल (मांसाहारी हैं तो चावल दाल की जगह गोश्त 75 ग्राम)।

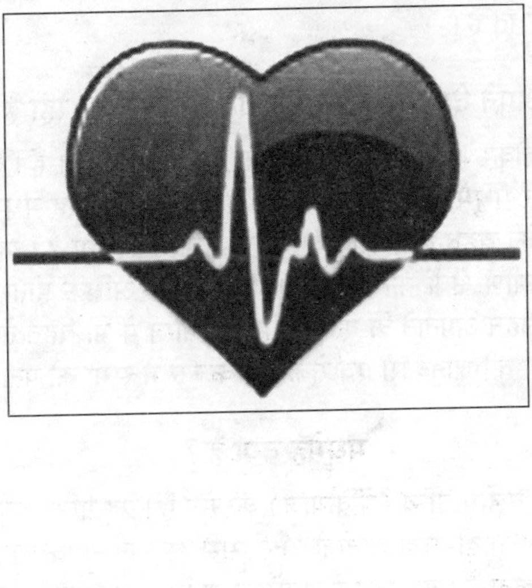

13

मधुमेह (Diabetes)

[जानिए मधुमेह के बारे में : शरीर का एक खतरनाक गुप्त शत्रु मधुमेह : कारण, चिकित्सा और बचाव]

मधुमेह (डायबिटीज) या जिसे बोलचाल की भाषा में शक्कर की बीमारी कहते हैं, से कमोबेश सभी लोग परिचित हैं। यदि ध्यान न दिया जाए तो यह रोग शरीर के लिए घातक सिद्ध हो सकता है। विकसित देशों में मधुमेह, मौत का एक प्रमुख कारण है। अमेरिका जैसे–सुविधासम्पन्न देश में जानलेवा रोगों की सूची में मधुमेह का स्थान चौथा है। विश्व में कम से कम 40 करोड़ मधुमेह से ग्रसित रोगी हैं। वास्तव में इस रोग के रोगियों की संख्या समुद्र में डूबे आइसबर्ग की तरह है जिसका छोटा सा हिस्सा ही ऊपर दिखता है। विश्व की 2 से 5 प्रतिशत वयस्क आबादी मधुमेह से प्रभावित है।

अपने देश में भी मधुमेह रोग तेजी से बढ़ रहा है

भारत में 3 से लेकर 4 प्रतिशत तक व्यक्ति इस रोग से ग्रस्त हैं। अर्थात् लगभग 5 करोड़ से ऊपर मधुमेह रोगी हमारे देश में मौजूद हैं। इस तरह मधुमेह एक प्रमुख रोग है जो देश की बहुत बड़ी आबादी को प्रभावित किए हुए है। यह देखा गया है कि यह रोग ग्रामीण क्षेत्रों की अपेक्षा शहरी क्षेत्रों में अधिक होता है। और अब पश्चिमी रहन–सहन अपनाने के कारण यह रोग भारत में भी बहुत तेजी से बढ़ रहा है। अतः इस रोग की जानकारी एवं रोकथाम के बारे में सभी को पता होना चाहिए।

मधुमेह क्या है ?

यह अन्तःस्रावी, क्लोम ग्रन्थि (पेंक्रियाज) का रोग है। यह ग्रन्थि आमाशय के नीचे ग्रहणी के बीच में आड़ी–पड़ी रहती है और इससे इंसुलिन नामक हार्मोन निकलकर सीधे रक्त में मिलता है। यह रक्त में उपस्थित शर्करा (ग्लूकोज) का ऑक्सीकरण

करके ऊर्जा उत्पन्न करता है। यह रक्त में उपस्थित शर्करा, भोजन के द्वारा लिए गए कार्बोहाइड्रेट्स के पाचन के पश्चात् पहुँचती है और ग्लूकोज के रूप से रहती है।

शरीर में ऑक्सीजन एवं ग्लूकोज द्वारा ऊर्जा उत्पन्न होने के पश्चात् शेष शर्करा की रक्त में अतिरिक्त मात्रा इंसुलिन द्वारा ही ग्लाइकोजन में परिवर्तित होकर यकृत और मांसपेशियों में एकत्र हो जाती हैं और रक्त में शर्करा का स्तर बढ़ने नहीं पाता। खाली पेट होने की स्थिति में रक्त शर्करा का स्तर 70 से 100 मिली ग्राम प्रति 100 सी.सी. के मध्य रहता है तथा भोजन के पश्चात् स्तर 100–140 मिलीग्राम के आसपास हो जाता है।

जब किन्हीं कारणोंवश क्लोम ग्रन्थि से निकलनेवाले इंसुलिन की मात्रा कम हो जाती है या इंसुलिन का निकलना बिलकुल बन्द हो जाता है तो फिर रक्त शर्करा का चयापचय ठीक से न होने के कारण रक्त में ग्लूकोज का स्तर बढ़ जाता है। यह बढ़ी हुई शर्करा की मात्रा गुर्दों द्वारा भी ठीक तौर पर अवशोषित नहीं हो पाती परिणामस्वरूप मूत्र द्वारा भी शर्करा निकलती है। कई बार केवल रक्त शर्करा का ही स्तर बढ़ा हुआ मिलता है। लेकिन मूत्र की जाँच करने पर उसमें रक्त शर्करा अनुपस्थित होती है।

पाचन तंत्र के विभिन्न अंग—यकृत (Liver), आमाशय (Stomach), ग्रहणी (Duodenum), पित्ताशय (Gall Bladder), क्लोम ग्रंथि (Pancreas) एवं उनमें परस्पर सम्बन्ध

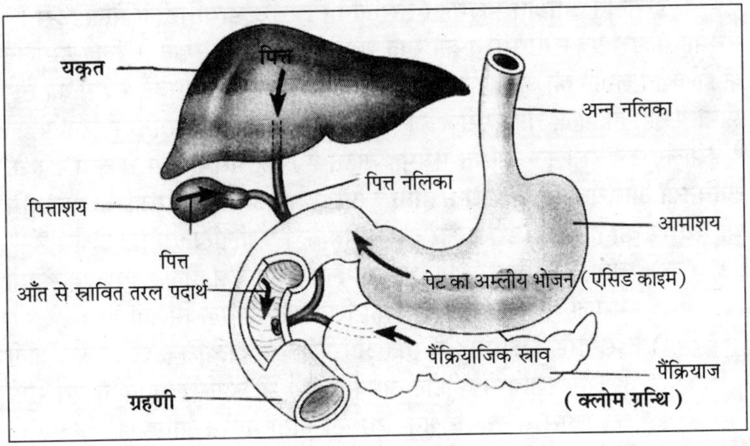

मधुमेह, पैंक्रियाज से इंसुलिन के स्राव में कमी होने के कारण होता है।

मधुमेह रोग के सामान्य लक्षण

मधुमेह रोग के सामान्य तौर पर शुरुआत में कोई विशेष लक्षण नहीं होते। कई बार किसी अन्य रोग जो मधुमेह के रोगियों को हो जाता है, उस रोग की जाँच के दौरान मधुमेह का पता चलता है। उदाहरणार्थ कई बार जब शरीर पर चोट लगने पर कोई घाव बनता है और वह ठीक होने की बजाय बढ़ता ही जाता है तो चिकित्सक शंका होने पर रक्त एवं मूत्र की जाँच करवाते है, तो मधुमेह का पता चलता है। इसी तरह आँखों के या अन्य ऑपरेशन के वक्त जाँच में इस रोग का पता चलता है। जब शरीर में बार-बार संक्रमण तथा ठीक न होनेवाले त्वचा रोग होते हैं, तब भी जाँच में शर्करा की मात्रा बढ़ी हुई मिलती है।

मधुमेह के प्रमुख लक्षणों में बहुत अधिक भूख और प्यास का बढ़ना, बार-बार पेशाब जाना तथा अत्यधिक पसीना आना है। लेकिन यह आवश्यक नहीं है कि मधुमेह के रोगियों में ये सभी लक्षण मौजूद हों। कई बार बगैर लक्षणों के भी रोगी की रक्त शर्करा बढ़ी मिलती है। और बढ़ी हुई मात्रा शरीर को नुकसान पहुँचाती रहती है एवं शरीर के महत्त्वपूर्ण और उपयोगी अंगों जैसे—हृदय, गुर्दे, यकृत, फेफड़े, आँखें इत्यादि को प्रभावित कर कई तरह के रोग उत्पन्न करती है। अतः **उच्च रक्तचाप के साथ मधुमेह को भी शरीर के गुप्त शत्रुओं में से एक माना जाता है।**

कितने तरह का होता है मधुमेह रोग एवं उनके लक्षण ?

मधुमेह को विश्व स्वास्थ्य संगठन के अनुसार निम्न प्रकार वर्गीकृत किया गया है—

1. इंसुलिन आश्रित मधुमेह (इंसुलिन डिपेंडेंट डायबिटीज मेलाइट्स) : मधुमेह के इस प्रकार में मरीज की रक्त शर्करा पर नियंत्रण रखने के लिए इंसुलिन के इंजेक्शन लगाने की आवश्यकता होती है। केवल गोलियों से रक्त शर्करा का स्तर सामान्य नहीं हो पाता, चूँकि मरीज को इलाज के लिए इंसुलिन पर निर्भर रहना पड़ता है इसलिए इसे इंसुलिन आश्रित मधुमेह कहते हैं। **यह मधुमेह 40 से कम उम्र के व्यक्तियों और युवाओं में अधिक होता है और इसमें अक्सर पारिवारिक पृष्ठभूमि भी मधुमेह की होती है।** इस प्रकार के मधुमेह के निम्नलिखित प्रमुख लक्षण हैं—

(क) बार-बार पेशाब जाना, भूख लगना, वजन कम होना—विशेषकर युवा मरीजों में वजन कम होने की शिकायत अधिक मिलती हैं।

(ख) इस तरह के मधुमेह में रक्त और पेशाब में अत्यधिक शर्करा बढ़ जाती है और पेशाब में कीटोन नामक पदार्थ भी उपस्थित होता है एवं रोगी की श्वास से एक विशेष तरह की मीठी गन्ध आती है।

(ग) शर्करा पर नियंत्रण बगैर इंसुलिन दिए, सम्भव नहीं होता।

2. इंसुलिन अनाश्रित मधुमेह (नॉन इंसुलिन डिपेंडेंट डायबिटीज) : जैसा कि नाम से ही स्पष्ट है कि इस प्रकार की बीमारी पर नियंत्रण बगैर इंसुलिन के

इंजेक्शन लगाए हो जाता है। यह अधेड़ उम्र या वृद्धावस्था में होता है और इसके भी दो प्रकार हैं :

(क) मोटे व्यक्तियों का मधुमेह रोग

(ख) उन व्यक्तियों का मधुमेह रोग जो मोटे नहीं हैं

कई बार इंसुलिन अनाश्रित मधुमेह में कोई प्रत्यक्ष लक्षण नहीं मिलते जाँच में अचानक पता लगता कि रोगी को मधुमेह है जबकि कुछ मरीजों में मधुमेह के आम लक्षण जैसे—बार-बार पेशाब जाना, भूख लगना, घाव न भरना, त्वचा और फेफड़ों के संक्रमण बार-बार होना इत्यादि मिल सकते हैं।

ऐसे मरीजों के रोग का इलाज भोजन पर नियंत्रण अथवा खानेवाली दवाओं से ही हो जाता है। लेकिन रोग की बढ़ी हुई अवस्था में कभी-कभी इंसुलिन का इंजेक्शन देना भी जरूरी रहता है।

3. कुपोषण जनित मधुमेह : इस तरह का मधुमेह गरीब और पिछड़े देशों में मिलता है। भारत में उड़ीसा, आन्ध्र प्रदेश, तमिलनाडु, चेन्नई और केरल में कुपोषण इत्यादि के कारण ऐसे मधुमेह के रोगी अधिक देखे गए हैं। इन रोगियों में कुपोषण के साथ-साथ खाद्यों में मौजूद विषैले तत्त्व (टाक्सिंस) तथा पैतृक संवेदनशीतला भी मधुमेह के लिए उत्तरदायी होती है। इस तरह हम देखते हैं गरीब और निम्न तबके में भी कुपोषण जनित मधुमेह अक्सर हो जाता है। अतः केवल यह मानना भी ठीक नहीं है कि मधुमेह केवल उच्च वर्ग एवं आरामपसन्द व्यक्तियों का रोग है।

4. गर्भावस्था का मधुमेह : बहुत सी स्त्रियों में गर्भावस्था के दौरान रक्त शर्करा का स्तर सामान्य से अधिक हो जाता है। फिर प्रसव पश्चात् यह सामान्य स्तर पर पहुँच जाता है। लेकिन ऐसी स्त्रियों में अगली बार गर्भावस्था में पुनः रक्त शर्करा बढ़ने की सम्भावना होती हैं एवं वे **भविष्य में कभी भी मधुमेह की शिकार बन सकती हैं।** अतः इस मामले में उन्हें सावधानी की आवश्यकता होती है।

5. मधुमेह के अन्य प्रकार : इसमें बहुत सी स्थितियाँ शामिल हैं। जैसे—क्लोम ग्रन्थि के संक्रमण (इन्फेक्शन) से भी यह बीमारी हो सकती है। अन्तःस्रावी ग्रन्थियों के स्राव में गड़बड़ी के कारण तथा डाययूरेटिक्स (पेशाब अधिक जानेवाली दवाइयों) से भी मधुमेह हो सकता है।

— कसिंग सिंड्रोम, थायरोटॉक्सिकोसिस इत्यादि में भी मधुमेह हो सकता है।

— कुछ पैतृक रोगों जैसे यौन सम्बन्धी विकृतियों के साथ भी यह रोग पाया गया है।

उपर्युक्त स्थितियों के अलावा पेशाब से शर्करा गुर्दों में खराबी के कारण भी जा सकती है। ऐसी स्थिति में गुर्दे की बारीक नलिकाओं द्वारा रक्त की शर्करा का पूरा अवशोषण नहीं हो पाता और शर्करा मूत्र में मौजूद रह जाती है। इसे रीनल ग्लाइकोसूरिया कहते हैं। लेकिन **इस स्थिति में रक्त शर्करा सामान्य स्तर से अधिक नहीं बढ़ती।**

वंशानुगत कारक (जेनेटिक फैक्टर्स) और मधुमेह

इस रोग के बहुत से कारणों का उल्लेख तो मधुमेह के विभिन्न प्रकारों के साथ कर दिया गया है। लेकिन **मधुमेह में पैतृक कारण भी अत्यन्त महत्त्व रखते हैं।** माँ-बाप में से कोई भी यदि रोग से पीड़ित है तो बच्चों को भी रोग होने की सम्भावना बढ़ जाती है। जुड़वाँ बच्चों के अध्ययन से, 70 प्रतिशत मामलों में यह देखा गया है कि यदि एक को मधुमेह रहा है तो अन्य जुड़वाँ बच्चे को भी यह बीमारी पाई जाती है। यदि माँ-बाप दोनों को यदि मधुमेह है तो बच्चों को भी इस बीमारी की सम्भावना अत्यधिक बढ़ जाती है।

मोटापा और मधुमेह

यह समझा जाता रहा है कि मोटे व्यक्तियों को इंसुलिन अनाश्रित प्रकार का मधुमेह होने की सम्भावना अधिक रहती है। ऐसा इसलिए कि मोटापा इंसुलिन की कार्य क्षमता को प्रभावित करता है। लेकिन यह भी देखा गया है कि बहुत से मोटे व्यक्ति मधुमेह के शिकार नहीं होते। अतः मोटापा मधुमेह उत्पन्न करने में कारक तो है लेकिन हमेशा नहीं। मोटापे के साथ अन्य कारक भी मधुमेह के लिए उत्तरदायी होते हैं। जैसे कि शारीरिक-निष्क्रियता, एवं कुछ विशेष तरह के पोषक तत्त्वों का अभाव भी मधुमेह उत्पन्न करने के लिए उत्तरदायी हैं। इंसुलिन आश्रित मधुमेह की बीमारी उत्पन्न करने में मोटापे की कोई भूमिका नहीं होती है। लेकिन इंसुलिन अनाश्रित मधुमेह में मोटापा एक कारण बन सकता है।

मधुमेह रोगी

मोटापे पर नियंत्रण रखें

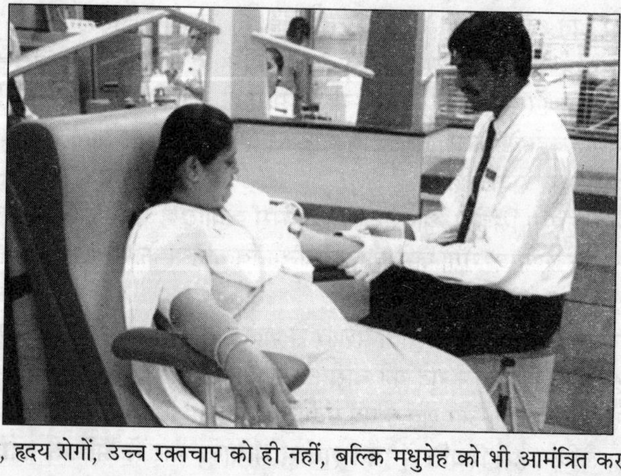

मोटापा, हृदय रोगों, उच्च रक्तचाप को ही नहीं, बल्कि मधुमेह को भी आमंत्रित करता है।

मधुमेह उत्पन्न करने में कुछ अन्य वातावरण से सम्बन्धित कारकों की भूमिका :

1. आरामतलब जीवन : व्यायाम का अभाव और आरामपसन्द जीवन एक महत्त्वपूर्ण कारक है, जो भविष्य में व्यक्ति को इंसुलिन अनाश्रित मधुमेह का रोगी बना सकता है।

2. भोजन : इस तरह के कोई प्रमाण नहीं मिले हैं कि कोई विशेष तरह के खाद्य पदार्थ जैसे अधिक मीठा खानेवाले को मधुमेह अधिक होता है। लेकिन शरीर की आवश्यकता से अधिक कैलोरियाँ भोजन के रूप में रोज लेने से मोटापा एवं मधुमेह की सम्भावना बढ़ जाती है।

3. कुपोषण : जैसा कि पूर्व में बतलाया जा चुका है कि मधुमेह रोग में कुपोषण की भी भूमिका होती है। शैशवावस्था या बचपन में पौष्टिक तत्त्वों की कमी के कारण इंसुलिन स्रावित करनेवाली बीटा की कोशिकाओं को स्थायी क्षति पहुँचती है जिससे वे आंशिक रूप से ही कार्य करती है। उदाहरणार्थ—बच्चों की क्वाशिओरकर नामक बीमारी (जो प्रोटीन की कमी से होती है) में उन्हें जब कार्बोहाइड्रेट वाला भोजन दिया जाता है तो वे अपर्याप्त इंसुलिन के कारण उसे पचा नहीं पाते हैं।

4. शराब : अधिक अलकोहल की मात्रा बीटा-कोशिकाओं को क्षति पहुँचाती है इस कारण भी मधुमेह हो सकता है। इस तरह शराब पीना मधुमेह को जन्म देता है।

5. विषाणुओं द्वारा संक्रमण : रोगों के प्रति संवेदनशील व्यक्तियों में कुछ विषाणु जैसे—मम्प्स, रबेला इत्यादि आक्रमण करके बीटा-कोशिकाओं को नष्ट कर देते हैं। मधुमेह का यह भी एक कारण होता है।

6. रासायनिक कारण : बहुत से रासायनिक पदार्थ क्लोम ग्रन्थि की बीटा कोशिकाओं के लिए हानिकारक होते हैं। उदारहणार्थ, चूहामार दवा—'वाल्कोर' और इसके अलावा एलोक्लोसान, स्ट्रेप्टो जोटासिन इत्यादि रसायन, बीटा-कोशिकाओं को हानि पहुँचाते हैं। सायनायड उत्पन्न करनेवाले खाद्य पदार्थ (कसेवा और कुछ दालें) भी इन कोशिकाओं के लिए हानिकारक हो सकती हैं।

7. तनाव एवं प्रतिरोध (स्ट्रेस) : कुछ प्रकार की शल्य क्रियाओं, चोट एवं स्थायी मानसिक तनाव की स्थितियाँ भी रोग का कारण बन सकती हैं।

8. अन्य कारण : उक्त कारणों के अलावा कुछ सामाजिक एवं आर्थिक परिस्थितियों से भी रोग का सम्बन्ध होता है। उदाहरणार्थ—मधुमेह उच्च वर्ग अथवा धनाढ्य परिवारों में अधिक पाया जाता है। इसी तरह रोग ग्रामीण क्षेत्रों की अपेक्षा शहरी क्षेत्रों के व्यक्तियों को अधिक प्रभावित करती हैं। पश्चिमी रहन-सहन से प्रभावित लोगों में भी यह रोग बहुत हो रहा है।

मधुमेह का निदान

रोग का निदान लक्षणों के अलावा पेशाब एवं रक्त की विभिन्न जाँचों से सम्भव होता है। अब प्रश्न उठता है कि किन व्यक्तियों को मधुमेह के लिए जाँच करवानी चाहिए? मधुमेह के उपर्युक्त वर्णित लक्षण मिलने पर तो जाँच करवानी ही चाहिए लेकिन ये लक्षण न भी मिले तब भी निम्नलिखित व्यक्तियों या रोगियों को मधुमेह के लिए जाँचें करवानी चाहिए।

1. 40 वर्ष से ऊपर के ऐसे मरीजों को जाँच करवा लेनी चाहिए जो बार-बार बीमार रहते हैं और कमजोर होते जा रहे हैं एवं अचानक वजन भी कम हो रहा हो।
2. मधुमेह से ग्रसित रोगी के भाई, बहनों, बच्चों को (जो 35 वर्ष से ऊपर हो) भी जाँच करवानी चाहिए।
3. कोई भी ऐसा मरीज जिसे बार-बार खुजली, फोड़े-फुंसी हो रहे हों और फेफड़ों का संक्रमण जैसे—क्षय रोग इत्यादि हो। इसके अलावा पुराने त्वचा रोग जो ठीक न हो रहे हों, ऐसे रोगियों को भी जाँच करा लेनी चाहिए।
4. सभी गर्भवती माताएँ विशेषकर वे माताएँ जिनकों पूर्व में गर्भपात या मरा हुआ बच्चा पैदा हुआ हो या उनके किसी पारिवारिक सदस्य को मधुमेह हो।
5. उन मरीजों को भी मधुमेह के लिए जाँच करवानी चाहिए जो किसी भी तरह का ऑपरेशन करवाने जा रहे हों।
6. वे सभी रोगी जिन्हें निम्न बीमारियाँ हैं—
   (अ) हृदयाघात
   (ब) पक्षाघात
   (स) निमोनिया
   (द) गम्भीर त्वचा का संक्रमण
7. कोई भी व्यक्ति जो शारीरिक योग्यता के लिए जाँच (फिजिकल फिटनेस के लिए) करवाता है उसे मधुमेह के लिए भी जाँच करवानी चाहिए। विशेषकर उन्हें तो अवश्य जाँच करवानी चाहिए जिनके पारिवारिक सदस्य इस रोग से ग्रस्त हैं।

जाँच की कौन सी विधियाँ अच्छी हैं?

मधुमेह का इलाज होना आज कोई कठिन कार्य नहीं है। दो-तीन जाँचों के पश्चात् ही रोग की पहचान हो जाती है। लेकिन योग्य चिकित्सक केवल एक बार रक्त शर्करा और पेशाब की जाँच से निष्कर्ष नहीं निकालते बल्कि इसे दो-तीन बार करवाते हैं, अथवा विशेष जाँच जैसे—ग्लूकोज टालरेंस टेस्ट भी करवाते हैं।

मधुमेह में प्रमुखतः निम्न जाँचें की जाती हैं

1. पेशाब की जाँच : पेशाब की जाँच के लिए भोजन के दो घंटे पश्चात् का नमूना, काँच की धुली हुई साफ शीशी में लेते हैं। रोग की साधारण दशा में प्रायः पेशाब में शर्करा उपस्थित नहीं होती। जब रोग गम्भीर दशा में पहुँच जाता है, अर्थात् रक्त शर्करा (ग्लूकोज) की मात्रा अधिक बढ़ जाती है (180 एम.जी. से अधिक) तभी पेशाब में शर्करा आना शुरू होती है।

प्रथम बार केवल पेशाब की जाँच से रोग का निदान नहीं हो सकता है क्योंकि जैसा कि पूर्व में बतलाया गया है कि गुर्दे की खराबी के कारण भी पेशाब में शर्करा आ सकती है। कुछ दवाइयाँ लेने से या शीशी में पहले से शर्करा लगी होने से भी परिणाम धनात्मक मिल सकते हैं। अतः जाँच का नमूना लेने में भी सावधानी बरतनी चाहिए।

आजकल बाजार में, पेशाब में शर्करा और एल्बूमिन जाँच के लिए स्ट्रिप्स भी आती है। जिनमें मरीज स्वयं भी जाँच कर सकते हैं।

क्यों नियंत्रित रहना चाहिए रक्त शर्करा का स्तर?

यदि मधुमेह रोगी में शर्करा नियंत्रित है तो यह बीमारी शरीर का कुछ नहीं बिगाड़ती लेकिन यदि रक्त शर्करा सामान्य से बहुत अधिक रहती है तो मधुमेह रोगी को सामान्य व्यक्तियों से निम्न बीमारियों का खतरा काफी अधिक होता है—

1. हृदयाघात का खतरा	— 10 गुना अधिक
2. गुर्दे की खराबी का खतरा	— 6 गुना अधिक
3. आँखों की खराबी (अन्धत्व या रेटिनो पैथी)	— 23 गुना अधिक
4. पैरों में गेंगरीन और विकलांगता का खतरा	— 15 से 35 गुना अधिक
5. उच्च रक्तचाप का खतरा	— 13 गुना अधिक
6. मृत्यु-दर	— सामान्य व्यक्ति से 4 गुना अधिक

मधुमेह को नियंत्रित करने के लिए दवा के अलावा ये तरीके भी अपनाएँ

- वजन यदि अधिक हो तो कम करें। (रोगी का वजन न बहुत अधिक हो और न कम)
- योग एवं हल्का व्यायाम करें, सुबह-शाम टहलें भी।
- खाने में छाछ, मेथी, सलाद के अलावा करेला एवं हरी सब्जियों का उपयोग अधिकतर करें।
- अधिक कार्बोहाइड्रेट्स वाली चीजें जैसे—मिठाई/शक्कर, गुड़ न लें तथा अनाज (गेहूँ, चावल इत्यादि) जरूरत से अधिक न खाएँ। ताकि ज्यादा कैलोरी शरीर में न पहुँचे।

2. रक्त शर्करा की जाँच : रक्त में दो तरह के नमूनों की जाँच की जाती है। पहले, सुबह खाली पेट रक्त लेकर, उसमें शर्करा देखी जाती है। इसके बाद भोजन करके अर्थात् 75 ग्राम ग्लूकोज पानी में घोलकर पीने के 2 घंटे पश्चात् रक्त शर्करा की जाँच करते। 180 मिलीग्राम प्रति 100 सी.सी. से अधिक शर्करा होने पर व्यक्ति को मधुमेह का रोगी समझा जाता है। रक्त में ग्लाइकोसाइलेटेड हीमोग्लोबिन (HbA_1C) नामक विशेष जाँच द्वारा पिछले कई महीनों में मौजूद रक्त शर्करा की स्थिति का पता चल जाता है। इसके बाद निष्कर्ष निकाला जाता है।

रक्त शर्करा (Blood Sugar) पर प्रभावी नियंत्रण के लिए चिकित्सक के बतलाए अनुसार इंसुलिन की मात्रा लें

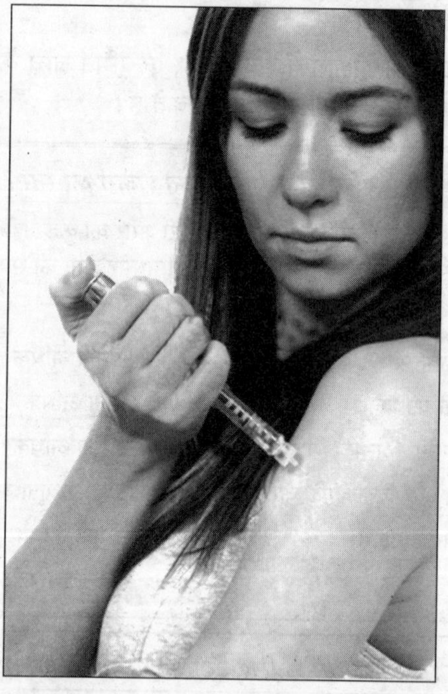

इंसुलिन लेने के बाद नाश्ता/भोजन जरूर लें।

3. मुखीय ग्लूकोज टालरंस टेस्ट : मधुमेह की निश्चित पहचान के लिए यह एक विश्वसनीय जाँच है। इस जाँच में थोड़े-थोड़े समय के अन्तर से ग्लूकोज पिलाकर कई रक्त के नमूने लेकर रक्त शर्करा की जाँच की जाती है। इसके पश्चात् निष्कर्ष निकाला जाता है।

मधुमेह में शारीरिक जटिलताएँ

मधुमेह एक ऐसा रोग है, जिसमें शरीर के प्रमुख अंग जैसे—हृदय, मस्तिष्क, गुर्दे, लिवर, आँखें इत्यादि प्रभावित हो सकते हैं। अतएव बढ़ी हुई रक्त शर्करा पर नियंत्रण रखना जरूरी होता है। शर्करा की अत्यधिक मात्रा बढ़ने या कम होने पर रोगी गहरी मूर्च्छा अथवा डायबिटिक कोमा में जा सकता है। इसलिए रोगी को अपने साथ एक कार्ड हमेशा रखना चाहिए जिसमें नाम, पता एवं बीमारी का उल्लेख हो ताकि आकस्मिक सहायता पर समय मिल सके।

कुछ प्रमुख जटिलताओं का वर्णन निम्न है

1. पानी एवं खनिज लवणों की कमी : बार-बार पेशाब जाने और अधिक पसीना निकलने से शरीर में पानी और खनिज लवणों की कमी हो जाती है।

2. कीटोएसिडोसिस : कीटोएसिडोसिस में शरीर में बाईकार्बेनेट की मात्रा कम जाती है जिससे रक्त की अम्लता बढ़ जाती है, मूत्र की जाँच में कीटोन नामक पदार्थ भी मिलता है। शरीर के लिए यह एक हानिकारक स्थिति होती है। मूत्र की जाँच द्वारा इसका पता चल जाता है।

मधुमेह के रोगी में जब कोई संक्रमण होता है और यदि उसका इलाज नहीं किया जाता तो कीटोएसिडोसिस हो सकता है। इस स्थिति में लक्षण है—तेज प्यास लगना, बार-बार पेशाब जाना, कब्ज, मांसपेशियों में दर्द और दृष्टि (विजन) में परिवर्तन होना बच्चों में इसके कारण पेट दर्द भी हो सकता है। इसके कारण मरीज कमजोर और सुस्त हो जाता है। इस स्थिति में तुरन्त चिकित्सक से सम्पर्क करना चाहिए।

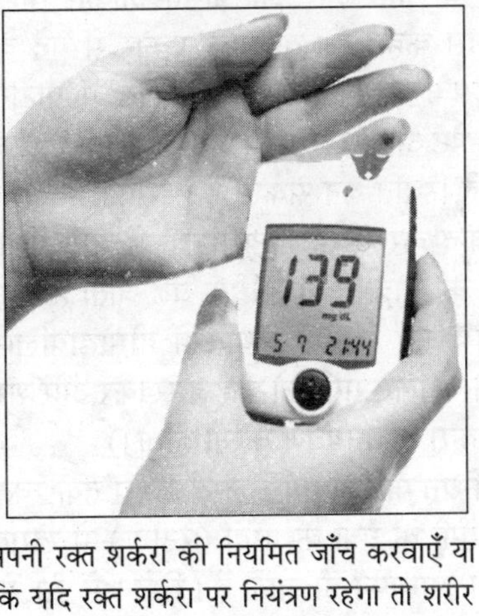

मधुमेह रोगी अपनी रक्त शर्करा की नियमित जाँच करवाएँ या ग्लूकोमीटर से स्वयं करें। याद रखें कि यदि रक्त शर्करा पर नियंत्रण रहेगा तो शरीर के सभी अंग सुरक्षित रहेंगे और रोगी खतरनाक रोगों से सुरक्षित रहेंगे।

कीटोएसिडोसिस के अन्य लक्षण हैं—

— शुष्क जीभ

— आँखों का धँसना

— लम्बी गहरी श्वसन क्रिया (बार-बार)

— कमजोर नाड़ी और गिरा हुआ रक्तचाप

— श्वास से एसीटोन की गन्ध आना

इस स्थिति का यदि इलाज नहीं किया जाए तो रोगी कामा अर्थात् गहरी बेहोशी में जा सकता है और इसकी चिकित्सा घर पर सम्भव नहीं है। इसलिए योग्य चिकित्सक की देखरेख में इलाज करवाना ही ठीक रहता है।

3. रक्तवाहिकाओं सम्बन्धी जटिलताएँ : मधुमेह के रोगियों में धमनियाँ मोटी और कड़ी हो जाती हैं और उनके अन्दर चर्बी जमने से ये अन्दर से सँकरी हो जाती है (एथेरोस्क्लेरोसिस) सामान्य लोगों में यह प्रक्रिया ज्यादा उम्र में होती है लेकिन मधुमेह के रोगी में यह प्रक्रिया जल्दी शुरू हो जाती हैं, इसके कारण, उच्च रक्तचाप, हृदयाघात और पैरों की उँगलियों में गेंगरीन जैसी जटिलताएँ हो सकती हैं।

गेंगरीन से बचने के लिए मधुमेह के रोगियों को ऊपर तक मोजे पहनना चाहिए और स्वयं अपने हाथों से पैरों के कार्न को काटना या खुरचना नहीं चाहिए। बल्कि अच्छे शल्य चिकित्सक को दिखलाना चाहिए। तथा रक्त शर्करा पर प्रभावी नियंत्रण रखना चाहिए। वे मुलायम चप्पल/जूतों का उपयोग करें और स्वयं को चोट से बचाएँ।

4. गुर्दों से सम्बन्धित जटिलताएँ : मधुमेह रोगियों में गुर्दे की बारीक नलिकाओं में परिवर्तन होने से वे मोटी और अनियमित आकार की हो जाती हैं। इसको ग्लोमेरुलो स्केलेरोसिस कहते हैं। यह एक प्रकार से गुर्दे के खराब होने की ही शुरुआत होती है। इसके कारण मरीज की पेशाब में प्रोटीन (एल्ब्यूमिन) आने लगता है। हाथ, पैरों, पेट और चेहरे पर सूजन आ जाती है। रक्त में यूरिया की मात्रा बढ़ने से यूरीमिया की स्थिति बन सकती है। इसका मतलब यह होता है कि गुर्दे अपना कार्य करना बन्द कर रहे हैं। (यूरीमिया में रोगी पेशाब कम जाता है और उसके रक्त में यूरिया की मात्रा बहुत अधिक बढ़ जाती है। इस जटिलता को रोकने का कोई विशेष उपाय नहीं है। इस स्थिति में हीमोडायलिसिस की आवश्यकता पड़ती है। इससे बचने के लिए रोगी को परहेज रखकर और शुरू से ही नियमित दवा लेकर अपनी रक्त शर्करा पर नियंत्रण करना होगा।)

5. आँखों सम्बन्धित जटिलताएँ : लम्बे समय तक रक्त शर्करा का स्तर बढ़े रहने पर मधुमेह के रोगी के नेत्रों के परदों (रेटीना) में खराबी आ जाती है। यहाँ तक कि इसके कारण अन्धापन हो जाता है। ब्रिटेन में 30 से 64 वर्ष की उम्र के लोगों में अन्धेपन का प्रमुख कारण मधुमेह के रोगियों की इसी तरह की जटिलता

है। रेटिना में स्थित बारीक खून की नलियों में असामान्यता के कारण रक्त निकलकर छोटे-छोटे बिन्दुओं के रूप में जमा हो जाता है साथ ही कुछ द्रव पदार्थ भी वहाँ इकट्ठा होता है। इसके अलावा कुछ नई छोटी-छोटी रक्तवाहिकाएँ गुच्छे के रूप में बनती है और इन सब परिवर्तनों के कारण रोगी को दिखना कम हो जाता है। यदि मधुमेह के रोगी में नजर सम्बन्धी जरा सी भी गड़बड़ी हो तो उसे तुरन्त नेत्र रोग विशेषज्ञ को दिखलाना चाहिए। वरना इससे आँखों से दिखना बिलकुल कम या बन्द हो सकता है। रेटिना में खराबी के अलावा मधुमेह के रोगी की आँखों में मोतिया बिन्द (केटरेक्ट) भी शीघ्र बन जाता है। कई बार रोगी बच्चों में भी मोतियाबिन्द की शिकायत देखी जाती है।

6. विभिन्न संक्रमण : मधुमेह के रोगी की रोग प्रतिरोधक शक्ति कम हो जाने की वजह से वह बहुत से संक्रमणों के लिए संवेदनशील बन जाता है जैसे कि उसे त्वचा के संक्रमण जैसे—फोड़े, फुंसी, खुजली इत्यादि हो सकते हैं। स्त्री के जननांगों में केंडिडा संक्रमण भी होता है। मधुमेह के रोगी को फेफड़ों का यक्ष्मा भी हो सकता है। इसी तरह उसे पेशाब के रास्ते के संक्रमण (यूरिनरी ट्रेक्ट इन्फेक्शन) भी होते हैं। श्वसन सम्बन्धी रोग निमोनिया या ब्रांकाइटिस बार-बार हो सकते हैं।

7. तंत्रिका सम्बन्धी जटिलताएँ : मधुमेह के रोगी में इस तरह की जटिलताएँ होना बहुत ही सामान्य है। इसमें हाथ-पैरों में झनझनाहट या सुई चुभने जैसा आभास होना या पैर शून्य पड़ना इत्यादि लक्षण हो सकते हैं। मांसपेशियों में दर्द, पैरों में दर्द, मांसपेशियों का पतला पड़ना इत्यादि शिकायतें भी हो सकती हैं। अनियंत्रित शर्करा वाले रोगी में चेहरे या पैरों में लकवा जैसी बीमारी भी हो सकती है।

8. स्वतंत्र तंत्रिका तंत्र (आटोनामस नर्वस सिस्टम) : के प्रभावित होने से दस्त लगना एक-एक कर पेशाब जाना, नपुंसकता, अधिक पसीना आना, त्वचा के तापक्रम में बदलाव इत्यादि लक्षण उत्पन्न हो सकते हैं।

चिकित्सक मधुमेह पर नियंत्रण के लिए 4 उपाय करते हैं—

1. बढ़ी हुई रक्त शर्करा के स्तर को सामान्य करने के लिए इंसुलिन के इंजेक्शन देना।
2. अग्नाशय या क्लोम ग्रन्थि को इंसुलिन उत्पन्न करने के लिए मुखीय दवाओं द्वारा उद्दीपित करना।
3. आहार पर नियंत्रण और सामंजस्य
4. नियमित व्यायाम

1. इंसुलिन द्वारा नियंत्रण : शुरू में योग्य चिकित्सक से इंसुलिन की मात्रा और लेने की विधि अच्छी तरह समझ लेनी चाहिए। क्योंकि अधिक इंसुलिन की मात्रा खतरनाक हो सकती है। इससे रक्त शर्करा की मात्रा अत्यधिक कम हो जाने के कारण रोगी गहरी मूर्च्छा (कोमा) में जा सकता है। इसलिए मधुमेह के रोगी को

ग्लूकोज का पैकेट भी अपने पास रखना चाहिए। जब उसे लगे कि इंसुलिन की मात्रा अधिक हो गई है तो डॉक्टर के आने के पूर्व तीन-चार चम्मच ग्लूकोज ले लेना चाहिए।

इंसुलिन की मात्रा रोज के भोजन के अनुसार ही होनी चाहिए। ऐसा न हो कि इंसुलिन की मात्रा तो चिकित्सक के बतलाए अनुसार ली जाए लेकिन खाना उसके अनुपात से कम खाया जाए वरना इससे भी रक्त शर्करा घट सकती है। इसका उलटा भी तब हो सकता है जब खाना अधिक खाया जावे और इंसुलिन की मात्रा कम ली जावे।

कई बार चिकित्सक गम्भीर स्थिति में अथवा रक्त शर्करा की मात्रा अत्यधिक बढ़ने पर ही इंसुलिन की सलाह देते हैं जब शर्करा के स्तर पर नियंत्रण हो जाता है तो फिर खानेवाली गोलियाँ लेने को कहते हैं। क्योंकि प्रतिदिन दो बार इंसुलिन लेना रोगी को तकलीफदेह भी होता है।

इंसुलिन लेनेवाले रोगी को भी एक कार्ड रखना चाहिए जिसमें इस बात का भी उल्लेख हो कि वह इंसुलिन लेनेवाला मधुमेह का रोगी है। ताकि बेहोशी के वक्त चिकित्सक शीघ्र ही वस्तुस्थिति समझ सके। शरीर में अधिक इंसुलिन की मात्रा से जब रक्त शर्करा 50-60 मि.ग्रा. या इससे कम हो जाती है तो निम्न लक्षण उत्पन्न होते हैं—

— कमजोरी और थकान
— बैचेनी और व्यग्रता या घबराहट
— भूख लगना
— सिर दर्द और चक्कर आना
— पसीना आना।

ये लक्षण इंसुलिन लेने के कुछ समय पश्चात् मिले तो शीघ्र ही ग्लूकोज ले लेना चाहिए।

2. मुख द्वारा ली जानेवाली औषधियाँ : आजकल बहुत प्रभावी औषधियाँ बाजार में उपलब्ध हैं। इन्हें चिकित्सक की सलाह से ही लेना चाहिए। यदि शर्करा की मात्रा बहुत अधिक है तो आहार तथा इन गोलियों के प्रयोग से उस पर नियंत्रण पाया जा सकता है। गोलियाँ ऐसे दुबले अथवा किशोरों को नहीं दी जाती हैं जो कीटोएसिडोसिस या अम्ल विषाक्तता के प्रति संवेदनशील होते हैं।

बाजार में कुछ देशी अथवा आयुर्वेदिक दवाइयाँ भी उपलब्ध हैं। इनके कुप्रभाव नहीं होते। यदि इनसे रक्त शर्करा का स्तर सामान्य रहता है तो इन्हें भी प्रयोग कर सकते हैं। लेकिन जब शर्करा का स्तर 300 मि.ग्रा. से ऊपर हो तो डॉक्टर से मिलें।

3. आहार पर नियंत्रण : मधुमेह के रोगी के लिए आहार महत्त्वपूर्ण होता है। बढ़ी हुई थोड़ी रक्त शर्करा को तो आहार द्वारा नियंत्रण किया जा सकता है। मधुमेह

रोगी को अपनी आवश्यकता 30 कैलोरी प्रति किलोग्राम के अनुसार निर्धारित करनी चाहिए। अर्थात् 60 किलोग्राम के व्यक्ति को एक दिन में 1800 कैलोरी वाला भोजन लेना चाहिए। यदि व्यक्ति का अधिक वजन है तो फिर प्रतिकिलोग्राम 25 कैलोरी के हिसाब से आहार लेना चाहिए। मधुमेह रोगी को अपनी रोज के आहार और उनके विकल्पों की थोड़ी-बहुत जानकारी रखनी चाहिए। दुबले कम वजन वाले व्यक्ति या बच्चे के लिए अच्छा पौष्टिक आहार लेना चाहिए। उन्हें भोजन पर अधिक प्रतिबन्ध लगाने की जरूरत नहीं है।

भोजन के चुनाव में खाद्य पदार्थों के शर्करा अंश (कार्बोहाइड्रेट्स) का विशेष रूप से ध्यान रखा जाना चाहिए। यहाँ कुछ खाद्य पदार्थों के कार्बोज अंश का विवरण दिया जा रहा है—

चावल, गेहूँ, ज्वार, बाजरा में	—	70 से 80 प्रतिशत कार्बोहाइड्रेट्स होता है।
सभी दालों में	—	54 से 60 प्रतिशत
दूध में	—	3-5 प्रतिशत
पत्तेदार सब्जियों में	—	3-5 प्रतिशत
कन्दों में (आलू, शकरकन्द)	—	15-25 प्रतिशत
ताजे फलों में (तरबूज)	—	5 प्रतिशत से लेकर 35 प्रतिशत

अन्य रोगियों की अपेक्षा मधुमेह के रोगी को अपने आहार अथवा खान-पान पर विशेष ध्यान देने की जरूरत रहती है। क्योंकि रक्त शर्करा पर बहुत कुछ नियंत्रण, परहेज और उचित भोजन पर निर्भर करता है। अतएव कहा जाता है कि मधुमेह में रोगी स्वयं अपना डॉक्टर होता है। रोगी को ऊपर बतलाई बातों के साथ ही निम्नलिखित बातों का ध्यान अपने भोजन में अवश्य रखना चाहिए—

1. शक्कर, गुड़ एवं मिठाइयों से एकदम परहेज करें क्योंकि रक्त में शर्करा की मात्रा ये चीजें सीधे बढ़ा देती हैं।
2. आलू, शकरकन्द, साबूदाना, केले, किसमिस, शहद जैसे खाद्य जिनमें शक्कर की मात्रा अधिक होती है, न लें।
3. गेहूँ में चने का आटा मिलाकर उपयोग करें और इनकी मात्रा निश्चित हो। चावल थोड़ा सा लें अथवा न लें तो अच्छा।
4. दालें, काजू, मूँगफली, चने से बनी चीजें सामान्य मात्रा में ली जा सकती हैं।
5. कम शर्करा वाले फल जैसे—सेब, तरबूज सौ ग्राम तक खाए जा सकते हैं।
6. हरी सब्जियाँ, सूप एवं सलाद का सेवन पर्याप्त मात्रा में करें।
7. मांसाहारी-मछली या अंडा ले सकते हैं। शाकाहारी दो गिलास तक दूध तथा ताजा दही या छाछ ले सकते हैं।

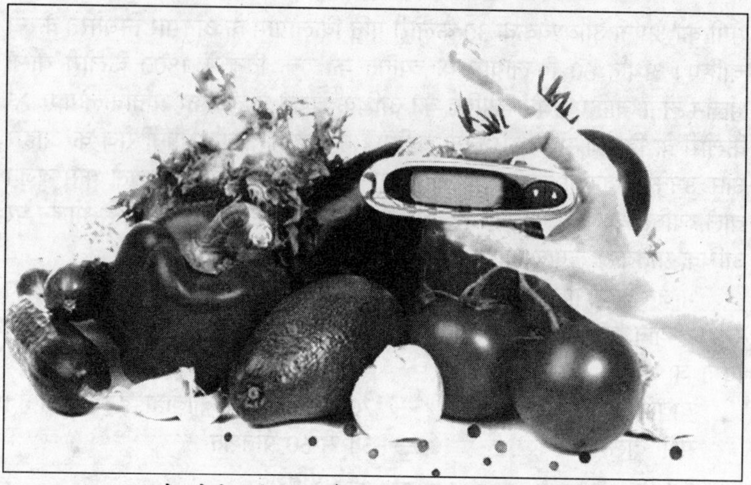

मधुमेह रोगी, हरी सब्जियाँ और सलाद का पर्याप्त सेवन करें।

आहार में कुल 150 से 180 ग्राम तक कार्बोहाइड्रेट्स, 60-80 ग्राम प्रोटीन, 70-80 ग्राम वसाएँ चाहिए ताकि कुल कैलोरियाँ 1800 से ज्यादा न हों।

4. नियमित टहलना एवं अन्य व्यायाम : अधिक वजनवाले व्यक्तियों के लिए अपने खान-पान पर तो नियंत्रण रखना ही होगा साथ ही कुछ न कुछ हल्का-फुल्का व्यायाम करना अत्यन्त जरूरी है। इनमें टहलना सबसे अच्छा व्यायाम है। अपनी क्षमता के अनुसार दो-चार किलोमीटर सुबह या शाम रोज टहला जा सकता है। सुविधा हो तो तैरना भी एक अच्छा व्यायाम है। हल्के-फुल्के खेल जैसे—टेबिल टेनिस इत्यादि भी खेले जा सकते हैं।

योग—योगासन भी किसी अच्छे योगाचार्य के निर्देशन में शुरू किए जा सकते हैं। योग निश्चित ही मधुमेह के रोगियों को फायदा पहुँचाता है। कुछ आसन जैसे—पश्चिमोत्तासन, मत्स्यासन, धनुरासन, मयूरासन सीखकर प्रतिदिन किए जा सकते हैं। और **कोई आसन न करना हो तो केवल सूर्य नमस्कार करने से भी अपेक्षित फायदा मिल सकता है।**

5. कुछ अन्य सावधानियाँ : मधुमेह के मरीज को अपनी त्वचा एवं शरीर की देखभाल हमेशा रखनी चाहिए। यह सावधानी रखें कि त्वचा कटे-फटे न, न ही उसे कोई चोट लगे। रोगी को यदि फोड़े-फुंसी हैं तो तुरन्त उनका इलाज करवाएँ। वरना ये बढ़ सकते हैं। इन पर टिंचर, आयोडीन या कोई तेज एंटीसेप्टिक का प्रयोग न करें। सेवलान या उबला पानी मिला डिटाल जैसा हल्का एंटीसेप्टिक प्रयोग करना ठीक रहता है। रोगी को मुलायम जूते जिनमें कील इत्यादि का उपयोग न किया गया हो हमेशा पहनना चाहिए क्योंकि नंगे पैर चोट लगने की सम्भावना होती है।

मधुमेह से पीड़ित गर्भवती स्त्रियों की सावधानियाँ

गर्भवती स्त्रियाँ जो मधुमेहग्रस्त होती हैं उन्हें विशेष सावधानियों की आवश्यकता होती है क्योंकि मधुमेह के कारण गर्भपात की भी सम्भावना रहती है। अतः ऐसी स्त्रियाँ चिकित्सक से नियमित जाँच करवाएँ तथा उन्हें प्रसव के कुछ समय पूर्व ही अस्पताल में भर्ती हो जाना चाहिए क्योंकि प्रसव के वक्त कोई कठिनाई आने पर अस्पताल में उसका निदान एवं इलाज शीघ्र हो सकेगा। यहाँ एक बात का और ध्यान रखा जाना चाहिए कि यदि मधुमेहग्रस्त गर्भवती महिला के प्रसव पश्चात् हुए शिशु का वजन सामान्य से अधिक है तो उसकी भी जाँच शक्कर की बीमारी के लिए की जानी चाहिए।

रोगियों के लिए कुछ जरूरी बातें

1. चिकित्सक की सलाह से इंसुलिन या अन्य दवाइयाँ नियमित रूप से लें।
2. यदि दवा या इंसुलिन खाली पेट ले रहे तो फिर शीघ्र नाश्ता कर लें या खाना खा लें।
3. मूत्र अथवा रक्त में शर्करा (ग्लूकोज) की जाँच करवाते रहें। चाहें तो मूत्र में शर्करा की जाँच प्रत्येक सप्ताह स्वयं भी कर सकते हैं।
4. हर छह महीने में खून में यूरिया तथा कोलेस्ट्रॉल की जाँच करवाएँ। मूत्र में एल्ब्यूमिन की जाँच भी की जानी चाहिए।
5. बीच-बीच में चिकित्सक से भी परामर्श लेते रहें।
6. मधुमेह रोगी भी उचित आहार और दवाइयों के द्वारा एक सामान्य और लम्बा जीवन जी सकते हैं लेकिन इसके लिए जरूरी है रक्त शर्करा (ग्लूकोज) के स्तर पर हमेशा नियंत्रण रखना।

पेशाब में शर्करा की जाँच कैसे करें?

डायबिटीज के बहुत से रोगी नियमित जाँच के लिए पैथोलॉजी लेबोरेटरी नहीं जा पाते। अतः ऐसे मरीज चाहें तो कुछ सामग्री लाकर घर पर मूत्र में शर्करा (एवं एल्ब्यूमिन) की जाँच कर सकते हैं।

इस जाँच के लिए एक विधि तो यह है कि बाजार से मूत्र शर्करा (एवं एल्ब्यूमिन) जाँच की स्ट्रिप का पैक खरीद लें। इस स्ट्रिप को परखनली में थोड़ी सी पेशाब लेकर उसमें थोड़ी देर डुबोकर निकाल लेते हैं और स्ट्रिप में आए रंग परिवर्तन को पैक पर बने चार्ट से मिलाकर देखते हैं। इससे पेशाब में शर्करा की मात्रा का पता लग जाता है। इसमें एक बार की जाँच का खर्च लगभग 2 या 3 रुपया तक आता है साथ ही एल्ब्यूमिन की भी जाँच हो जाती है।

एक दूसरी विधि परखनली को गर्म करनेवाली है जो ज्यादा विश्वसनीय है। इसका संक्षिप्त विवरण नीचे दिया जा रहा है—

आवश्यक सामान : स्प्रिट लैम्प (गैस चूल्हे से भी काम चल सकता है) काँच की 10 मि.ली. वाली टेस्ट ट्यूब बेनेडिक्ट सेल्यूसन एक ड्रापर एक टेस्ट ट्यूब होल्डर।

विधि : परखनली में 5 मि.ली. लीटर के लगभग बेनेडिक्ट सेल्यूसन लेकर परखनली को टेस्ट ट्यूब होल्डर में लगाकर उसे स्प्रिट लैम्प या गैस चूल्हे में उबालने तक गर्म करते हैं। इसके बाद उसमें मूत्र की 8–10 बूँदें मिलाकर दुबारा गर्म करते हैं। और जो रंग आता है उससे शर्करा की मात्रा का पता कर लेते हैं।

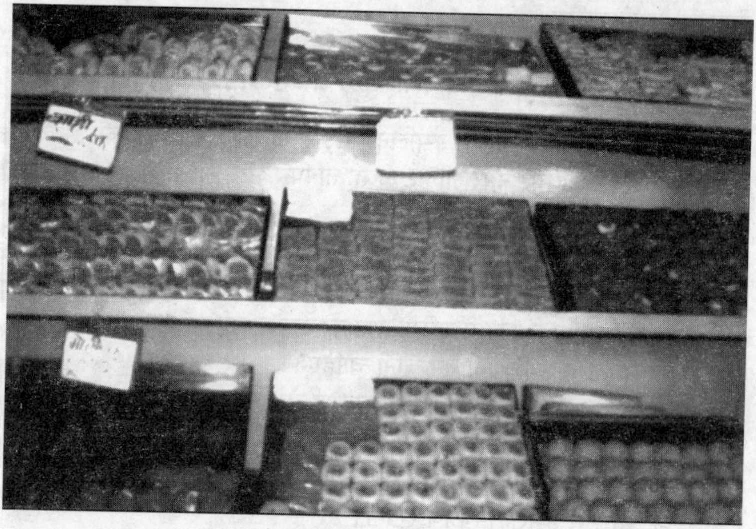

मधुमेह रोगी मिठाई से परहेज करें।

रंग		**शर्करा की मात्रा (प्रतिशत में)**
नीले से हरा हो जाना	—	0.5 प्रतिशत
पीला रंग	—	1 प्रतिशत
लाल रंग	—	1.5 प्रतिशत
कत्था रंग	—	2 प्रतिशत या अधिक

(मधुमेह रोगी चाहें तो अपने घर पर ग्लूकोमीटर नामक यंत्र भी रक्त शर्करा की जाँच के लिए रख सकते हैं। इसके द्वारा मात्र एक बूँद रक्त द्वारा खून में शर्करा की मात्रा का पता चल जाता है। लेकिन इस यंत्र द्वारा जाँच करने की विधि का पूर्ण प्रशिक्षण लेना आवश्यक है, वरना सावधानियों के अभाव में यह यंत्र शर्करा की मात्रा बहुत बढ़ी हुई अथवा बहुत कमी हुई बतला सकता है।)

मधुमेह रोग से बचाव कैसे करें?

इस रोग से पूर्ण रूप से बचाव करना तो सम्भव नहीं है लेकिन कुछ आदतें बदलकर, सावधानियाँ रखकर रोग होने के खतरे को एक सीमा तक कम कर सकते हैं। बचाव के लिए निम्न बातों पर गम्भीरता से ध्यान दें—

1. चूँकि मोटे व्यक्ति रोग के शिकार अधिक होते हैं अतः ध्यान रखें कि सामान्य से अधिक वजन न बढ़े।
2. मधुमेह से पीड़ित युवक-युवती (यदि पूर्व में विदित हो) परस्पर शादी न करें वरना उनकी सन्तान को भी यह रोग होने की बहुत सम्भावना रहेगी। जबकि माँ-बाप में से किसी को यह रोग हो तो बच्चों में भी यह रोग होने की सम्भावना अपेक्षाकृत कम होती है।
3. अधिक मानसिक दबाव और तनाव से बचें। क्योंकि मधुमेह के आमंत्रण में इनकी प्रमुख भूमिका होती है।
4. शिशुओं और बच्चों में मधुमेह का एक कारण कुपोषण भी है। अतः इनको शुरू से ही पोषक आहार पर्याप्त रूप से देना चाहिए।
5. आरामतलब जीवन और व्यायाम का अभाव भी मधुमेह होने में सहायक होता है। अतः अपनी दिन-चर्या में व्यायाम, योग एवं खेलों को भी स्थान दें।
6. दिन भर कुछ न कुछ खाते रहना और आवश्यकता से अधिक खाना भी बन्द करना चाहिए। क्योंकि अतिरिक्त भोजन शरीर में चर्बी के रूप में जमा होता है। इससे इंसुलिन उत्पन्न करनेवाली क्लोम ग्रन्थि पर भी अतिरिक्त दबाव पड़ता है।
7. आहार सन्तुलित करें अर्थात् अनाज के साथ हरी भाजियों —सलाद इत्यादि को पर्याप्त मात्रा में लें। इस तरह उपर्युक्त कुछ सावधानियाँ रखने से डायबिटीज होने की सम्भावना बहुत कम हो जाती है।

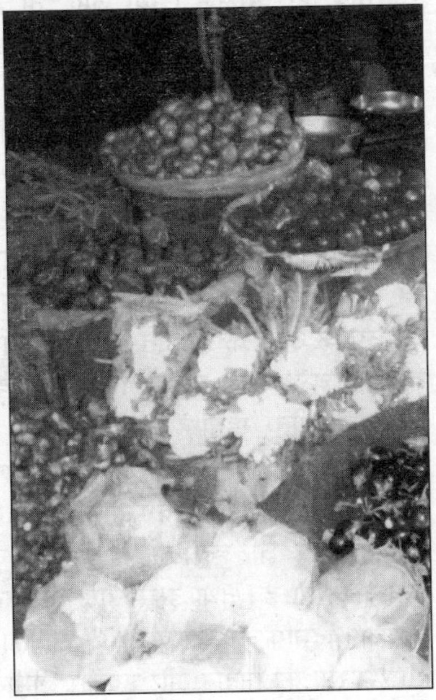

मधुमेह रोगी हरी सब्जियाँ और सलाद का उपयोग करें तो उनकी रक्त शर्करा पर काफी हद तक नियंत्रण रहेगा।

14

उच्च रक्तचाप (Hypertension)

[जानिए रक्तचाप एवं उच्च रक्तचाप के बारे में]

हृदय और मस्तिष्क के लिए खतरनाक, गुप्त शत्रु उच्च रक्तचाप : कारण, चिकित्सा और बचाव

इस तनाव भरे युग में उच्च रक्तचाप अथवा हाई ब्लड प्रेशर की समस्या आज कोई अनजानी नहीं है। यदि स्वयं को स्वस्थ कहनेवाले 100 व्यक्तियों के रक्तचाप का परीक्षण किया जाए, तो इनमें से लगभग 20 प्रतिशत लोगों का रक्तचाप बढ़ा हुआ मिलेगा। वर्तमान जीवन शैली और खान-पान की आदतें इतनी बिगड़ चुकी हैं कि व्यक्ति सहज ही उच्च रक्तचाप जैसे रोग का शिकार बन जाता है। **भाग-दौड़, आपा-धापी और तनाव भरा जीवन रक्तचाप सहज ही बढ़ा देता है।** पूर्व में विकसित और आधुनिक कहे जानेवाले देशों की यह आम समस्या थी, परन्तु अब विकासशील देशों में भी उच्च रक्तचाप एवं हृदय रोगों का प्रतिशत काफी बढ़ता जा रहा है। रक्तचाप के लिए उम्र का भी कोई बन्धन नहीं रह गया है। यह रोग प्रत्येक उम्र में हो सकता है। हाँ, लेकिन अधिकतर रोगी 40 की उम्र के ऊपर के ही होते हैं। वैसे रक्तचाप के रोगियों की संख्या समुद्र में डूबी बर्फ की चट्टान की तरह है जिसका थोड़ा-सा हिस्सा ऊपर निकला रहता है और बड़ा भाग भीतर रहता है।

मधुमेह की तरह उच्च रक्तचाप भी शरीर के छुपे हुए शत्रु का कार्य करता है। कई बार लक्षणों के अभाव में रोगी को पता ही नहीं चलता है कि उसे रक्तचाप है, फिर यह धीरे-धीरे हृदय को भी प्रभावित करके हृदयाघात अथवा कई तरह के रोग उत्पन्न करता है। तथा इससे गुर्दे भी खराब हो सकते हैं। इसके अलावा उच्च रक्तचाप दिमाग की नस फटने (Brain Haemorrhage) का भी एक बड़ा कारण है। इस रोग का निदान और उपचार बीमारी के शुरू में ही आवश्यक हो जाता है। पश्चिमी देशों के बाद अब **हमारे देश में भी रक्तचाप अचानक होनेवाली मृत्युओं का एक बड़ा कारण बन चुका है।** न्यूयॉर्क में तेरह हजार रोगियों पर हुए शोध कार्य

में यह पाया गया है कि **रक्तचाप और मानसिक अवसाद से ग्रस्त रोगियों में मस्तिष्क की नस फटने अर्थात् ब्रेन हेमरेज की सम्भावना सामान्य, स्वस्थ व्यक्तियों की अपेक्षा कई गुना अधिक होती है।**

उच्च रक्तचाप क्या है?

यहाँ हम संक्षेप में रक्तचाप के बारे में बतला रहे हैं। हृदय का बायाँ कक्ष (बेंट्रीकिल) जितने दबाव से शरीर में फैली खून की नलियों में शुद्ध रक्त फैलता है, उस दबाव को रक्तचाप अथवा ब्लडप्रेशर कहा जाता है। रक्तचाप का दबाव स्वस्थ मनुष्य में एक सीमा के अन्दर रहता है लेकिन जब यह सीमा से अधिक हो बढ़ जाता है तो इसे उच्च रक्तचाप कहा जाता है। स्वस्थ व्यक्तियों में रक्तचाप का औसत 120/80 माना गया है। लेकिन यह आवश्यक नहीं है कि प्रत्येक व्यक्ति में यह इतना ही हो। उम्र, वजन एवं परिस्थितियों के अनुसार यह कम-ज्यादा भी हो सकता है। मोटे तौर पर पहले वाला रक्तचाप 160 से ऊपर और नीचे वाला 100 से ऊपर हो तो उसे उच्च रक्तचाप की श्रेणी में रखा जाता है।

रक्तचाप दो तरह का होता है—(1) सिस्टोलिक और (2) डायस्टोलिक। जब रक्त वाहिकाओं में रक्त फैलने के लिए हृदय के बाएँ कक्ष में संकुचन होता है तो उस समय नापे गए रक्त दाब को सिस्टोलिक रक्तचाप कहा जाता है। इसी तरह डायस्टोलिक रक्तचाप खून की नलियों में रक्त का वह दबाव है, जो हृदय की विश्रामावस्था अथवा शिथलीकरण के समय होता है इस तरह के रक्तचाप का बढ़ा होना यह सिद्ध करता है कि हृदय अपनी क्षमता से अधिक कार्य करने में अक्षम सिद्ध हो रहा है और हृदय को अपनी क्षमता से अधिक कार्य करना पड़ रहा है। यही कारण है कि **लम्बे समय तक अनियंत्रित उच्च रक्तचाप हृदय रोगों को जन्म देता है एवं हृदय का आकार बढ़ा देता है।**

रक्तचाप को कई तरह के यंत्रों द्वारा नापते हैं। इसके लिए दो भुजाओं में से किसी एक भुजा पर रबर का बैग बाँधकर उसमें हवा भरते हैं, जब भुजा में स्थित रक्तवाहिका का रक्तदाब और बैग की हवा का दबाव बराबर हो जाता है, तो यंत्र के डायल या पारे का स्तर माप पढ़ लेते हैं। आजकल ऐसे डिजिटल यंत्र भी बाजार में आने लगे हैं, जिनके द्वारा रोगी स्वयं अपना रक्तचाप नाप सकते हैं। जरूरत पड़ने पर चिकित्सक की सलाह से रोगी ऐसे यंत्र खरीदकर स्वयं अपना रक्तचाप अथवा अपने रिश्तेदारों का रक्तचाप मापना सीख सकते हैं।

रक्तचाप कब और कितना होना चाहिए?

उम्र बढ़ने पर व्यक्ति का रक्तचाप भी बढ़ता जाता है। 20 वर्ष की उम्र में अधिकतम रक्तचाप 140/90 (इसमें पहले वाला सिस्टोलिक और दूसरा वाला डायस्टोलिक

रक्तचाप है) और 50 वर्ष की उम्र में अधिकतम रक्तचाप 160/95 तथा 75 वर्ष की उम्र में अधिकतम रक्तचाप 170/105 तक हो सकता है। जब रक्तचाप इस स्तर से अधिक रहता है, तो फिर उसे उच्च रक्तचाप की श्रेणी में मानते हैं। विश्व स्वास्थ्य संगठन के अनुसार जब सिस्टोलिक रक्तचाप 160mm Hg या उससे अधिक एवं डायस्टोलिक दबाव 95mm Hg या इससे अधिक होता है तो व्यक्ति को उच्च रक्तचाप का रोगी मानते हैं।

उच्च रक्तचाप के प्रकार

उच्च रक्तचाप को भी 3 श्रेणियों में विभक्त किया गया है। जब रक्तचाप सामान्य से थोड़ा अधिक होता है तो उसे मामूली उच्च रक्तचाप (माइल्ड हाइपरटेंशन) की श्रेणी में रखते हैं और जब रक्तचाप इससे और अधिक बढ़ जाता है, तो उसे मध्यम उच्च रक्तचाप (मॉडरेट हाइपरटेंशन) मानते हैं। जब रक्त का दबाव बहुत अधिक अर्थात् सिस्टोलिक 200 से अधिक और डायस्टोलिक 140 से ऊपर हो जाता है, तो उसे गम्भीर उच्च रक्तचाप (मेलिग्नेंट हाइपरटेंशन) की श्रेणी में रखते हैं। इस श्रेणी के मरीजों में गम्भीर जटिलताएँ उत्पन्न होने का खतरा अधिक रहता है। जबकि मामूली रक्तचाप (डायस्टोलिक दबाव 95 से 105 के बीच) को आसानी से नियंत्रित कर जटिलताओं से बचा जा सकता है।

किसका कितना रक्तचाप होना चाहिए

डॉ. फ्रेडरिक की राय में विभिन्न आयु के बच्चों और पुरुषों का सामान्य रक्तचाप—

आयु	सिस्टोलिक रक्तचाप
10 वर्ष	100 मि.मी.
किशोरावस्था / युवावस्था	100 से 125 मि.मी.
प्रौढ़ पुरुष (अधेड़ अवस्था)	125 से 140 मि.मी.
साठ वर्ष और अधिक आयु (वृद्धावस्था)	145 से 160 मि.मी.
पचहत्तर वर्ष और अधिक	160 से 170 मि.मी.

टिप्पणी—स्त्रियों में उक्त रक्तचाप 10 से लेकर 20 मि.मी. कम होता है। युवकों और प्रौढ़ व्यक्तियों में डायस्टोलिक रक्तचाप 70 मि.मी. तक सामान्य माना जाता है। डायस्टोलिक रक्तचाप के बारे में चिकित्सकों का अभिमत है कि यह सिस्टोलिक रक्तचाप का दो-तिहाई के लगभग होना चाहिए। अर्थात् यदि सिस्टोलिक रक्तचाप 120 मि.मी. हो तो डायस्टोलिक 80 के लगभग होना चाहिए।

एकदम किसी को उच्च रक्तचाप का मरीज नहीं माना जाता

सामान्य स्वस्थ व्यक्तियों का भी रक्तचाप व्यायाम के पश्चात् अथवा अत्यधिक चिन्ता, तनाव या घबराहट के समय बढ़ा हुआ मिल सकता है। ऐसी स्थिति होने पर कुछ समय विश्राम के बाद रक्तचाप पुनः मापते हैं। आवश्यकता पड़ने पर रोगी की अगले दिन या दो-चार बार और रक्तचाप की जाँच करते हैं फिर भी रक्तचाप यदि बढ़ा हुआ मिले तो उसे रक्तचाप से ग्रसित मानते हैं। एकदम से किसी को उच्च रक्तचाप का मरीज घोषित कर उच्च रक्तचाप को नीचे गिरानेवाली दवाइयाँ नहीं देते। वरना रक्तचाप अधिक नीचे भी गिर सकता है जिससे रोगी को नई तकलीफें उत्पन्न हो सकती हैं।

पूर्व में बतलाई गई रक्तचाप की सीमाओं को ध्यान में रखें तो **लगभग 15 प्रतिशत आबादी उच्च रक्तचाप की श्रेणी में आ जाती है, लेकिन वास्तविकता यह है कि इन 15 प्रतिशत में से भी कुछ प्रतिशत मरीजों को ही रोज दवा लेने की आवश्यकता पड़ती है। शेष अपनी आदतों में सुधार कर उचित आहार व्यवहार से इस पर नियंत्रण कर सकते हैं।**

निम्न रक्तचाप क्या है?

सामान्यतः जब वयस्क व्यक्ति का रक्तचाप 100/70 से भी कम हो जाता है। तो उसे निम्न रक्तचाप की श्रेणी में रखते हैं लेकिन इसमें भी व्यक्ति विशेष के अनुसार विभिन्नता पाई जाती है। उदाहरणार्थ कई व्यक्ति 90/60 रक्तचाप होने पर स्वयं को स्वस्थ महसूस कर सकते हैं, जबकि कुछ को इतना रक्तदाब होने पर चक्कर या घबराहट होना शुरू हो जाती है। प्रायः निम्न रक्तचाप की बजाय उच्च रक्तचाप ग्रस्त रोगी को जटिलताओं का खतरा अधिक होता है। अधिकतर खिलाड़ियों एवं मुक्केबाजों का रक्तचाप प्रायः कम ही होता है।

उच्च रक्तचाप के कारण

यह एक महत्त्वपूर्ण तथ्य है कि अधिकतर मामलों में उच्च रक्तचाप का स्पष्ट कारण बहुत सी जाँचों के बावजूद भी पता नहीं चल पाता ऐसे मरीजों को इसेंशियल हाइपरटेंशन (आवश्यक उच्च रक्तदाब) की श्रेणी में रखते हैं। यह देखा गया है कि इसेंशियल हाइपरटेंशन के पीड़ितों में लगभग 70 प्रतिशत मरीजों के घर के अन्य सदस्य भी इस तरह के उच्च रक्तचाप से ग्रस्त होते हैं। अतः कई मामलों में यह पैतृक होता है।

कुछ विशेष प्रजातियों जैसे अमेरिकी काले लोगों तथा जापानी लोगों में इसेंशियल रक्तचाप प्रायः ही पाया जाता है, इसके अलावा जिन स्थानों में नमक अधिक मात्रा में खाया जाता है वहाँ भी इस तरह का उच्च रक्तचाप लोगों में पाया जाता है।

उच्च रक्तचाप के रोगी नियमित रूप से अपने रक्तचाप की जाँच करवाएँ

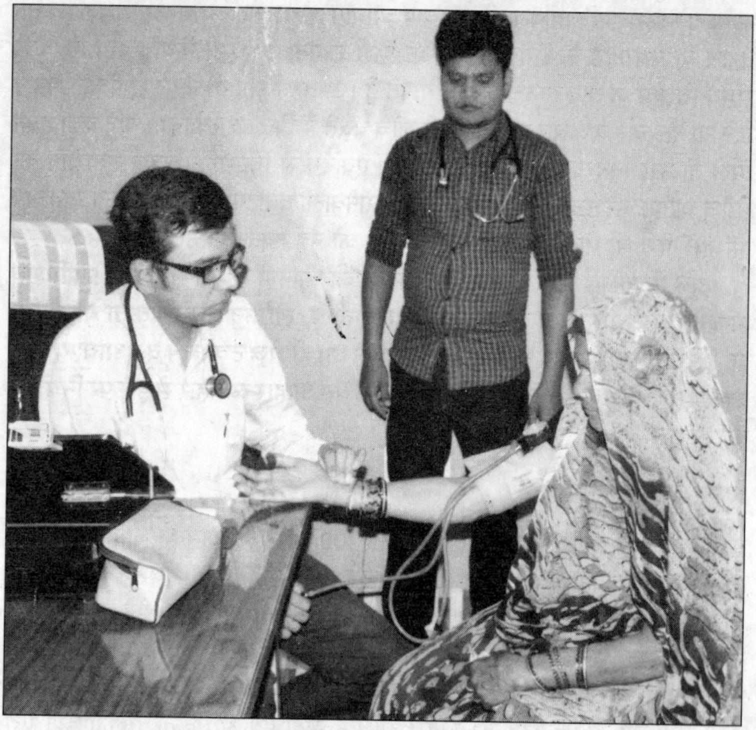

उच्च रक्तचाप पर नियंत्रण, हृदय रोगों और मस्तिष्काघात जैसे रोगों से बचाता है।

उच्च रक्तचाप के कुल मामलों में 10 से 15 प्रतिशत में रक्तचाप बढ़ने का कारण, कोई न कोई बीमारी या रक्त वाहिकाओं की असामान्यता होती है। इनमें से कुछ महत्त्वपूर्ण कारण निम्नलिखित हैं—

1. रक्त प्रदाय करनेवाली प्रमुख महाधमनी (एओर्टा) का सँकरा होना या उसमें अन्य असामान्यता आ जाना। जिससे उसके अन्दर रुकावट हो जाती है।
2. गुर्दे की विभिन्न बीमारियाँ जैसे—गुर्दों में सूजन और संक्रमण सम्बन्धी बीमारियाँ (ग्लोमेरुलोनेफ्राइटिस, पाइलोनेफ्राइटिस इत्यादि) इसके अलावा गुर्दे की धमनी के सँकरे होने के कारण भी रक्तचाप बढ़ जाता है।
3. अन्त:स्रावी ग्रन्थियों की बीमारियाँ जैसे—फीयोक्रोमों साइटोमा, कसिंग सिंड्रोम, कान्स सिंड्रोम इत्यादि में भी बहुत अधिक रक्तचाप बढ़ जाता है। यह रक्तचाप हार्मोन्स की अधिकता या अन्य गड़बड़ी के कारण बढ़ता है। थाइरॉयड की गड़बड़ी के कारण भी उच्च रक्तचाप की स्थिति बनती है।

कई बार हारमोनयुक्त दवाइयाँ जैसे गर्भ निरोधक दवाइयाँ और इंस्ट्रोजन इत्यादि लेने से भी रक्तचाप बढ़ जाता है।

4. कई महिलाओं का गर्भावस्था के समय भी रक्तचाप बढ़ जाता है, ऐसा उनमें एक्लेम्सिया नामक बीमारी के कारण होता है। इस बीमारी में उनके पैरों एवं शरीर पर सूजन भी आ जाती है।

उपरोक्त कई स्थितियों में जैसे—कसिंग सिन्ड्रोम, कोन्स सिन्ड्रोम तथा गुर्दे सम्बन्धी रोगों में शरीर में नमक में मौजूद सोडियम नामक तत्त्व रुक जाता है जो रक्तचाप की वृद्धि में सहायक होता है। सोडियम साल्ट शरीर में पानी की मात्रा को रोक देता है और यह पानी गुर्दों द्वारा उचित मात्रा में नहीं निकल पाता है। इस कारण रक्तचाप का स्तर बढ़ता है। अतः चिकित्सक रक्तचाप का स्तर कम करने के लिए अधिक पेशाब जानेवाली दवाइयों का भी प्रयोग करते हैं।

उच्च रक्तचाप के लक्षण

अधिकतर मरीजों में ऐसे कोई विशेष लक्षण नहीं होते जिनसे समझा जा सके कि रोगी को उच्च रक्तचाप की बीमारी है। अक्सर यह बीमारी जाँच के दौरान अचानक पता चलती है, कुछ मामलों में सिर दर्द या बार-बार पेशाब जाने की शिकायत हो सकती, कभी-कभी रात को साँस लेने में तकलीफ या घबराहट भी हो सकती है या रोगी को चक्कर आने एवं नींद न आने की शिकायत भी हो सकती है। इसके अलावा उच्च रक्तचाप से ग्रस्त व्यक्ति के रक्तचाप का स्तर जब बढ़ा रहता है तो स्वभाव में चिड़चिड़ाहट एवं गुस्सा आ जाता है।

उच्च रक्तचाप के कारण होनेवाली गम्भीर जटिलताएँ

जैसा कि कहा जा चुका है कि मधुमेह की तरह उच्च रक्तचाप शरीर का एक गुप्त शत्रु है, जो धीरे-धीरे शरीर के प्रमुख अंगों जैसे हृदय, मस्तिष्क, गुर्दे, आँखें इत्यादि की कार्यक्षमता पर बुरा असर डालता है। और रोगी को पक्षाघात या हृदयाघात तक हो सकता है। अतः इस रोग को मनुष्य का गुपचुप हत्यारा (Silent Killer) कहा गया है।

कुछ जटिलताएँ निम्नलिखित हैं—

(अ) केन्द्रीय तंत्रिका तंत्र पर दुष्प्रभाव : रक्तचाप अधिक बढ़ जाने के कारण कई बार मस्तिष्क को रक्त पहुँचानेवाली खून की धमनियाँ फट जाती हैं और रक्त निकलकर मस्तिष्क के अन्दर जम जाता है, जिससे मस्तिष्क के वे भाग जिनमें रक्त जम जाता है, ठीक से कार्य नहीं कर पाते इस कारण मस्तिष्क के प्रभावित हिस्सों के अनुसार शरीर के विभिन्न अंगों में लकवे (पैरालसिस) की शिकायत हो जाती है। इसके अलावा रक्तवाहिका फटने से नाक से भी खून आ सकता है। रोगी को थोड़े समय के लिए चक्कर आ सकते हैं। इसका कारण मस्तिष्क के लिए कुछ

समय के लिए रक्त प्रदाय रुक जाना होता है लेकिन सबसे गम्भीर दुष्परिणाम पक्षाघात (लकवे) के रूप में सामने आता है। जो बड़ी मुश्किल से ठीक होता है और कई बार यह ठीक नहीं भी होता है। या आंशिक रूप से ही ठीक होता है।

(ब) आँखों पर दुष्प्रभाव : आँखों के परदे (रेटिना) को रक्त पहुँचानेवाली छोटी-छोटी रक्त वाहिकाएँ रक्तचाप के बढ़ने से फट जाती हैं, और इनसे रक्त निकलकर परदे पर जमा हो जाता है, आँखों की अन्दरूनी जाँच भी चिकित्सक इसलिए करवाते हैं, ताकि रक्तचाप की गम्भीरता को पता चल सके। अधिक समय तक उच्च रक्तचाप से कई तरह के दृष्टिदोष भी उत्पन्न हो सकते हैं। और यहाँ तक कि रोगी की नजर कमजोर हो सकती है।

(स) हृदय पर दुष्प्रभाव : उच्च रक्तचाप की हृदय के ऊतकों में खून की कमी (इस्कीमिक हार्ट डिसीज) और हृदयाघात (Heart Attack) में प्रमुख भूमिका रहती है। यह पाया गया कि अधिकांश हृदय रोगियों को इसके पूर्व में उच्च रक्तचाप की ही शिकायत रहती है। उच्च रक्तचाप से हृदय के बाएँ निलय (बेंट्रिकल) का आकार भी बढ़ जाता है और यह रक्त को शरीर में फेंकने में धीरे-धीरे अक्षम होने लगता है। जिससे हार्ट फेलअर जैसी स्थितियाँ भी बन सकती हैं।

उच्च रक्तचाप की जटिलताएँ

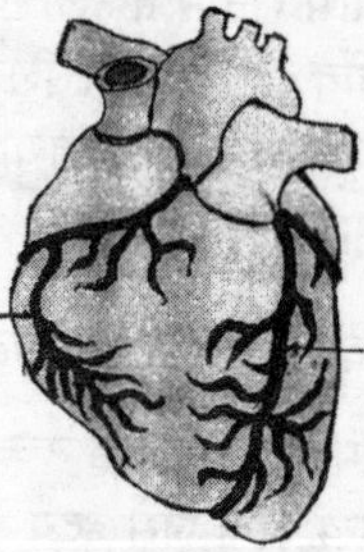

उच्च रक्तचाप के कारण हृदय धमनियाँ कड़ी एवं सँकरी हो जाती हैं।
इस कारण हृदयाघात का खतरा बढ़ जाता है।

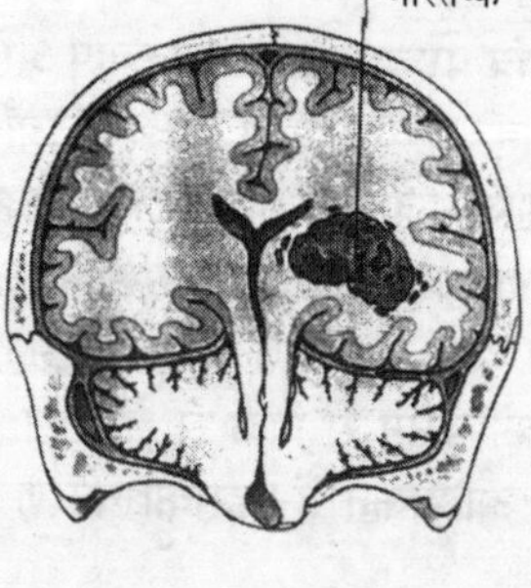

लकवा का एक बड़ा कारण उच्च रक्तचाप के कारण दिमाग की नस फटना (Stroke or C.V.A.) भी है।

लम्बे समय तक बढ़े हुए रक्तचाप के कारण खून की धमनियाँ भी कड़ी हो जाती हैं। उनका लचीलापन क्रमशः कम हो जाता है। इस कारण शरीर के विभिन्न अंगों में रक्त प्रवाह में अन्तर आ जाता है।

(द) गुर्दों पर दुष्प्रभाव : उच्च रक्तचाप के कारण गुर्दों को रक्त पहुँचानेवाली रक्त की धमनियाँ क्षतिग्रस्त हो जाती हैं एवं लम्बे समय तक बढ़े हुए रक्तचाप के कारण पेशाब में प्रोटीन्स आने लगते हैं, तथा गुर्दों के कार्य करने की क्षमता कम या लगभग समाप्त हो जाती है। इस कारण गुर्दे कार्य करना बन्द कर देते हैं। और पेशाब बहुत कम मात्रा में बनती है। गुर्दों के कार्य न करने से रोगी की जान को खतरा उत्पन्न हो जाता है।

इस तरह हम देखते हैं कि उच्च रक्तचाप शरीर के विभिन्न महत्त्वपूर्ण अंगों को भी रोगग्रस्त बनाकर मरीज की आयु कम कर देता है। अतः उच्च रक्तचाप को सामान्य स्तर पर रखना आवश्यक होता है।

उच्च रक्तचाप के लिए परीक्षण

इसके लिए चिकित्सक निम्नलिखित जाँचें करवाने की सलाह देते हैं—

1. पेशाब की जाँच : इससे गुर्दे से सम्बन्धित खराबी पता लग जाती है। मूत्र में यदि एल्ब्यूमिन अथवा शर्करा आने लगती है तो उसका भी पता चल जाता है।

2. सीने का एक्स-रे एवं ई.सी.जी. : हृदय का आकार देखने के लिए एक्स-रे एवं अन्य तरह की हृदय की खराबी पता करने के लिए ई.सी.जी. मशीन द्वारा इलेक्ट्रोकार्डियोग्राफी करवाई जाती है। यदि उच्च रक्तचाप द्वारा हृदय को कोई नुकसान पहुँचाया गया हो तो इससे पता चल जाता है।

आजकल हृदय की ईकोकार्डियोग्राफी, ट्रेडमिल जाँच (T.M.T.) एवं कलर डापलर जाँचें भी आवश्यकता पड़ने पर की जाती हैं। यदि हृदय की धमनियाँ क्षतिग्रस्त अथवा सँकरी हो जाती हैं या उनमें कोई रुकावट आ जाती है तो हृदय की एनजिओग्राफी की सलाह भी विशेषज्ञ चिकित्सक द्वारा दी जा सकती है। लेकिन यह जाँच अन्य प्रारम्भिक जाँचों के पश्चात् ही आवश्यक होने पर करवाई जाती है।

3. आँखों के परदे (रेटिना) की जाँच : यह उच्च रक्तचाप का असर आँखों और मस्तिष्क पर देखने के लिए करते हैं। इसे रेटिनोस्कोपी कहते हैं।

4. अल्ट्रासोनोग्राफी (U.S.G.) : चिकित्सक को यदि गुर्दों में खराबी के कारण रक्तचाप बढ़ने की शंका होती है, तो वह गुर्दों की अल्ट्रासोनोग्राफी करवाता है तथा गुर्दों की धमनियों की जाँच के लिए रीनल एनजिओग्राफी की सलाह भी देता है, इसके अलावा कई विशेष जाँचें चिकित्सकों की सलाह से करवाई जाती हैं।

उच्च रक्तचाप का इलाज

पाश्चात्य इलाज : वैसे तो आजकल कई तरह की दवाइयाँ रक्तचाप के नियंत्रण के लिए उपलब्ध है लेकिन इलाज का उद्देश्य यह होना चाहिए कि उच्च रक्तचाप द्वारा होनेवाली जटिलताएँ उत्पन्न न होने पाएँ तथा मरीज के जीवन की अवधि भी बढ़ जाए एवं दवा से शरीर पर दुष्प्रभाव भी कम से कम हो।

अंग्रेजी दवाइयों द्वारा इलाज में चिकित्सक ऐसी दवाइयाँ चुनता है जो रोगी के अनुकूल हो एवं जिनके शरीर पर दुष्प्रभाव कम हो। बीमारी में पूरे मरीज का इलाज किया जाता है, न कि केवल बढ़े हुए रक्तचाप का। **उच्च रक्तचाप की दवाइयाँ क्योंकि जीवनपर्यन्त लेनी होती हैं, इसलिए बहुत सोच-समझकर इलाज तय किया जाता है, अतः इस बीमारी से ग्रस्त लोग नीम-हकीमों के चक्कर में न पड़ें बल्कि योग्य और अनुभवी विशेषज्ञ/चिकित्सक से सलाह लें,** यहाँ अंग्रेजी दवाइयों द्वारा इलाज का विवरण देने का कोई औचित्य नहीं है। अपनी पूरी जाँच करवाने के बाद डॉक्टर की सलाह से ही उच्च रक्तचाप की दवाएँ लेनी चाहिए वैसे मामूली रक्तचाप बढ़ा होने पर वह दिनचर्या नियमित करने तथा नमक कम लेने एवं तनाव की स्थितियाँ दूर करने से भी नियंत्रित हो सकता है और इससे नियंत्रित नहीं होता तो चिकित्सक शरीर से पानी कम करनेवाली दवा लिखते हैं जिससे पेशाब अधिक आती है और मध्यम रूप से बढ़ा हुआ रक्तचाप कम हो जाता है।

जब रक्तचाप अधिक बढ़ जाता है तो उसे उचित दवाओं द्वारा नियंत्रित करना आवश्यक रहता है, ताकि शरीर में अन्य हृदय अथवा मस्तिष्क सम्बन्धी जटिलताएँ उत्पन्न न होने पाएँ। क्योंकि बढ़े हुए रक्तचाप से मस्तिष्क में रक्तस्राव हो सकता है और हृदय रोग भी उत्पन्न हो सकते हैं। अतः रोगी नियमित रूप से अपने रक्तचाप की जाँच चिकित्सक द्वारा करवाते रहें अथवा डिजिटल यंत्र का उपयोग सीखकर यह जाँच स्वतः भी कर सकते हैं।

आयुर्वेदिक इलाज : आयुर्वेद में उच्च रक्तचाप एवं मानसिक तनाव को नियंत्रित करने के लिए सबसे अच्छी जड़ी-बूटी है—सर्पगन्धा। इसे अच्छे वैद्य या चिकित्सक की सलाह से लिया जा सकता है। सर्पगन्धा की तैयार गोलियाँ बाजार में उपलब्ध रहती हैं। चाहे तो इन्हें खरीदकर दो सुबह और दो शाम आयुर्वेदिक चिकित्सक की सलाह से उपयोग कर सकते हैं। लेकिन यदि रक्तचाप नियंत्रित न हो तो चिकित्सक की सलाह ली जानी चाहिए।

बगैर दवाओं के उच्च रक्तचाप का इलाज और उससे बचाव

खान-पान की आदतों को बदलकर तथा नियमित दिनचर्या एवं कुछ योगाभ्यास इत्यादि द्वारा भी उच्च रक्तचाप को नियंत्रित किया जा सकता है, लेकिन इसके लिए दृढ़ इच्छाशक्ति की आवश्यकता है। उच्च रक्तचाप को कम करने एवं उससे बचाव के लिए निम्न तरीकों को अपनाना चाहिए इनसे निश्चित ही लाभ होगा। चूँकि

रक्तचाप एक ऐसी बीमारी है जो प्राय: जीवन भर पीछा नहीं छोड़ती। अत: दवा के बिना रोग नियंत्रित हो जाता है तो सर्वोत्तम है।

1. भोजन में सुधार : बहुत ही कम मात्रा में नमक लेने से रक्तचाप को कुछ हद तक घटाया जा सकता है, ऊपर से नमक लेने की आदत तो छोड़ ही दें। इसी तरह बहुत चर्बी वाली चीजें जैसे—घी, मांस, तले हुए खाद्य पदार्थ न लें। इनसे रक्त में कोलेस्ट्रॉल की मात्रा बढ़ती है, जिससे खून की नलियों में चर्बी जमा होने के कारण वे सँकरी हो जाती हैं। उच्च रक्तचाप और हृदय रोगों का यह भी एक कारण होता है। खून की सँकरी नलिकाओं में रक्त भेजने के लिए हृदय को भी बहुत अधिक मेहनत करनी पड़ती है। ऐसी स्थिति में हृदय को अधिक रक्त दाब बढ़ाकर रक्त को शरीर में भेजना पड़ता है। अत: ऐसा भोजन लेना चाहिए जिससे रक्त में कोलेस्ट्रॉल अर्थात् हानिकारक चर्बी की मात्रा न बढ़े। वरना अप्रत्यक्ष रूप से कोलेस्ट्रॉल का अधिक बढ़ा हुआ स्तर रक्तचाप के स्तर को भी बढ़ा देता है।

शक्कर की अधिक मात्रा भी शरीर में फैट को बढ़ाती है। अध्ययनों द्वारा यह पाया गया है कि चीनी की अधिकता एक नुकसानदेह वसा—ट्राइग्लिसराइड की मात्रा को बढ़ा देती है। इस कारण रक्तचाप तो बढ़ता ही है, साथ ही हृदय रोगों का खतरा भी बढ़ जाता है।

जमनेवाले तेल (जैसे नारियल का तेल) या घी तो कोलेस्ट्रॉल बढ़ाते हैं लेकिन सूर्यमुखी, सरसों इत्यादि वनस्पति तेल इसकी मात्रा को घटाते हैं। मछली का तेल भी यही कार्य करता है। क्योंकि इनमें ओमेगा 3-फैटी एसिड रहता है। यह एसिड शरीर में हानिकारक कोलेस्ट्रॉल की मात्रा को कम करता है। मांसाहारी रोगी यदि मांसाहारी खाना न छोड़ सकते हों तो वे अन्य गोश्त की बजाय मछली का सेवन करें।

शराब थोड़ी मात्रा में लेने से रक्तचाप कम तो करती है लेकिन अधिक मात्रा उलटा असर दिखाकर रक्तचाप बढ़ा देती है। अत: इसका सेवन उच्च रक्तचाप को कम करने के लिए न करना ही बेहतर है। और अच्छा हो रक्तचाप के रोगी एल्कोहल का सेवन किसी भी रूप में न करें।

कच्चा लहसुन या लहसुन के कैप्सूल भी रक्तचाप कम करते हैं। अत: इनका उपयोग भी करना फायदेमन्द होता है। ये कैप्सूल सुबह-शाम दो-दो लिये जा सकते हैं।

भोजन में **पोटैशियम, कैल्सियम और मैग्नीशियम** जैसे खनिज लवणों युक्त आहार भी रक्तचाप को नियंत्रित रखता है। सोडियम साल्ट यदि रक्तचाप बढ़ाता है तो पोटैशियम उसे कम करने में सहायक होता है। ताजी हरी सब्जियों में रेशों के साथ खनिज लवण भी प्रचुर मात्रा में होते हैं अत: इनका सेवन हितकर है। विटामिन ई भी एक सीमा तक रक्तचाप के रोगियों के लिए लाभदायक है। यह गाजर में पाया जाता है। अत: इसे भी सलाद के रूप में सेवन किया जा सकता है।

2. वजन घटाना या मोटापा कम करना : भोजन में सुधार और पर्याप्त व्यायाम द्वारा मोटे व्यक्ति यदि अपना वजन कम कर लें तो इससे बढ़े हुए रक्तचाप में

निश्चित रूप से कमी हो जाती है। क्योंकि अधिक चर्बीयुक्त शरीर में रक्त पहुँचाने के लिए हृदय को अधिक दबाव बनाना पड़ता है। वजन कम करने के लिए दवा की बजाय चर्बी रहित भोजन और व्यायाम पर ध्यान देना चाहिए।

3. नशा छोड़ना : यह प्रयोगों द्वारा ज्ञात हो चुका है कि शराब (अल्कोहल) कुल मिलाकर रक्तचाप को बढ़ा देती है, इसी तरह तम्बाकू, सिगरेट या बीडी यही काम करती है। यदि इन नशों को छोड़ दिया जाए तो रक्तचाप कुछ हद तक कम किया जा सकता है। तम्बाकू में निकोटिन होता है जो रक्त की नलियों को सिकोड़ देता है, जिससे रक्तचाप का स्तर बढ़ जाता है। यह पाया गया है कि एक सिगरेट पीने के बाद भी रक्तचाप बढ़ जाता है।

4. व्यायाम : नियमित हल्का-फुल्का व्यायाम शरीर को चुस्त-दुरुस्त रखता है, जिनका रक्तचाप बहुत अधिक नहीं बढ़ता वे हल्का व्यायाम कर सकते हैं, लेकिन बहुत अधिक वजन उठानेवाले या अधिक थकानेवाले व्यायाम न करें। टहलना भी एक अच्छा व्यायाम है। व्यायाम से रक्त की नलिकाओं में चर्बी नहीं जमने पाती।

5. तनाव घटाना : उच्च रक्तचाप के मरीजों को तनाव से बचना चाहिए। तनाव कम रखने के लिए योगासन एवं ध्यान सहायक हो सकता है बशर्ते इसे पूरे मनोयोग से किया जाए। सूर्य नमस्कार के आसन एवं शवासन रक्तचाप कम करते हैं। 20-30 मिनट ध्यान का अभ्यास भी ठीक रहता है। योग द्वारा रक्तचाप कम करने के लिए शवासन सबसे अच्छा माना जाता है। किसी योग्य व्यक्ति के निर्देशन में ध्यान का भी अभ्यास किया जा सकता है। साथ ही प्राणायाम भी सीखा जा सकता है। प्राणायाम मानसिक तनाव घटाने में निश्चित ही सहायक होता है। दिनचर्या को नियमित भी बनाना चाहिए। आहार में परिवर्तन, तनाव में कमी एवं नियमित दिनचर्या से अधिकतर रोगियों को फायदा मिलता है।

यदि उपरोक्त तरीकों से उच्च रक्तचाप सामान्य स्थिति में न आए तो चिकित्सक के परामर्श से **उचित दवाइयाँ लेना चाहिए, इस मामले में लापरवाही ठीक नहीं होती, क्योंकि बढ़ा हुआ रक्तचाप पूर्व में वर्णित कोई भी जटिलता उत्पन्न कर सकता है,** इसलिए प्रत्येक सप्ताह या कम से कम महीने में तीन बार इस रोग के मरीज को अपने रक्तचाप की जाँच अवश्य करवा लेनी चाहिए। वर्ष में एक बार हृदय, गुर्दे एवं आँखों की जाँचें भी करवानी चाहिए चूँकि उच्च रक्तचाप को बे आवाज हत्यारा माना गया है। अतः हृदय रोग और लकवा

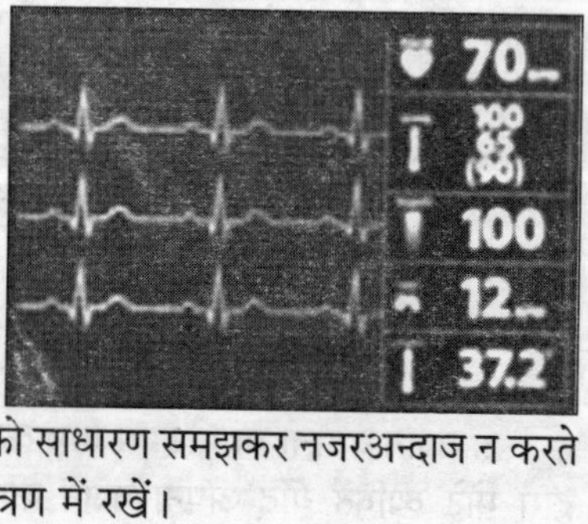

जैसी बीमारियों के जनक उच्च रक्तचाप को साधारण समझकर नजरअन्दाज न करते हुए दवा अथवा आहार-विहार द्वारा नियंत्रण में रखें।

15

गुर्दों की अक्षमता (Renal Failure)

[एक गम्भीर और खतरनाक रोग]

गुर्दे शरीर के प्रमुख और महत्त्वपूर्ण अंग हैं। इनका कार्य रक्त में इकट्ठे हुए विषाक्त पदार्थों (जैसे यूरिया इत्यादि) को मूत्र के माध्यम से शरीर के बाहर निकालना है। गुर्दों की कार्य प्रणाली एक आश्चर्यजनक उदाहरण है, हमारे शरीर की विभिन्न क्षमताओं का। हमारे गुर्दे प्रति मिनट 120 मिलीलीटर रक्त को बारीकी से छानकर उसके हानिकारक विजातीय द्रव्यों को रक्त से अलग करते हैं। गुर्दे को अपने छन्नकों जिन्हें ग्लोमेरुलाई कहते हैं द्वारा रक्त को छानते हैं। इसके अलावा गुर्दे रक्त बनने की प्रक्रिया को उत्प्रेरित करनेवाले हार्मोन इरिथ्रोपॉयटिन के भी प्रमुख स्रोत हैं। गुर्दे अपना कार्य करना बन्द कर दें तो रोगी बहुत दिनों तक जीवित नहीं रह सकता (यदि उसे डायलिसिस न दिया जाए तो)।

यह दुर्भाग्य की बात है कि अब अपने देश में भी गुर्दे अक्षम होने या फेल होने की बीमारी तेजी से बढ़ रही है। विडम्बना यह है कि इस तरह की बीमारियों का इलाज भी महँगा है और वह बड़े-बड़े शहरों में ही उपलब्ध है। उदाहरणार्थ डायलिसिस करवाना महँगा तो है ही साथ ही यह सुविधा हर कहीं उपलब्ध भी नहीं है। इसी तरह गुर्दों का प्रत्यारोपण भी सरल कार्य नहीं है। किसी तरह यदि गुर्दे का दान-दाता मिल भी जाए तो उसके प्रत्यारोपण के लिए किए जानेवाले ऑपरेशन पर भी लाखों खर्च होते हैं, जो एक गरीब के वश की बात नहीं है। अत: बेहतर है ऐसी बीमारियों की रोकथाम की जाए और बचाव के तरीके भी जन-जन तक पहुँचाए जाएँ ताकि लोगों को इस अत्यन्त महँगे इलाज वाली गम्भीर बीमारी से बचाया जा सके। कुछ ऐसी बीमारियाँ भी होती हैं जिनसे गुर्दे खराब होने की सम्भावनाएँ बनी रहती हैं अत: ऐसी बीमारियों पर नियंत्रण भी जरूरी होता है। उदाहरणार्थ उच्च रक्तचाप, मधुमेह और शरीर में पानी की कमी (Dehydration) से भी गुर्दों की कार्यक्षमता प्रभावित हो सकती है। अत: ऐसी बीमारियों पर नियंत्रण भी जरूरी होता है। अब हम आगे विस्तार से बीमारी, उसके कारणों और इलाज एवं बचाव की चर्चा करेंगे।

गुर्दों की अक्षमता (Renal Failure) क्या है ? : कुछ कारणों से गुर्दे विषाक्त पदार्थों के उत्सर्जन का कार्य करने में असफल साबित होते हैं तब इस स्थिति को गुर्दों की अक्षमता या गुर्दों का फेल होना कहते हैं। यह एक बहुत ही खतरनाक स्थिति होती है जिस पर शीघ्र नियंत्रण न किया जाए तो फिर गुर्दे स्थायी रूप से अपना कार्य करना बन्द कर देते हैं और रोगी के जीवन को खतरा उत्पन्न हो जाता है। क्योंकि इस स्थिति में नाइट्रोजनयुक्त हानिकारक पदार्थ (जैसे—यूरिया) शरीर के बाहर नहीं निकल पाते हैं जिससे रक्त में उनका स्तर बढ़ता जाता है और यदि तुरन्त इलाज न किया जाए तो रोगग्रस्त व्यक्ति गहरी बेहोशी अर्थात् कोमा की स्थिति में चल जाता है। इसके अलावा गुर्दों के कार्य न करने के कारण शरीर में सोडियम, पोटैशियम जैसे आयनों (जो इलेक्ट्रोलाइट के रूप में रहते हैं) का सन्तुलन एवं शारीरिक द्रवों एवं पानी का सन्तुलन बिगड़ जाता है। जिससे शरीर में कई जटिलताएँ उत्पन्न हो जाती हैं।

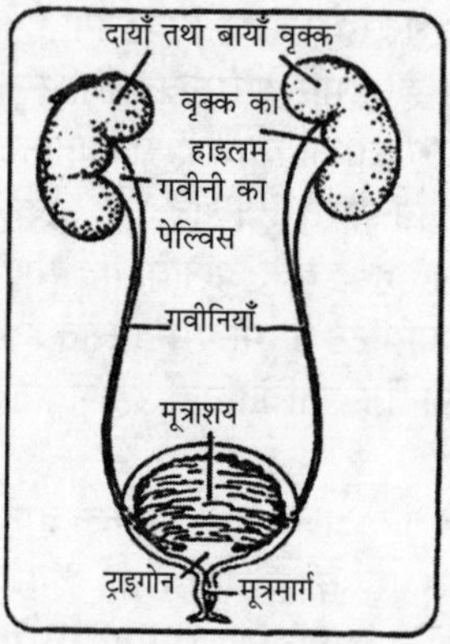

मानव मूत्र (उत्सर्जन) तंत्र

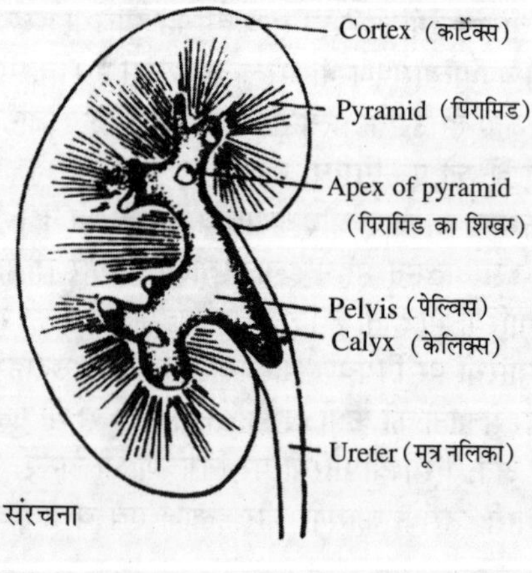

वृक्क (Kidney) की संरचना

गुर्दों की अक्षमता या असफलता (Renal Failure) दो प्रकार की होती है—

1. गुर्दों की तीव्र अक्षमता (Acute Renal Failure ARF)

2. गुर्दों की जीर्ण या पुरानी अक्षमता (Chronic Renal Failure)

1. गुर्दों की तीव्र अक्षमता (Acute Renal Failure ARF) : इस स्थिति में रोगी के गुर्दे या किडनी एकदम अपना कार्य करना बन्द कर देती हैं गुर्दों में यह खराबी एक-दो दिनों या एक सप्ताह में आ जाती है लेकिन बहुधा इस तरह की खराबी दूर भी हो सकती है। अर्थात् गुर्दे वापस अपना कार्य दुबारा शुरू कर सकते हैं। लेकिन इसके लिए गुर्दों को अक्षम बनानेवाले कारण शीघ्र दूर करने होते हैं वरना इसके लिए डायलिसिस इत्यादि की जरूरत पड़ सकती है और स्थिति खतरनाक बन सकती फिर रोगी की जान भी जा सकती है।

कैसे होते हैं गुर्दे फेल (अक्षम) : एक निश्चित दबाव के साथ रक्त प्रवाह गुर्दों में पहुँचता है और गुर्दों के भीतर लाखों छोटी-छोटी बारीक नलियों के गुच्छे (Glomeruli) रक्त को छानकर और हानिकारक द्रव्य अलग कर मूत्र निर्माण करने का अपना कार्य सम्पादित करते रहते हैं। लेकिन सदमे की अथवा निर्जलीकरण (Dehydration) की स्थिति में या फिर हृदय के अक्षम (Failure) होने पर गुर्दों के लिए उचित दबाव और मात्रा में रक्त नहीं पहुँच पाता। यह स्थिति अधिक समय तक रहने से गुर्दों द्वारा रक्त छानने की प्रक्रिया में कमी आ जाती है। इस कारण मूत्र का निर्माण भी कम मात्रा में होता है या फिर पूर्णतः बन्द भी हो जाता है।

रोगी की पहचान (Diagnosis) : पहचान के लिए रोगी का इतिहास और लक्षणों का पता करते हैं साथ ही कुछ प्रयोगशाला में कुछ पैथोलॉजिकल जाँचों के आधार पर रोग का निदान किया जाता है।

तालिका-1

गुर्दों की तीव्र अक्षमता का निदान (Diagnosis)

- ➢ रोग और रोगी के पूर्व इतिहास की जानकारी
- ➢ रोग के विभिन्न लक्षण और चिह्न
- ➢ प्रयोगशाला में रक्त में यूरिया की जाँच
- ➢ रक्त द्रव में क्रिएटेनिन की जाँच
- ➢ मूत्र में सोडियम की जाँच
- ➢ रक्त में यूरिया और मूत्र में यूरिया का अनुपात 10:1 से अधिक होना।
- ➢ अल्ट्रासोनोग्राफी (U.S.G.) या एक्स-रे जाँचें

रोग के लक्षण : चूँकि इस रोग का एक प्रमुख कारण तीव्र संक्रमण की स्थिति (Sepsis) भी होती है अतः इसमें रोगी का रक्तचाप भी कम हो जाता है। शरीर में

पानी की कमी भी हो सकती है। रोगी के मूत्र की मात्रा अत्यन्त कम हो जाती है। रोगी में रक्ताल्पता अर्थात् खून की कमी भी हो जाती है। रक्त में यूरिया का स्तर बढ़ने से रोगी को लगातार उल्टियों की शिकायत भी होती है। उल्टियों के बाद रोगी सुस्त हो जाता है अथवा उसे हिचकियाँ भी आ सकती हैं। यदि नियंत्रण नहीं होता तो फिर रोगी गहरी बेहोशी या कोमा में चला जाता है।

जाँचें :

1. प्रयोगशाला में यूरिया एवं क्रिएटेनिन की जाँचें प्रमुख रूप से रोगी के रक्त के नमूने में की जाती हैं। इनका स्तर अधिक होना गुर्दों के कार्य करने में खराबी या कमी आ जाने का संकेत देती है। सामान्यत: रक्त में यूरिया का स्तर 15 मि.ग्रा. से 45 मि.ग्रा. प्रति डेसीलीटर और क्रिएटेनिन 0.5 मि.ग्रा. से 1.5 मि.ग्रा. प्रति डेसीलीटर होता है।
2. गुर्दों में पथरी का पता करने के लिए एक्स–रे (Radiograph) और अल्ट्रासोनोग्राफी जाँचें भी करवाते हैं। आवश्यक होने पर आई.वी.पी. जाँच की सलाह दी जाती है। इन जाँचों से पेशाब में रुकावट का एवं पथरी का भी पता चल जाता है। साथ ही गुर्दों की कार्य क्षमता भी पता चलती है।
3. **रोगी के रक्त–द्रव** (Plasma) में इलेक्ट्रोलाइट जैसे सोडियम एवं पोटैशियम के स्तर की जाँचें भी महत्त्वपूर्ण होती हैं। अत: चिकित्सक आवश्यकतानुसार इन्हें भी करवाते हैं। रोग में सोडियम और पोटैशियम की मात्रा बढ़ जाती है।
4. विशेष रूप से जरूरी होने पर गुर्दे का छोटा सा भाग निकालकर (Renal Biopsy) प्रयोगशाला में विशेषज्ञ उसकी जाँच करते हैं। इससे कैंसर या गुर्दों की अन्य बीमारियों का पता चल जाता है। इसे गुर्दों की बायोप्सी जाँच कहते हैं।

तालिका–2

रोग के विभिन्न कारण (Causes of Renal Failure)

गुर्दों के कार्यों में रुकावट या कमी आ जाने के कई कारण होते हैं। कुछ अन्य बीमारियाँ भी इस स्थिति के लिए उत्तरदायी होती हैं। रीनल फेलअर के कुछ प्रमुख कारण हैं—

1. हृदय का फेल होना (Heart Failure)
2. सदमे की स्थिति (Shock) जो खून बह जाने, उल्टी–दस्त के कारण पानी की कमी या अन्य बीमारियों से बनती है।
3. गुर्दों को रक्त पहुँचानेवाली धमनियों में रुकावट या सँकरापन।

4. गुर्दे की सूक्ष्म नलिकाओं की बीमारियाँ या फिर ये नलिकाएँ गलत दवाओं या संक्रमणों (Sepsis) की वजह से भी विनष्ट होने लगती हैं। इस कारण गुर्दों की कार्य क्षमता प्रभावित होती है।
5. गुर्दों में पथरी का होना (Renal Stones)गुर्दों की कार्य क्षमता कम कर सकता है।
6. गुर्दों की सूजन—जैसे—ग्लोमेरुलो नेफ्राइटिस इत्यादि।
7. गुर्दों की गँठानें (Tumers)— ये गँठानें साधारण भी हो सकती हैं या कैंसर की भी हो सकती हैं।

इलाज :

1. रोग का इलाज करने के पहले गुर्दों की कार्य क्षमता का अचानक कम हो जाने का कारण पता किया जाता है। इसके लिए ऊपर वर्णित जाँचों से प्रायः कारण का भी पता चल जाता है।
2. खून की कमी होने पर रोगी को रक्त चढ़ाते हैं (Blood Trars fusion) साथ ही शारीरिक द्रवों एवं पानी का आयतन बढ़ाने के लिए नसों द्वारा ग्लूकोज का घोल देते हैं।
3. चिकित्सा विशेषज्ञ (Nephrologist) द्वारा जरूरी होने पर कार्टिकोस्टेरॉयड दवाएँ भी दी जाती है। साथ ही रोग प्रतिरोधक शक्ति को दबाने या कम करनेवाली दवाएँ भी गुर्दों की तीव्र अक्षमता (A.R.F.) को ठीक करने में सहायक पाई गई है।
4. चूँकि शरीर में सोडियम और पोटैशियम रुका हुआ रहता है अतः उसको नहीं देते लेकिन ग्लूकोज का घोल रोगी जितना मूत्र त्याग करता है उससे लगभग एक लीटर अधिक नसों द्वारा (Intravenous) देते हैं। रोगी का वजन रोज देखते हैं। हाथ-पैर और चेहरे पर सूजन होने पर या वजन बढ़ने पर उसे द्रव पदार्थ (fluid) देने की मात्रा कम कर देते हैं।
5. इस रोग के रोगी में डायलिसिस प्रक्रिया को प्रायः नहीं अपनाते और रोगी को बिना डायलिसिस के ठीक करने का प्रयास किया जाता है।
6. रोगी को प्रतिदिन भोजन में 40 ग्राम प्रोटीन से अधिक नहीं दिया जाता क्योंकि प्रोटीन अधिक खाने से यूरिया इत्यादि विजातीय द्रव्यों की मात्रा भी उसके मूत्र द्वारा बाहर न निकलने के कारण बढ़ जाती है। यदि रोगी को डायलिसिस दिया जा रहा हो तो फिर प्रोटीन की अधिक मात्रा देते हैं (70 ग्राम तक प्रतिदिन)

रोग और रोगी का भविष्य (Pronosis) : उक्त इलाज के बाद यदि जटिलताएँ नहीं हैं तो 30 से 50 प्रतिशत रोगी ठीक हो जाते हैं और गुर्दों की कार्य प्रणाली वापस आ जाती है। विशेषकर रक्तस्राव या दवाओं के कुप्रभाव के कारण यदि इस रोग की

स्थिति बनती है तो रोगी इलाज से शीघ्र ठीक हो जाता है। उसकी मृत्यु का खतरा कम होता है परन्तु यदि अन्य जटिलताएँ जैसे गम्भीर संक्रमण (Serious Infection) या अन्य अंगों ने भी कार्य करना बन्द कर दिया हो तो फिर मृत्यु दर 50-70 प्रतिशत हो जाती है।

2. गुर्दों की जीर्ण या पुरानी अक्षमता (Chronic Renal Failure–CRF) : बीमारी के इस प्रकार के गुर्दों की क्षमता वापस नहीं आती। अर्थात् गुर्दों की कार्य-प्रणाली स्थायी रूप से क्षतिग्रस्त हो जाती है। लेकिन यह अवश्य होता है कि कभी गुर्दों की क्षमता थोड़ी बढ़ जाए और कुछ समय पश्चात् फिर कम हो जाए।

इस तरह की बीमारी होने में एक वर्ष से लेकर कई वर्ष लग जाते हैं। शुरू में केवल रोगी के रक्त में यूरिया और क्रिएटेनिन नामक पदार्थ बढ़े हुए मिलते हैं। लेकिन धीरे-धीरे नाइट्रोजनयुक्त विजातीय पदार्थों को गुर्दों द्वारा ठीक से बाहर न निकाल सकने के कारण गुर्दों की अक्षमता के विभिन्न लक्षण प्रकट हो जाते हैं। यहाँ तक कि कुछ रोगियों के रक्त में यूरिया की मात्रा अत्यधिक बढ़ जाती है और वह यूरिमिया की स्थिति में पहुँच जाता है और फिर यदि शीघ्र इलाज न मिले तो व्यक्ति कोमा में जा सकता है।

तालिका-3

गुर्दों की जीर्ण अक्षमता के प्रमुख महत्त्वपूर्ण कारण

बीमारी का नाम	अमेरिका में इन कारणों का प्रतिशत
1. पैत्रिक बीमारियाँ (Heredity) (जैसे पालिसिस्टिक गुर्दे)	5
2. गुर्दे की धमनी में सँकरापन (Renal artery stenosis)	2
3. उच्च रक्तचाप (High Blood Pressure)	**27**
4. गुर्दे की नलिकाओं के रोग (Glomerular disease)	11
5. गुर्दे की अन्य बीमारियाँ	5
6. मधुमेह (Diabetes mellitus)	**37**
7. अन्य रोग	4
8. कैंसर (Myeloma)	1
9. अन्य अज्ञात कारण	8

रोग के लक्षण : इस प्रकार की गुर्दों की अक्षमता के कारण तालिका में दिए गए हैं। यह उल्लेखनीय है कि मधुमेह (37 प्रतिशत) और उच्च रक्तचाप जैसे बहुतायत से होनेवाले रोग (27 प्रतिशत) इस तरह की गुर्दों की खराबी के लिए उत्तरदायी हैं।

रोग में गुर्दों की अन्दरूनी सामान्य संरचना और कार्य प्रणाली धीरे-धीरे विनष्ट हो जाती है। कई मामलों में गुर्दों की रक्त छानने वाली नलिकाओं (Glomeruli) की खराबियों के कारण भी यह स्थिति बनती है।

इस रोग में और क्या होता है : इस बीमारी में प्रायः दोनों गुर्दों का आकार छोटा हो जाता है। साथ ही रोगी के शरीर के अम्लीय पदार्थों और क्षारीय पदार्थों के मध्य सन्तुलन बिगड़ जाता है। यहाँ तक कि शरीर में पानी भी अधिक मात्रा में रुकने लगता है। इससे रोगी के हाथ-पैरों और पेट में सूजन आ जाती है और जैसा कि बतलाया गया है रोगी 'यूरिमियाँ' (रक्त में यूरिया का स्तर अधिक बढ़ जाना) की स्थिति में पहुँच जाता है। रोगी के लिए यह अवस्था खतरनाक होती है।

रोग के लक्षण एवं चिह्न (Sign & Simptoms) : शुरू में रोगी में स्पष्ट कोई लक्षण नहीं मिलते तो प्रायः कई रोगियों में मधुमेह या उच्च रक्तचाप जैसी बीमारियाँ अवश्य होती हैं और पैथोलॉजी की जाँचों में यूरिया या क्रिएटेनिन का स्तर बढ़ा हुआ मिलता है। रात्रि में रोगी को कई बार पेशाब करने जाना पड़ता है। क्योंकि गुर्दों की मूत्र को सान्द्र (Concentrate) बनाने की क्षमता का ह्रास हो जाता है।

इसके अलावा मूत्र में एल्ब्यूमिन (Protein) की मात्रा भी उपस्थित रहती है। साथ ही रोगी में रक्त की कमी (Anaemia) के लक्षण भी मिलते हैं। रोगी को थकान महसूस होने के साथ श्वास सम्बन्धी तकलीफें जैसे—साँस फूलना (Breathlessness) इत्यादि भी होता है।

इसके अलावा पेशियों में दर्द, सुस्ती, उल्टियाँ, शरीर में खुजली होना, बेहोशी आना (यहाँ तक कि कोमा की स्थिति बन सकती है।) इत्यादि लक्षण मिलते हैं। कुछ का वर्णन निम्न है—

1. *रक्ताल्पता :* इन रोगियों में रक्ताल्पता का एक कारण और यह होता है कि रक्त बनने की प्रक्रिया इरिथ्रोपॉयटिन नामक हार्मोन की कमी से बहुत धीमी हो जाती है। चूँकि इरिथ्रोपॉयटिन को गुर्दे ही बनाते हैं लेकिन वे इस रोग के कारण पर्याप्त हार्मोन का निर्माण नहीं कर पाते। इसलिए इलाज में इरिथ्रोपॉयटिन भी रोगी को दिया जाता है।
2. *गुर्दों की आस्टियोडिस्ट्राफी (Osteodystrophy) :* गुर्दों की जीर्ण अक्षमता (C.R.F.) में इस तरह की हड्डियों की बीमारी भी हो जाती है। इसमें हड्डियाँ कमजोर और भुरभुरी और कम घनत्व की हो जाती हैं। यह विटामिन डी. की कमी से होती है।
3. *पेशियों की बीमारियाँ :* इस तरह की गुर्दों की खराबी में शरीर की पेशियाँ भी प्रभावित होती हैं। उनमें दर्द और ऐंठन होती है। विटामिन डी. एवं अन्य पोषक पदार्थों की कमी इसके लिए जिम्मेदार होती है। रात्रि में पैरों में अत्यधिक दर्द और ऐंठन होती है।

4. *तंत्रिका सम्बन्धी रोग :* इसमें कुछ तंत्रिका सम्बन्धी जटिलताएँ भी हो जाती हैं। पैरों की शून्यता (Parasthesia) या गतिहीनता इत्यादि लक्षण उत्पन्न हो सकते हैं। रक्त में यूरिया का स्तर बढ़ा रहने से दस्त लगना, पाचन क्रिया धीमी होने, जैसी शिकायतें भी हो जाती हैं।

गुर्दे के रोगों में होनेवाले दर्द का स्थान

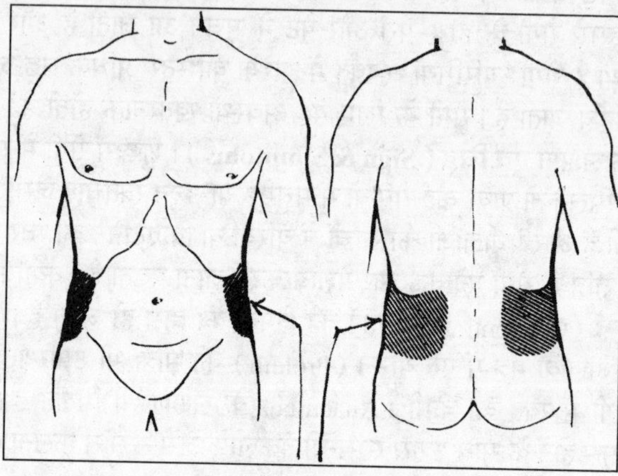

गुर्दों के इलाके में दर्द

5. *अन्त:स्रावी ग्रन्थियों के रोग :* कई तरह की हारमोन्स से सम्बन्धित गड़बड़ियाँ भी रोगी के शरीर में आ जाती हैं। जैसे कि प्रोलेक्टिकन नामक हार्मोन का ज्यादा बनना पैराथाइरॉयड ग्रन्थि के स्राव में असामान्यता, **महिला रोगियों में मासिक धर्म न होना, यौन क्षमता का ह्रास इत्यादि** परेशानियाँ उत्पन्न हो जाती हैं। इस तरह की गड़बड़ियों अथवा बीमारियों में ब्रोमोक्रिप्टीन नामक दवा उपयोगी साबित हुई है। डायलिसिस से भी इन स्थितियों में सुधार आता है।
6. *हृदय धमनी रोग (Cardio Vascular diseases) :* **गुर्दों की जीर्ण अक्षमता वाले 80 प्रतिशत रोगियों को उच्च रक्तचाप की शिकायत हो जाती है अर्थात् उनका रक्तचाप (Blood Pressure) बढ़ जाता है और इसका कारण होता है शरीर में नमक (Sodium) का रुकना।** इसके अलावा गुर्दों द्वारा रेनिन का अधिक मात्रा में उत्पन्न करना भी रक्तचाप का स्तर बढ़ाता है। धमनियों में कोलेस्ट्रॉल जमने की प्रक्रिया भी रक्तचाप बढ़ने के कारण तेज हो जाती है। हृदय को घेरकर उसे सुरक्षित रखनेवाली झिल्ली में सूजन (Pericarditis) भी आ सकती है। इसे पेरीकार्डाइटिस कहते हैं।

7. *शरीर में अम्लता का बढ़ना (Acidosis)* : गुर्दों के कार्यों में कमी से चयापचय से सम्बन्धित अम्लता बढ़ जाती है। शुरू में तो इसके लक्षण नहीं मिलते लेकिन यह अम्लता शरीर की हड्डियों को प्रभावित करती है साथ ही गुर्दों की कार्यक्षमता को और भी कम कर देता है।
8. *संक्रमण* : इस रोग में रोग प्रतिरोधक शक्ति भी कम हो जाती है। जिसके कई तरह के संक्रमण जैसे मूत्र मार्ग का संक्रमण, हृदय झिल्ली (Pericardium) का संक्रमण इत्यादि हो जाते हैं।

इलाज : गुर्दों की पुरानी या जीर्ण खराबी में कई प्रकार से इलाज किया जाता है। क्योंकि रोग में जटिलताएँ अधिक होती हैं। अतः रोग के कारणों को पहचान कर उन्हें दूर करने के साथ ही रोग की जटिलताओं का भी इलाज जरूरी होता है। इलाज के लिए चिकित्सा विशेषज्ञ निम्न बिन्दुओं को ध्यान में रखते हैं—

- गुर्दे की बीमारी की तह में हुए कारण का पता लगाकर उन्हें दूर करना।
- गुर्दों को और अधिक नुकसान से बचाना।
- बीमारी के जो कारक सामान्य स्थिति में आ सकते हैं उन्हें सामान्य बनाना। उदाहरणार्थ बढ़े हुए रक्तचाप को दवाओं द्वारा सामान्य स्थिति में लाया जाता है।
- बीमारी के शरीर पर पड़ रहे दुष्प्रभावों में कमी लाना।
- आवश्यकतानुसार—कृत्रिम डायलिसिस देना या फिर गुर्दों को प्रत्यारोपित करना (Renal Replacement Therapy)।

जिन जाँचों द्वारा गुर्दों की तीव्र अक्षमता (A.R.F.) के कारणों की पहचान करते हैं उन्हीं जाँचों से जीर्ण बीमारी के कारणों का भी चिकित्सक पता लगा लेते हैं (जाँचों का विवरण पूर्व में दिया जा चुका है)।

वैसे **इस बीमारी का अन्तिम इलाज गुर्दों का प्रत्यारोपण ही है।** जब क्रिएटेनिन अधिक मात्रा में बढ़ जाता है तो डायलिसिस तो देते ही हैं लेकिन स्थायी इलाज के लिए विशेषज्ञ एक गुर्दा बदलने की सलाह भी देते हैं। लेकिन जब ये दोनों तरह के इलाज सम्भव नहीं हो पाते तो फिर रोगी की जान को खतरा उत्पन्न हो जाता है। इलाज का संक्षिप्त विवरण निम्न है।

1. **रक्तचाप पर नियंत्रण** : उच्च रक्तचाप के स्तर को 130/85 तक ले आते हैं जो गुर्दों के कार्यों को एक सीमा तक सुधारता है। विशेषकर मधुमेह के रोगी में रक्तचाप पर नियंत्रण अधिक उपयोगी पाया गया है। जिन रोगियों में पेशाब द्वारा अत्यधिक प्रोटीन की मात्रा निकलती है उनको रक्तचाप का स्तर और भी नीचे तक (125/75) ले आते हैं। रक्तचाप का बढ़ा हुआ स्तर गुर्दों की खराबी वाले रोगी में हृदय को प्रभावित करता है। अतः रक्तचाप पर नियंत्रण जरूरी होता है।

2. **खुराक (Diet) : रोगी को प्रोटीन की मात्रा कम दी जाती है।** लेकिन कम प्रोटीन खाने से रोगी को कुपोषण भी हो सकता है। अत: रोगी को बहुत अधिक कम मात्रा में प्रोटीन न देकर **प्रतिदिन 60 ग्राम प्रोटीन दिया जाता है।**
3. **वसा (Lipid) :** जिन रोगियों को मूत्र द्वारा प्रोटीन जाता है उनके रक्त में कोलेस्ट्रॉल का स्तर भी बढ़ा हुआ (Hypercholesterolaemia) होता है साथ ही इन रोगियों में ट्राइग्लिराइड्स का स्तर भी बढ़ा हुआ होता है, जो हृदय धमनी के रोगों को बढ़ावा देता है। अत: इन रोगियों को कोलेस्ट्रॉल और ट्राइग्सिराइड्स कम करनेवाली दवाएँ दी जाती हैं।
4. **इलेक्ट्रोलाइट्स एवं द्रव पदार्थ (Electrolytes and fluid) :** चूँकि रोग में मूत्र को सांद्र बनाने (Concentate) की क्षमता कम हो जाती है अत: हानिकारक यूरिया इत्यादि को निकालने के लिए अधिक पानी की जरूरत होती है **कम से कम 3 लीटर पानी रोगी को देने की सलाह दी जाती है।** चिकित्सक की सलाह के अनुसार रोगी को सोडियम या पोटैशियम की मात्रा कम कर दी जाती है।
5. **आस्टियोडिस्ट्राफी (Osteodystrophy) :** चिकित्सक इस बीमारी में रक्त द्रव में कैल्सियम और फॉस्फेट की मात्रा सामान्य स्तर पर रखने का प्रयास करते हैं। इसके लिए विटामिन 'डी' जो कृत्रिम रूप में होता है, दिया जाता है। फॉस्फेट का स्तर ठीक रखने के लिए कैल्सियम कॉर्बोनेट देते हैं।

रोगी का भविष्य (Prognosis) : नई तकनीकों की वजह से अब इस बीमारी से ग्रस्त रोगियों की आयु बढ़ाना सम्भव हो गया है। डायलिसिस लेनेवाले 80 प्रतिशत रोगी 5 वर्ष तक जिन्दा रहते हैं। जबकि एम्बुलेटरी-पेरीटोनियल डायलिसिस (C.A.P.D.) वाले 50 प्रतिशत रोगी 5 वर्ष तक जीवित रहते हैं। गुर्दों का प्रत्यारोपण करवानेवाले 80 प्रतिशत रोगी भी 5 वर्ष या अधिक जीवित रह पाते हैं।

गुर्दों का कृत्रिम विकल्प (Dialysis) : विगत 40 वर्षों से इस तरह की प्रक्रियाएँ रोगी की जीवनावधि बढ़ाने में सहायक सिद्ध हो रही हैं। कृत्रिम डायलिसिस रक्त को छानकर उसमें से यूरिया जैसे नाइट्रोजनयुक्त हानिकारक पदार्थ तो अलग कर देता है। परन्तु हार्मोन का अन्त:स्राव एवं अन्य चयापचय के कार्य वह नहीं कर पाता है। अत: कुछ परेशानियाँ फिर भी रोगी को होती रहती हैं। इसके अलावा डायलिसिस सुविधा भारत जैसे देश में हर स्थान पर उपलब्ध भी नहीं होती है। और यह इलाज महँगा भी है।

पेरिटोनियल डायलिसिस : डायलिसिस दो तरह का होता है। एक तो शरीर की रक्त शिराओं द्वारा डायलिसिस मशीन में ले जाकर उसको छानना। दूसरा पेट की गुहा के द्रव को बारी-बारी से छानना। इस प्रक्रिया को (C.A.P.D.) कन्टीन्यूअस

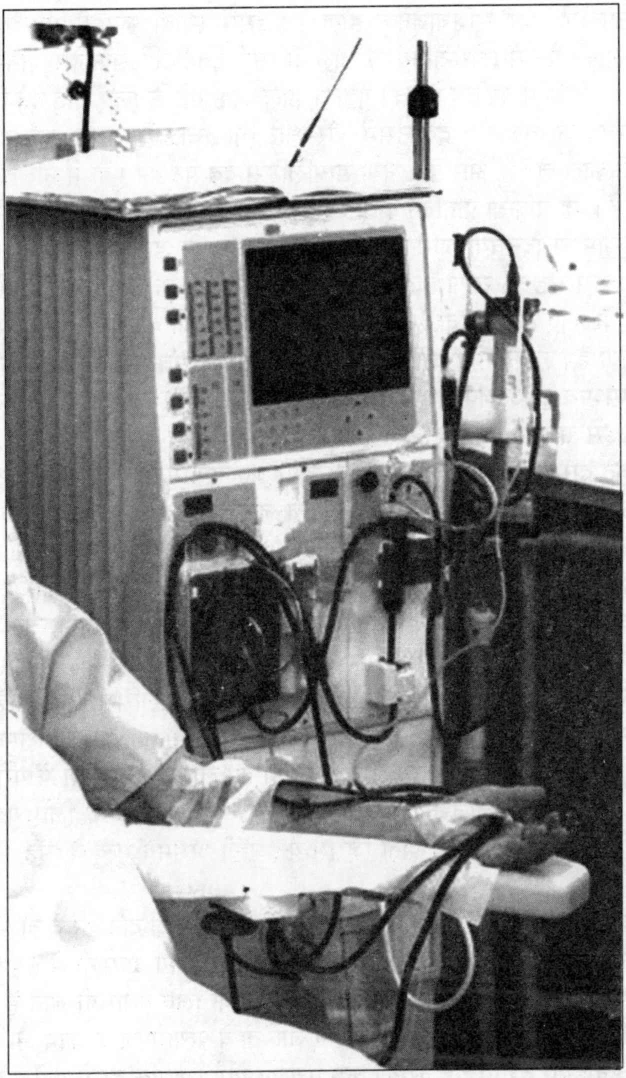

आधुनिक डायलिसिस मशीन

एम्बुलेटरी पेरीटोनियल डायलिसिस कहते हैं। डायलिसिस की दोनों प्रक्रियाओं को आवश्यकतानुसार अपनाकर चिकित्सक बेहतर परिणाम प्राप्त करते हैं।

पेरीटोनियल डायलिसिस सीधे रक्त के डायलिसिस से कम प्रभावी होता है परन्तु यह प्रक्रिया उससे सरल है। इस तरह का डायलिसिस हृदय रोगियों के

लिए उपयोगी और सुविधाजनक होता है। इसमें स्थायी रूप से एक नलिका (Catheter) पेट में (पेरीटोनियम) डाल दी जाती है। फिर उसके द्वारा लगभग दो लीटर डायलिसिस का द्रव पेट की गुहा में डालकर 6 घंटे के लिए छोड़ देते हैं। इस दौरान रक्त के विजातीय द्रव उसमें धीरे-धीरे मिल जाते हैं। इसके बाद द्रव को बाहर निकाल लेते हैं और पुनः नया डायलिसिस द्रव पेट की गुहा में नलिका द्वारा डालते हैं। यह प्रक्रिया प्रतिदिन 4 बार दुहराते हैं। इस तरह के डायलिसिस में रोगी अपनी सामान्य दिनचर्या जारी रखता है जबकि रक्त के डायलिसिस में 3-4 घंटे लगातार उसे बेड पर रहना होता है। यह विधि कम उम्र के बच्चों तथा मधुमेह के रोगियों के लिए ठीक रहती है, इस विधि से कई रोगियों को दस वर्ष तक इलाज दिया गया है। लेकिन **पेट की गुहा में जीवाणुओं का संक्रमण होना इसका एक बड़ा दुष्प्रभाव है।** आजकल इस तरह के डायलिसिस की स्वचालित मशीन बन गई है और इसे रात्रि में उपयोग करते हैं ताकि रोगी दिन भर अपना कार्य कर सकें।

रक्त द्वारा डायलिसिस : जैसा कि ऊपर बतलाया गया है कि इस प्रक्रिया में रक्त को शिरा द्वारा डायलिसिस मशीन में ले जाते हैं। वहाँ रक्त को छन्नकों में से गुजारा जाता है और यूरिया इत्यादि को रक्त से अलग कर छने हुए रक्त को वापस शरीर में पहुँचा देते हैं। इस प्रक्रिया में रोगी के लिए अतिरिक्त रक्त की भी आवश्यकता पड़ सकती है। इस तरह का डॉयलिसिस एक दिन के अन्तर से दिया जाता है या आवश्यक होने पर रोज भी डॉयलिसिस करते हैं। आजकल जिला स्तर पर शासकीय चिकित्सालयों में निःशुल्क या बहुत ही कम रेट पर डायलिसिस उपलब्ध है।

गुर्दों का प्रत्यारोपण (गुर्दे बदलना) (Transplantation) : कार्यक्षमता खो चुके गुर्दों का बेहतर इलाज, उनको बदलना ही है। लेकिन हमारे देश में गरीब या निम्न मध्यवर्ग इस इलाज को करवा नहीं पाते। गुर्दा बदलने के लिए गुर्दा भी आसानी से उपलब्ध नहीं हो पाता जिससे कई रोगी असमय मृत्यु के मुँह में चले जाते हैं।

जैसा कि विदित है, स्वस्थ व्यक्ति यदि अपना एक गुर्दा दान कर दे तो भी वह बगैर परेशानी के जीवन जी सकता है। लेकिन तब भी लोग आसानी से तैयार नहीं होते। हाँ, गरीबी के कारण कई व्यक्ति गुर्दे बेचने के लिए तैयार हो जाते हैं। वैसे मृत व्यक्ति के गुर्दे यदि तुरन्त निकाल लिए जाएँ तो वे प्रत्यारोपण के काम आ सकते हैं। लेकिन हमारे देश में यह तरीका कम प्रचलन में है। जबकि इससे गुर्दों की कुल माँग के एक बड़े हिस्से की पूर्ति की जा सकती है।

गुर्दों की जीर्ण अक्षमता में जब रोगी की जान पर बन आती है तो बार-बार डायलिसिस न लेकर गुर्दों के प्रत्यारोपण की सलाह चिकित्सकों द्वारा दी जाती है। गुर्दा दान में देनेवाले और ग्रहण करनेवाले रोगी का रक्त समूह (Blood Group) समान होना आवश्यक होता है। साथ ही ह्यूमन ल्यूको साइट एंटीजन का मिलान

(HLA Matching) भी जरूरी होती है वरना रोगी अधिक दिनों तक जीवित नहीं रह पाता है। प्रत्यारोपण के पश्चात् रोगी सामान्य जीवन जीता है। लेकिन उसे रोग प्रतिरोधकता कम करनेवाली दवाइयाँ लेनी होती हैं।

रोग से बचाव कैसे करें : गुर्दे शरीर के महत्त्वपूर्ण और जीवन के लिए आवश्यक अंग हैं। लेकिन असावधानियों से और बीमारियों अथवा गलत दवाइयों की वजह से वे असमय अपना कार्य करना बन्द कर देते हैं। आजकल मिलावट, गलत खान–पान और जानकारी के अभाव में भी गुर्दे खराब हो जाते हैं। अतः इनसे बचाव के लिए हमें सावधानियाँ अपनानी चाहिए—

- उच्च रक्तचाप, मधुमेह और हृदय रोगों में गुर्दों की कार्यक्षमता शीघ्र प्रभावित होती है अतः इन बीमारियों का उचित इलाज लेकर उन पर नियंत्रण रखें।
- लम्बे समय तक दवाइयाँ लेने के पूर्व चिकित्सक से सलाह लें।
- गुर्दों के संक्रमण और मूत्र नलिकाओं में रुकावट का एवं गुर्दों में पथरी का इलाज शीघ्र करवाएँ। वरना इनका दुष्प्रभाव गुर्दों पर होता है।
- नमक कम मात्रा में, लेकिन पानी पर्याप्त मात्रा में खूब पिएँ।
- **उल्टी, दस्त होने तथा शरीर में पानी की कमी होने पर यथाशीघ्र इलाज लें या रोगी अस्पताल में भर्ती हो।** क्योंकि पानी की कमी गुर्दों के लिए खतरनाक साबित होती है।

इस तरह उपर्युक्त कुछ सावधानियाँ रखकर गुर्दों में आनेवाली खराबियों अथवा बीमारियों से बचा जा सकता है। क्योंकि यदि एक बार गुर्दों में स्थायी बीमारी हो गई तो फिर जीवन भर तकलीफ होती रहती है।

16

मस्तिष्काघात (Stroke)

प्राय: बहुत से लोगों को यह विदित नहीं है कि *मस्तिष्काघात—पक्षाघात या लकवा की बीमारी का प्रमुख कारण होता है।* **यह रोग सारी दुनिया के लिए आज भी एक समस्या है।** विकसित और विकासशील देशों में बहुत से लोगों की मौतों और बहुत से लोगों को अपंग बनाने में इस रोग का हाथ है।

विश्व स्वास्थ्य संगठन द्वारा किए गए 12 देशों के अध्ययन से यह बात सामने आई कि 2.5 प्रति एक हजार व्यक्ति तक इस रोग की गिरफ्त में प्रति वर्ष आ जाते हैं। कोलम्बो में बीमारी की दर 2 प्रति एक हजार है तो पश्चिमी देशों में 4 से लेकर 8 प्रति एक हजार व्यक्ति हैं। महिलाओं में यह रोग 30 प्रतिशत तक कम पाया जाता है। जापान में इस रोग द्वारा अपंगता की दर सबसे अधिक पाई गई है। और जापान जैसा तकनीकों में अग्रणी देश भी रोग पर प्रभावी नियंत्रण नहीं पा सका है।

भारत में रोग की स्थिति

देश में रोगियों की वास्तविक संख्या ज्ञात नहीं है। विभिन्न शहरी अस्पतालों में भर्ती रोगियों पर किए गए अध्ययन से यह विदित हुआ है कि यहाँ बहुत से रोगी मस्तिष्काघात के कारण पक्षाघात से ग्रसित होकर अस्पतालों में भर्ती होते हैं। फिर भी अमेरिका से भारत में ऐसे रोगियों का प्रतिशत कुछ कम है। लेकिन हो सकता है विकास के साथ यह प्रतिशत भारत में भी बढ़ जाए।

रोग से होनेवाली मृत्युएँ (Mortality)

मस्तिष्काघात दुनिया में लोगों को अपंग बनाने के साथ उनकी मृत्युओं का भी एक बड़ा कारण है। विकसित देशों में हृदय वाहिकाओं (CD) एवं मस्तिष्क वाहिकाओं के रोग (Stroke) वहाँ होनेवाली कुल मृत्युओं में से 40 प्रतिशत से लेकर 50 प्रतिशत मृत्युओं का कारण बनते हैं और इनमें **10 से 12 प्रतिशत मौतें स्ट्रोक या मस्तिष्काघात द्वारा होती हैं।** जो कि किसी भी दृष्टि से कम नहीं हैं।

विश्व स्वास्थ्य संगठन की रिपोर्ट के अनुसार इस रोग के **एक तिहाई रोगी लगभग तीन सप्ताह के अन्दर मर जाते हैं।** और 48 प्रतिशत की एक वर्ष के भीतर मृत्युएँ हो जाती हैं। उच्च रक्तचाप से ग्रसित रोगी, **अधिक उम्र एवं बेहोशी की स्थिति रोगियों को मौत के नजदीक जल्दी ढकेलती है।**

तालिका 1

युवा मरीजों में मस्तिष्काघात (Stroke) के कुछ कारण

- हृदय रोगों से उत्पन्न थक्का (Embolism)
- रक्त में लिपिड या कोलेस्ट्रॉल का स्तर बढ़ जाना
- गले की रक्तवाहिकाओं (Carotidartery) में खराबी या सँकरापन (Stenosis)
- मस्तिष्क एवं उसके निचले हिस्सों में रक्तस्राव
- रक्त वाहिकाओं में सूजन (Vasculitis)

मस्तिष्काघात (Stroke)

मस्तिष्क में बने थक्के स्पष्ट दिख रहे हैं।

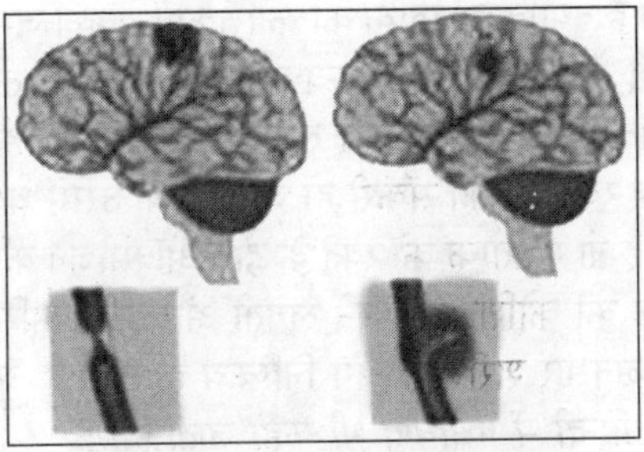

रक्त वाहिनी में सँकरापन

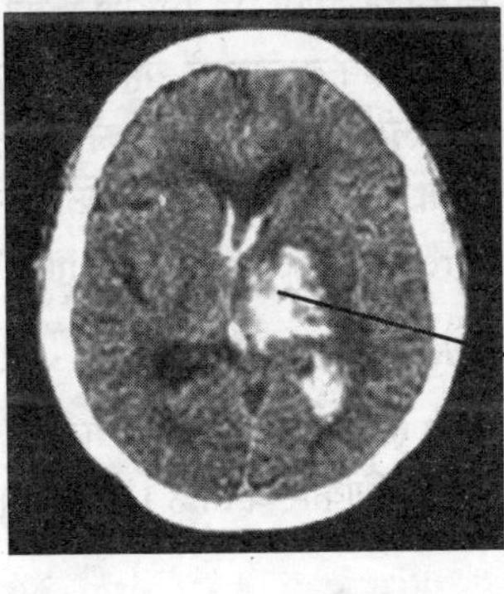

मस्तिष्काघात के बाद मस्तिष्क में रक्तस्राव से बना एक बड़ा थक्का

मस्तिष्काघात (Stroke) और रक्तचाप

मस्तिष्काघात अधिकतर मामलों में उच्च रक्तचाप से सम्बन्धित होता है। न केवल उच्च रक्तचाप बल्कि **निम्न रक्तचाप से भी रोग का खतरा होता है।** जैसा कि ऊपर बतलाया गया है। यह बीमारी भी लोगों को अपंग बनाने और मृत्युओं का एक बहुत बड़ा कारण है। मस्तिष्काघात के पश्चात् अक्सर आधे शरीर अथवा कुछ अंगों अथवा पूरे शरीर में लकवा (Paralysis) या पक्षाघात हो जाता है। कई बार तो रोगी बेहोश होकर कोमा में चला जाता है और फिर उसकी मृत्यु हो जाती है। इस तरह **यह एक बहुत ही खतरनाक रोग है।** लेकिन लोग यदि अपने रक्तचाप पर नियंत्रण एवं जीवन को संयमित बनाने के साथ कुछ सावधानियाँ रखें तो रोग से बचा भी जा सकता है। (बचाव की जानकारी आगे दी जाएगी) **यदि रक्तचाप दो सौ से ऊपर जाता हो तो इस रोग का खतरा बढ़ जाता है। अतः रक्तचाप पर नियंत्रण आवश्यक है।**

मस्तिष्काघात (Stroke) क्या है?

वास्तव में यह स्थिति मस्तिष्क को रक्त पहुँचाने वाली विभिन्न रक्तवाहिकाओं में से किसी रक्तवाहिनी के दबाव वश फटने अथवा उनमें रुकावट आने या फिर वाहिकाओं के सँकरा (Stenosis) हो जाने से बनती है। जब रक्तवाहिका फटती है (Rupture) है तो खून निकलकर मस्तिष्क के विभिन्न भागों में जम जाता है जिससे मस्तिष्क के कार्य प्रभावित होते हैं क्योंकि मस्तिष्क की कोशिकाएँ थक्का जमने के कारण अपना कार्य नहीं कर पाती हैं। तब शरीर के अन्य अंग जैसे—चेहरा, तालु, मुख, हाथ, पैर इत्यादि भी प्रभावित होते हैं। और उनमें लकवे की शिकायत हो जाती है।

इसी तरह जब रक्तवाहिका सँकरी हो जाती है या उसमें थक्के के कारण कोई रुकावट आ जाती है तो मस्तिष्क को रक्त के द्वारा ऑक्सीजन की आपूर्ति रुक जाती है जिससे मस्तिष्क की कोशिकाएँ मरने लगती और इससे मस्तिष्क (Brain) के प्रभावित भाग के अनुसार शरीर के अंग निष्क्रिय हो जाते हैं अर्थात् उनमें लकवा लग जाता है। *इसे हिन्दी में पक्षाघात भी कहा जाता है।*

रोग की गम्भीरता रक्तवाहिकाओं से रक्तस्राव की मात्रा एवं मस्तिष्क के प्रभावित हिस्सों पर निर्भर होती है। वास्तव में यह स्वयं *मस्तिष्क का रोग न होकर मस्तिष्क को खून पहुँचानेवाली रक्तवाहिनियों का रोग होता* है जिसमें बाद में मस्तिष्क भी प्रभावित हो जाता है। इसलिए इस रोग को मस्तिष्क एवं रक्तवाहिनियों की दुर्घटना वाला रोग (Cerebro Vascular Accident) भी कहते हैं।

रोग का शरीर पर प्रभाव और लक्षण

स्ट्रोक अथवा मस्तिष्काघात से लगभग 90 प्रतिशत मरीजों को आधे अंगों में लकवा लगता है। अर्थात् वे पक्षाघात के शिकार बनते हैं। लेकिन कुछ रोगियों में केवल पैरों

में, हाथों में अथवा *आधे चेहरे पर ही लकवा का प्रभाव होता है।* बहुत से रोगी बात नहीं कर पाते या बात करते भी हैं तो समझ में नहीं आती। इस तरह के रोगियों को ठीक होने में काफी वक्त लगता है। कई बार ऐसे रोगी ठीक हो भी नहीं पाते। इस तरह पक्षाघात की बीमारी व्यक्ति को असहाय और दूसरों पर निर्भर बना देती है। रोग की गम्भीर स्थिति में जब रोगी गहरी बेहोशी से वापस नहीं आ पाता तो उसकी मृत्यु हो जाती है।

मस्तिष्काघात या स्ट्रोक का वर्गीकरण

वास्तव में यह बीमारी कई तरह के लक्षणों का समूह होती है। इस तरह यह एक जटिल रोग है। इसे कारणों द्वारा गम्भीरता के आधार पर निम्न तरह विभाजित किया गया है—

1. मस्तिष्क के कुछ भागों में रक्तस्राव का होना।
2. मस्तिष्क के प्रमुख भागों में रक्त का थक्का जमना या मस्तिष्क की रक्तवाहिकाओं में इम्बोलाई अथवा बुलबुला पहुँच जाना।
3. मस्तिष्क को रक्त पहुँचाने वाली धमनियों में रुकावट आ जाना।
4. हृदय रोग के कारण (जब मस्तिष्क में कोई खराबी न मिले)

तालिका 2

मस्तिष्काघात या पक्षाघात के लिए खतरे वाले कारण (Risk Factors)

जिनको दूर नहीं किया जा सकता	*जिनको दूर कर सकते हैं*
• अधिक उम्र	— उच्च रक्तचाप
• लिंग-पुरुषों में अधिक	— हृदय रोग
• आनुवंशिकता	— मधुमेह (डायबिटीज)
	— कोलेस्ट्रॉल का बढ़ा हुआ स्तर
	— धूम्रपान
	— अधिक शराब पीना
	— गर्भ निरोधक गोलियाँ लेना

तालिका 3
मस्तिष्काघात के लक्षण
1. एकदम से तेज सिरदर्द
2. उल्टियाँ
3. गर्दन में कड़ापन
4. दृष्टिदोष उत्पन्न होना
5. शरीर के एक ओर के अंगों या पूरे अंग संवेदनहीन होना

हल्का मस्तिष्काघात (Transcient Ischemic Attack–T.I.A)

कई बार रोगी के मस्तिष्क को रक्त पहुँचानेवाली रक्तवाहिकाओं में बहुत छोटे थक्के (Emboli) मौजूद होने के कारण कुछ समय के लिए मस्तिष्काघात के लक्षण मिलते हैं जो 24 घंटे तक रहते हैं। फिर रोगी ठीक या सामान्य हो जाता है। लेकिन इस तरह का लघु या हल्का मस्तिष्काघात आगे आनेवाले बड़े खतरे का सूचक होता है। अत: रोगी को सावधान हो जाना चाहिए।

मस्तिष्काघात के कारक : कुछ ऐसी स्थितियाँ अथवा कारक होते हैं जिनसे इस रोग का खतरा बढ़ जाता है। इनको रिस्क फैक्टर्स (Risk Factors) भी कहा जाता है। अत: इन बिन्दुओं पर हम विचार करेंगे—

1. *उम्र*—विकसित देशों में 80 प्रतिशत मामले 65 वर्ष से ऊपर की उम्र वालों में पाए जाते हैं। लेकिन भारत में 20 प्रतिशत मामले 40 वर्ष से नीचे के व्यक्तियों अर्थात् युवाओं में होते हैं। यह एक चिन्तनीय तथ्य है।
2. *लिंग*—महिलाओं की अपेक्षा पुरुषों में यह बीमारी 30 प्रतिशत अधिक होती है। लेकिन इसके सही कारण ज्ञात नहीं हैं।
3. *अन्य बीमारियों से सम्बन्ध*—यह पाया गया है मस्तिष्काघात के 75 प्रतिशत मामलों में रोगी पहले से ही उच्च रक्तचाप हृदय अथवा मधुमेह से पीड़ित था।
4. इनके अलावा कुछ अन्य नशे एवं आदतें जैसे—अत्यधिक सिगरेट या तम्बाकू का सेवन, ज्यादा शराब पीना इत्यादि भी रोग के हमले में सहायक होते हैं।
5. जैसा कि बतलाया गया है रक्त में वसा (लिपिड) की अधिक मात्रा एवं मोटापा भी खतरे वाले कारक हैं।
6. रक्त के जमने की प्रक्रिया में उत्पन्न विकार भी रोग के लिए जिम्मेदार हो सकते हैं।

7. मुख द्वारा खाई जानेवाली गर्भ निरोधक गोलियों को भी रोग के लिए कभी-कभी उत्तरदायी समझा जाता है।

कौन सी जाँचें होती हैं : जाँचों में यह पता किया जाता है कि रक्त का थक्का मस्तिष्क के किस हिस्से में मौजूद है एवं उसका आकार क्या है। या फिर यदि रक्तस्राव हुआ है तो वह किस रक्तवाहिका से कहाँ हुआ है। इसके लिए निम्न जाँच करते हैं—

1. सी.टी. (Computerised Tomography) या एम.आर.आई. (Magnetic Resonance Imaging)—ये आधुनिक जाँचें हैं—जिनमें कम्प्यूटर की मदद से मस्तिष्क के भीतर की सारी संरचनाओं और असामान्यताओं के चित्र दिख जाते हैं। इससे रक्त का थक्का (Thrombus) एवं रक्तस्राव और उसके आकार का पता चल जाता है। परन्तु ये जाँच बड़े शहरों के बड़े अस्पतालों में ही उपलब्ध होती है। इन जाँचों से मस्तिष्क में रक्त की कमी (Ischemic) का भी पता चलता है।

2. रीढ़ की हड्डी के द्रव की जाँच (C.S.F.) Examination–रीढ़ की हड्डी के अन्दर सुषुम्ना नाड़ी के चारों ओर दुहरी झिल्ली में द्रव पदार्थ रहता है जिसका सम्बन्ध सीधा मस्तिष्क से होता है। मस्तिष्काघात के 12 घंटे पश्चात् इस द्रव में परिवर्तन होता है और वह रंगीन हो जाता है जिसकी परीक्षा चिकित्सा विशेषज्ञ या पैथोलॉजी विशेषज्ञ करते हैं।

3. अन्य जाँचें—हृदय धमनी के रोगों की जाँच के लिए ई.सी.जी. (Electro Cardio Gram) कलर डाप्लर, एम.आर.ए. (Magnetic Resonance Angiography) करते हैं।

खतरे वाले कारकों को जानने के लिए रक्त की जाँचें—कोलेस्ट्रॉल, रक्त के जमने का समय (Clotting Time) प्लेटलेट्स की संख्या ज्ञात करते हैं। मधुमेह का पता करने के लिए रक्त द्रव में ग्लूकोज या शर्करा की जाँच करते हैं।

मस्तिष्काघात (Stroke) का इलाज

इलाज का पहला उद्देश्य होता है कि मस्तिष्क की कोशिकाओं की क्षति कम से कम हो लेकिन जो क्षति पहुँच चुकी है उसको पूर्णतः ठीक करना या उसकी भरपाई मुश्किल होती है। दूसरा उद्देश्य होता है जटिलताएँ कम-से-कम हों। इसके लिए पुनः मस्तिष्काघात की स्थिति न बने यह प्रयास किया जाता है। फिर शरीर के अंगों में आई अपंगता या शिथिलता को दूर करने के लिए दवाइयों एवं व्यायाम का सहारा लिया जाता है। विटामिन 'बी' के इंजेक्शन भी दिए जाते हैं। कुछ ऐसे रोगी जिनके मस्तिष्क के निचले हिस्से में रक्तस्राव हो चुका होता है, **उनके ऑपरेशन से ठीक होने की सम्भावना होती है अतः उन्हें अति शीघ्र न्यूरोसर्जन के पास भेजा जाता है। वे इस बेरी एन्यूरिज्म नामक विकृति का शल्य क्रिया द्वारा निदान करते हैं।**

1. उच्च रक्तचाप की चिकित्सा—स्ट्रोक के बाद अक्सर रोगी का रक्तचाप

बढ़ जाता है। यह बढ़ा हुआ रक्तचाप 24 से 48 घंटे में सामान्य हो जाता है। यदि रक्तचाप 8 से 10 दिन तक बढ़ा रहता है तो फिर दवाइयों द्वारा उसे धीरे-धीरे सामान्य स्थिति में लाते हैं।

2. रोगी को पोषण एवं ऑक्सीजन देना—रोगी के लिए रक्तवाहिकाओं द्वारा ग्लूकोज, मेनीटाल इत्यादि देने के साथ ऑक्सीजन देते हैं। ताकि रक्त के अभाव से ग्रसित (Ischemic) मस्तिष्क की कोशिकाएँ सक्रिय हो सकें।

3. मधुमेह पर नियंत्रण—रोगी यदि पूर्व से मधुमेह रोगी है तो उसकी रक्त शर्करा को दवाइयों द्वारा सामान्य स्तर तक लाते हैं। क्योंकि बढ़ी हुई रक्त शर्करा मस्तिष्क के बेजान हुए हिस्से के क्षेत्र को और बड़ा बना देती है। रक्त शर्करा कम करने के लिए इन्सुलिन का प्रयोग करते हैं।

4. एस्प्रिन और रक्त को न जमने देनेवाली दवाएँ (Anti-coagulents)—ये दवाएँ केवल तभी दी जाती हैं जब हृदय द्वारा उत्पन्न इम्बोलाई (थक्का) मस्तिष्काघात पैदा करता है। और मस्तिष्क में कोई रक्तस्राव मौजूद नहीं होता। चिकित्सक एस्प्रिन का भी उपयोग इस स्थिति में करते हैं।

5. अतिरिक्त देखभाल—चूँकि ये मरीज पक्षाघात के कारण दूसरों पर निर्भर रहते हैं अत: इनकी उचित देखभाल जरूरी होती है। कई बार ऐसे रोगी को पीठ इत्यादि पर फोड़े (बेड सोर) हो जाते हैं। अत: यह ध्यान देना जरूरी है कि ये न हों।

रोगी के ठीक होने की सम्भावनाएँ—इस रोग के 75 प्रतिशत रोगी जिन्दा रहते हैं और कई की हालत में धीरे-धीरे सुधार होता जाता है। कुछ रोगियों को छह महीनों के भीतर पुन: मस्तिष्काघात भी हो जाता है।

मस्तिष्काघात से बचाव

यद्यपि पूर्णत: अथवा 100 प्रतिशत तो रोग से बचाव सम्भव नहीं है फिर भी खतरे वाले कारकों को कम करके इस रोग का खतरा भी कम किया जा सकता है। इस रोग से सुरक्षित रहने के लिए हमें उच्च रक्तचाप हृदय रोगों, मधुमेह एवं अधिक मोटापे से बचना होगा। यदि इनमें से कोई रोग है तो रोग को दवाइयों, योग एवं परहेज द्वारा नियंत्रण में रखना पड़ेगा। तभी इस खतरनाक रोग से सुरक्षित रहने की बात सोची जा सकती है क्योंकि उच्च रक्तचाप और मधुमेह जैसे रोग मस्तिष्काघात रोग को बढ़ावा देते हैं या उसकी सम्भावनाओं को बढ़ा देते हैं। अत: रोग से बचाव के लिए निम्न सावधानियाँ रखें—

1. रक्तचाप पर नियंत्रण—बढ़ा हुआ रक्तचाप (High Blood Pressure) को दवाइयों से नियंत्रित रखें। यह ध्यान रखें कि रक्तचाप सामान्य से अधिक कम कभी न हो। उच्च रक्तचाप के रोगी अपने रक्तचाप की जाँच करवाते रहें और

चिकित्सक के परामर्श के अनुसार दवाइयाँ भी लेते रहें। इन्हें स्वयं बन्द न करें।

2. मधुमेह (Diabetes) पर नियंत्रण—रोगी अपनी रक्त शर्करा पर भी नियंत्रण रखे। क्योंकि इन रोगियों को हृदयाघात के साथ मस्तिष्काघात का भी खतरा सामान्य लोगों की अपेक्षा कई गुना अधिक होता है।

3. हृदय रोगों पर नियंत्रण—हृदयावरोध या हार्ट फेलयर एवं एंट्रियल फिब्रीलेशन नामक हृदय रोगों में मस्तिष्काघात का खतरा (इम्बोलाई द्वारा) अधिक होता है। अत: रोगों का इलाज कर उन्हें नियंत्रण में रखें।

4. कोलेस्ट्रॉल (Lipid) पर नियंत्रण—रक्त में वसा या लिपिड का स्तर अधिक होने से हृदय रोगों के साथ ही मस्तिष्काघात का भी खतरा बढ़ जाता है। अत: लिपिड (कोलेस्ट्रॉल, ट्राइग्लिसराइड्स इत्यादि) का रक्त में स्तर नियंत्रित करने के लिए जमने वाले घी, तेलों एवं मक्खन का सेवन बहुत कम करें। फिर भी स्तर बढ़ा हुआ है तो अपने डॉक्टर से सलाह लेकर उचित दवाइयों का सेवन करें। याद रखें लिपिड पर नियंत्रण आपको न केवल मस्तिष्काघात से बचाएगा बल्कि हृदयाघात (Heart Attack) और उच्च रक्तचाप जैसे रोगों का भी खतरा कम होगा।

5. धूम्रपान (Smoking) बन्द करना—धूम्रपान भी इस रोग के लिए एक खतरे वाला कारक है अत: इसे छोड़ने से भी आप कैंसर एवं उच्च रक्तचाप के साथ मस्तिष्काघात के खतरे को भी कम कर सकते हैं।

6. अधिक शराब पीना छोड़ना—यह देखा गया है कि अलकोहल का ज्यादा मात्रा में सेवन करने वालों को यह रोग अधिक होता है। अत: शराब की लत पर नियंत्रण भी मस्तिष्काघात से बचा सकता है।

7. गर्भ निरोधक गोलियों के सेवन में सावधानियाँ—इस तथ्य का भी पता चला है कि लम्बे समय तक ये गोलियाँ खाने से स्ट्रोक या मस्तिष्काघात की सम्भावना बन जाती है। अत: इनका सेवन अपने चिकित्सक की सलाह पर आवश्यक होने पर ही करें। केवल इसी तरीके पर निर्भर न रहकर गर्भ निरोध के अन्य साधन भी अपनाएँ।

8. पॉली साइथीमिया (Polycythaemia) नामक बीमारी का इलाज—इस रोग में रक्ताणुओं की संख्या और उनका आयतन बढ़ जाता है। अत: मस्तिष्क में थक्का बनने और रक्तवाहिकाओं द्वारा मस्तिष्क को पर्याप्त रक्त पहुँचाने में बाधा होने के कारण मस्तिष्काघात हो जाता है। अत: इस बीमारी का जो भी सम्भव इलाज है करवाएँ।

9. मानसिक तनाव (Mental Tension) कम करना—मानसिक तनाव की केवल इसी रोग में क्या, बल्कि कई रोगों (जैसे—हृदय रोग, उच्च रक्तचाप) में प्रमुख भूमिका होती है। अत: बहुत अधिक तनाव न पालें। दिनचर्या को नियमित बनाएँ। उचित व्यायाम या योग को भी दिनचर्या में शामिल कर शुद्ध सात्त्विक ताजा

भोजन करें। पर्याप्त विश्राम भी जीवन में आवश्यक है। इसके साथ ही कुछ समय मनोरंजन एवं अपनी रुचियों को भी दें।

तनाव कम करने के लिए प्राणायाम और योग इत्यादि का सहारा लिया जा सकता है। इसके लिए व्यावहारिक अनुभव रखनेवाले किसी अच्छे योगाचार्य से सम्पर्क करें।

10. मोटापा कम करना—बहुत अधिक वजन कई रोगों के साथ इस रोग की सम्भावना को भी बढ़ाता है। अतः वजन पर नियंत्रण रखें। इस तरह अपनी अस्वास्थ्यप्रद आदतें बदलकर हम इस रोग से सुरक्षित रह सकते हैं। क्योंकि यदि एक बार इस रोग का शरीर पर आक्रमण हो गया तो यह खतरनाक रोग शरीर को अपंग बनाकर छोड़ता है।

17

पेट के छाले (Peptic Ulcer)

[आमाशय और संग्रहणी व्रण]

यह बहुत ही तकलीफ देनेवाली खतरनाक बीमारी है। जो गलत खान-पान की आदतों के कारण या अति अम्लता (Hyperacidity) के कारण होती है। ऐसा कहा जाता है कि हर काम में जल्दबाजी, अधिक चिन्ता एवं मिर्च-मसाले, चाट, तला भोजन (Hurry, worry and curry) पेट में अति अम्लता और फिर छाले (Ulcer) के लिए उत्तरदायी होते हैं। वैसे नई खोजों के अनुसार विषाणु अथवा जीवाणु भी इसके कारक होते हैं। (कारणों का वर्णन आगे विस्तार से किया जाएगा।) खोजों से विदित हुआ है कि एच. पायलोरी (Helicobacte pylori) नामक जीवाणु के प्रभाव से भी आमाशय की दीवारों (Mucosa) में घाव अथवा अल्सर उत्पन्न होता है। और यह जीवाणु अल्सर का सबसे बड़ा कारण माना गया है।

छाले (Ulcer) क्या हैं ? : आमाशय और संग्रहणी (Duodenum) एवं आँतों की अन्दरूनी हिस्सों में एक पतली सतह होती है जिससे पाचक द्रव भी स्रावित होते हैं। यह सतह (Mucosa) अति अम्लता वं अन्य हानिकारक पदार्थों से इन अंगों की रक्षा भी करती है। लेकिन जैसा कि बतलाया गया है लम्बे समय तक अति अम्लता, बदपरहेजी करने एवं जीवाणुओं के कुप्रभाव से यह सतह छिल जाती है और उस स्थान पर घाव भी बन जाते हैं, इन्हें छाले कहते हैं। जब अम्लीय पाचक रस या तीखे खाद्य पदार्थ इनके सम्पर्क में आते हैं तब दर्द पैदा होता है।

छालों के प्रकार : वैसे तो पूरे पाचन संस्थान में कहीं भी छाले बन सकते हैं। उदाहरणार्थ—मुँह के अन्दर की श्लेष्मा में भी अक्सर छाले हो जाते हैं लेकिन इलाज से या अपने आप ठीक भी हो जाते हैं अत: यह खतरनाक नहीं होते। लेकिन कुछ छाले यदि पर्याप्त इलाज न किया जाए तो जीवन के लिए खतरनाक साबित हो सकते हैं। ये छाले (Peptic) दो प्रकार के होते हैं—

1. आमाशय के छाले (Gastic Ulcer) : ये आमाशय में होते हैं। भोजन अन्न नलिका से होता हुआ आमाशय में रह जाता है। आमाशय में अम्लता का सम्बन्ध छालों से होता है पहले यह माना जाता था लेकिन अब आमाशय में छालों की वजह मुख्य रूप से एच. पायलोरी नामक जीवाणु ही होता है। इसके अलावा खान–पान की गलत आदतों जैसे—अधिक तला हुआ, मिर्च–मसालेदार या खट्टा भोजन, अधिक व्रत, उपवास या खाली पेट रहना भी इसके कारण हो सकते हैं। आमाशय के कैंसर के रोगी को भी ये छाले हो सकते हैं। बढ़ती उम्र के अनुसार छालों की सम्भावना भी बढ़ जाती है। एस्प्रिन जैसी कुछ दर्दनाशक दवाएँ लम्बे समय तक खाने से भी अल्सर हो सकते हैं।

लक्षण : पेट में ऊपर के हिस्से में तेज जलन और दर्द होता है। कई बार खाना से इसका सम्बन्ध नहीं होता अथवा खाना खाने के बाद दर्द और बढ़ जाता है। रोगी को भूख कम लगती है। इसलिए रोगी का क्रमशः वजन भी कम हो जाता है।

इस अल्सर की जटिलताएँ : छालों से रक्तस्राव हो सकता है। इसके अलावा आमाशय की दीवारों में छेद हो सकता है। यह एक खतरनाक स्थिति होती है। यदि तुरन्त ऑपरेशन न किया जाए तो रोगी की जान भी जा सकती है। इसके अलावा पैंक्रियाज (पक्वाशय) में सूजन की बीमारी भी उत्पन्न हो सकती है।

रोग की पहचान : इंडोस्कोपिक जाँच में पेट के छाले दिख जाते हैं। इसके अलावा बेरियम दवा पिलाकर अलग–अलग समय के अन्तर से रेडियोग्राफ्स (X-Rays) करने से भी रोग का पता चल जाता है।

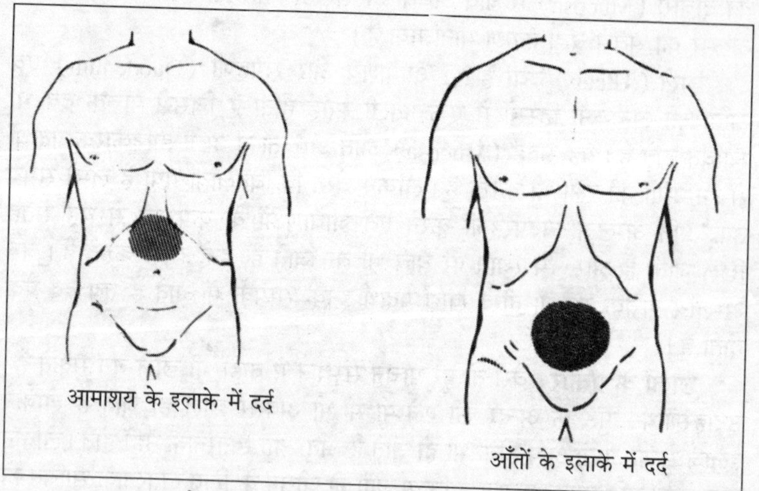

आमाशय के व्रण (Ulcer) का दर्द पेट के ऊपरी भाग में होता है।

2. संग्रहणी के छाले (Dudenal Ulcer) : ये अल्सर या छाले आमाशय से नीचे की ओर संग्रहणी (Dudenrum) में हो जाते हैं। इनके होने के कारण भी लगभग वही हैं जो आमाशय (Gastic Ulcer) में छालों के होते हैं। अम्लीय स्राव का बढ़ा होना और एच. पायलोरी नामक जीवाणु इस अल्सर के जनक तो हैं ही साथ ही कुछ बीमारियों जैसे—गुर्दों की पुरानी अक्षमता में, यकृत के सीरोसिस में, फेफड़ों की लम्बी बीमारी में इस तरह के अल्सर हो सकते हैं।

रोग की पहचान : जिस तरह से आमाशय के छालों की पहचान करते हैं उसी तरह से संग्रहणी की छालों की पहचान की जाती है। जैसे—(इंडोस्कोपी, बेरियम मेल एक्स-रे इत्यादि) पेट के स्राव से एच. पायलोरी जीवाणु की भी जाँच की जाती है।

दोनों प्रकार के छालों का इलाज : चिकित्सकों द्वारा इलाज का उद्देश्य :

1. दर्द कम करना
2. जटिलताओं को रोकना
3. इलाज से ठीक हुए छालों को दुबारा होने से रोकना

पहले तो धूम्रपान, शराब का सेवन, दर्दनाशक दवाएँ एवं तीखे गर्म पेय पदार्थों का सेवन रोगी के लिए बन्द करवाना चाहिए।

पेट में अम्लता और उसका स्राव कम करने के लिए एंटासिड और अम्लता (Acidity) कम करनेवाली दवाएँ जैसे—सुक्रेल्फेज और ओमेप्राजोल नियमित रूप से देते हैं। इस इलाज से लगभग 6 सप्ताह में 60 प्रतिशत आमाशय के छाले भर जाते हैं। और 90 प्रतिशत संग्रहणी के छाले भर जाते हैं।

शल्य चिकित्सा द्वारा इलाज : जब छालों से खून बहता है या छेद हो जाता है तो शल्य चिकित्सा ही विकल्प होता है। वैसे आजकल छालों का इलाज परहेज से एवं दवाइयों से अधिक करते हैं।

शल्य चिकित्सा की जटिलता :

1. सर्जरी के बाद आँतों में रुकावट (Obstruction) हो सकती है।
2. आमाशय की दीवारों में सूजन (Gastritis) आ सकती है।
3. दस्त लगने की शिकायत भी हो सकती है।
4. रक्त की कमी हो सकती है।
5. खाने के पाचन और अवशोषण में कमी हो सकती है।
6. आमाशय का कैंसर हो सकता है।

पेट के छालों से बचाव : छालों के कारणों का वर्णन ऊपर किया गया है। यदि उक्त कारणों से बचा जाए तो अल्सर या छालों की सम्भावना अत्यन्त कम हो जाती है। जैसे कि—

1. मदिरा का सेवन और धूम्रपान छोड़ना।

2. एस्प्रिन जैसे दर्द निवारक, चिकित्सक की सलाह से लेना।
3. अधित तीखे और गर्म पेय पदार्थों पर नियंत्रण रखें।
4. लम्बे वक्त तक खाली पेट न रहें या अधिक उपवास न करें।
5. कुल मिलाकर जल्दबाजी (Hurry), चिन्ता और तले मिर्च-मसालेदार भोजन से बचें।

18

दमा (Bronchial Asthma)

आजकल दमा (ब्रांकियल अस्थमा) की शिकायत बच्चों, स्त्रियों और अपेक्षाकृत कम उम्र के व्यक्तियों में भी काफी बढ़ रही है। इसका एक कारण दिनोदिन बढ़ता हुआ प्रदूषण भी है। अक्सर ऐसा देखने में आता है कि बड़े शहरों के धूल, पेट्रोल और औद्योगिक प्रदूषण से युक्त वातावरण से निकलकर जब कोई दमा का शिकार व्यक्ति, स्वच्छ और खुले वातावरण में कुछ दिन रहता है तो उसकी श्वास सम्बन्धी तकलीफें स्वत: ठीक हो जाती है। इससे साफ जाहिर होता है कि दमा की जड़ में प्रदूषण भी होता है और यही कारण है कि प्रदूषण बढ़ने के साथ ही दमा जैसी श्वास सम्बन्धी बीमारियाँ भी बढ़ती जा रही हैं। यदि सर्वेक्षण किया जाए तो देश की बहुत बड़ी आबादी किसी न किसी तरह के दमा एवं अन्य श्वास रोगों से पीड़ित मिलेगी।

दमा एक तकलीफदेह रोग है जिसमें कई बार तो रोगी पूरी रात्रि खाँसते हुए गुजार देता है। गम्भीर अवस्था में तो रोग जानलेवा भी सिद्ध होता है। अतएव रोग के बारे में जानना तो जरूरी है ही, साथ ही इससे बचाव के बारे में भी लोगों को जानना चाहिए। दमा, दम के साथ जाता है, जैसी कहावत वर्तमान सन्दर्भ में सही नहीं है क्योंकि इलाज से कई रोगी ठीक हो जाते हैं।

दमा क्या है?

दमा के बारे में जानने के पूर्व श्वास नलिकाओं एवं फेफड़ों की थोड़ी सी जानकारी ले लें तो अच्छा होगा।

जैसा कि सभी को पता है कि नाक द्वारा श्वास फेफड़ों में जाती है। लेकिन फेफड़ों में वायु जाने के पूर्व वह एक लम्बा घुमावदार रास्ता तय करती है। नाक से होकर वायु मुख्य साँस नली (ट्रेकिया) में आती है। साँस नली गले के मध्य सामने की ओर स्थित होती है। यह श्वास नली थोड़ा सा नीचे जाकर दो भागों में विभक्त हो जाती है। बाईं नलिका बाएँ फेफड़े में जाकर कई छोटी-छोटी श्वसन नलिकाओं में बँट जाती है। इन छोटी-छोटी नलिकाओं से और भी बारीक श्वसनिकाएँ, जो

धागे के बराबर मोटी होती हैं और जिनकी संख्या 3 लाख के लगभग रहती है, निकलकर पूरे फेफड़ों में फैली हुई होती हैं। वायुमंडल की हवा इन सभी नलियों के माध्यम से फेफड़ों में रक्त के सम्पर्क में आती है। जहाँ वायु की ऑक्सीजन रक्त द्वारा शोषित कर ली जाती है और कार्बन डाइऑक्साइड छोड़ दी जाती है जो निःश्वास द्वारा बाहर निकल जाती है। इस तरह श्वसन क्रिया चलती रहती है।

दमा में उपर्युक्त वर्णित श्वास नलिकाओं में सिकुड़न आ जाती है अथवा वे संकीर्ण हो जाती हैं। इस कारण रोगी को श्वास खींचने और छोड़ने में कुछ रुकावट या तकलीफ का अनुभव होता है। रोगी की तकलीफ श्वास नलिकाओं के सिकुड़ने की सीमा पर निर्भर करती है। यदि सभी नलिकाएँ बहुत अधिक सिकुड़ जाती हैं तो रोगी को साँस लेने और छोड़ने में अधिक तकलीफ होगी और यदि नलिकाएँ थोड़ी मात्रा में सिकुड़ी होती हैं तो तकलीफ कम होगी। इस स्थिति में शरीर को ऑक्सीजन कम मिल पाता है इसलिए रोगी जोर-जोर से साँस लेकर इस कमी को पूरा करने का प्रयास करता है। श्वास नलिकाओं के सिकुड़ने को ही दमा कहते हैं। इस प्रकार के दमा को अंग्रेजी में ब्रांकियल अस्थमा जो एलर्जी से भी हो सकता है, कहते हैं दूसरे प्रकार का दमा कार्डिएक अस्थमा कहलाता है यह हृदय की कार्यप्रणाली में खराबी के कारण हो सकता है। यहाँ हम सामान्यतः होने वाले ब्रांकियल अस्थमा की चर्चा करेंगे।

रोग के कारण

दमा होने के कई कारण हैं। कुछ रोगियों को दमे की शिकायत प्रायः हमेशा बनी रहती है जबकि कई रोगियों को दमे की शिकायत कभी-कभी होती है। यह सब रोग के कारणों पर निर्भर होता है। एलर्जी के कारण होनेवाले दमा में यदि कारण दूर कर दिया जाए तो कई बार दमा का रोग भी ठीक हो जाता है। आजकल ऐसे बहुत से कारक पहचान लिए गए हैं जो दमा उत्पन्न कर सकते हैं। संक्षेप में विभिन्न कारकों का वर्णन नीचे दिया जा रहा है :

1. एलर्जी—यह दमा का एक प्रमुख कारण है। सैकड़ों प्रकार के ऐसे पदार्थ हैं जिनसे मनुष्य को एलर्जी हो सकती है। आजकल बड़े शहरों में एलर्जी टेस्ट की सुविधा उपलब्ध है। इससे पता चल जाता है कि रोगी को किस वस्तु से एलर्जी है।

एलर्जी उत्पन्न करनेवाले पदार्थ (एलरजेंस) कई तरह के हो सकते हैं। किसी रोगी को कोई विशेष खाद्य पदार्थ से एलर्जी होती है तो किसी को वातावरण में मौजूद धूल के कारण दमा उभरता है। कुछ एलर्जी उत्पन्न करनेवाले पदार्थों का ब्योरा निम्न है—

(अ) खाद्य पदार्थ—दूध, अंडा, घी, गेहूँ, चाकलेट इत्यादि।

(ब) वायुमंडल में मौजूद पदार्थ—धूल, धुआँ, फफूँद के स्पोर्स, फूलों के पराग कण, तेज गन्ध, कचरा इत्यादि।

(स) पालतू जानवरों के सम्पर्क से जैसे—कुत्ता, बिल्ली, बकरी, गाय, घोड़ा इत्यादि।

(द) दवाएँ जैसे—एस्प्रिन इत्यादि।

2. प्रदूषण—सीमेंट, ऐस्बेस्टॉस, कपड़े, रुई इत्यादि के कारखानों में कार्यरत मजदूर एवं आसपास रहनेवाले व्यक्तियों को इन कारखानों से उड़े कणों अथवा छोटे-छोटे रेशों से भी दमा की शिकायत हो सकती है।

3. संक्रमण एवं कृमि रोग—जीवाणु या विषाणुओं के संक्रमण से श्वास नलिकाओं में सूजन आ जाती है जिससे वे संकीर्ण हो जाती हैं। इस कारण दमा की शिकायत बन सकती है। उदाहरणार्थ—पुराना श्वास नलिका शोथ (क्रोनिक ब्रांकाइटिस) में दमा की शिकायत भी हो सकती है। इसी तरह आँतों में कृमि होने के कारण भी बच्चों में दमा के लक्षण पैदा हो जाते हैं लेकिन जब दवा दी जाती है तो रोग बिलकुल ठीक हो जाता है।

4. पैतृक गुण—दमा से ग्रसित माँ-बाप के बच्चों में सामान्य लोगों की अपेक्षा रोग से पीड़ित होने की सम्भावना ज्यादा होती है। पिता की बजाय माँ यदि दमा से पीड़ित है तो बच्चों में दमा होने की सम्भावना अपेक्षाकृत अधिक होती है।

दमा रोग की जटिलताएँ

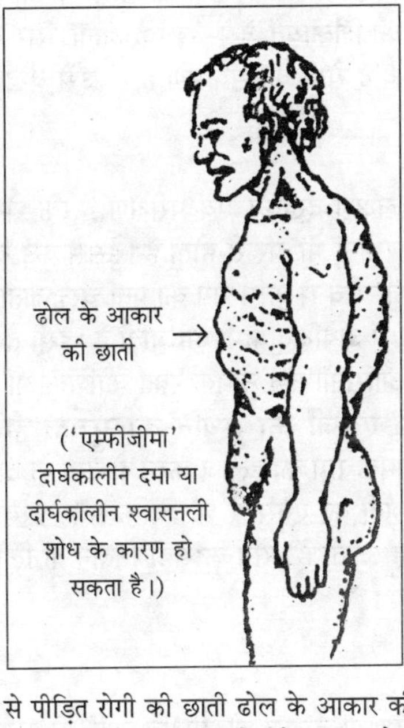

लम्बे समय तक दमा से पीड़ित रोगी की छाती ढोल के आकार की हो जाती है। इस रोग को एम्फीजीमा कहते हैं और इस तरह के ढोल के आकार के सीने और पीठ को एम्फाइसीमेटस सीना (Emphysematous Chest) कहते हैं।

5. कठिन परिश्रम—किसी तरह का कठिन कार्य या परिश्रम भी दमे का दौरा शुरू करने में सहायक बन सकता है। गुब्बारे फुलाने या जोर से हँसने के पश्चात् भी दमा के दौरे शुरू होते देखे गए हैं।

6. मनोवैज्ञानिक कारण—विभिन्न शोधों से यह भी पता चला है कि मानसिक रूप से परेशान बच्चों में दमा अधिक होता है। वास्तव में इसका कारण मनोवैज्ञानिक है। बच्चे में प्रतिक्रियास्वरूप ऐसा होता है। यह भी रोचक तथ्य सामने आया है कि दमा से ग्रस्त होगी आमतौर पर कुशाग्र बुद्धि के होते हैं।

यह मानना सही नहीं है कि दमा केवल वृद्धों या अधिक उम्र के व्यक्तियों का रोग है बल्कि आजकल तो बच्चों और अधेड़ व्यक्तियों में रोग वृद्धि की अपेक्षा अधिक होता है।

दमे के लक्षण क्या हैं?

1. इसका प्रमुख लक्षण तो हाँफना या जोर की श्वास लेना है, लेकिन श्वास छोड़ने पर एक विशेष तरह की सीटी जैसी आवाज निकलती है। यह आवाज श्वास नलिकाओं के सँकरे होने के कारण उनमें जोर से हवा निकलने के कारण आती है।
2. श्वास की तकलीफ के साथ रोगी को खाँसी भी आ सकती है। साथ में जुकाम या नजला की शिकायतें जैसे—छींकें आना, सिर भारी होना इत्यादि भी हो सकते हैं। यदि रोगी को संक्रमण है तो उसे बुखार भी आ सकता है।

रोग का निदान

वैसे तो चिकित्सक लक्षण देखकर एवं परीक्षण करके रोग का पता लगा लेते हैं लेकिन कुछ जाँचें करवाना भी जरूरी होता है। इससे कई बार कारणों का पता लग जाता है। जैसे गले की जाँच से कृमि रोग का पता चल जाता है। कृमिरोग का इलाज करने से दमा के दौरों में अपेक्षित कमी आ जाती है। इसी तरह खून की जाँच से यह पता लगता है कि इओसिनोफिल नामक रक्त कोशिकाओं की संख्या तो नहीं बढ़ गई है। **ये शरीर में एलर्जी की स्थिति का सूचक होती हैं।** कई मरीजों में इओसिनोफीलिया नामक रोग का इलाज करने से दमा के दौरे ठीक हो जाते हैं। रोग के निदान के लिए छाती का एक्स-रे भी चिकित्सक करवाते हैं। इससे अन्य रोगों की सम्भावनाएँ दूर हो जाती हैं। रोग के सही निदान के लिए कुशल चिकित्सक से जाँच करवानी चाहिए।

दमा का इलाज

दमा का पूर्ण और स्थायी इलाज तो सम्भव नहीं हो सका है लेकिन लोगों को दवाइयों द्वारा काफी राहत दी जा सकती है।

दमा रोग के शुरुआती लक्षण

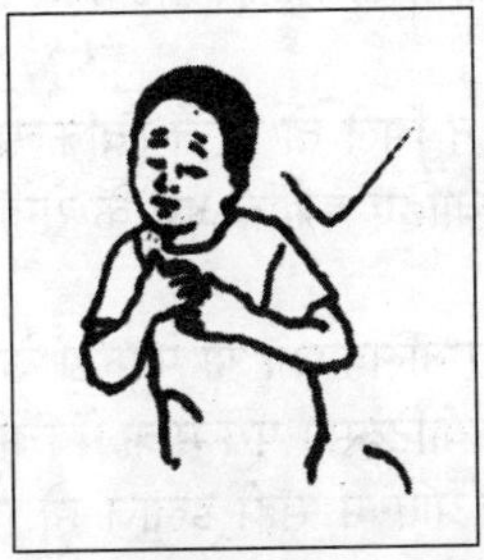

1. छाती अथवा सीने में जकड़न महसूस होना

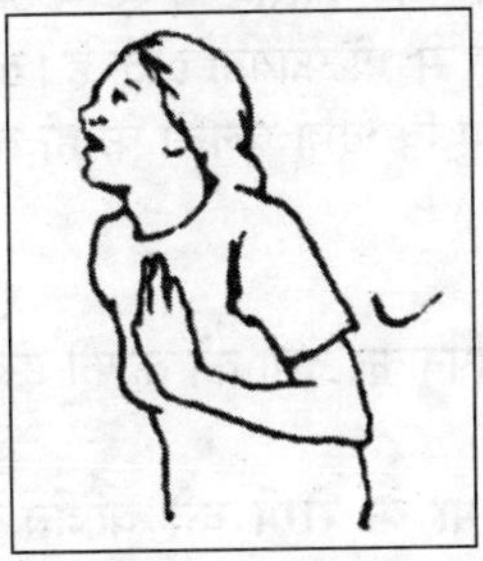

2. छाती में घरघराहट अथवा खरखराहट होना

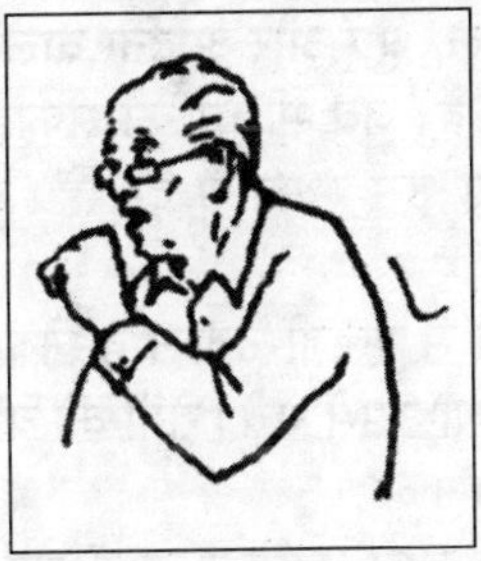

3. बलगम अथवा बलगम रहित खाँसी आना

सिकुड़ी हुई श्वास नलिकाओं को फैलाने के लिए बहुत सी खानेवाली या पीनेवाली दवाइयों और इंजेक्शन आते हैं। सूँघनेवाली दवाइयाँ (नेबोलाइजन) भी आती हैं जिन्हें चिकित्सक की सलाह से लेना चाहिए। वैसे दमा के रोगी को ऐसी कुछ दवाइयाँ हमेशा अपने पास रखनी चाहिए जिन्हें जरूरत के वक्त वे तुरन्त ले सकें। रोगी सालबूटामाल या डेरिफाइलिन या टर्बुटालिन की गोलियाँ

अथवा इनहेलर (सूँघनेवाली दवा जो श्वास नलिकाओं को फैला देती है) अपने पास रख सकते हैं। ताकि रात्रि में जब तुरन्त चिकित्सक उपलब्ध न हो तो इनका उपयोग कर सकें।

यदि दवाइयों से राहत न मिले तो तुरन्त चिकित्सक को बुलवाना चाहिए या अस्पताल में भर्ती हो जाना चाहिए क्योंकि दमे के रोगी को ऑक्सीजन की जरूरत पड़ सकती है।

दमे के साथ यदि श्वास नलिकाओं या फेफड़ों के संक्रमण हैं तो उसके लिए भी जीवाणुरोधी दवा (एंटीबायोटिक्स) पूरी मात्रा में चिकित्सक के बतलाए अनुसार खानी चाहिए। रोग की शुरुआत में सही इलाज हो जाए तो रोग ठीक होने की सम्भावना अधिक होती है।

एलर्जी वाले दमा में कुछ विशेष तरह की एंटीबाडीज के इंजेक्शन (टीके) जैसे गामा ग्लोब्यूलिन इत्यादि देने से भी फायदा होता है। लेकिन ऐसा तब होता है जब जाँच द्वारा यह पता चल जाए कि दमा एलर्जी के ही कारण है।

रोग से बचाव एवं रोकथाम

निम्नलिखित सावधानियाँ अपनाकर दमा को काफी हद तक कम किया जा सकता है—

1. **कई दवाइयाँ दमा के रोगी को वर्जित रहती हैं** अतएव वह **नए चिकित्सक को अपनी बीमारी के बारे में बतला दे ताकि वह ऐसी दवाइयाँ न लिखे।**
2. **दमा का रोगी धूल, धुएँ और आर्द्रता वाले प्रदूषित वातावरण से बचें तो ज्यादा अच्छा है।** जब भी घर की सफाई चल रही हो या रंग-रोगन हो रहा हो तो वह उस स्थान से दूर रहें। उसे तेज गन्ध से भी बचना चाहिए।
3. यदि एलर्जी जाँच से एलर्जी उत्पन्न करनेवाले पदार्थ या खाद्य का पता चल जाए तो हमेशा उससे बचें। रोगी को यदि जानवरों से एलर्जी हो तो उनके पास न जाएँ।
4. दमा के रोगी फर वाले कपड़े न पहनें एवं श्वास नलिकाओं के रोगी (ब्रांकाइटिस) इत्यादि को धूम्रपान छोड़ देना चाहिए। वे मदिरापान भी न करें तो अच्छा है। उनके लिए तम्बाकू तो किसी भी रूप में नुकसानदेह है इसलिए वे गुटका भी न खाएँ/चबाएँ।
5. ऐसे रोगी अधिक ठंडे पेय पदार्थों से भी परहेज करें, अधिक खट्टी या मसालेदार वस्तुएँ भी न खाएँ। रात्रि का भोजन सोने के दो घंटे पूर्व करें, यह भी ध्यान में रखें कि भोजन हल्का हो।

दमा के दौरों को रोकने के उपाय

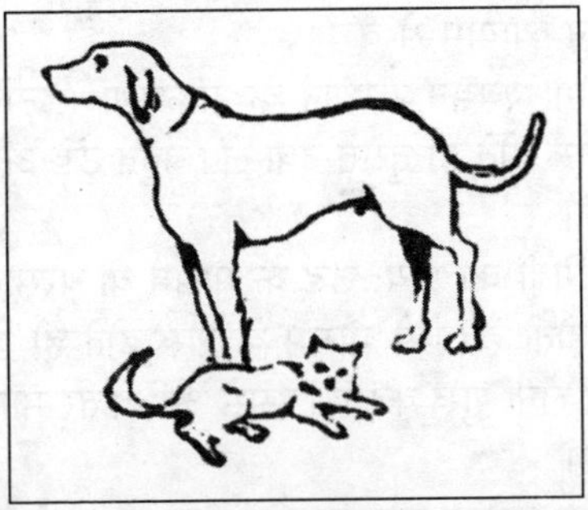

कुत्ता, बिल्ली के सम्पर्क अथवा जिस वस्तु से एलर्जी हो उससे बचें—(अपना एलर्जी टेस्ट करवाएँ)

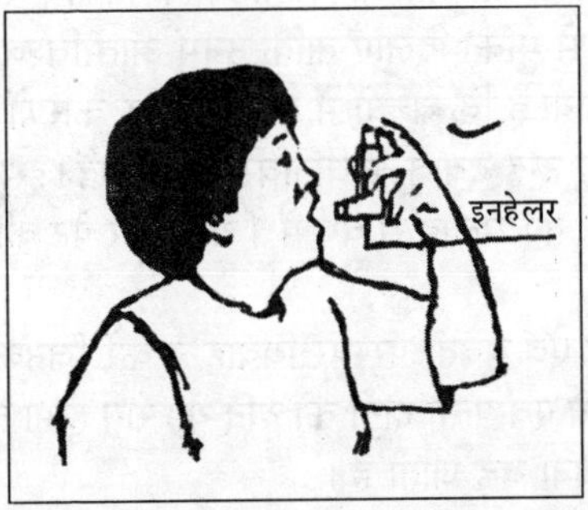

दौरा शुरू होते ही इनहेलर (Inhelar) तथा डॉक्टर द्वारा बतलाई दवाइयाँ लें। आराम न लगे तो तुरन्त अपने डॉक्टर से सम्पर्क करें।

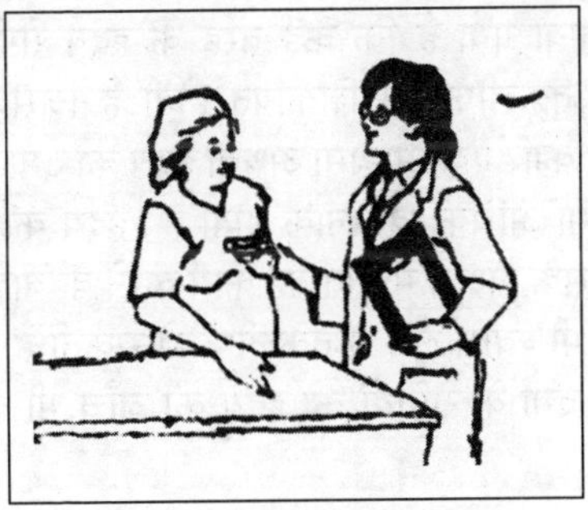

समय-समय पर (वर्ष में 4 बार) चिकित्सक से अपनी जाँच करवाएँ तथा दवाइयाँ, इनहेलर इत्यादि साथ में रखें।

6. हल्का व्यायाम जो श्वास क्रिया को मजबूत बनाए, करना चाहिए। व्यायाम के लिए किसी अच्छे चिकित्सक से सलाह लें।
7. रोगी कठिन व्यायाम से बचें।
8. दमा के रोगी श्वसन संस्थान के संक्रमणों (इन्फेक्शन) से भी बचें। संक्रमण शुरू होते ही तुरन्त दवा लें। बहुत ठंडे और नम स्थानों में जाने से भी बचें।
9. दमा के रोगियों को प्रायः ठंड के मौसम या बरसात के शुरू में अधिक तकलीफ होती है। ऐसे मौसम के शुरू होते ही चिकित्सक से सलाह लेकर दवा लेना शुरू कर दें। इससे अधिकतर मामलों में दमा का दौरा नहीं पड़ता।
10. ऊपर वर्णित प्रदूषित वातावरण में रहने से जहाँ तक सम्भव हो, बचें। अपने आवास खुले और स्वच्छ वातावरण में बनवाएँ।
11. माता-पिता बच्चों को मारने-पीटने के बजाय स्नेह से उन्हें भय के वातावरण से मुक्ति दिलाएँ ताकि उनमें आत्मविश्वास पैदा हो। जैसा कि बतलाया गया है कि बच्चों में मनोवैज्ञानिक कारणों से भी दमा हो सकता है, इसलिए उन्हें दबाव के वातावरण में न रखें। इसके अलावा बच्चों को चिकित्सक की सलाह से वर्ष में 1 या 2 बार पेट की कृमिनाशक दवाइयाँ भी दें।
12. ऐसे युवक एवं युवती परस्पर विवाह न करें जिनको दमे की बीमारी हो क्योंकि पति एवं पत्नी दोनों को यदि यह रोग हुआ तो बच्चों को रोग होने की सम्भावना बढ़ जाती है।

यहाँ एक बात और उल्लेखनीय है कि ऊपर जिस प्रकार की दमा की बीमारी की चर्चा की गई है, उसे ब्रांकियल अस्थमा अथवा श्वास नलिकाओं का अस्थमा कहते हैं। इस तरह की बीमारी का हृदय रोगों या हृदय से सम्बन्ध नहीं होता। लेकिन जैसा कि ऊपर बतलाया गया है कि कई तरह के हृदय रोगों में भी साँस फूलने अथवा साँस लेने में तकलीफ की शिकायत होती है जिसके लक्षण भी दमे से मिलते-जुलते हैं। इसे कार्डिएक अस्थमा अथवा हृदय का दमा भी कहते हैं। रोगी के लिए इस तरह का दमा अधिक खतरनाक होता है। हृदय का दमा अक्सर अधिक उम्र में होता है और इसके लक्षण मेहनत का कार्य करने के बाद उत्पन्न होते हैं। कई बार रात में अचानक भी श्वास लेने में तकलीफ हो सकती है जो स्वतः कुछ समय में ठीक हो जाती है। दमा के रोगियों को हृदय की जाँच भी करवा लेनी चाहिए।

19

अस्थि भंगुरता या ऑस्टियोपोरोसिस (Osteoporosis)

[हड्डियों को कमजोर करनेवाला एक भयानक रोग]

यह अस्थियों का एक खतरनाक रोग है, जो हड्डियों को कमजोर और खोखला बना देता है जिससे थोड़ी सी चोट या दबाव से अथवा अपने आप हड्डियों में दरारें आ जाती हैं या वे टूट जाती हैं, अर्थात् उनमें फ्रैक्चर हो जाता है। पहले यह विकसित देशों का रोग था जो अब हमारे देश में भी आम होता जा रहा है। विदेशों में विशेषकर ब्रिटेन और अमेरिका जैसे विकसित देशों में तो ऑस्टियोपोरोसिस के कारण हड्डियाँ टूटना या उनमें फ्रैक्चर होना एक बड़ी स्वास्थ्य समस्या बन चुका है। केवल ब्रिटेन में प्रतिवर्ष 1,50,000 नए ऑस्टियोपोरोसिस या अस्थि भंगुरता या अस्थि छिद्रलता के रोगियों की पहचान होती है। हमारे देश में भी यह रोग बढ़ रहा है परन्तु रोगियों की वास्तविक संख्या का पता करना मुश्किल कार्य है। क्योंकि निजी अस्पतालों और चिकित्सकों से इलाज ले चुके या इलाज ले रहे सभी रोगियों की सूचनाएँ एकत्र नहीं हो पाती हैं। फिर भी देश के प्रमुख अस्थि रोग विशेषज्ञों के अनुसार भारत में हर तीन महिलाओं में एक महिला और पर पाँच पुरुषों में एक पुरुष इस रोग का शिकार है।

क्यों और कैसे होता है ऑस्टियोपोरोसिस ?

वास्तव में इस रोग में हड्डियों का घनत्व और मात्रा (Mass) कम हो जाती है तथा हड्डियों की अन्दरूनी सूक्ष्म संरचनाओं में परिवर्तन होने से उनके टूटने (Fracture) का खतरा बढ़ जाता है अर्थात् वे भंगुर हो जाती हैं। सरल भाषा में कहें तो इस रोग में हड्डियों की मजबूती कम हो जाने के कारण ये जरा सा दबाव भी सहन नहीं कर पाती हैं और टूट जाती हैं। इस रोग को हिन्दी में अस्थि छिद्रलता भी कहा जाता है जिसमें हड्डियाँ भंगुर हो जाती हैं।

मानव में हड्डियों का अधिकतम विकास 25 वर्ष से 35 वर्ष के मध्य होता है। इसके पश्चात् कई कारणों से हड्डियाँ कमजोर होने लगती हैं। उनका वजन भी घटने

लगता है। विशेषकर स्त्रियों में ईस्ट्रोजन (Oestrogen) नामक हार्मोन के कम होने से यह प्रक्रिया रजोनिवृत्ति के पश्चात् तेज हो जाती है अतएव **45 वर्ष की आयु में स्त्रियों में इस रोग की अक्सर शुरुआत हो जाती है।** कैल्सियम की कमी या अभाव भी रोग में महत्त्वपूर्ण भूमिका निभाते हैं। यदि रजोनिवृत्ति के पश्चात् पर्याप्त कैल्सियम की खुराक ली जाए तो ऑस्टियोपोरोसिस होने की सम्भावना बहुत कम हो जाती है।

रोग के कारण : यह रोग अन्त:स्रावी ग्रन्थियों की गड़बड़ी, कैंसर एवं कुछ दवाओं के कारण भी हो सकता है। इसके अलावा कम वजन के व्यक्तियों, अल्कोहल या अन्य नशीली दवाइयाँ लेनेवालों में भी यह रोग होने की सम्भावनाएँ होती हैं। पैत्रिक कारणों से भी ऑस्टियोपोरोसिस होता है।

तालिका

ऑस्टियोपोरोसिस के कारण

1. पैत्रिक	—	पारिवारिक इतिहास, कम शारीरिक वजन, नस्ल
2. अन्त:स्रावी रोग	—	हाइपोगोनेडिज्म, शीघ्र रजोनिवृत्ति, थायरोटॉ-क्सिकोसिस, हाइपरपैराथाइरॉडिज्म
3. पाचन संस्थान के रोग	—	बड़ी आँतों में सूजन, भोजन के अवशोषण में कमी, पुराने यकृत के रोग
4. सूजन वाली बीमारियाँ	—	स्पॉन्डोलासिस, अर्थराइटिस
5. दवाइयाँ	—	कार्टिकोस्टेरॉयड का अधिक उपयोग
6. नशे	—	शराब (Alcohal) या धूम्रपान
7. जीवन शैली	—	कैल्सियम लेने की कम मात्रा, व्यायाम या आरामतलब जीवन
8. अन्य रोग	—	मॉयलोमा, ट्यूमर, एनोरेक्सिया नर्वोसा

रोग के प्रमुख लक्षण

इस रोग के बहुत से रोगियों में स्पष्टत: कोई लक्षण नहीं दिखता लेकिन रोग का पता अचानक फ्रैक्चर होने पर चलता है। फ्रैक्चर अगर कलाई की हड्डी में (Colles-fracture)रीढ़ की हड्डियों में होते हैं। जबकि ज्यादा वृद्ध व्यक्ति में कमर की हड्डी (Hip) का फ्रैक्चर हो जाता है। ये **फ्रैक्चर थोड़ी सी ऊँचाई से गिरने या फिसलने से हो सकते हैं।** रीढ़ की हड्डी का फ्रैक्चर तो वजन उठाने से भी हो सकता है। कई बार फ्रैक्चर एक साथ कई जगह हो सकते हैं।

रीढ़ की हड्डी में फ्रैक्चर से पीठ में अत्यन्त दर्द होता है। रीढ़ की हड्डी उभरी हुई भी दिख सकती है। उठने-बैठने या झुकने से दर्द बढ़ता है।

रोग की पहचान

यदि ऐसे रोगी का एक्स-रे (Radiograph) किया जाए जिसे फ्रैक्चर नहीं है तो एक्स-रे सामान्य दिखता है अर्थात् इससे रोग का पता नहीं चल पाता है। अत: पहचान के लिए एक विशेष उपकरण जिसे बोन डेंसिटोमीटर कहते हैं, का उपयोग कर हड्डियों के घनत्व या डेंसिटी का पता करते हैं। इस प्रक्रिया को डेंसिटोमेट्री कहते हैं।

इसके अलावा कुछ बायोकेमिकल जाँचें, जैसे रक्त द्रव में अलकेलाइन फॉस्फेटेज की जाँच भी करते हैं। ऑस्टियोपोरोसिस में इसका स्तर सामान्य से कुछ बढ़ जाता है।

ऑस्टियोपोरोसिस

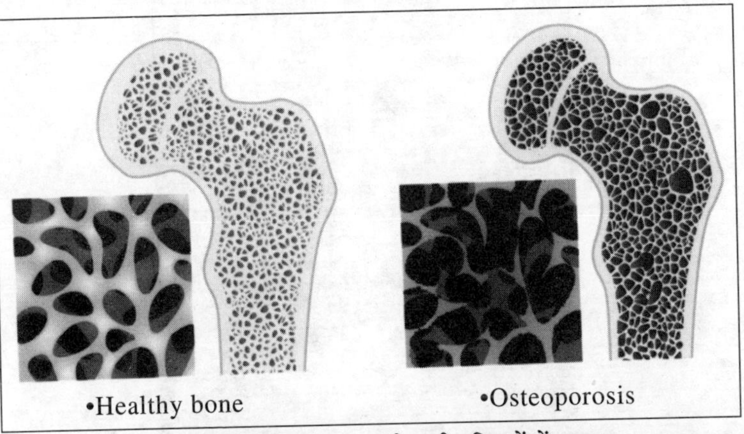

स्वस्थ हड्डियों एवं रोगग्रस्त मरीज की हड्डियों में अन्तर

अस्थि भंगुरता एवं हड्डी टूटने या चटकने की जाँच एक्स-रे द्वारा की जाती है, टूटी हुई हड्डी स्पष्ट दिख रही है।

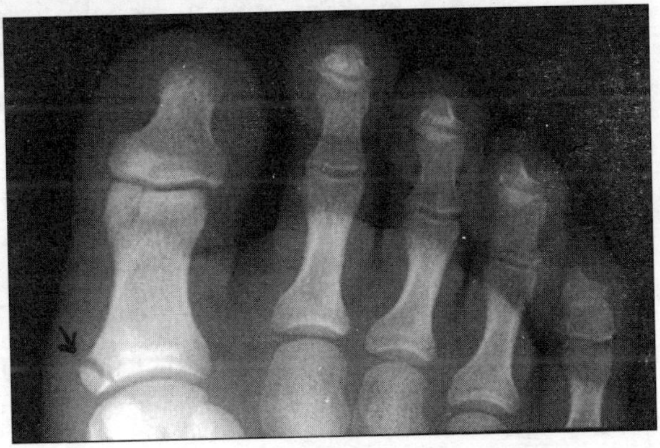

किन व्यक्तियों को डेंसिटोमेट्री जाँच करवानी चाहिए

1. स्त्रियों को रजोनिवृत्ति के पश्चात् (45 वर्ष के आसपास)
2. वे व्यक्ति, जिनके पारिवारिक सदस्यों को यह बीमारी हो।
3. थोड़े से दबाव या झटके के कारण जिनकी हड्डियों में फ्रैक्चर हो गया हो।
4. तालिका में बतलाए गए कारक जैसे—धूम्रपान, शराब का सेवन करनेवाले एवं कम वजन व्यक्तियों को बोन डेंसिटोमीटर द्वारा हड्डियों के घनत्व का माप करवा लेना चाहिए। आजकल यह सुविधा प्राय: हर बड़े शहर में उपलब्ध है।

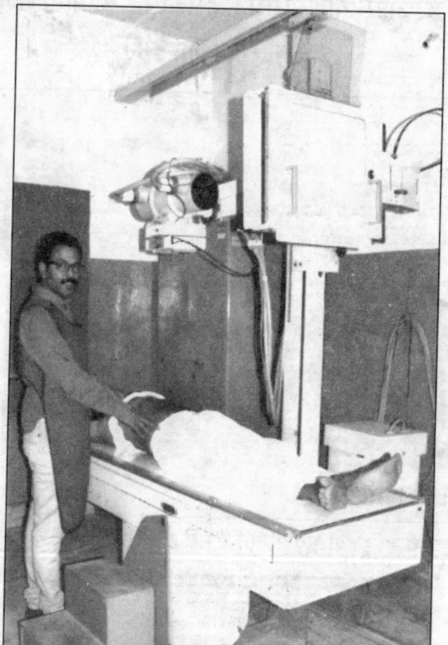

रोग की पहचान के लिए एक्स-रे की जाँच जरूरी है।

रोग का इलाज :

1. नशों को छोड़ने की सलाह के साथ उच्च कैल्सियमयुक्त भोजन लेने का भी रोगियों से कहा जाता है। कैल्सियम की मात्रा 1500 मि.ग्रा. या इससे अधिक प्रतिदिन होनी चाहिए।
2. हार्मोन चिकित्सा—रोग से ग्रसित महिलाओं को ईस्ट्रोजन के साथ प्रोजेस्ट्रॉन की उचित मात्रा दी जाती है। इसे हार्मोन रिप्लेसमेंट चिकित्सा भी कहते

हैं। इस चिकित्सा से महिला रोगियों को फायदा होता है। पुरुषों को एन्ड्रोजन नामक हार्मोन दिया जाता है।

3. बाइफास्फोनेट्स नामक दवा भी इन रोगियों में अच्छा प्रभाव दिखलाती है। लेकिन साथ में कैल्सियम की गोलियाँ भी रोगियों को खिलाते हैं। कुछ मामलों में विटामिन 'डी' भी देते हैं।
4. कुछ रोगियों को चिकित्सक केल्सीटोनिन नामक दवा भी देते हैं। कुछ रोगियों को एनाबालिक स्टेराइड भी देते हैं। इस तरह आज ऑस्टियो-पोरोसिस का बेहतर और पर्याप्त इलाज उपलब्ध है।

ऑस्टियोपोरोसिस से बचाव कैसे करें?

1. अपने भोजन में कैल्सियमयुक्त खाद्यों जैसे—दूध, अंडे को शामिल करना एवं चिकित्सक की सलाह से उचित मात्रा में कैल्सियम की गोलियाँ लेना, रोग से बचाव की दिशा में एक कदम है। लेकिन याद रखें अधिक कैल्सियम की मात्रा भी शरीर को नुकसान पहुँचा सकती है। अतः इस बारे में चिकित्सक से सलाह लेना आवश्यक होता है।
2. इसके अलावा शारीरिक व्यायाम और शरीर का वजन आदर्श (अर्थात् वजन सामान्य से न कम हो और न ज्यादा हो) रखना भी एक सीमा तब ऑस्टियोपोरोसिस नामक रोग से बचा जा सकता है। लोगों को कुछ समय हल्की धूप में रहना चाहिए।
3. आजकल बड़े शहरों में बोन डेंसिटो मीटर से हड्डी के घनत्व को मापकर रोग की पहचान की सुविधा है। अतः थोड़ी भी शंका होने पर अथवा 45 की उम्र पार करने पर इस उपकरण से जाँच करवाई जा सकती है। यदि डेंसिटी कम है तो तुरन्त इलाज लेकर इस रोग के गम्भीर परिणामों से बचा जा सकता है।

20

लू (Heat Stroke)

[खतरनाक लू : उपचार और बचाव]

भारत गरम जलवायु वाला देश है। विशेषकर मध्य भारत और उत्तर भारत में तो मई और जून के महीनों में ज्यादा ही गर्मी होती है। सूरज की गर्म धूप के साथ गर्म तेज हवाएँ व्यक्ति को घर के अन्दर रहने पर विवश करती हैं लेकिन आवश्यक कार्यवश या रोजी-रोटी के लिए लोगों को इस भीषण गर्मी में भी निकलना पड़ता है और ऐसे वक्त ही लू या हीट स्ट्रोक का खतरा रहता है।

देश में प्रतिवर्ष हजारों लोग लू जैसी बीमारी का शिकार होकर जान गँवा बैठते हैं। इनमें से कई तो अज्ञानता अथवा असावधानियों की वजह से इस आकस्मिक बीमारी के चंगुल में फँस जाते हैं। जबकि **लू से बचने के लिए उपाय बहुत कठिन नहीं है।**

लू (हीट स्ट्रोक) क्या है?

मनुष्य के शरीर का तापक्रम 97° से 99° सेंटीग्रेड के बीच होता है। सामान्य परिस्थितियों में शरीर पर आसपास के तापमान की घट-बढ़ का विशेष असर नहीं होता। मानव मस्तिष्क में स्थित एक भाग हाइपोथेलेमस विभिन्न प्रक्रियाओं के माध्यम से शरीर के तापक्रम को स्थिर रखने में सहायक होता है। जब गर्मी बढ़ती है तो शरीर का तापक्रम कुछ बढ़ता है। लेकिन पसीना निकलने से वह पुनः सामान्य हो जाता है। जब बाहरी वातावरण का तापक्रम बहुत अधिक बढ़ जाता है तो शरीर भी बहुत तेजी से पसीना निकालना शुरू कर देता है। यहाँ तक कि 6 से लेकर 8 लीटर तक पानी, शरीर से पसीने के रूप में निकल सकता है। इस पसीने के साथ ही प्रति लीटर, 2 ग्राम सोडियम लवण भी बाहर निकल जाता है और फिर एक स्थिति ऐसी आती है कि शरीर से पसीना निकलना कम हो जाता है। शरीर के ताप को नियंत्रित करनेवाली इस स्थिति में शरीर का तापमान बहुत बढ़ जाता है और पानी की कमी हो जाती है। अत्यन्त तेज बुखार (110°F या इससे ऊपर)के साथ

रोगी में अन्य लक्षण भी उत्पन्न हो जाते हैं। इस बीमारी को लू लगना या अंग्रेजी में हीट स्ट्रोक कहते हैं।

लू के लक्षण

रोगी को तेजी से बुखार आता है और जब 110° फारेनहाइट के पास या ऊपर पहुँचता है तो नाक-कान अथवा मुँह से रक्त निकलना शुरू हो जाता है और व्यक्ति गहरी बेहोशी (कोमा) में पहुँच जाता है। रक्तचाप भी कम हो जाता है। इस स्थिति में तुरन्त इलाज न मिला तो रोगी की मृत्यु हो सकती है। यह उल्लेखनीय है कि इलाज द्वारा ऐसे 60 प्रतिशत रोगियों को बचाया जा सकता है जबकि 110° फारेनहाइट से कम तापक्रम वाले 90 प्रतिशत मरीजों को इलाज से बचाया जा सकता है।

उपचार

1. डॉक्टर आने के पूर्व मरीज को ऐसी छायादार ठंडी जगह में लिटाना चाहिए जहाँ पर्याप्त हवा भी आती हो। उसके शरीर से कपड़े अलग कर देना चाहिए।
2. सर्वप्रथम रोगी के शरीर के बढ़े हुए तापक्रम को कम करने का प्रयास करते रहें। इसके लिए यदि बर्फ उपलब्ध हो तो उसे पानी में डालकर उसमें तौलिया को भिगोकर सारे शरीर को गीला करते हुए रगड़ना चाहिए। यदि शरीर का तापक्रम बहुत अधिक बढ़ा हो (105° फारेनहाइट) तो रोगी को बर्फ मिले पानी में भी कुछ समय रखा जा सकता है। जब तापक्रम 102° फारेनहाइट से नीचे आ जाए तो यह प्रक्रिया बन्द कर देनी चाहिए।
3. यदि रोगी पानी पी सकता हो तो उसे इलेक्ट्रॉल या ओ.आर.एस. मिला पानी पिलाना चाहिए। इसके अलावा फलों का रस, लस्सी इत्यादि भी दे सकते हैं। यदि रोगी पानी पीने की स्थिति में न हो तो फिर चिकित्सक उसे खून की नसों द्वारा सेलाइन वाटर इत्यादि देगा।
4. यदि सम्भव हो तो ऐसे मरीज को अस्पताल में भर्ती करवा देना चाहिए क्योंकि ऑक्सीजन इत्यादि देना और बेहोश मरीज की देखभाल अस्पताल में ही ठीक ढंग से हो सकती है। कुछ मामलों में रोगी को रक्त देने की भी आवश्यकता पड़ सकती है।

लू (हीट स्ट्रोक) से बचाव

कुछ सावधानियों को ध्यान में रखकर लू जैसी खतरनाक बीमारी से बचा जा सकता है, जैसे—

1. कड़ी गर्मी के पड़ते वक्त जहाँ तक सम्भव हो धूप में बाहर न जाएँ और यदि जाना ही पड़े तो खूब पानी पीकर निकलें, बाहर भी पानी, फलों का रस, लस्सी, कोल्ड ड्रिंक्स इत्यादि लेते रहें। अभिप्राय यह कि शरीर में पानी की कमी बिलकुल न होने पाए। जो लोग धूप में काम करते हैं वे हर घंटे में कम से कम आधा लीटर पानी पिएँ। एक लीटर पानी में 3 चुटकी नमक भी मिला लें तो और अच्छा। क्योंकि पानी की कमी के कारण ही लू लगती है।
2. बाहर धूप में निकलने पर अन्य बचाव के साधनों का प्रयोग जैसे— तौलिये से सिर और कान ढकना, चश्मे का प्रयोग इत्यादि करें। इसके अलावा सफेद या हल्के रंग के झीने कपड़े पहनें जिससे शरीर की त्वचा हवा के सम्पर्क में रहे और तेज धूप का असर कम हो।
3. कूलर की ठंडी हवा के पास से या वातानुकूलित कक्ष से एकदम गरम हवा या धूप के सम्पर्क में न आएँ।
4. बच्चे, रोगी, वृद्ध, शराब या अन्य नशों का सेवन करनेवाले अथवा दुर्बल व्यक्तियों को लू का खतरा अधिक रहता है। इसलिए ऐसे लोग अधिक गर्म मौसम में बाहर निकलने से बचें।

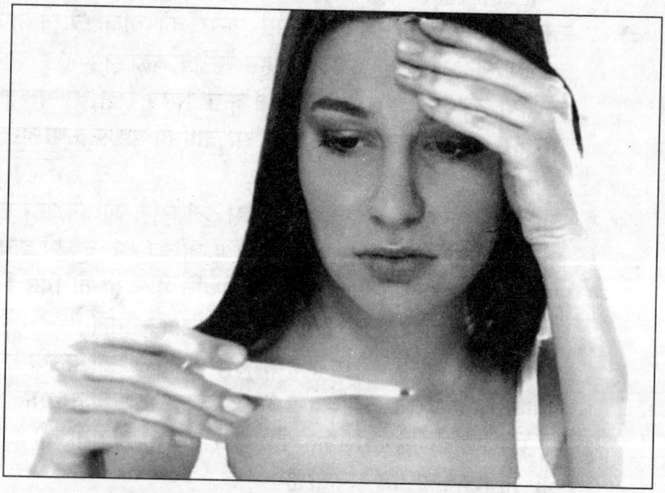

लू या हीट स्ट्रोक में रोगी के शरीर का तापक्रम 108° फारेनहाइट से ऊपर जा सकता है।

21

ड्राप्सी (Epidemic Dropsy)

[पहचान, बचाव और चिकित्सा]

ड्राप्सी नामक बीमारी न तो विषाणुजन्य है और न ही जीवाणुजन्य। अर्थात् इस रोग के कोई कीटाणु नहीं होते बल्कि इस रोग का कारण है, सत्यानाशी (अर्जिमोन मेक्सीकाना) के बीजों का तेल मिलावट द्वारा या किसी भी तरह से मानव शरीर में पहुँच जाना। सत्यानाशी के बीज सरसों के बीजों से मिलते-जुलते हैं, इसे पीला धतूरा या भरमडांडी या दरूदी अथवा सियालकाँटा भी कहीं-कहीं कहा जाता है और अक्सर सरसों की फसल के साथ ही सत्यानाशी के पौधे भी उगते हैं। इस कारण कई बार तो सरसों के बीजों के साथ ही इसके बीजों का भी तेल अनजाने में मिल जाता है और ऐसे तेल का प्रयोग करनेवालों में खतरनाक एपिडेमिक ड्राप्सी रोग हो जाता है। एपिडेमिक का अभिप्राय होता है सामूहिक रूप से रोग फैलना। वैसे आजकल मुनाफा कमाने के लिए भी कुछ दुष्ट प्रकृति के व्यापारी सरसों के तेल में सत्यानाशी का तेल मिश्रित सरसों का तेल बेचते हैं। इस तरह की दुखद घटनाएँ दिल्ली एवं देश के अन्य हिस्सों में घटती रहती हैं।

रोग क्या है ?

जैसा कि शुरू में बतलाया गया है कि यह रोग रोगाणुओं द्वारा नहीं, बल्कि सरसों के तेल में जानबूझकर या धोखे से हुई मिलावट के कारण ही होता है। लेकिन सन् 1926 तक इस रोग का कारण अज्ञात था। सन् 1939 में चिकित्सा वैज्ञानिकों ने प्रायोगिक तौर पर यह सिद्ध किया कि सरसों के तेल में सत्यानाशी के बीजों के तेल से ही यह रोग उत्पन्न होता है। सन् 1941 में सत्यानाशी के विष की पहचान की गई। इस विष को सैंगुनेरिन कहते हैं। यह विष ही मृत्यु का कारण बनता है। कई बार इलाज के बावजूद रोगी की मृत्यु हो जाती है।

ड्राप्सी कैसे होती है?

विषैला पदार्थ सैंगुनेरिन जो कि सरसों के मिलावटी तेल में मौजूद होता है, जब शरीर में पहुँचता है तो यह पिरूविक अम्ल के ऑक्सीकरण में बाधा उत्पन्न करता है। यह पिरूविक अम्ल रक्त में इकट्ठा हो जाता है। इस कारण शरीर की छोटी-छोटी रक्तवाहिकाएँ फैल जाती हैं। विशेषकर त्वचा, हृदय एवं आँखों की छोटी रक्तवाहिकाएँ जिन्हें केपिलरीज भी कहते हैं—अत्यधिक मात्रा में फैल जाती हैं। कुछ वाहिकाएँ श्लेष्मा तथा त्वचा में छोटी-छोटी गाँठें सरीखी बना लेती हैं जिनसे खून भी रिसता है।

रोग के लक्षण

ड्राप्सी के लक्षण विषाक्त तेल खानेवाले सभी व्यक्तियों में एक साथ मिलते हैं इसलिए इसे एपिडेमिक ड्राप्सी कहते हैं। रोग के प्रमुख लक्षण निम्न हैं—

- उल्टी होना
- दस्त लगना
- एकदम से दोनों पैरों में सूजन आना
- हृदय का ठीक तरीके से कार्य न करना (हार्ट फेलअर) इससे रोगी की मृत्यु भी हो सकती है।
- आँखों में मोतियाबिन्द या कांचियाबिन्द (ग्लूकोमा) नामक रोग हो जाना
- बुखार आना
- त्वचा पर खूनी चकत्ते दिखते हैं, इनसे खून भी रिसता है।

रोग की जटिलताएँ

ड्राप्सी के लगभग दस प्रतिशत मरीज आँखों के रोग ग्लूकोमा से ग्रस्त हो जाते हैं, जो अन्धापन को जन्म देता है। दूसरी जटिलता है हार्ट फेलअर अर्थात् हृदय का ठीक तरह से कार्य न करना। जैसा कि पूर्व में बतलाया जा चुका है कि ड्राप्सी रोग से ग्रस्त मरीजों में हार्ट फेलअर ही उनकी मृत्यु का कारण बनता है।

रोग का इलाज

वास्तविकता यह है कि रोग का पूर्ण सन्तोषजनक इलाज उपलब्ध नहीं है। फिर भी यदि रोगी को तुरन्त चिकित्सा उपलब्ध हो जाए तो वह बच सकता है।

चिकित्सक हार्ट फेलअर का इलाज डिजॉक्सिन जैसी दवा देकर करते हैं। रोग में कार्टिकोस्टेराइड दवाएँ भी दी जाती हैं। इसके अलावा रोगी को ऊँचे दर्जे की प्रोटीनयुक्त खुराक दी जाती है तथा विषाक्त तेलयुक्त भोजन बिलकुल बन्द कर दिया जाता है। इस रोग से रोगी को मुक्ति धीरे-धीरे कई दिनों में मिल पाती है।

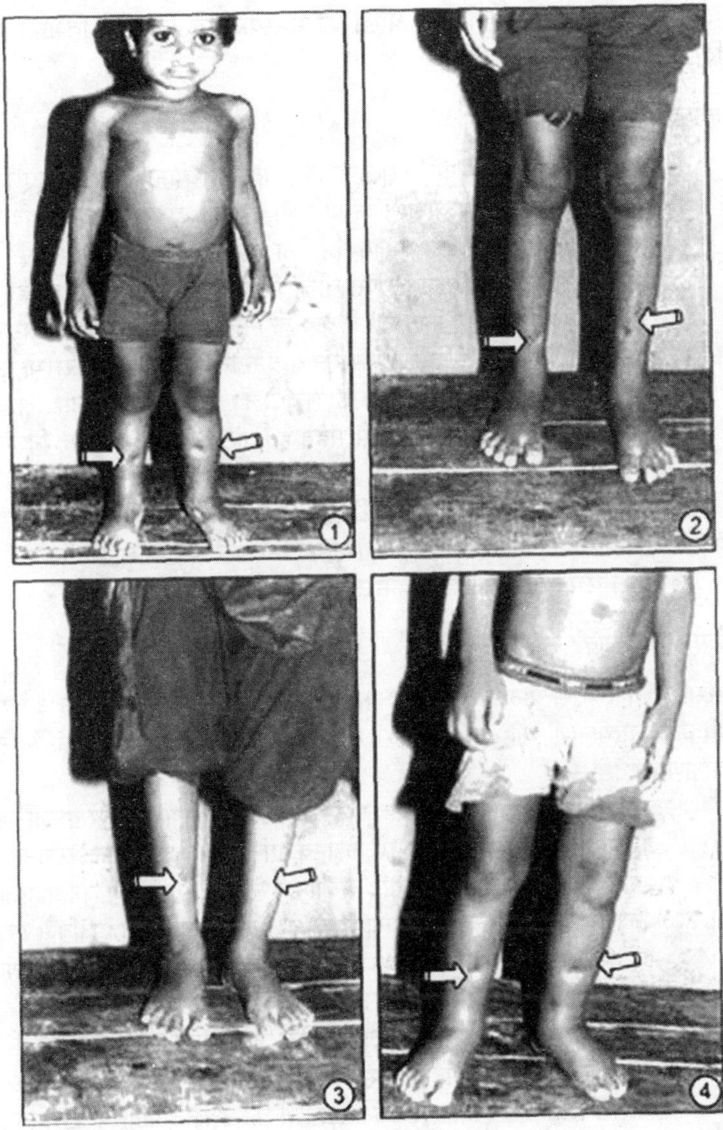

खतरनाक ड्राप्सी रोग में बच्चों के पैरों में आई सूजन (उँगलियों से सूजन को दबाने पर चित्रानुसार गड्ढे बन जाते हैं)

आँखों के रोग ग्लूकोमा (कांचियाबिन्द) को ठीक करने के लिए नेत्र रोग विशेषज्ञ ऑपरेशन करते हैं। अत: आँखों की समस्याओं के लिए नेत्र विशेषज्ञ को दिखलाना चाहिए।

एपिडेमिक ड्राप्सी से बचाव

1. किसानों को सरसों की फसल उगाते वक्त यह ध्यान रखना चाहिए कि कहीं उसके साथ सत्यानाशी के पौधे भी तो नहीं उग रहे हैं और यदि ये पौधे दिखें तो तुरन्त इन्हें अलग कर देना चाहिए।
2. मिल मालिकों को मिलावटयुक्त बीजों से तेल नहीं निकलवाना चाहिए।
3. जिन क्षेत्रों में यह रोग फैल रहा है वहाँ के निवासियों को फिलहाल सरसों के तेल का खाद्य तेल के रूप में सेवन बन्द रखना चाहिए। खुला सरसों का तेल न खरीदकर अच्छी कम्पनी का शुद्ध तेल खरीदें, बोतल पर यह लिखा भी देख लें कि यह अर्जिमोन से रहित है। बाटल पर एगमार्क का निशान भी देख लें।
4. सरकार को सरसों के तेल में अर्जिमोन (सत्यानाशी) तेल की मिलावट पर सख्त रोक लगानी चाहिए इस तरह की मिलावट करनेवालों या मिलावटी तेल बेचनेवालों की सजा कम से कम मृत्युदंड होनी चाहिए।

कैसे करें मिलावट का पता?

सरसों के तेल में सत्यानाशी के बीजों के तेल की मिलावट पता करने के अनेक तरीके हैं। सत्यानाशी का तेल नारंगी रंग का होता है। इसकी जाँच के लिए निम्न परीक्षण करते हैं—

1. **नाइट्रिक एसिड टेस्ट**—यह एक साधारण परीक्षण है। परखनली में मिलावटयुक्त तेल लेकर उसमें नाइट्रिक एसिड मिलाते हैं फिर परखनली को हिलाकर रंग देखते हैं। यदि कत्था रंग से नारंगी/लाल रंग बनता है तो निश्चय ही इस तेल में सत्यानाशी के तेल की मिलावट है। लेकिन इस जाँच के धनात्मक परिणाम तभी मिलते हैं जब सरसों के तेल में सत्यानाशी तेल का स्तर 0.25 प्रतिशत से अधिक होता है।
2. परखनली में 5 मिलीलीटर मिलावटी तेल लेते हैं फिर उसमें एक मिली-लीटर ग्लेसियल एसीटिक एसिड तथा 2 मिलीलीटर क्यूप्रिक एसीटेट घोल मिलाते हैं। इसके पश्चात् परखनली को उबलते पानी में 15 मिनट तक रखते हैं। यदि हरा रंग बनता है तो तेल में सत्यानाशी के बीजों के तेल की मिलावट की गई है।
3. **पेपर क्रोमेटोग्राफी टेस्ट**—यह अत्यन्त संवेदनशील परीक्षण होता है।

इसमें सत्यानाशी के तेल का किसी भी तेल में 0.0001 प्रतिशत अंश का भी पता लग जाता है। परन्तु यह जाँच प्रयोगशालाओं में प्रशिक्षित व्यक्तियों द्वारा ही सम्भव है अत: इसका विवरण देने का औचित्य यहाँ नहीं है।

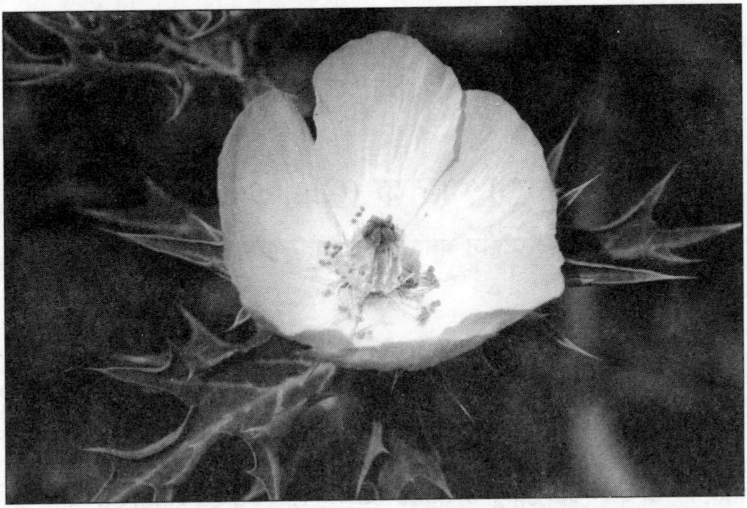

सत्यानाशी का पौधा और पीला फूल

22

काला मोतिया (Glaucoma)

[दृष्टिहीन बनानेवाला खतरनाक रोग]

ग्लूकोमा अथवा काला मोतिया एक खतरनाक रोग है जिसके कारण देश में प्रति वर्ष लाखों व्यक्ति आँखों की रोशनी खो देते हैं। ग्लूकोमा या काला मोतिया को समझने के लिए हमें आँख के अन्दर के दबाव (Intraocular Pressure) को समझना होगा।

अन्तःनेत्र दबाव (Intraocular Pressure) : यह वायुमंडल के दबाव से अधिक होता है तथा यह दबाव आँखों के अन्दर उपस्थित ठोस एवं द्रव पदार्थों एवं आँख की दीवारों द्वारा उत्पन्न किया जाता है। सामान्यतः यह 16 से 23 m.m. Hg होता है। यह दबाव प्रकाश किरणों के आवागमन में जरूरी होता है। अन्यथा व्यक्ति को धुँधला दिखता है।

ग्लूकोमा क्या है : यह वह स्थिति है जब आँख के अन्दर का दबाव बढ़ता चला जाता है तो इससे आँख को रक्त पहुँचानेवाली वाहिनियों एवं तंत्रिकाओं पर दबाव पड़ने से वे स्थायी रूप से क्षतिग्रस्त हो जाती हैं। **इसके दुष्परिणामस्वरूप रोगी अन्धत्व का शिकार हो जाता है। यह रोशनी छीननेवाली भयानक बीमारी है।** इसके रोगियों की संख्या काफी अधिक है। लगभग सौ पर एक व्यक्ति इस रोग से पीड़ित है। इस तरह ग्लूकोमा ऐसी खतरनाक बीमारियों में शामिल है, जो रोगियों को उचित इलाज न होने पर अन्धा बनाती है।

ग्लूकोमा के प्रकार (Types of Glaucoma)

1. जन्मजात (Congenital) : यदि जन्मजात कारणों से आँख के द्रव्य की मात्रा तथा उसकी उत्पत्ति तथा निकास में असन्तुलन हो तो बच्चों में काला मोतिया हो जाता है। यद्यपि ऐसे बच्चों की आँखें बड़ी और सुन्दर दिखती हैं, पर बच्चा रोशनी में जाने से झिझकता है। और आँखों से पानी बहता है तथा दृष्टि भी कमजोर होने लगती है।

2. वंशानुगत—यह दो प्रकार का होता है—

(अ) *प्राइमरी वाइड एंगल (Primary Wide Angle)* : इसे क्रोनिक सिम्पल ग्लूकोमा भी कहते हैं। इसमें इक्यूअस ह्यूमर का दबाव धीरे-धीरे नेत्र गोलक पर बढ़ता है, तथा आप्टिक नर्व के खराब हो जाने पर ही इसका पता चल पाता है। यह अधिक उम्र (लगभग 40 वर्ष से ऊपर या आसपास) के व्यक्तियों में अधिक होता है। शुरू में इसके विशेष लक्षण नहीं मिलते। थोड़ा सिर दर्द और आँखों में दर्द हो सकता है। इसमें ऑपरेशन द्वारा ड्रेनेज चैनल बना दिया जाता है। और आँख खराब होने से बच जाती हैं।

(ब) *प्राइमरी क्लोज्ड एंगल ग्लूकोमा* : इसमें आँखों के भीतर के द्रव (Aqueous humour) के बहाव में अग्र कक्ष (Anterior Chamber) के कोषों के सँकरेपन के कारण बाधा आती है। तब इस प्रकार का ग्लूकोमा होता है। यह 45-50 वर्ष की उम्र में होता है। इससे महिलाएँ अधिक प्रभावित होती हैं।

3. द्वितीयक या सेकेंडरी ग्लूकोमा : यह किसी अन्य नेत्र रोग के कारण नेत्र गोलक (Eyeball) पर दबाव बढ़ने से होता है और किसी एक आँख में होता है तथा इसके निम्न कारण हो सकते हैं—

(अ) आइराइडोसाइक्लाइटिस नामक बीमारी अथवा कार्नियल अल्सर इत्यादि में अथवा लेंस की गड़बड़ियों के कारण।

(ब) नेत्र गोलक के भीतर रक्तस्त्राव होने से या अन्दर गँठान (Tumor) के कारण भी काला मोतिया होता है।

ग्लूकोमा की दो दशाएँ भी होती हैं—1. उग्र काला मोतिया, 2. जीर्ण काला मोतिया। उग्र काले मोतिया में लक्षण शीघ्रता से मिलते हैं जबकि जीर्ण प्रकार में क्रमशः या धीरे-धीरे मिलते हैं।

काला मोतिया के कारण (Causes)

आँखों में जो एक्वस ह्यूमर नामक तरल पदार्थ होता है; जब उसमें असन्तुलन हो जाता है तो कांचियाबिन्द या काला मोतिया की स्थिति बन जाती है। इस कारण यदि एक्वस ह्यूमर अधिक मात्रा में बनने लगता है और उसका आँख से बाहर निकलना कम हो जाता है तो आँखों का तनाव बढ़ जाता है। तब नेत्र गोलक के भीतर का दबाव अधिक होने से आप्टिक नर्व एवं रक्तवाहिनियों पर भी दबाव बढ़ जाता है। आँख के अन्दर रक्तस्त्राव के कारण भी ग्लूकोमा की स्थिति बनती है।

आप्टिक नर्व दृश्यपटल की सारी सूचनाएँ मस्तिष्क तक पहुँचती हैं अर्थात् यह विद्युत तारों का काम करती हैं। लेकिन जब इस नेत्र गोलक में तनाव बढ़ने से दबाव

पड़ता है तो आप्टिक नर्व के तन्तु क्षतिग्रस्त होने लगते हैं और यह दोबारा ठीक नहीं होते तथा रोगी की नेत्र ज्योति घटते-घटते वह अन्धा हो जाता है।

इसका दूसरा कारण आँखों की शिराओं में रक्त की मात्रा बढ़ने से या खून वापस ले जानेवाली शिराओं का कार्य ठीक न होने से भी दबाव बढ़ता है। जो ग्लूकोमा की स्थिति पैदा करता है।

इसका तीसरा कारण आँख पर बाहरी दबाव या चोट लगने से भी कांचियाबिन्द की स्थिति बन सकती है। बाह्य कारण से होनेवाले मोतियाबिन्द को द्वितीयक ग्लूकोमा कहते हैं। लम्बे समय तक स्टेरायड दवाएँ खाने से भी ग्लूकोमा हो जाता है। एपीडेमिक ड्राप्सी में भी ग्लूकोमा हो जाता है। (जैसा कि पिछले अध्याय में वर्णित है।)

लक्षण एवं चिह्न (Symptoms & Sign)

सामान्यतः दोनों नेत्र इस बीमारी से प्रभावित होते हैं। लेकिन यदि एक आँख में कांचियाबिन्द है तो दूसरी आँख भी बाद में इस रोग से प्रभावित हो जाती है। इस बीमारी में निम्नलिखित लक्षण मिल सकते हैं—

- आँखें छूने से असहनीय दर्द होता है।
- आँखों के दर्द के साथ-साथ आधे सिर में भी दर्द होता है।
- नेत्र गोलक (Eyeball) बाहर निकलने जैसा महसूस होता है।
- दृष्टि मन्द होना या धुँधला दिखना तथा रोशनी की ओर देखने पर इन्द्रधनुष के समान रंग दिखलाई देते हैं।
- कार्निया पर धुँधलापन आ जाता है तथा आँख की पुतली फैल जाती है एवं उस पर प्रकाश की कोई प्रतिक्रिया नहीं होती। कभी-कभी यह अनियमित या अंडाकार हो जाती है। आँखें लाल दिखाई देती हैं। चश्मे का नम्बर जल्दी-जल्दी बदलता है। कुछ मामलों में एक वस्तु के दो प्रतिबिम्ब बनते दिखाई देते हैं। काला मोतिया में बाद की अवस्था में रात में दिखलाई नहीं देता है।

रोगी की पहचान (Diagnosis)

40 की उम्र के आसपास के व्यक्ति जिन्हें अचानक कम दिखाई देने लगे एवं आँख का दबाव बढ़ा हुआ हो उन्हें यह रोग हो सकता है।

टोनोमीटर नामक उपकरण से नेत्र गोलक पर पड़नेवाले दबाव को मापा जा सकता है। साथ ही आप्थेलमोस्कोप द्वारा आँखों की आप्टिक नर्व की क्षति का पता लगाया जा सकता है।

आजकल पेरीमेट्री द्वारा आँख की अन्दरूनी स्थिति का सही पता चल जाता है और इससे मोतियाबिन्द के प्रकार का भी पता चल जाता है। मोतियाबिन्द का शीघ्र पता कर इलाज न करने पर रोगी अन्धा भी हो सकता है। अतः मोतियाबिन्द कांचियाबिन्द में बदले इसके पूर्व उसकी शल्य चिकित्सा हो जानी चाहिए।

काला मोतिया

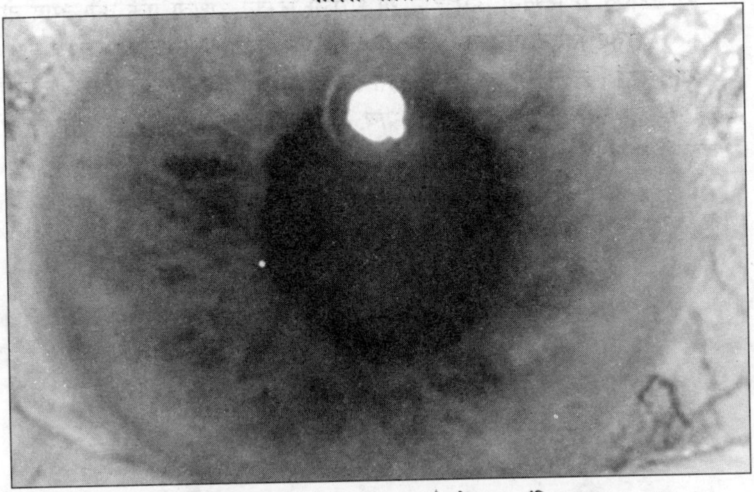

काला मोतिया या कांचियाबिन्द में नेत्र दाब बढ़ने से दृश्य तंत्रिका (Optic Nerv) क्षतिग्रस्त हो जाती है और आँख से दिखना बन्द हो जाता है।

चिकित्सा (Treatment)

रोग का इलाज शल्य चिकित्सा है। इसे (Iridectomy) कहते हैं। इसमें (Iris) को काटकर तराशा जाता है। जब दवाइयों द्वारा 24 घंटे तक कोई फायदा नहीं होता तो ऑपरेशन कर रोगी को राहत पहुँचाई जाती है।

दवाओं द्वारा इलाज

1. आँख के अन्दर का दबाव कम रखने के लिए ऐसिटिन सल्फेट (1 प्रतिशत) को 15–15 मिनट के अन्तर से एक घंटे तक फिर 4 घंटे के अन्तर से डालते हैं। इसके अलावा दबाव कम करने के लिए डायमॉक्स गोली दिन में तीन बार खिलाते हैं।
2. दर्द के लिए पेथीडीन या अन्य दर्द निवारक दवा देते हैं।
3. आँख की ललामी (Congestion) को कम करने के लिए हाइड्रोकार्टिको-सोन ड्राप्स भी डालने की सलाह भी दी जाती है।

रोग से बचाव कैसे करें?

1. रोग से बचाव के लिए मोतियाबिन्द (Cataract) होने पर तुरन्त चिकित्सक की सलाह से ऑपरेशन करवाएँ क्योंकि **भारत में 62 प्रतिशत अन्धत्व का कारण मोतियाबिन्द है।**

2. आँख से दिखना कम होने या धुँधला दिखने अथवा एक की जगह दो वस्तुएँ दिखने पर तुरन्त नेत्र रोग विशेषज्ञ से जाँच करवाकर इलाज लें।

याद रखें : *ग्लूकोमा का समय रहते इलाज सम्भव है लेकिन यदि नेत्र ज्योति चली गई तो उसका पुनः ला पाना प्रायः सम्भव नहीं है। अतः इस मामले में सावधानी बरतें।*

भाग–3

खतरनाक संक्रामक रोग

23

जलांतक या रेबीज (Rabies)

[दुनिया का सबसे खतरनाक, लाइलाज रोग]

रेबीज या जलांतक (Hydrophobia) दुनिया की सबसे खतरनाक लाइलाज बीमारियों में से एक है। यह रोग मनुष्य को यदि एक बार हो जाए तो उसका बचना मुश्किल होता है। रेबीज लाइसा वाइरस अर्थात् विषाणु द्वारा होती है और अधिकतर कुत्तों के काटने से ही होती है। परन्तु यह अन्य दाँत वाले प्राणियों जैसे—बिल्ली, बन्दर, सियार, भेड़िया, सूअर इत्यादि के काटने से भी हो सकती है। इन जानवरों या प्राणियों को नियततापी (Warm blooded) कहते हैं। यह रोग यदि किसी मनुष्य को हो जाए तो उसकी मृत्यु सुनिश्चित होती है। शायद ही विश्व में रेबीज ग्रसित कोई व्यक्ति इलाज से बचा हो।

हमारे देश में रोग की समस्या : यह रोग लगभग पूरे भारत में होता है। लक्षद्वीप और अंडमान में अवश्य यह कम है। भारत में प्रतिवर्ष 30,000 रोगी मृत्यु को प्राप्त होते हैं। लेकिन रेबीज द्वारा मरनेवालों की यह सही संख्या नहीं है। क्योंकि यह तो केवल अस्पतालों में हुई मृत्युओं की संख्या है। जबकि बहुत से रोगी अस्पतालों में आने के पूर्व ही मर जाते हैं। अतएव यह संख्या पाँच से दस गुना तक हो सकती है।

देश में प्रतिवर्ष लगभग 11 लाख से 15 लाख व्यक्ति संक्रमण (कुत्ते या अन्य प्राणी द्वारा काटने पर) पश्चात् इलाज लेते हैं और टीके लगवाते हैं।

रोग का कारक : जैसा कि बतलाया गया है कि यह विषाणु या वाइरसजन्य रोग है। अतः रेबीज लाइसा विषाणु के प्रकार-1 (Lyssa Virus Type-1) के शरीर में प्रवेश के पश्चात् होता है। इस विषाणु के विरुद्ध टीका तो उपलब्ध है परन्तु इसे पूर्ण नष्ट करनेवाली दवा विकसित नहीं हुई है। अतः बचाव की जानकारी प्रत्येक व्यक्ति के लिए जरूरी है।

संक्रमण के स्रोत : भारत में लगभग 90 प्रतिशत रेबीज का संक्रमण (Infection) कुत्तों के काटने से होता है। शेष अन्य प्राणी जैसे—सियार, भेड़िया इत्यादि द्वारा होता है।

रोग के विषाणु, पागल (रेबीजग्रस्त) कुत्ते इत्यादि की लार में मौजूद होते हैं जो काटने पर मनुष्य के शरीर में प्रवेश कर जाते हैं।

रोग का प्रकार (Transmission) प्रसार दो प्रकार से होता है—

1. जब रोगग्रस्त (पागल) कुत्ता या अन्य प्राणी मनुष्य को काटता है तो लार द्वारा विषाणु मनुष्य की तंत्रिकाओं में पहुँच जाते हैं।
2. यदि **प्रभावित कुत्ता या अन्य प्राणी मनुष्य की त्वचा के कटे या छिले भाग को चाटे तो भी संक्रमण हो सकता है। सम्भावना तो यह भी होती है कि त्वचा छिली या उस पर खरोंच भी न हो तब भी यदि कुत्ता त्वचा को जोर से बार-बार चाटे तो भी रेबीज का संक्रमण हो सकता है।** विषाणु तंत्रिका से होते हुए धीरे-धीरे मस्तिष्क तक पहुँच जाते हैं।

रोग की उद्भवन अवधि (Incubation Period) : संक्रमण के पश्चात् रोग के लक्षण आने अथवा रोग होने में 1 से 3 माह तक लगते हैं।

रेबीज के प्रमुख लक्षण : शुरू में सिर में दर्द होता है और बेचैनी भी होती है। काटे गए स्थान पर खिंचाव और दर्द भी होता है।

इसके बाद जल्दी ही रोगी में इस रोग के अन्य बड़े या प्रमुख लक्षण जैसे शोर और तीव्र प्रकाश से असह्यता (Intolerence) कोई भी खाद्य या पेय निगलने में कठिनाई और पानी से डर तथा खाद्य या द्रव पदार्थ लेने पर पेशियों में तीव्र संकुचन (Spasm) होना इत्यादि लक्षण उत्पन्न हो जाते हैं।

इस रोग में अक्सर मृत्यु श्वसनक्रिया के लकवाग्रस्त (Respiratry Paralysis) होने से होती है। और जैसा कि पूर्व में भी उल्लेखित किया गया है। रोग का अन्त मृत्यु में ही होता है।

कुत्तों में रेबीज का पता करना : यह निम्नलिखित लक्षणों द्वारा जाना जा सकता है—

1. जब कुत्ते में छेड़खानी के बिना अपने आप झपटने और काटने की आदत आ जाए।
2. कुत्ता लकड़ी, घास या अन्य वस्तुओं को भी काटने लगता है।
3. *अधिक हिंसक होना*—घर से भागना, यहाँ-वहाँ घूमना और जो भी रास्ते में सामने आए उसे काटना।
4. *आवाज में परिवर्तन*—कुत्ता फटी सी आवाज में भौंकता है अर्थात् उसकी पहले वाली आवाज बदल जाती है।
5. *साँस लेने के लिए, तेज हाँफना*—यह लक्षण अन्तिम अवस्था में मिलता है। कुत्ता या पशु लक्षण मिलने के दस दिन के भीतर मर जाता है।

रेबीज की रोकथाम या उस पर नियंत्रण (Control)

1. घाव का उपचार : काटे हुए घाव या छिले के निशान को अतिशीघ्र साबुन से रगड़कर धोना चाहिए। सम्भव हो तो घाव पर साबुन लगाकर नल की तेज धार से धोएँ। फिर स्प्रिट, अलकोहल अथवा टिंक्चर आयोडीन, घाव पर लगाना चाहिए जिससे उसमें मौजूद विषाणु मर जाएँ। इसके पश्चात् घाव पर पट्टी बाँध दें।

टिटनेस टॉक्साइड का इंजेक्शन तथा जीवाणु रोधी दवाएँ (Antibiotics) भी लें जिससे घाव द्वारा अन्य तरह के संक्रमणों से रक्षा हो सके।

2. कुत्ते या पशु की निगरानी : जिस कुत्ते या पशु ने काटा है उसे मारना नहीं चाहिए बल्कि उसे दस दिनों तक रोज देखें। यदि काटने के पश्चात् दस दिनों के अन्दर वह मर जाता है या उसमें रेबीज के लक्षण दिखाई देते हैं तो तुरन्त ही शिकारग्रस्त व्यक्ति को रेबीज रोधक उपचार शुरू करना चाहिए।

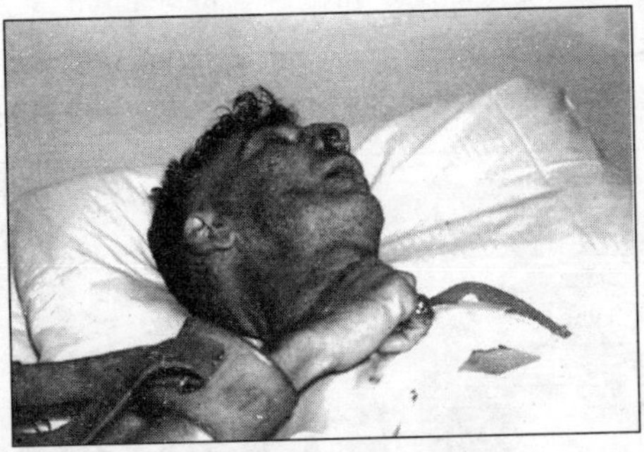

खतरनाक रेबीज का रोगी जिसके हाथों और पैरों में पट्टे बँधे हैं।

जलांतक (अलर्क रोग)

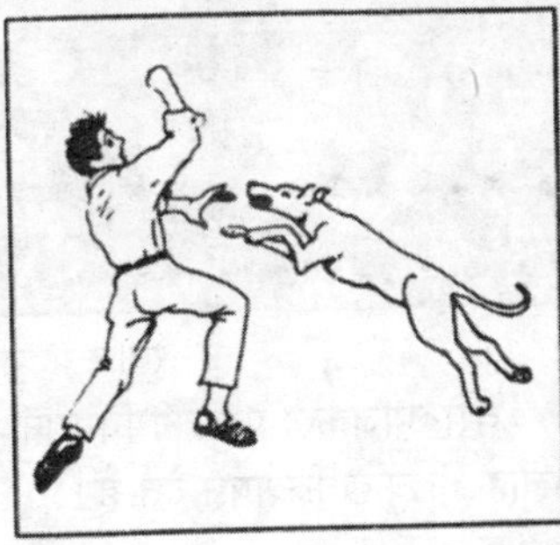

जलांतक किसी पागल या उग्र पशु जैसे कि **कुत्ते, बिल्ली, लोमड़ी, भेड़िया, सियार या गीदड़ के काटने के कारण होता है। चमगादड़ व अन्य पशुओं के काटने से भी जलांतक रोग हो सकता है।**

जलांतक के लक्षण :

पशु में :

- अजीब व्यवहार करता है कभी-कभी उदास, बेचैन और चिड़चिड़ा हो जाता है।
- मुँह से झाग निकलती है कुछ भी खा-पी नहीं सकता।

- कभी-कभी पशु पागल हो जाता है और वह राह में पड़नेवाले किसी भी व्यक्ति या चीज को काट सकता है। जानवर भी उनींदा होने लगता है।
- वह पशु 10 दिन के अन्दर ही मर जाता है।

लोगों में :

- काटी गई जगह पर पीड़ा और झनझनाहट होती है।
- अनियमित श्वास गति, व्यक्ति रोने की कोशिश करता है।
- शुरू में व्यक्ति पानी पीने से डरता है बाद में उसे पानी से ही डर लगता है।
- कुछ भी निगलते हुए पीड़ा और कठिनाई। मुँह से चिपचिपी और मोटी लार टपकती है।
- व्यक्ति चौकस होकर शिथिल या उग्र होता है और बीच-बीच में क्रोध के दौरे पड़ते हैं।
- जब मृत्यु निकट आती है तो दौरा और लकवा हो जाता है।

सूचना : यह ज्यादा अच्छा होगा कि काटे गए व्यक्ति की लार, पेशाब या पसीने के सम्पर्क में आने से बचें क्योंकि यह स्राव संक्रामक (छुतहा) हो सकते हैं।

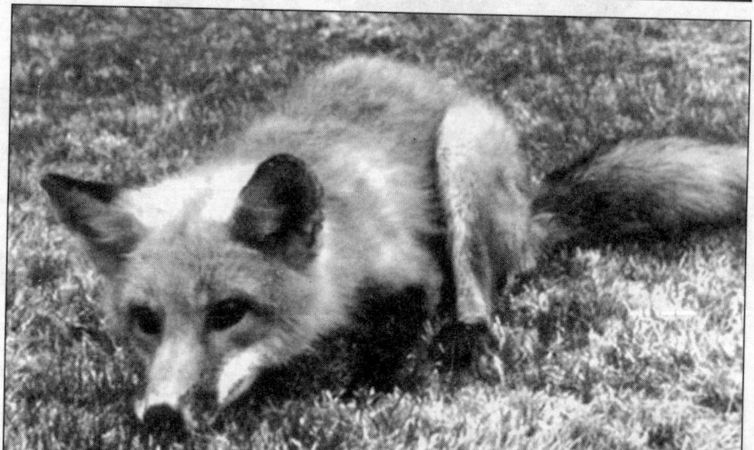

रेबीज या जलांतक से पीड़ित कुत्ता

वैसे आजकल पशु की निगरानी न कर रोग से बचाव के इंजेक्शन लगवाने की सलाह भी कुछ विशेषज्ञ देते हैं।

रेबीज विरोधी टीके कब लगवाएँ?

1. काटने वाले पशु में जब रेबीज के लक्षण दिखते हैं या वह दस दिवस में या दस दिवस के भीतर मर जाता है।

2. जब काटने वाले कुत्ते या पशु की पहचान नहीं हो पाती तब भी खतरा मोल न लेते हुए रेबीज निरोधी टीके लगवाने की सलाह दी जाती है।
3. सभी जंगली पशुओं (जैसे—सियार, रीछ इत्यादि) के काटने पर रेबीज निरोधी इलाज और टीके लें।

रेबीज निरोधी टीके या उपचार कैसे लें?

पूर्व में जो टीका बनाया जाता था वह संक्रमित पशु के मस्तिष्क की कोशिकाओं से तैयार होता था। वह टीका पेट की त्वचा में लगाया जाता है। घाव की गम्भीरता के अनुसार इसकी मात्रा 2 मि.ली. से 3 मि.ली. तक—सात से 14 दिन के लिए होती है। इस टीके का मनुष्य के शरीर पर कुप्रभाव तंत्रिकाघात के रूप में होता है। 10000 उपचारित व्यक्तियों में 1 व्यक्ति तंत्रिकाघात या लकवा से ग्रस्त हो जाता है।

नया टीका—अब बाजार में कोशिका संवर्धित (Cell Culture) टीका आने लगा है। इसे एच.डी.सी. (Human Diploid Cell) टीका कहते हैं। ये टीके शक्तिशाली होने के साथ पूर्व टीकों से सुरक्षित भी है।

नए टीके की 1 मि.ली. मात्रा 5 बार अन्त:पेशीय (Intra muscular), 0,3,7,14 और 30वें दिन लगाते हैं। 90 दिन बाद वर्धक या ऐच्छिक मात्रा (Dose) लगाने की भी सलाह दी जाती है। सुविधा और सुरक्षा की दृष्टि से ये टीके ज्यादा ठीक हैं। लेकिन टीके महँगे भी हैं। अत: एक गरीब भारतीय कई बार इन्हें खरीदकर लगवाने में असमर्थ होता है। इसलिए शासकीक अस्पतालों में इन्हें नि:शुल्क लगाया जाता है।

कुत्तों पर नियंत्रण कैसे करें : रेबीज पर एक सीमा तक नियंत्रण आवारा, अवांछित कुत्तों की संख्या में कमी लाकर भी हो सकता है। **इसके अलावा अपने पालतू कुत्ते का टीकाकरण भी अवश्य करवाना चाहिए।** तीन माह की उम्र में कुत्तों को टीका लगवाना उचित है और उसकी वर्धक मात्रा प्रति तीन वर्ष में टीके के प्रकार के अनुसार लगवानी चाहिए।

चूँकि रेबीज दुनिया का एक अत्यन्त खतरनाक और लाइलाज रोग है। अत: इस रोग से बचाव की सावधानियाँ रखने में लापरवाह नहीं रहना चाहिए।

24

सार्स (SARS)

[अत्यन्त खतरनाक रोग]

सार्स ने सन् 2003 के मध्य में कई एशियाई देशों के साथ भारत में भी दहशत फैला दी थी। एक के बाद एक कई रोगी जो विदेश यात्राओं से लौटे थे या ऐसी यात्राओं से लौटे व्यक्तियों के सम्पर्क में आए, सार्स जैसे जानलेवा रोग से ग्रस्त हो गए। रोग का भय इस कदर हावी रहा कि हांगकांग में आयोजित होनेवाले दो बड़े भारतीय मेले रद्द हो गए इस कारण हस्तशिल्प के सामान के निर्यातकों को करोड़ों रुपयों का घाटा हुआ। भारत में यह रोग आने के पूर्व करीब 22 देशों में फैल चुका था।

देश में पहले रोगी की पहचान गोवा में हुई, फिर मुम्बई में भी इस रोग से ग्रस्त रोगी पाए गए। पुणे में नौ अस्पतालकर्मियों में भी सार्स का असर देखने को मिला। फिर तमिलनाडु में एक सार्स रोगी मिला।

ऐसा समझा जाता है कि रोग की शुरुआत 2002 में चीन के गुआंगडाँग इलाके से हुई जो बाद में सिंगापुर, हांगकांग, वियतनाम, ताइवान, कनाडा और दक्षिण-पूर्व एशिया में फैला। फिर भारत भी इसका शिकार बना। यद्यपि विभिन्न वायुयान कम्पनियों ने यात्रियों के परीक्षण सम्बन्धी सावधानियाँ भी बरतीं तब भी रोग पर प्रभावी नियंत्रण बहुत समय तक नहीं हो सका। भारत ने भी नियंत्रण के कई इन्तजाम किए थे जैसे हवाई अड्डों पर डॉक्टरी जाँच एवं अलग वार्ड बनाकर रोगियों को उनमें रखना, रोग की जाँच की किटों एवं मास्कों की व्यवस्थाएँ की गई थीं।

अगस्त 2005 तक सार्स के 8422 रोगियों की सूचनाएँ विश्व स्वास्थ्य संगठन को 30 देशों से प्राप्त हुईं। और इस रोग से 916 मौतों की जानकारी भी उसे मिली। सार्स रोगियों में मृत्यु दर लगभग 5 प्रतिशत पाई गई है। **यह एक खतरनाक और जल्दी फैलनेवाला रोग है।**

सार्स रोग क्या है?

वास्तविकता यह है कि रोग की शुरुआत के कई वर्ष पश्चात् भी इस रोग के बारे में पर्याप्त जानकारी उपलब्ध नहीं है। अभी तक न तो रोग का टीका और न रोग का इलाज खोजा जा सका है। फिर भी रोग के बारे में जो तथ्य उपलब्ध हैं उनकी जानकारी दी जा रही है। ताकि लोग इस भयानक रोग से बचाव कर सकें।

''सार्स रोग श्वसन संस्थान का एक ऐसा रोग है जो एकदम श्वसन सम्बन्धी तकलीफें जैसे—खाँसी, साँस लेने में कठिनाई इत्यादि उत्पन्न करता है। साथ ही रोगी को बुखार भी रहता है। इसमें दम घुटने से रोगी की मृत्यु होती है।''

सार्स (Severe Acute Respiratory Syndrome) : अत्यन्त एक संक्रामक (संचारी) रोग है जिसके कारण इलाज के अभाव में रोगी की मृत्यु हो जाती है। **कई बार सार्स के लक्षण निमोनिया जैसे रोगों से मिलने के कारण रोग की सही पहचान नहीं हो पाती।** अत: रोग की प्रयोगशाला में जाँच जरूरी है।

रोग का कारण : सार्स जैसे खतरनाक रोग की वजह बनते हैं छोटे से वाइरस या विषाणु जो साधारण माइक्रोस्कोप से भी नहीं दिखते हैं। इन विषाणुओं को शरीर में आसानी से नष्ट भी नहीं किया जा सकता है। लेकिन वाइरस शरीर के बाहर कुछ घंटे ही जीवित रह सकते हैं। सार्स का विषाणु जुकाम पैदा करनेवाले समूह से ही सम्बन्धित सदस्य है। इसे कोरोनो वाइरस (Crono Virus) कहते हैं।

तालिका 1

रोग के लक्षण :
1. सूखी खाँसी
2. 100° फारेनहाइट से अधिक बुखार और बदन दर्द, सिर दर्द
3. साँस लेने में कठिनाई होना (निमोनिया हो जाना)
4. अतिसार

तालिका 2

सार्स से बचाव के तरीके :
1. सार्स रोगी के पास मास्क पहनकर जाएँ।
2. सार्स रोगी को अलग कमरे में रखना चाहिए।
3. सार्स जैसे लक्षणों वाले रोगियों की सूचना तुरन्त चिकित्सा अधिकारी को दें।
4. जब विभिन्न देशों में रोग फैल रहा हो तो सार्स मुक्ति का प्रमाण-पत्र लेकर विदेश यात्राओं पर जाना।

रोग कैसे फैलता है : यह रोग, रोगी के सम्पर्क में आने तथा संक्रमित वस्तुओं से फैल सकता है। संक्रमित व्यक्ति के साँस छोड़ने या खाँसने से तथा नाक द्वारा भी विषाणुयुक्त छोटी-छोटी बूँदें निकलती हैं जिन्हें ड्रापलेट्स कहते हैं। ये जब स्वस्थ व्यक्ति के सम्पर्क में आती हैं तो उसे रोग हो सकता है। वैसे सार्स हवा द्वारा फैलने वाला रोग (Air born disease) नहीं है। हांगकांग में मनुष्यों के मल, नालियों के गन्दे पानी और काकरोच से रोग फैलने की भी सम्भावना जताई गई। कुछ का मानना है दरवाजों के हत्थे जैसी चीजें भी रोग फैलाती हैं।

सार्स का वाइरस मनुष्य के शरीर के बाहर किसी भी वस्तु की सतहों पर कई घंटे जीवित रह सकता है। और मनुष्य के शरीर से निकले खखार, मल-मूत्र इत्यादि में यह 4 दिनों तक जिन्दा रह सकता है। इसके अलावा यह प्लास्टिक की सतह पर कमरे के तापक्रम में 24 घंटे जीवित रह सकता है और ठंडे माहौल में और भी अधिक समय तक जिन्दा रह सकता है। सार्स प्रभावित क्षेत्रों से वापस आनेवाले कई व्यक्तियों में भी यह रोग पाया गया था।

बीमारी का उद्भवन काल (Inclubation Period) : विषाणु के प्रवेश के पश्चात् बीमारी के लक्षण आने में 2 से 7 दिनों तक का समय लगता है। वैसे *सामान्यतया उद्भवन काल 3 से 5 दिन होता है।* (कुछ मामलों में यह दस दिन भी हो सकता है)

बीमारी के लक्षण : अभी यह रोग नया होने के कारण रोग की पूर्ण जानकारी उपलब्ध नहीं है। फिर भी खोज जारी है। वर्तमान जानकारी के अनुसार एक सार्स रोगी में निम्न लक्षण या चिह्न (Sign and Symptoms) मिल सकते हैं—

1. *तेज बुखार—तापमान $30^{0}C$ से ऊपर हो सकता है।*
2. *खाँसी एवं साँस लेने में कठिनाई होना*

रोग के लक्षण गम्भीर निमोनिया से मिलते-जुलते हैं। लेकिन सार्स के मामलों में रोगी का अन्य सार्स रोगी के निकट सम्पर्क में आना अथवा सार्स प्रभावित क्षेत्रों में रहना पाया गया है।

इस रोग में रोगी की स्थिति तेजी से बिगड़ती है। कोई भी दवा विशेष फायदा नहीं करती और रोगी की मृत्यु हो जाती है।

रोगी की जाँचें : रोगी की एक्स-रे जाँच में फेफड़ों में धब्बे दिखते हैं तथा साँस, घुटने (Distress) के लक्षण भी दिखते हैं। (कई बार फेफड़ों में खराबी नहीं दिखती) रोगी के फेफड़ों का अध्ययन (Autopsy) करने पर उनमें साँस घुटने (Respiratory Distress) के चिह्न तो मिलते हैं लेकिन अन्य कोई रोग समझ में नहीं आता है।

रोग का संक्रमण और फैलाव : रोगी में बीमारी के दसवें दिन श्वसन संस्थान से रोग के विषाणु अधिक मात्रा में उत्सर्जित होते हैं। अतः इस समय रोगी अन्य

स्वस्थ व्यक्तियों में बीमारी फैलाने में अधिक सक्षम होता है। लेकिन यदि रोगी को पाँचवें दिन से ही अलग कमरे में रख दिया जाए तो वह बहुत कम व्यक्तियों में रोग फैला पाता है।

बच्चे सार्स से कम प्रभावित होते हैं। अभी तक दो मामले ऐसे मिले हैं, जिनमें बच्चों में वयस्क से रोग पहुँचा है। लेकिन बच्चे से बच्चे में सार्स रोग फैलने के प्रमाण प्राप्त नहीं हुए हैं। ऐसी माँ के शिशु में भी रोग नहीं पाया गया जो गर्भावस्था के दौरान सार्स से ग्रस्त थी।

फिर भी विश्व स्वास्थ्य संगठन ने विमान में यात्रा करने के पूर्व प्रत्येक यात्री की सार्स के लिए जाँच की सिफारिश की थी। ताकि विमान यात्राओं से यह रोग न फैले।

रोग की पहचान के लिए परीक्षण : पहचान के लिए जो जाँचें की जाती हैं उनके ऋणात्मक परिणाम आने पर 100 प्रतिशत यह नहीं कहा जा सकता है कि रोगी को सार्स नहीं है। निदान के लिए एलाइजा, पी.सी.आर. और इम्यूनो फ्लोरोसेंस नामक जाँचें करते हैं। लेकिन इम्यूनो फ्लोरोसेंस जाँच के परिणाम रोग के दसवें दिन ही सही मिल पाते हैं। अतः चिकित्सक लक्षणों के आधार पर तुरन्त इलाज शुरू कर देते हैं।

सार्स (SARS)

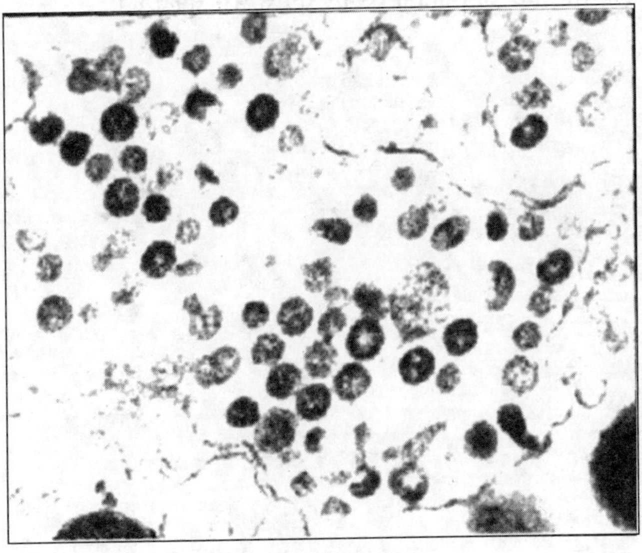

रोग फैलाने वाला विषाणु कोरोनो वाइरस
(इलेक्ट्रॉन माइक्रोस्कोप द्वारा)

रोग का इलाज : *इस रोग का कोई विशेष और प्रभावी इलाज उपलब्ध नहीं है।* रोग प्रतिरोधक दवाओं का भी असर रोगी पर नहीं होता तथा रोग के वाइरस को नष्ट करनेवाली विशेष दवा उपलब्ध नहीं है। फिर भी अन्य विषाणु रोधी दवाएँ जैसे— राइबोविरिन को नस द्वारा देते हैं साथ में कार्टिको स्टेराइड की अधिक मात्रा भी देते हैं। इस इलाज से कुछ फायदा रोगी को मिलता है।

सार्स से बचाव : सार्स से बचने के कुछ उपाय निम्न हैं—

1. *रोगी की तुरन्त पहचान और अस्पताल में उसे लोगों या अन्य रोगियों के सम्पर्क से अलग करना भी बचाव का एक उपाय है।*
2. *सार्स मरीज की चिकित्सा और देखभाल करनेवाले डॉक्टर, नर्स एवं अन्य स्वास्थ्यकर्मियों को संक्रमण से बचाने के लिए पर्याप्त सावधानियों का उपयोग भी रोग फैलने पर नियंत्रण ला सकता है। जैसे कि मास्क का उपयोग इत्यादि।*
3. *अन्तर्राष्ट्रीय यात्रियों की इस रोग के संक्रमण के लिए जाँच और जाँच में धनात्मक परिणाम वाले रोगी को पृथक् रखना भी रोग नियंत्रण में सहायक।*
4. *सम्बन्धित अधिकारियों को रोगी की तुरन्त सूचना देना ताकि रोकथाम और इलाज के उपाय शीघ्र किए जा सकें।*

इस तरह कुछ सावधानियाँ रखकर रोग से बच सकते हैं।

25

एन्थ्रेक्स (Anthrax)

[जैविक हथियार के रूप में इस्तेमाल होनेवाला बहुत ही खतरनाक रोग]

मानव, पृथ्वी पर एक ऐसा प्राणी है जो स्वयं मानव जाति के विध्वंस के तरीके खोजता रहा है। बुद्धिमान होते हुए भी अपनी योग्यता नकारात्मक दिशा में लगाता रहा है। कभी वह उपग्रह से दुनिया के देशों पर आक्रमण के मंसूबे बाँधता है तो कभी अणुबम और हाइड्रोजन बम बनाता है और ये भी जब उसे अपर्याप्त लगते हैं तो रोग फैलानेवाले भयंकर जीवाणुओं अथवा रसायनों से मानव जाति के संहार की सोचता है। और एन्थ्रेक्स एक ऐसा ही जानवरों में पाया जानेवाला जीवाणु है, जिससे अपने आप तो मनुष्यों में रोग कम उत्पन्न होते हैं लेकिन जानबूझकर पाउडर के रूप में इस जीवाणु का प्रयोग लोगों की हत्याएँ करने के लिए अधिक हो रहा है।

भारत में यह रोग राजस्थान प्रदेश के मारवाड़ क्षेत्र के पशुओं में पाया जाता था। ऐसा समझा जाता है कि यहाँ की भेड़ों और गायों में होनेवाला रोग कालिया भाव ही एन्थ्रेक्स है। सन् 1990 में इस रोग का प्रकोप इस क्षेत्र में तेजी से हुआ था। लेकिन फिर इस रोग पर काबू पा लिया गया था।

एन्थ्रेक्स रोगाणु की मारक क्षमता : एन्थ्रेक्स का जीवाणु जिसे बेसिलस एन्थ्रेसिस (Bacillus Anthrasis) कहते हैं। यह स्पोर के रूप में 80 वर्षों तक जीवित रह सकता है। एक चलते ट्रक से 9 किलोग्राम जीवाणु के स्पोर 18 लाख लोगों को मौत की नींद सुला सकते हैं। इन जीवाणुओं के स्पोर को पाउडर के रूप में लिफाफों द्वारा भेजकर भी लोगों को मारा गया। भारत में भी कुछ वर्षों पूर्व इस तरह की घटनाओं का पता चला था। बहुत से विकसित राष्ट्र इस जीवाणु का युद्ध के लिए भंडारण करके रखे हैं।

रोग कैसे होता है : साँस द्वारा जीवाणुओं के स्पोर्स शरीर के अन्दर पहुँच जाते हैं। और 1 से 3 दिन पश्चात् रोग के लक्षण उभरते हैं। यह ऐसे लोगों में अक्सर होता है जो जानवरों की खालों, बालों, ऊन, हड्डियों इत्यादि को तैयार करते हैं अथवा उनका व्यापार करते हैं।

रोग के लक्षण : शरीर पर बड़ी-बड़ी पुटिकाएँ उभरती हैं। इनमें खुजली होती है। इन पुटिकाओं में द्रव भरा होता है। शरीर की लसिका ग्रन्थियों (Lymph nodes) में भी सूजन आ जाती है। साथ ही तेज बुखार आता है। साँस लेने में तकलीफ होती है। रोगी को गम्भीर संक्रमण हो जाता है। जिसके कारण श्वसन मार्ग में खूनी छाले हो जाते हैं। इसके अलावा मस्तिष्क में सूजन (Meningitis) भी हो जाती है। रोगी को शीघ्र उचित इलाज न मिले तो रोगी की मृत्यु हो जाती है।

रोग की जाँच : यह सुसज्जित प्रयोगशालाओं में ही सम्भव होती है। शरीर की पुटिकाओं के द्रव की जाँच से इसकी पहचान करते हैं। मस्तिष्क प्रमेरु द्रव तथा स्वर यंत्र में भी ये जीवाणु पाए जाते हैं। जीवाणु के लिए कल्चर जाँच भी की जाती है। एन्थ्रेक्स के संक्रमण के बारे में जानने के लिए रोगी के इतिहास (History) का भी पता करते हैं। अर्थात् उसे रोग का संक्रमण कैसे हुआ इस बारे में भी पता करते हैं।

रोग का इलाज : इस रोग में पेनिसिलीन नामक जीवाणु प्रतिरोधी दवा 6-6 घंटों के अन्तर से दी जाती है। अन्य जीवाणु प्रतिरोधी जैसे इरिथ्रोमाइसिन, टेट्रासाइक्लिन एवं स्ट्रेप्टोमाइसिन भी एन्थ्रेक्स के जीवाणुओं पर कुछ मात्रा में असर कारक साबित होते हैं। लेकिन पेनिसिलीन दवा अधिक असरकारक होती है।

रोग से बचाव : जिन इलाकों में यह रोग फैलता है वहाँ रोग से मरनेवाले जानवरों को जमीन के अन्दर गाड़ते हैं। घरेलू जानवरों से दूर रहते हैं। उन्हें एन्थ्रेक्स से बचाव का टीका भी लगाया जाता है। मनुष्यों को लगानेवाला टीका भी आता है जिसे आवश्यकतानुसार बचाव के लिए लगाते हैं।

जैविक संक्रमण से बचाव में गाउन और मास्क का प्रयोग करना भी असर कारक होता है। वैसे आजकल भारतीय वैज्ञानिकों ने सेना के लिए ऐसे वस्त्र तैयार किए हैं जिन पर रासायनिक एवं जैविक हथियारों का कोई असर नहीं होता है। लेकिन ये वस्त्र महँगे हैं। अतः सब जगह उपयोग नहीं किए जा सकते हैं। रोग से बचाव में मास्क और टीके भी उपयोगी साबित हुए हैं।

वैसे होना तो यह चाहिए कि विश्व के सभी राष्ट्र मिलकर यह निर्णय लें कि एन्थ्रेक्स या अन्य जीवाणुओं और विषाणुओं का प्रयोग युद्धों में हथियार के रूप में कतई न किया जाए। और जो राष्ट्र इस निर्णय का विरोध करें उन्हें रोका जाए। लेकिन इस निर्णय पर पूर्णतः अमल हो सकेगा, इस बात में शंका है। क्योंकि अब जैव अभियांत्रिकी (Bio-Technology) के इस युग में ऐसे रोगाणुओं का विकास पैत्रिक अभियांत्रिकी (Genetic Engineering) की मदद से किया जा रहा है, जिन पर न तो जीवाणुरोधी दवाइयों का असर होगा और न उनसे बचाव के लिए कोई टीका ही तैयार किया जा सकेगा। लेकिन कभी इन विध्वंसकारी वैज्ञानिकों ने सोचा है कि इस तरह के रोगाणु मानव जाति के विनाश के साथ स्वयं आविष्कार-कर्ताओं का भी विनाश कर सकते हैं।

26

क्षय रोग (Tuberculosis)

पूर्व में तो क्षय रोग मृत्युओं का बड़ा कारण था ही, लेकिन आज भी क्षय रोग या तपेदिक एक विश्वव्यापी स्वास्थ्य समस्या बनी हुई है। यद्यपि इस रोग के जीवाणुओं के बारे में 100 वर्ष पहले ही पता चल चुका था और अब इस रोग का टीका और सफल इलाज भी उपलब्ध है लेकिन इसके बावजूद रोग पूरी दुनिया, विशेषकर विकासशील देशों में बढ़ रहा है। एक अनुमान के अनुसार दुनिया में क्षय रोग के 15 से 20 करोड़ मरीज ऐसे हैं जो अन्य रोगियों में भी इस रोग को फैला रहे हैं और 4 से 5 करोड़ नए क्षय रोगी प्रतिवर्ष बढ़ जाते हैं। क्षय रोग के कारण प्रतिवर्ष विश्व में तीन करोड़ मौतें होती हैं। इन आँकड़ों से ही रोग की स्थिति समझ में आ जाती है।

ब्रिटेन, अमेरिका जैसे विकसित देशों में रोग पर काफी हद तक काबू पा लिया है। लेकिन विकासशील देशों में इस रोग के रोगियों की संख्या में कोई विशेष कमी नहीं आई है। सारी दुनिया के तीन–चौथाई से अधिक मामले विकासशील देशों में ही हैं। जहाँ विकसित देशों में 14 वर्ष तक के बच्चों में संक्रमण की दर 2 से 3 प्रति हजार है, वहीं विकासशील देशों में यह 60 से 80 प्रति हजार तक है।

क्षय रोग और एड्स

जब से एड्स के विषाणु (एच.आई.वी.) का संक्रमण बढ़ रहा है तब से क्षय रोगियों में आश्चर्यजनक रूप से वृद्धि हो रही है। क्षय रोगियों को एड्स होने की सम्भावना अधिक होती है। इसी तरह एड्स रोगियों में भी अवसरवादी रोग के रूप में क्षय रोग अधिक होता है। विश्व स्वास्थ्य संगठन के अनुसार दुनिया में 50 लाख से अधिक रोगी, क्षय रोग के जीवाणु और एड्स के विषाणु से एक साथ संक्रमित हो चुके हैं। यह द्रष्टव्य है कि **एच.आई.वी. से संक्रमित व्यक्ति यदि क्षय रोग के जीवाणु से भी संक्रमित हैं तो उसमें क्षय रोग शीघ्र पैर पसार लेता है।** ऐसे मरीज में क्षय रोग की पहचान और इलाज भी मुश्किल होता है, क्योंकि क्षय रोग के लिए की जानेवाली त्वचा की जाँचें एड्स के मरीजों में रोग प्रतिरोधक शक्ति नष्ट होने के

कारण सम्भव नहीं हो पाती।

भारत में रोग की स्थिति

भारत में भी क्षय रोग एक प्रमुख स्वास्थ्य समस्या बनी हुई है। यहाँ रोग के संक्रमण की दर पुरुषों में 35 प्रतिशत और महिलाओं में 25 प्रतिशत है। जहाँ तक बीमार व्यक्तियों की संख्या की बात है तो यहाँ प्रति 1000 की आबादी पर 40 व्यक्तियों को यह रोग है।

यह एक चौंकानेवाला तथ्य है कि देश की 36 प्रतिशत आबादी में तपेदिक को फैलानेवाला जीवाणु मौजूद है। लेकिन शुक्र है कि रोग, केवल 1.5 प्रतिशत संक्रमितों में ही है। देश में प्रतिवर्ष 5 लाख मृत्युएँ तपेदिक रोग से होती हैं। इस तरह क्षय रोग भी देश में प्रमुख जानलेवा रोगों की सूची में शामिल है।

क्षय रोग क्या है?

क्षय रोग, यक्ष्मा अथवा तपेदिक जिसे अंग्रेजी में ट्यूबरकुलोसिस (टी.बी.) भी कहते हैं, मायकोबैक्टेरियम ट्यूबरकुलोसिस नामक जीवाणु के संक्रमण से होनेवाला रोग है। इसमें प्रायः मरीज के फेफड़े ही प्रभावित होते हैं। लेकिन बीमारी, त्वचा, आँतों, हड्डियों, जोड़ों, मस्तिष्क की झिल्लियों और जनन अंगों को भी प्रभावित कर सकती है। लसिका ग्रंथियों में भी रोग का संक्रमण हो सकता है। इस तरह केवल यह मानना कि तपेदिक फेफड़ों का रोग है, सही नहीं है।

क्षय रोग की जानकारी प्राचीन काल में भी लोगों को रही है। आज 50–60 वर्ष पूर्व इस रोग को बहुत बड़ा हत्यारा माना जाता था। यह रोग जिसको लग जाता था उसकी मौत सुनिश्चित समझी जाती थी, लेकिन अब ऐसा नहीं है। चिकित्सक विज्ञान की प्रगति के कारण मरीज कुछ ही महीनों में इलाज से पूर्णरूपेण स्वस्थ हो जाता है और यदि वह पूरा इलाज ले ले तो भविष्य में भी उसे रोग नहीं होता। **डॉट** प्रणाली से इलाज के द्वारा अब मात्र छह से नौ महीने में रोगी पूर्णतः रोगमुक्त हो जाता है।

शरीर में क्षय रोग का जीवाणु क्या करता है?

इस बीमारी में जीवाणु आक्रमण करके फेफड़ों या अन्य अंगों में एक ट्यूबरकल या उभार का निर्माण करते हैं। इसमें श्वेत रक्त कोशिकाओं (लिम्फोसाइट्स) जीवाणुओं तथा ऊतकों के तन्तु होते हैं। यह ट्यूबरकल शुरू में आकार में बढ़ता है। फिर इसके बीच के भाग की कोशिकाएँ नष्ट होने लगती हैं और यह आसपास के ऊतकों को भी नष्ट करता है। चूँकि इस रोग में ट्यूबरकल का निर्माण होता है, इसलिए इस रोग को ट्यूबरकुलोसिस (Tuberculosis) कहा जाता है।

शुरू में संक्रमण केवल फेफड़ों में होता है। लेकिन यह टॉन्सिल और आँतों में

भी जा सकता है। प्राथमिक संक्रमण गर्दन की लसिका ग्रन्थियों और आँतों की लसिका ग्रन्थियों में भी हो सकता है। कई मरीजों में यह बीमारी संक्रमित भाग में कैल्सियम जमा होकर ठीक हो जाती है। लेकिन कुछ मरीजों में, जीवाणु शरीर के किसी भी हिस्से में जाकर बीमारी उत्पन्न करते हैं। ये जीवाणु रक्त द्वारा एक स्थान से दूसरे स्थान तक जाते हैं।

जब प्राथमिक संक्रमण ठीक नहीं हो पाता तो फिर यह फेफड़ों में फैलकर फेफड़ों का क्षय रोग उत्पन्न करता है। इसके अलावा यह रोग हृदय और मस्तिष्क की झिल्लियों, पेट, जनन अंगों इत्यादि में भी फैल सकता है। क्षय रोग का संक्रमण फेफड़ों में कई तरह का हो सकता है। जैसे—छोटे-छोटे धब्बों के रूप में या गुहाओं (केविटीज) के रूप में इत्यादि।

रोग के लक्षण

रोग में कई तरह के लक्षण मिलते हैं। लक्षणों को दो श्रेणियों में बाँट सकते हैं—

1. संक्रमण के कारण वे लक्षण जो पूरे शारीरिक तंत्र को प्रभावित करते हैं : इनमें थकान, कमजोरी, भूख न लगना, वजन घटना, रक्ताल्पता, रात को सोते समय पसीना आना, बुखार रहना (बुखार अक्सर दोपहर बाद या शाम को आता है और यह बहुत तेज न होकर हल्का-हल्का रहता है) इत्यादि शामिल है।

2. स्थानीय अंगों में संक्रमण के कारण उत्पन्न रोग :

(क) *फेफड़ों के क्षय रोग में :* खाँसी, खखार में रक्त आना, साँस लेने में तकलीफ, सीने में दर्द इत्यादि।

(ख) *स्वर यंत्र का क्षय रोग :* आवाज मोटी हो जाना, खाने में रुकावट, खाने का अवशोषण ठीक से न होना।

(ग) *आँतों का क्षय रोग :* दस्त लगना, पेट दर्द, आँतों में रुकावट, खाने का अवशोषण ठीक से न होना।

(घ) *गुर्दे (किडनी) का क्षय रोग :* पेशाब से खून आना, बार-बार पेशाब जाना।

(ङ) *डिम्ब नलिकाओं (फेलोपियन ट्यूब) का क्षय रोग :* नलिकाओं में सूजन, मवाद बनना, बाँझपन।

(च) *मस्तिष्क की झिल्लियों (मेनिनजीज) का क्षय रोग :* सिरदर्द, गर्दन में अकड़न, झटके आना (कनवलसन) उल्टियाँ होना।

(छ) *लसिका ग्रन्थियों का क्षय रोग :* ग्रन्थियों का आकार बढ़ना, उनमें मवाद पड़ना, दर्द होना।

(ज) *हड्डियों एवं जोड़ों का क्षय रोग :* दर्द और सूजन आना, मवाद पड़ना (एब्सेस बनना)।

क्षय रोग ऐसे भी फैल सकता है

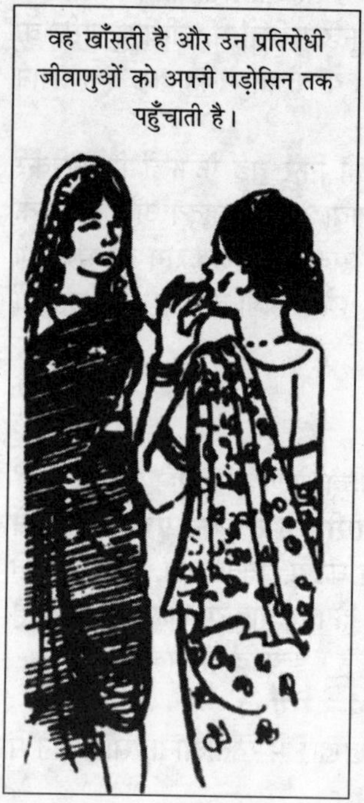

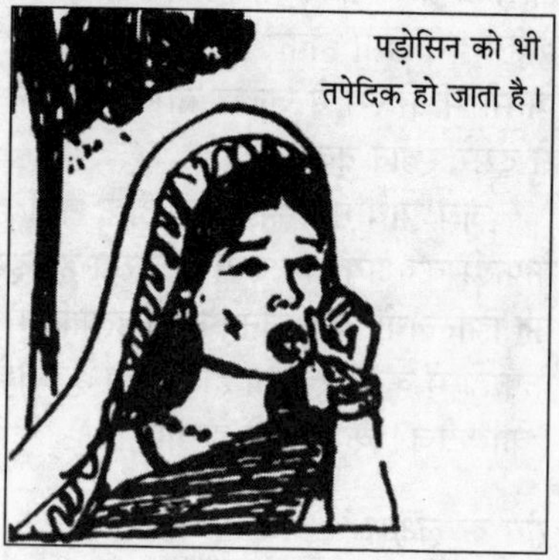

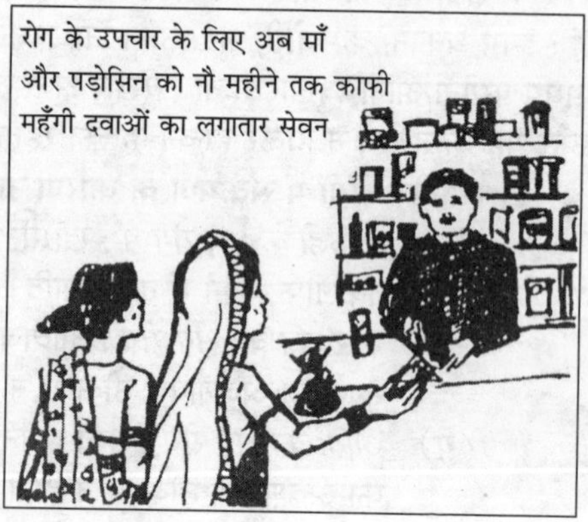

यदि इन लोगों ने निम्नलिखित सावधानी बरती होती तो वे तपेदिक को फैलाने से रोक सकते थे :

- यदि व्यक्ति खाँसते या छींकते वक्त अपने मुँह और नाक को कपड़े या रूमाल से ढक लेता।
- यदि व्यक्ति अपने बलगम को किसी ढक्कन वाले बर्तन में थूककर बाद में आग में जला देता।
- यदि वे सब लोग रोग की आरम्भिक अवस्था में ही उपचार शुरू कर देते।
- यदि माँ लगातार पूरा इलाज कराती।
- यदि बीमारी लगने से पहले ही उन्हें बी.सी.जी. का टीका लगवाया होता।

रोग का निदान

केवल लक्षणों के आधार पर इस रोग की चिकित्सा शुरू नहीं करते। रोगी में पूर्व में बतलाए अनुसार लक्षण मिलने पर उसे चिकित्सक से तुरन्त सम्पर्क करना चाहिए। डॉक्टर, रोगी के खखार की जाँच एवं रक्त की जाँच तथा सीने का एक्स-रे करवाकर रोग का निश्चयन करता है। कई बार निदान के लिए मॉन्टॉक्स टेस्ट या ट्यूबरक्युलिन टेस्ट भी जरूरी हो जाता है। बढ़ी हुई लसिका ग्रन्थियों की बायोप्सी के बाद उसकी सूक्ष्मदर्शी जाँच भी करवाई जाती है। आजकल एक आधुनिकतम जाँच पी.सी.आर. भी टी.बी. के संक्रमण का पता करने के लिए की जाती है। लेकिन यह सुविधा बड़े शहरों में ही उपलब्ध है। इसके अलावा सूजन या गाँठ में सुई डालकर उससे कोशिकाएँ निकालकर भी जाँच करते हैं एवं एलाइजा जाँच से भी रोग का पता किया जाता है।

क्षय रोग होने के कारण

क्षय रोग होने के कई कारण सहायक होते हैं। जैसा कि बतलाया जा चुका है कि यह एक संक्रामक रोग है। गाँव-देहातों में स्वास्थ्य सुविधाएँ उपलब्ध न होने के कारण रोग का निदान और इलाज जल्दी नहीं हो पाता ऐसी स्थिति में क्षय रोग का इलाज नहीं ले पाते हैं और वे जब खाँसते हैं तो लाखों की संख्या में रोग के जीवाणु, ड्रापलेट्स अथवा बलगम की छोटी-छोटी बूँदों के द्वारा बाहर निकलते हैं। आसपास मौजूद स्वस्थ व्यक्ति जब इन जीवाणुओं को श्वास द्वारा अन्दर खींचते हैं तो उन्हें भी तपेदिक का संक्रमण लग जाता है। जैसा कि कहा जा चुका है कि विश्व में 15 से लेकर 20 करोड़ क्षय रोगी ऐसे हैं जो अन्य स्वस्थ व्यक्तियों में रोग फैला रहे हैं। इस तरह प्रभावी नियंत्रण के अभाव में भी रोग फैल रहा है।

गरीबी दूसरा प्रमुख कारण है। गरीबी के कारण लोग रहन-सहन का उच्चित स्तर नहीं बना पाते। अधिक थकान वाला शारीरिक श्रम अपर्याप्त रोशनी और हवा वाले मकान तथा पर्याप्त पौष्टिक तत्त्वों से युक्त भोजन का अभाव इत्यादि भी इस रोग के लिए जिम्मेदार है। इन कारणों से रोग प्रतिरोधक क्षमता जब कम हो जाती है तो शरीर क्षय रोग का शिकार आसानी से बन जाता है और जो मरीज धनाभाव के कारण अपना इलाज सही तरीके से नहीं करवा पाते वे स्वयं अपने परिवार के सदस्यों और सम्पर्क में आनेवाले व्यक्तियों को रोग का शिकार बनाते रहते हैं। नशे, औद्योगिकीकरण और बढ़ता हुआ प्रदूषण और अतिसंकुलता अर्थात् ओवर क्राउडिंग भी तपेदिक बढ़ाने में सहायक है। प्रदूषित अथवा घनी आबादी वाले क्षेत्रों में रोग अधिक देखा गया है। इसी तरह बीड़ी मजदूर जो तम्बाकूयुक्त हवा में साँस लेते हैं अथवा अधिक मात्रा में बीड़ी पीते हैं, उनमें भी सामान्य लोगों की अपेक्षा क्षय रोग अधिक होता है। क्षय रोग उन बच्चों और वयस्कों में भी अधिक पाया जाता है जिनको पर्याप्त संतुलित अथवा पौष्टिक भोजन नहीं मिलता और वे कुपोषणग्रस्त होते हैं।

क्षय रोग की डाट्स (DOTS) चिकित्सा पद्धति

तीनों वर्गों में दोनों पक्षों के लिए चिकित्सा अवधि और दवाइयाँ व खुराकें निम्न चार्ट में दर्शाई गई हैं—

	वर्ग 1	वर्ग 2	वर्ग 3
चिकित्सा की कुल अवधि	6 माह	8 माह	6 माह
गहन पक्ष अवधि औषधियाँ खुराक कुल खुराक	 माह 1 व 2 एचआरजेडई सप्ताह में 3 बार 24	 माह 1, 2 व 3 एसएचआरजेडई सप्ताह में 3 बार 36	 माह 1 व 2 एचआरजेड सप्ताह में 3 बार 24
निरन्तर पक्ष अवधि औषधियाँ खुराक कुल खुराक	 माह 3 व 6 एचआर सप्ताह में 3 बार 18 संयोजित पैक 54	 माह 4 से 8 एचआरई सप्ताह में 3 बार 22 संयोजित पैक 66	 माह 3 से 6 एचआर सप्ताह में 3 बार 18 संयोजित पैक 54
दवाइयों के डिब्बे का रंग	लाल	नीला	हरा

एच–आइसोनियाजिड आर–रिफेम्पीसिन
जेड–पाइराजिनामाइड
इ–इथेम्ब्यूटाल एस–स्ट्रेप्टोमाइसिन

(इस पद्धति से इलाज में समय कम लगता है और वह अत्यन्त प्रभावी होता है)

[डाट्स पद्धति में, रोगी के इतिहास, दशा, लक्षण, खखार आदि जाँचों के आधार पर चिकित्सक उसे तीन वर्गों में से किसी एक में रखकर इलाज देते हैं। दवाई के डिब्बे के रंग से वर्ग का पता चलता है। प्रत्येक वर्ग के दो पक्ष होते हैं—एक गहन पक्ष, दूसरा निरन्तर पक्ष। गहन पक्ष में दवाई कार्यकर्ता के समक्ष लेनी होती है। जबकि निरन्तर में पहली खुराक।]

विभिन्न शोधों से यह बात सामने आई है कि साफ-सुथरे पर्याप्त क्षेत्रफल वाले प्रकाशयुक्त और शुद्ध हवा की व्यवस्था वाले मकानों में रहनेवालों में यह रोग, गन्दी बस्तियों या झोंपड़पट्टी में रहनेवालों की अपेक्षा कम होता है।

अज्ञानता का भी रोग से घनिष्ठ सम्बन्ध है। भारत जैसे देश में लगभग आधी आबादी निरक्षर है। इस कारण बहुत से लोग अपने बच्चों को बी.सी.जी. के टीके नहीं लगवाते। इसके अलावा वे अस्पतालों में जाकर सही समय पर रोग का निदान और इलाज भी नहीं करवा पाते, करवाते भी हैं तो आधा-अधूरा। ऐसे रोगी फिर अन्य स्वस्थ व्यक्तियों को क्षय रोग का शिकार बनाते रहते हैं। इस तरह अशिक्षा अथवा अज्ञानता भी रोग का एक बड़ा कारण है।

उक्त सब कारणों के अलावा कुछ नए शोधों के अनुसार पैतृक गुण भी इस रोग के लिए एक सीमा तक उत्तरदायी होते हैं। अर्थात् परिवार में यदि पिता या माता को रोग है तो बच्चों में भी यह रोग हो सकता है। इस तरह इसका वंशानुगत प्रभाव भी होता है। परन्तु प्रत्येक मामलों में यह जरूरी नहीं है।

क्षय रोग की चिकित्सा

आजकल पूर्वापेक्षा काफी प्रभावी एंटीबायोटिक दवाएँ उपलब्ध हैं। यदि **इनकी पूरी मात्रा पर्याप्त समय तक ली जाए तो रोग पूरी तरह ठीक हो जाता है।** इस रोग का इलाज शिक्षित और कुशल चिकित्सक से ही करवाना चाहिए।

इलाज की डाट्स पद्धति

इस पद्धति में स्वास्थ्य कार्यकर्ता या जिम्मेदार व्यवित की सीधी देखरेख में रोगी इलाज ग्रहण करता है और स्वास्थ्य विभाग भी रोगी को प्रभावी दवाइयाँ निःशुल्क उपलब्ध करवाता है। इस कारण इस विधि से की गई चिकित्सा कम समय में कारगर होती है। इस पद्धति के तीन हिस्से हैं—(1) जाँच एवं पर्याप्त प्रभावी दवाइयाँ, (2) स्वास्थ्यकर्मी या शिक्षक इत्यादि की सीधी देखरेख में दवाइयाँ लेना, (3) मानीटरिंग अर्थात् समय-समय पर इलाज की प्रगति एवं रोगी की हालत का पता करना। यह द्रष्टव्य है कि दवाइयाँ निःशुल्क प्राप्त होने से गरीब लोगों को लेने में कोई कठिनाई नहीं होती है, लेकिन इसके लिए रोगी को सरकारी अस्पताल में पंजीकरण करवाना होता है।

दवाइयों द्वारा इलाज के अलावा रोगी को स्वच्छ हवा और प्रकाश वाले स्थानों में रहना चाहिए। सुबह-सुबह बगीचों या खेतों में टहलते हुए लम्बी-लम्बी साँसें लेना चाहिए। साथ ही ताजा पौष्टिक आहार जिनमें विटामिन और प्रोटीन की मात्रा अधिक हो। जैसे—दूध, अंडे, फल, हरी सब्जियाँ इत्यादि खाना चाहिए। इस तरह रोग समुचित

इलाज से पूर्णतः ठीक हो जाता है। इसीलिए इस रोग के रोगियों को घबड़ाने या चिन्ता करने की जरूरत नहीं है। बस दवाइयों को नियमित लेने का ध्यान रखना जरूरी है।

क्षय रोग से कैसे बचा जा सकता है?

सबसे पहले और प्रभावी बचाव का तरीका यह है कि नवजात शिशुओं को जन्म के तुरन्त बाद अथवा 6 सप्ताह तक अन्य टीकों के साथ बी.सी.जी. का भी टीका आवश्यक रूप से लगवा देना चाहिए।

रोगी के निकट सम्पर्क में आए घर के सदस्यों अथवा अन्य व्यक्ति चिकित्सक की सलाह से सुरक्षात्मक इलाज के रूप में आई.एन.एच. और एथेमब्यूटाल की दवा नौ महीने तक खा सकते हैं।

इसके अलावा तपेदिक न हो इसके लिए अन्य बातों का भी ध्यान रखें। जैसे—खुले और स्वच्छ वातावरण में रहना, पौष्टिक आहार का सेवन करना, शारीरिक श्रम के पश्चात् आराम इत्यादि भी जरूरी है। रोग पर काबू के लिए स्वास्थ्य की नियमित जाँच भी आवश्यक है।

इस सबके अलावा बचाव के लिए ऐसे व्यक्तियों की जाँच की जानी चाहिए, जिनको इस रोग की सम्भावना अधिक होती है। उदाहरणार्थ बीड़ी और ऐस्बेस्टॉस के कारखानों में काम करनेवाले श्रमिकों की जाँच रोग के लिए की जानी चाहिए। चूँकि मधुमेह के रोगियों को भी क्षय रोग की सम्भावना होती है। अतः उन्हें जाँच करवा लेनी चाहिए।

इनके अलावा बसों के परिचालक, बाल बनानेवाले ड्रेसर, होटल के कर्मचारी एवं अस्पतालों में काम करनेवाले चिकित्सकों, परिचारिकाओं इत्यादि को क्षय रोग के संक्रमण के लिए अपनी जाँचें करवानी चाहिए, क्योंकि वे ऐसे अन्य लोगों में रोग आसानी से फैला सकते हैं। एक बात का और ध्यान रखें कि यदि जाँच में क्षय रोग पाया जाता है तो फिर रोगी को एच.आई.वी. जाँच भी चिकित्सक की सलाह से करवानी चाहिए।

27

कुष्ठ रोग (Leprosy)

महात्मा गांधी ने कुष्ठ रोगियों की जो सेवा की उन्हें स्नेह और सहानुभूति दी वह सर्वविदित है। वे आश्रम में कुष्ठ रोगियों के बीच रहे, उनके तन के साथ मन के घावों पर भी उन्होंने मरहम लगाया। इन रोगियों की सेवा की, कई साथियों और शिष्यों को भी प्रेरणा दी। इसी तरह मदर टेरेसा ने भी कुष्ठ रोगियों को सहानुभूति दी, लेकिन खेद की बात है कि आज भी उनकी सामाजिक स्थिति में पूरी तौर पर सुधार नहीं हुआ है। जितनी भ्रान्तियाँ और अन्धविश्वास इस रोग के प्रति प्रचलित हैं, उतने शायद किसी अन्य बीमारी के प्रति नहीं। कुष्ठ रोग आज चिकित्सा जगत की समस्या के साथ समाजशास्त्रीय समस्या भी है।

आधुनिक चिकित्सा शास्त्र ने इतनी प्रगति कर ली है कि रोग का निदान कई वर्ष पूर्व ही सम्भव हो गया था और अब तो इस रोग की मल्टी ड्रग थेरेपी (MDT) उपलब्ध है। इस तरह **यह रोग चिकित्सा विज्ञान के लिए असाध्य नहीं रहा।** लेकिन बहुत से लोग अब भी यह तथ्य नहीं जानते, वे इसे सामान्य रोग से अलग विशेष तरह का दैवीय रोग मानते हैं। यही कारण है कि कई कुष्ठ रोगी इलाज और समाज की सहानुभूति के बिना इसी धरती पर नर्क तुल्य यंत्रणा भोगते रहते हैं। बहुतेरे गरीब भिखारी बनकर पेट पालते हैं। कुछ परिवार से दूर गिने-चुने शिविरों में जीवन व्यतीत करते हैं। ये रोगी शारीरिक कष्ट के अलावा मानसिक कष्ट भी कम नहीं सहते। यदि समाज इनको बहिष्कृत न करे और इन्हें उचित चिकित्सा सुविधा उपलब्ध कराए, तो इनकी तकलीफें काफी हद तक कम हो सकती है। अतः रोग के बारे में पूर्ण जानकारी को हर घर तक पहुँचाना जरूरी है।

कुष्ठ रोग सम्बन्धी भ्रान्तियाँ

मिथ्या धारणाओं के कारण ही कुष्ठ रोगियों को हेय की दृष्टि से देखा और उनका तिरस्कार किया जाता है। कई वर्ष पहले कुछ जगहों के अन्धविश्वासी लोग तो यहाँ तक मानते थे कि यदि किसी को कुष्ठ हो जाए तो उसे जिन्दा जला देना चाहिए। आज

भले यह अमानवीय कृत्य न होता हो, लेकिन रोगी को बगैर किसी कसूर के पल-पल पर अपमानित तो होना ही पड़ता है। एक और अन्धविश्वास है कि कुष्ठ पूर्व जन्म के संचित पापों का प्रतिफल है। यदि यह मान भी लें तो केवल कुष्ठ रोग ही पापों का प्रतिफल क्यों? कई अन्य तरह की इससे भी भयंकर बीमारियों को पापों का प्रतिफल क्यों न माना जाए? ऐसी आधारहीन बातों के कारण रोगी को लांछित करना उसके कष्टों को बढ़ाना ही होता है। रोगी के प्रति छुआछूत भी बहुत ज्यादा प्रचलित है। लोग यह मानते हैं कि रोगी को घर में रखा जाए या छुआ जाए तो यह बीमारी लग जाती है। जबकि यह रोग असंक्रामक किस्म का होता है। अर्थात् सौ में से अस्सी रोगियों को साथ रखने पर भी यह रोग अन्य स्वस्थ व्यक्तियों में संक्रमण द्वारा नहीं लगता। **शेष बीस प्रतिशत कुष्ठ रोगियों का भी यदि इलाज समय पर हो जाए तो उनका रोग कुछ ही दिनों में असंक्रामक हो जाता है। ऐसा शायद एक भी उदाहरण नहीं है कि कुष्ठ रोगी की सेवा करनेवाले किसी समाजसेवी को यह रोग लगा हो।** इस तरह देखा जाए तो अधिकतर कुष्ठ रोगियों में यह असंक्रामक ही होता है। इसलिए भयग्रस्त होकर रोगी को अलग-थलग कर देना, उसकी सेवा न करना अथवा इलाज में लापरवाही बरतना रोगी के प्रति अन्याय है। आज कुष्ठ का एम.डी.टी. जैसा इलाज उपलब्ध है, जो कुछ ही समय में रोगी को रोगमुक्त कर देता है। और यह रोग देश में उन्मूलन की कगार पर है। कई प्रदेश कुष्ठमुक्त हो चुके हैं।

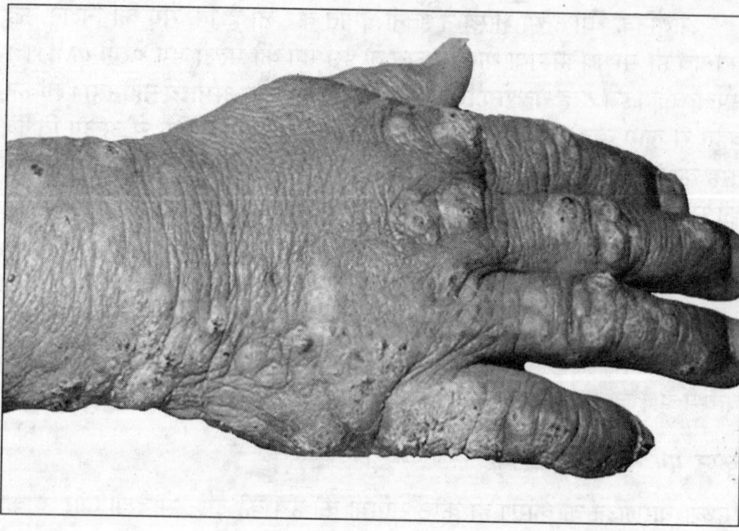

हाथ की त्वचा में गाँठें और घाव

पृष्ठभूमि और भारत में उसकी स्थिति

भारतीय ग्रन्थों के अनुसार 600 ईसा पूर्व रोग का उल्लेख है। इसके पश्चात् चीन और जापान में भी इस रोग के पाए जाने का विवरण है। ऐसा समझा जाता है कि यह बीमारी यूरोप में 326 ईसा पूर्व उस समय आई जब सिकन्दर भारत से यूरोप लौटा। 1329 में इंग्लैंड निवासी राबर्ट दी ब्रूस इसी रोग से मरा था। इसके बाद डेनेलसन और ब्रोक ने सन् 1847 में कुष्ठ रोग की सही जानकारी दी। फिर सन् 1873 में हैनसन ने इस रोग के रोगाणु की खोज की, इसलिए **इसको 'हैनसन बीमारी' भी कहा जाता है।**

विश्व और भारत में रोग की स्थिति

यह रोग भारत ही नहीं सम्पूर्ण विश्व की एक ऐसी समस्या रही है, जो लाखों लोगों को अपंग और नकारा बना देती है। इसके कारण आर्थिक समस्याएँ भी पैदा होती हैं। रोगियों का पुनर्वास करना भी अपने आप में एक बड़ी समस्या है। सन् 1985 में विश्व में कुष्ठ रोग प्रति दस हजार व्यक्तियों में 12 लोगों में था। वर्ष 2002 में **विश्व में दस हजार में मात्र एक रोगी में कुष्ठ मौजूद था** और कुष्ठ रोगियों की कुल संख्या 5,34,000 थी। इस तरह 1985 से यह रोग क्रमशः कम हुआ है। लेकिन अभी भी **भारत में दस हजार पर 2.3 रोगी मौजूद हैं** और **सन् 2003-04 में 2 लाख 90 हजार नए रोगी यहाँ पाए गए** और **सन् 2004 में एम.डी.टी. द्वारा भारत में एक करोड़ बारह लाख रोगियों को कुष्ठ रोग से मुक्त किया गया।** मार्च 2003 के आँकड़ों के आधार पर बिहार में सर्वाधिक 93 हजार के लगभग रोगी हैं और मध्य प्रदेश में लगभग 16 हजार कुष्ठ रोगी थे। तमिलनाडु में 24,500 और उत्तर प्रदेश में 90 हजार कुष्ठ रोगी थे। इस तरह उत्तर प्रदेश दूसरे स्थान पर है और सबसे कम रोगी दादरा और नगर हवेली है।

कुष्ठ रोग के लक्षण

रोग के लक्षणों के बारे में भी गलत धारणाएँ प्रचलित हैं। कुछ लोग सफेद दाग वाली त्वचा की बीमारी (ल्यूकोडर्मा) को भी कुष्ठ रोग का एक प्रकार मानते हैं। जबकि यह कुष्ठ से अलग तरह का रोग है और संक्रामक भी नहीं होता। क्योंकि यह रोगाणुओं द्वारा नहीं होता। कुष्ठ रोगी वास्तव में त्वचा और उसमें फैली संवेदनशील तंत्रिकाओं एवं बाह्य श्वसन संस्थान की झिल्लियों का रोग है। इसका कारण होता है छोटा-सा रोगाणु माइकोबैक्टेरियम लेप्री। रोग प्रत्यक्ष और परोक्ष दोनों तरह के सम्पर्क से हो सकता है। कुष्ठ रोग वंशानुगत नहीं होता।

रोग के शुरू में अक्सर त्वचा के किसी भाग में संवेदनहीनता अथवा अति संवेदनशीलता की स्थिति उत्पन्न हो जाती है। यह इस रोग का प्रमुख लक्षण है। कुछ अन्य तरह के मामलों में पहले त्वचा पर दो से तीन से.मी. व्यास के पीलापन

मिश्रित लाल रंग के चमकदार चकत्ते उभरते हैं। इनमें सूजन आ जाती है। रोगी को ज्वर भी रहता है और आक्रान्त स्थानों में भयंकर पीड़ा होती है और सूजे हुए चकत्तों के ऊपर की त्वचा फट जाती है, जिससे स्राव भी होता है।

बढ़े हुए कुष्ठ के लक्षण या चिह्न

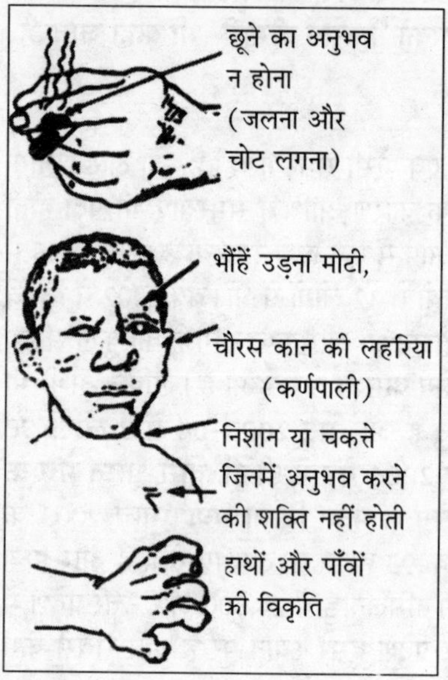

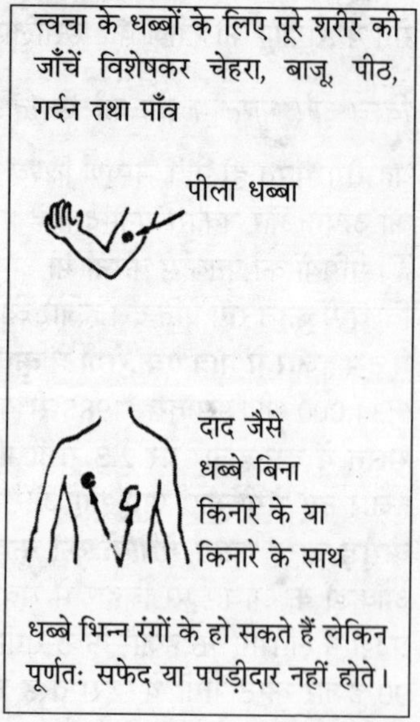

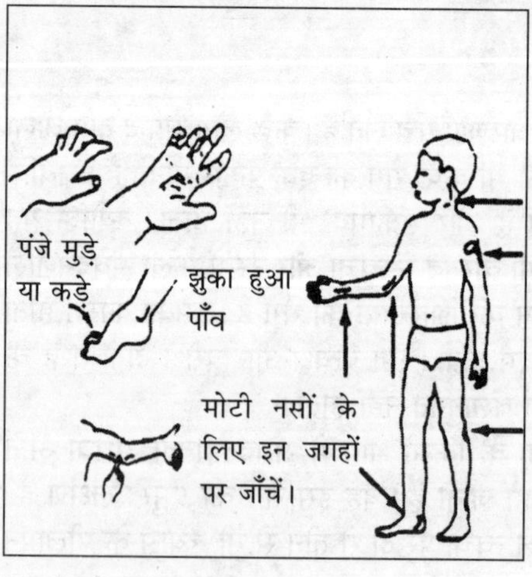

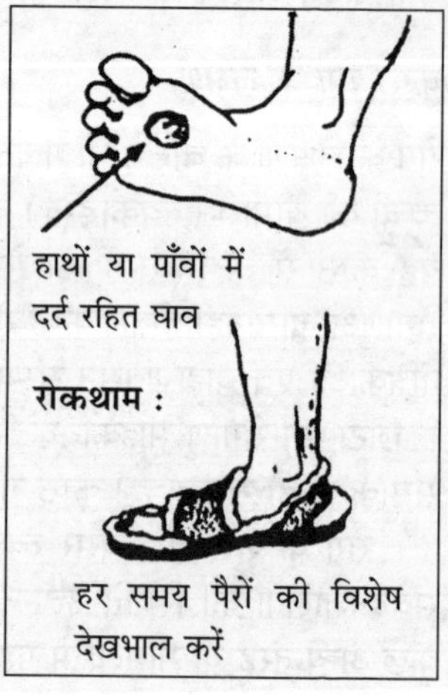

रोग का प्रसार

कुष्ठ रोग, कुष्ठ रोगी की नाक से निकले स्राव के सम्पर्क से, कुष्ठ रोग के जीवाणु-युक्त हवा में मौजूद धूल-कणों या ड्रापलेट्स से हो सकता है। इसके अलावा वह ऐसे कुष्ठ रोगी के सीधे सम्पर्क से हो सकता है जिसने रोग का इलाज न लिया हो। उसके गन्दे कपड़ों, शरीर के स्रावों से भी लग सकता है। माँ के दूध से उसके बच्चे में भी यह रोग पहुँच सकता है।

रोग में विकृति

कई रोगियों के शरीर में लाल अथवा ताँबिया रंग की गाँठें बनती हैं। ये गाँठें संवेदना रहित होती हैं। वैसे चेहरे पर होनेवाली गाँठों में संवेदना मौजूद होती है। रोग की तीन प्रमुख अवस्थाएँ होती हैं। पहली अवस्था में निदान होने से शरीर में कोई विकृति नहीं आने पाती और रोगी पूरी तरह ठीक हो जाता है। लेकिन इलाज न हो तो रोग त्वचा और हड्डियों को नुकसान पहुँचाकर विकलांगता पैदा करता है और विकलांगता इस रोग का सबसे त्रासदायक पक्ष होता है। लेकिन यदि रोग का तुरन्त निदान कर इलाज शुरू किया जाए तो विकलांगता की नौबत ही न आए।

कुष्ठ रोग का इलाज

आज डेप्सोन और रिफेम्सिन, क्लोरफेनिमिन जैसे असरकारी दवाएँ मौजूद हैं। एम.डी.टी. से रोगी थोड़े से समय में रोगमुक्त हो जाता है। शासकीय अस्पतालों में ये दवाएँ निःशुल्क दी जाती हैं। **कुष्ठ रोग में शरीर के अंगों का गलना या सड़ना तभी शुरू होता है जब उचित देखभाल और इलाज न कराया जाए।** यदि किन्हीं कारणोंवश इलाज देर से शुरू हुआ और अंगों में विकृति आ गई हो तो उसका भी यथासम्भव इलाज होता है। छिन्न-भिन्न अंगों को प्लास्टिक सर्जरी इत्यादि द्वारा ठीक किया जा सकता है। अतः लक्षण मिलने पर तुरन्त अस्पताल जाकर जाँच करवानी चाहिए अथवा कुष्ठ रोग शिविरों में जाना चाहिए।

इलाज के दौरान कुष्ठ रोगी को घर छोड़ना आवश्यक नहीं है। वह अन्य रोगियों की तरह सामान्य जीवन व्यतीत करते हुए इलाज ले सकता है। एक बात आवश्यक है कि यदि रोग संक्रामक प्रकार का है तो डॉक्टर के परामर्श के अनुसार रोगी के खाने-पीने के बर्तन, कपड़े इत्यादि उतने समय के लिए अलग रखे जाएँ, जब तक कि रोग असंक्रामक नहीं हो जाता। यह ध्यान देने योग्य है कि आवश्यकता से अधिक अलगाव अथवा भेदभाव रोगी को मानसिक कष्ट दे सकता है। लेकिन कुछ मामलों में सावधानी बरतनी आवश्यक होती है।

कुष्ठ रोग की रोकथाम

रोग की रोकथाम में एम.डी.टी. ने क्रान्तिकारी भूमिका निभाई है। अब इस रोग का इलाज बिलकुल कठिन नहीं है, बल्कि कुछ कठिनाई यह है कि कुष्ठ रोगी की पहचान शीघ्र हो और वह इलाज भी पूरे तौर पर करवाए।

कुष्ठ निरोधी कार्यक्रम के तीन आधार हैं—

1. रोगी की पहचान और चिकित्सा

2. रोगी को सामाजिक संबल देना

3. कार्यक्रमों की सही व्यवस्था

रोगी की पहचान

1. ऊपर बतलाए गए लक्षणों के आधार पर चिकित्सक रोगी की त्वचा की पैथोलॉजी जाँच में लेप्रा बेसीलाई की उपस्थिति का पता करते हैं।
2. नाक के स्राव की स्लाइड बनाकर भी उसकी जाँच की जाती है।
3. *हिस्टामिन जाँच*—इस जाँच में रोगग्रस्त संवेदनशून्य त्वचा पर हिस्टामिन का इंजेक्शन लगाते हैं। फिर त्वचा की प्रतिक्रिया को देखकर रोग का निश्चयन करते हैं। रोग की पहचान के तुरन्त बाद इलाज शुरू कर देना चाहिए।

कुष्ठ रोग सम्बन्धी कानून

कानून के तहत कुष्ठ रोगी को नौकरी से नहीं निकाला जा सकता है। ऐसा करने वाले को सजा का प्रावधान भी है। भारतीय जीवन बीमा निगम ने कुष्ठ रोगियों को एक सुविधा यह दे दी कि वह पहले जो अतिरिक्त धनराशि बीमे के लिए उनसे लेता था, अब नहीं माँगता। कानून में कुष्ठ रोग से ग्रसित रोगियों को इलाज के लिए अलग से शिविर में रखने की बात भी कही गई है।

कुष्ठ रोग निरोधी कार्यक्रम

देश में रोग के ऊपर काफी अनुसन्धान कार्य हुए हैं। केन्द्र एवं राज्य सरकारें अपने बजट में एक हिस्सा इसके लिए रखती हैं। भारत में कुष्ठ रोग उन्मूलन का राष्ट्रीय कार्यक्रम सन् 1965 में शुरू हुआ और अभी तक लगभग एक करोड़ बारह लाख रोगियों को रोगमुक्त किया जा चुका है। सन् 2002 तक रोग पर पूर्ण नियंत्रण पा लेने की योजना थी, लेकिन फिर कई राज्यों में कुष्ठ निरोधी कार्यक्रम को और आगे बढ़ाया गया है।

विश्व स्वास्थ्य संगठन द्वारा भी कुष्ठ रोग के लिए चिकित्सा सुविधाएँ उपलब्ध कराई जाती हैं। ईसाई मिशनरियों और देश के विभिन्न समाजसेवी संगठन भी इस सत्कार्य में सहयोग देते आ रहे हैं। कुष्ठ रोग नियंत्रण कार्यक्रम तीन बातों पर

आधारित है। पहला सर्वेक्षण, दूसरा रोग के बारे में जनसाधारण को शिक्षित करना और तीसरा चिकित्सा सुविधाएँ प्रदान करना। इसके लिए ग्रामीण एवं शहरी कुष्ठ रोग केन्द्र खोले गए हैं। कई प्रशिक्षण केन्द्रों में प्रशिक्षण भी दिया जाता है। नई दिल्ली में सन् 1984 में कुष्ठ रोग विशेषज्ञों का पहला अन्तर्राष्ट्रीय सम्मेलन हुआ था जिसमें कुष्ठ के उन्मूलन के लिए कई सार्थक योजनाओं पर विचार-विमर्श हुआ।

30 जनवरी जो कि राष्ट्रपिता महात्मा गांधी की पुण्य तिथि है, उसे अन्तर्राष्ट्रीय उन्मूलन दिवस के रूप में मनाते हैं और इस दिन रोगियों के हित में नई योजनाओं का कार्यान्वयन भी किया जाता है।

समस्या का पूर्ण निदान कैसे हो?

यह तय है कि जब तक हमारा समाज नहीं बदलता तब तक रोग का पूरी तरह उन्मूलन सम्भव नहीं है। इसलिए चिकित्सा के साथ इसकी भी आवश्यकता है कि गैर पढ़े-लिखे लोगों में व्याप्त अन्धविश्वास और भ्रान्तियों को दूर किया जाए ताकि वे कुष्ठ रोगी से घृणा न करते हुए उसे भी एक सामान्य रोगी समझें, जो उचित समय पर पर्याप्त इलाज से बिलकुल ठीक हो सकता है। तभी पुनर्वास की समस्याएँ भी हल होंगी, क्योंकि अभी तो अक्सर कई परिवार वाले भी ठीक हुए रोगी को पुनः अपने साथ रखने को राजी नहीं होते और यदि वे रख भी लें तो समाज उन्हें पूरी तरह स्वीकार नहीं कर पाता। वैसे **विगत वर्षों में लोगों की मानसिकता, कुष्ठ रोगियों के प्रति बहुत कुछ बदली है और रोग को अब असाध्य नहीं माना जाता है तथा रोगियों के प्रति उनकी घृणा या तिरस्कार में भी कमी आई है।** प्रभावी इलाज उपलब्ध होने से नागालैंड, हरियाणा, पंजाब, मिजोरम, त्रिपुरा, हिमाचल प्रदेश जैसे प्रदेशों में कुष्ठ रोगियों की संख्या एक रोगी प्रति दस हजार हो चुकी है और देश में कुष्ठ रोगियों की संख्या जहाँ 80 के दशक में 40 से 50 लाख थी वहीं यह संख्या आज 5 लाख से भी कम है और यह रोग शीघ्र उन्मूलन की कगार पर है।

28

प्लेग (Plague)

[एक जानलेवा रोग]

प्लेग एक खतरनाक संक्रामक रोग है, जो एरसीनिया प्रेस्टिस नामक जीवाणु के मनुष्य में प्रवेश करने के कारण होता है। समय-समय पर यह देश के लातूर, सूरत इत्यादि जैसे क्षेत्रों में आज भी होता है और अनुकूल परिस्थितियाँ मिलने पर कभी भी हो सकता है। **भूकम्प के पश्चात् प्लेग होने की सम्भावना प्रभावित क्षेत्रों में बढ़ जाती है।** यद्यपि प्लेग अब देश में कभी-कभी ही होता है लेकिन इसकी जानकारी देना जरूरी है।

प्लेग कैसे होता है?

वास्तव में प्लेग चूहे, नेवले, छछूँदर अथवा जंगली बिल्लियों का रोग है। प्लेग के जीवाणु पहले इन्हीं जन्तुओं को अपना शिकार बनाते हैं। फिर पिस्सुओं द्वारा रोग मनुष्यों में फैलता है।

पिस्सू एक छोटा सा जीव है जो उड़ तो नहीं सकता *लेकिन 6 इंच तक उछल सकता है।* यह पिस्सू चूहों, छछूँदरों इत्यादि के शरीर में एवं उनके रहने के स्थानों में मिलता है। पिस्सुओं के काटने से रोग पहले इन्हीं जन्तुओं में होता है। बाद में जब पिस्सू मनुष्य को काटते हैं तो प्लेग का जीवाणु मनुष्य के रक्त में पहुँचकर उसे भी रोग का शिकार बना देता है। इस तरह पहले रोग के जीवाणु पिस्सुओं से चूहों या ऊपर बतलाए अन्य जन्तुओं में जाते हैं। इसके पश्चात् पिस्सुओं के काटने से मनुष्य भी रोगग्रस्त बन जाते हैं।

संक्रमित पिस्सुओं के काटने से शुरू में होनेवाले प्लेग को 'ब्यूबोनिक प्लेग' कहते हैं, जबकि बाद में यही प्लेग न्यूमोनिक प्लेग में बदल सकता है।

न्यूमोनिक प्लेग पिस्सुओं के काटने के अलावा अन्य माध्यमों द्वारा भी फैलता है। जब रोग से ग्रसित मरीज खाँसता, छींकता या बात करता है तो उसके मुँह एवं नाक से निकले जीवाणु 'ड्रापलेट्स' के जरिए हवा में फैल जाते हैं। जब आसपास मौजूद अन्य व्यक्ति इन ड्रापलेट्स को साँस द्वारा अन्दर खींचते हैं या किसी तरह

सम्पर्क में आते हैं तो रोग उन्हें भी लग जाता है। गुजरात वगैरह में इसी तरह का रोग फैला था।

रोग के लक्षण

जैसा कि ऊपर बतलाया गया है। प्लेग दो प्रकार का होता है। इन दोनों प्रकार के प्लेग के लक्षण भी अलग-अलग होते हैं। इसका संक्षिप्त विवरण नीचे दिया जा रहा है—

1. ब्यूबेनिक प्लेग या गिल्टी वाले प्लेग के लक्षण इस तरह के हैं—

(अ) बेचैनी और उल्टी के साथ तेज बुखार आना, शरीर में दर्द होना।

(ब) लसिका ग्रन्थियों में सूजन या वृद्धि होना। इनमें मवाद भी आता है।

(स) विशेष रूप से जाँघों और काँखों की लसिका ग्रन्थियाँ आकार में अधिक बढ़ जाती हैं, इन्हें गिल्टी भी कहते हैं। (देखें, संलग्न चित्र)

बाद में जीवाणु फेफड़ों में पहुँचकर निमोनिया उत्पन्न करता है। यदि इलाज शीघ्र न किया जाए तो सेप्टीसीमियाँ से रोगी मर जाता है।

2. न्यूमोनिक अथवा सन्निपाती प्लेग के लक्षण—

(अ) इसमें अचानक तेज बुखार और खाँसी के साथ रक्त मिला खखार आता है।

(ब) साँस लेने में तकलीफ और सीने में दर्द होता है।

(स) फेफड़े से रक्तस्राव का बार-बार होना।

ब्यूबोनिक प्लेग

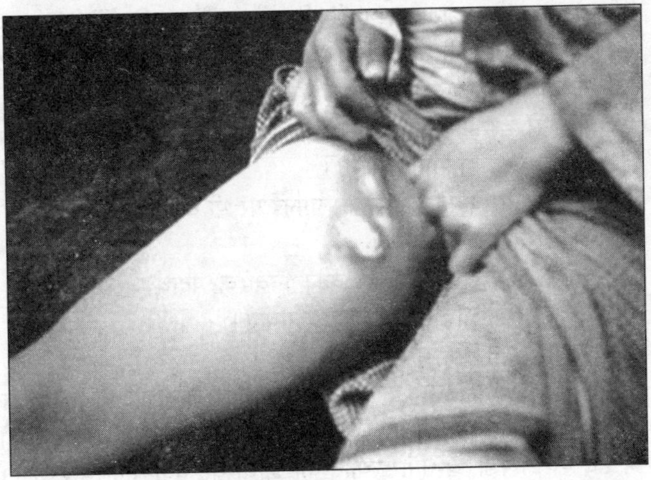

चित्र में जाँघों में गिल्टियाँ दिख रही हैं। इनसे मवाद भी आ सकता है। भारत में भी इस तरह का प्लेग होता है।

रोग का निदान (Diagnosis)

इसके लिए रोगी का बलगम और गिल्टी से मवाद इकट्ठा करके प्रयोगशाला में जाँच के लिए भेजा जाता है। रक्त की भी जाँच की जाती है। रीढ़ की हड्डी के पानी से भी रोग का निदान किया जाता है।

प्लेग के निश्चयन के लिए उस क्षेत्र के चूहों इत्यादि का परीक्षण भी किया जाता है।

प्लेग रोग का इलाज

इस रोग में टेट्रासाइक्लिन और सल्फा दवाएँ डॉक्टर्स द्वारा दी जाती हैं। रोकथाम के लिए निम्नलिखित उपाय अपनाने चाहिए—

1. सर्वप्रथम तो उपर्युक्त लक्षण वाला कोई रोगी दिखे तो तुरन्त पास के स्वास्थ्य केन्द्र या चिकित्सक से सम्पर्क करें।
2. रोगग्रस्त क्षेत्र में कोई मरा हुआ चूहा, छछूँदर, जंगली बिल्ली या नेवला दिखे तो इसकी सूचना तुरन्त किसी स्वास्थ्य कर्मचारी को दें ताकि उसे वे तुरन्त सुरक्षित रूप से गाड़ दें या जला दें अथवा उसे स्वयं जला देवें।
3. रोगग्रस्त क्षेत्र के चूहों को नष्ट किया जाना चाहिए या उनके बिलों को बन्दर कर देना चाहिए। मरे हुए चूहों को कैरोसिन, पेट्रोल या डीजल डालकर जला देना चाहिए। ऐसा करने से उनके मृत शरीर पर चिपके पिस्सू भी समाप्त हो जाएँगे।
4. घर के अन्दर और बाहर एवं नालियों, गड्ढों इत्यादि में गैमेक्सीन पाउडर का छिड़काव भी आवश्यक है, इसे दीवालों पर कम से कम 3 फुट ऊपर तक छिड़का जाना चाहिए।
5. फर्श से डेढ़ फुट ऊपर बिस्तर पर सोएँ। रोग प्रभावित क्षेत्र में लोगों को जमीन पर नहीं सोना चाहिए।
6. बिस्तर और कपड़ों की साफ-सफाई पर भी ध्यान दें। सोने के पूर्व बिस्तर अच्छी तरह से झाड़ लें।
7. शरीर के खुले हिस्सों पर कीट निवारक पदार्थ जैसे—नीम का तेल, साइट्रोनेला, ऑडोमास इत्यादि लगवाएँ।
8. पैरों में घुटने तक मोजे पहनें।
9. मरीज के बर्तन, उसके कपड़ों—रूमाल, तौलिया इत्यादि के अलावा बलगम इत्यादि को विसंक्रमित जीवाणुविहीन करना जरूरी है। बलगम को गाड़ दें एवं कपड़ों, बरतनों इत्यादि को आधा घंटे तक पानी में उबालें।
10. रोगी के पास जाते वक्त मास्क का प्रयोग करें, और उससे पर्याप्त दूरी बनाए रखें।

11. *दवाइयों द्वारा बचाव*—मरीज के घर के सदस्यों एवं सम्पर्क में आए व्यक्तियों को टेट्रासाइक्लिन कैप्सूल या सल्फर दवाएँ कम से कम पाँच दिनों तक खानी चाहिए।
12. *रोग के टीके द्वारा बचाव*—यद्यपि रोग के टीके बना लिए गए थे लेकिन जरूरत न पड़ने के कारण इनका उत्पादन देश में नहीं किया जा सका था लेकिन अब इन्हें जरूरत के लिए तैयार करके रखा जाना चाहिए। उपलब्ध होने पर प्रभावित या सम्भावना वाले क्षेत्र के व्यक्तियों को इन टीकों को अवश्य लगवाना चाहिए। यह टीका 6 महीने तक रोग से बचत करता है। जरूरत पर इसे दुबारा लगवाया जा सकता है।

प्रभावित क्षेत्र के लोग उक्त बातों के अलावा कुछ और सावधानियाँ भी रखे हैं—

1. प्लेग का इलाज योग्य चिकित्सक से ही करवाएँ।
2. खाने-पीने की चीजें खुली न छोड़ें या उन्हें यहाँ-वहाँ न डालें वरना इससे चूहे उन्हें खाने के लिए आएँगे।
3. कीटनाशकों के छिड़काव के पश्चात् घरों की लिपाई-पुताई न करें वरना इससे कीटनाशकों का असर जाता रहेगा।
4. यह ध्यान रखें कि प्लेग का पिस्सू चूँकि 6 इंच ही उछल सकता है अतएव पलंग पर ही सोएँ जो डेढ़ फुट ऊँची हो।

29

हैजा, आंत्रशोथ एवं भोजन विषाक्तता

(Cholera, Gastroenteritis and Food Poisoning)

[दूषित भोजन-पानी से होने वाले खतरनाक रोग]

हमने जिन हैजा जैसी बीमारियों पर नियंत्रण पा लिया था अब वे पुनः उभरकर देश में आ रही हैं। इसका एक प्रमुख कारण हमारे द्वारा बचाव के प्रयासों पर पर्याप्त ध्यान न देना है और लोगों को सुरक्षित भोजन-पानी नहीं मिल पाना भी है। हमारी नदियाँ एवं कई पानी के स्रोत भी प्रदूषित हो चुके हैं। इसके अलावा शहरों अथवा गाँवों की गन्दगी के विसर्जन को भी सुरक्षित नहीं बनाया गया है। पीने के पानी के पाइप गन्दी नालियों में होकर जाने से गन्दगी पानी के साथ इसमें प्रवेश कर जाती है। अब इस तरह का दूषित पानी पीकर यदि लोग बीमार पड़ें तो कोई आश्चर्य नहीं। देश में अधिकतर होटत गन्दे हैं, वहाँ शुद्ध पेयजल अथवा अन्य साफ-सफाई के तौर-तरीकों पर कोई ध्यान नहीं दिया जाता। सम्बन्धित अधिकारी वर्ग भी इन बातों को गम्भीरता से नहीं लेते। कुछ स्वास्थ्य विशेषज्ञों का मत है कि **यदि भारत में सभी जगह शुद्ध पेयजल उपलब्ध करा** दिया जाए तो कई तरह की भयंकर बीमारियों पर अंकुश लग सकता है। लोगों में जागरूकता का अभाव भी एक कारण है, गाँव में बासी खाना अक्सर खाया जाता है। विषाक्त खोए की मिठाइयों से भी ये रोग होते हैं।

यद्यपि उल्टी, दस्त के लक्षण वाले सभी रोगी हैजा के नहीं होते लेकिन कुछ मामले में हैजा भी हो सकता है। कहीं-कहीं तो हैजा सामूहिक (इंडेमिक) रूप से भी फैल जाता है लेकिन इसके मामले आंत्रशोथ के मामलों से कम होते हैं। ऐसे मरीजों को प्राथमिक उपचार देकर शीघ्र ही अस्पताल में भर्ती करना चाहिए क्योंकि घर पर इसका इलाज सुविधाजनक रूप से नहीं हो पाता। हैजा में तो कुछ ही दस्त अथवा उल्टियों के पश्चात् मरीज के शरीर में पानी एवं खनिज लवणों की अत्यन्त कमी हो जाती है इस कारण वह अत्यन्त कमजोर भी हो जाता है **उसके गुर्दे भी कार्य करना बन्द कर सकते हैं** यदि तुरन्त इलाज नहीं दिया गया तो मरीज मर भी सकता

है उसे खून की नशों द्वारा ग्लूकोज और सेलाइन की तुरन्त आवश्यकता पड़ सकती है। इसी तरह आंत्रशोथ या गेस्ट्रोएन्ट्राइटिस को भी साधारण रोग नहीं मानना चाहिए। इन रोगों में शीघ्र मृत्यु का खतरा होता है।

कैसे होते हैं ये रोग ?

रोग अलग–अलग जीवाणुओं से होते हैं। दूषित पेय पदार्थों या दूषित खाद्य पदार्थों के सेवन से रोग हो सकते हैं क्योंकि गैर छना या बगैर क्लोरीन वाले पानी एवं सड़े-गले बासी खाद्य पदार्थों से भी रोग हो सकते हैं। जब मक्खियाँ अशुद्ध भोजन या मल पर बैठती हैं और फिर शुद्ध भोजन पर बैठती हैं तो उसे भी दूषित कर देती हैं।

उल्टी के सम्पर्क में आने से भी रोग हो सकता है शरीर में रोगाणु पहुँचने के पश्चात् रोग 24 घंटों से 72 घंटों के बीच कभी भी हो सकता है। कुछ मामलों में पाँचवें दिन रोग के लक्षण उत्पन्न होते हैं जबकि आंत्रशोथ रोगाणु प्रवेश के बाद शीघ्र होता है।

हैजा एवं आंत्रशोथ के प्रमुख लक्षण

रोग के जीवाणु मनुष्य की आँतों में पहुँचकर एक विशेष प्रकार का विष उत्पन्न करते हैं। इस विष के कारण ही रोगी की स्थिति गम्भीर हो जाती है। हैजा रोग में बिना पेट में मरोड़ या दर्द के अपने आप लगातार पतले दस्त होना शुरू हो जाते हैं। शुरू में दस्त का रंग पीला होता है बाद में चावल में माड़ सरीखे दस्त होते हैं।

एक हैजा या कालरा का रोगी

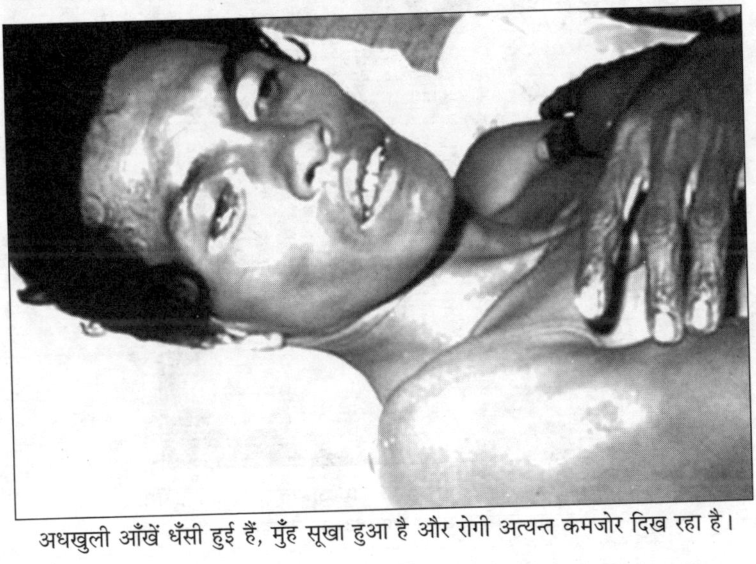

अधखुली आँखें धँसी हुई हैं, मुँह सूखा हुआ है और रोगी अत्यन्त कमजोर दिख रहा है।

दो–एक दस्त के पश्चात् उल्टियाँ भी शुरू हो जाती हैं इसके साथ ही शरीर की मांसपेशियों में ऐंठन होती है। रोगी को कमजोरी महसूस होने लगती है। पानी की कमी के लक्षण भी दिखाई देने लगते हैं, त्वचा ठंडी हो जाती है एवं कई जगह इसमें सिकुड़न आ जाती है। आँखें अन्दर धँस जाती हैं जबकि आंत्रशोथ में ये लक्षण देर से मिलते हैं। आंत्रशोथ में हाथ–पैर में ऐंठन नहीं होती तथा दस्तों का रंग पीला या मटमैला होता है जबकि भोजन विषाक्तता में पहले उल्टियाँ होती हैं। हैजा में रक्तचाप कम हो जाता है नाड़ी की गति मन्द पड़ जाती है यदि ऐसे समय में रोगी के शरीर में पर्याप्त पानी एवं लवणों की मात्रा नहीं पहुँचाई जाती तो उसका बचना मुश्किल हो जाता है। लेकिन उचित इलाज मिलने पर दशा में शीघ्र सुधार होने लगता है। आंत्रशोथ में मरीज की स्थिति एकदम नहीं बिगड़ती। **आंत्रशोथ जैसे ही लक्षण भोजन विषाक्तता के भी होते हैं।**

यह आवश्यक नहीं कि हैजा के प्रत्येक मामले में उपरोक्त सभी लक्षण मिलें, अधिकतर रोगियों में संक्रमण हल्के तरह का होता है। इसमें रोगी गम्भीर अवस्था तक नहीं पहुंच पाता उसे केवल कुछ दस्त और उल्टियाँ होती हैं जो इलाज से ठीक हो जाती हैं।

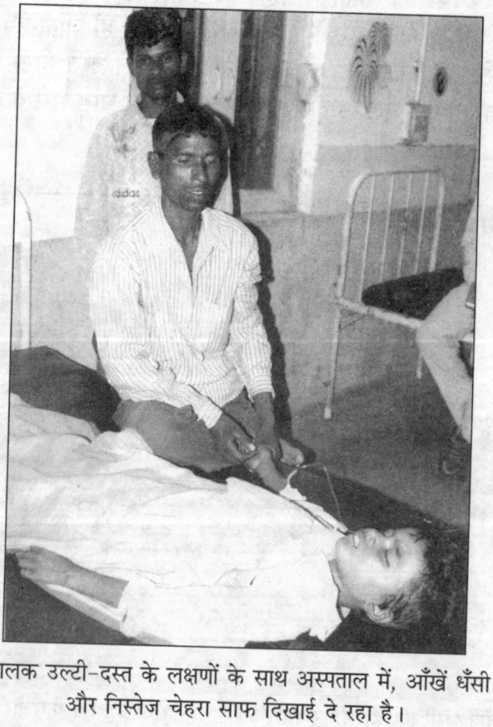

एक बालक उल्टी–दस्त के लक्षणों के साथ अस्पताल में, आँखें धँसी हुईं और निस्तेज चेहरा साफ दिखाई दे रहा है।

बच्चों में, विशेषकर 12 माह से कम उम्र के शिशुओं में हैजा होना अत्यन्त खतरनाक होता है। बच्चों में इस रोग से मृत्यु दर 15 से 17 प्रतिशत है। जबकि वयस्कों में मृत्यु दर 5 से 6 प्रतिशत है। हैजा होने के पश्चात् बच्चों का मस्तिष्क भी ठीक तरह से कार्य नहीं कर पाता और उन्हें झटके (कनवल्सन) आने लगते हैं। उनमें लवणों और ग्लूकोज इत्यादि की कमी अपेक्षाकृत शीघ्र हो जाती है। शरीर में अम्लता की मात्रा भी जल्दी बढ़ती है और उनकी दशा गम्भीर हो जाती है।

हैजा, आंत्रशोथ एवं भोजन विषाक्तता की पहचान

इनकी निश्चित पहचान तो प्रयोगशाला में ही हो पाती है। रोगी के मल को विशेष माध्यम में रखकर सूक्ष्मदर्शी यंत्र द्वारा रोग के जीवाणुओं को देखकर रोग का निश्चयन करते हैं।

कई बार आंत्रशोथ एवं खाद्य विषाक्तता के लक्षणों से हैजा होने की शंका हो सकती है। लेकिन इन रोगों के लक्षणों में भिन्नता निम्न तरह होती है—

1. खाद्य या भोजन विषाक्तता (फूड पॉइजनिंग)—इस रोग में उल्टी, दस्त तो होते हैं लेकिन पहले उल्टियाँ बाद में दस्त लगते हैं, पेट में ऐंठन और दर्द होता है। जो सामान्यतः हैजा में नहीं होता इसमें मरीज को हल्का बुखार भी होता है। इसके अलावा फूड पॉइजनिंग एक परिवार में एक साथ कई सदस्यों को होती है। इसके लक्षण विषाक्त भोजन लेने के कुछ ही समय पश्चात् उत्पन्न हो जाते हैं। मरीज के खान-पान के बारे में पूछने पर फूड पॉइजनिंग की पुष्टि हो जाती है।

2. आंत्रशोथ (गेस्ट्रोएंट्राइटिस)—जैसा कि ऊपर बतलाया जा चुका है कि इसके लक्षण भी हैजा से मिलते-जुलते हैं, उल्टी-दस्त इसमें भी होते हैं। सामान्यतः आंत्रशोथ में पेट दर्द भी होता है, बुखार भी रह सकता है जबकि हैजा में ये दोनों लक्षण अक्सर नहीं होते। आंत्रशोथ में चावल के माँड़ सरीखे दस्त न जाकर मरीज मटमैले दस्त जाता है। बाद में खून मिली आँव भी आ सकती है, आंत्रशोथ भी अशुद्ध पेय पदार्थों या दूषित भोजन द्वारा होता है।

आंत्रशोथ और भोजन विषाक्तता का इलाज

इलाज के सर्वप्रथम शरीर में हुई पानी एवं खनिज लवणों की कमी को दूर करते हैं। इसके लिए रक्त वाहिकाओं द्वारा सेलाइन, ग्लूकोज एवं अन्य आवश्यक लवणों का घोल जैसे रिंगर लेक्टेट देते हैं। साथ ही मुख द्वारा भी जीवन रक्षक घोल पिलाते रहते हैं। जीवाणु विब्रो-कालरी को नष्ट करने के लिए जीवाणु प्रतिरोधी दवा टेट्रासाइक्लिन देते हैं। इसके अलावा आंत्रशोथ और भोजन विषाक्तता का भी लगभग यही इलाज है। सबसे पहले यह ध्यान रखा जाता है **कि रोगी के शरीर में पानी और खनिज लवणों की कमी न होने पाए।** आंत्रशोथ और भोजन विषाक्तता

में टेट्रासाइक्लिन या अन्य एंटी बायोटिक दवा देते हैं और यदि पेट दर्द है तो उसकी दवाएँ देते हैं।

जैसा कि पूर्व में बतलाया जा चुका है कि उक्त तीनों रोगों के मरीजों को प्राथमिक उपचार देकर नजदीक के अस्पताल में भर्ती करवाने की व्यवस्था करनी चाहिए। लेकिन रोगी के शरीर में पानी की कमी न होने पाए इसके लिए जीवन रक्षक घोल लगातार पिलाते रहना चाहिए। बच्चों के मामले में विशेष सावधानी की आवश्यकता होती है। उन्हें दूध पिलाना बन्द न करते हुए उबला पानी अथवा जीवन रक्षक घोल देते रहना चाहिए एवं शीघ्र ही चिकित्सक को दिखाना चाहिए।

बच्चे के शरीर में निर्जलीकरण (Dehydration) की स्थिति का पता करना

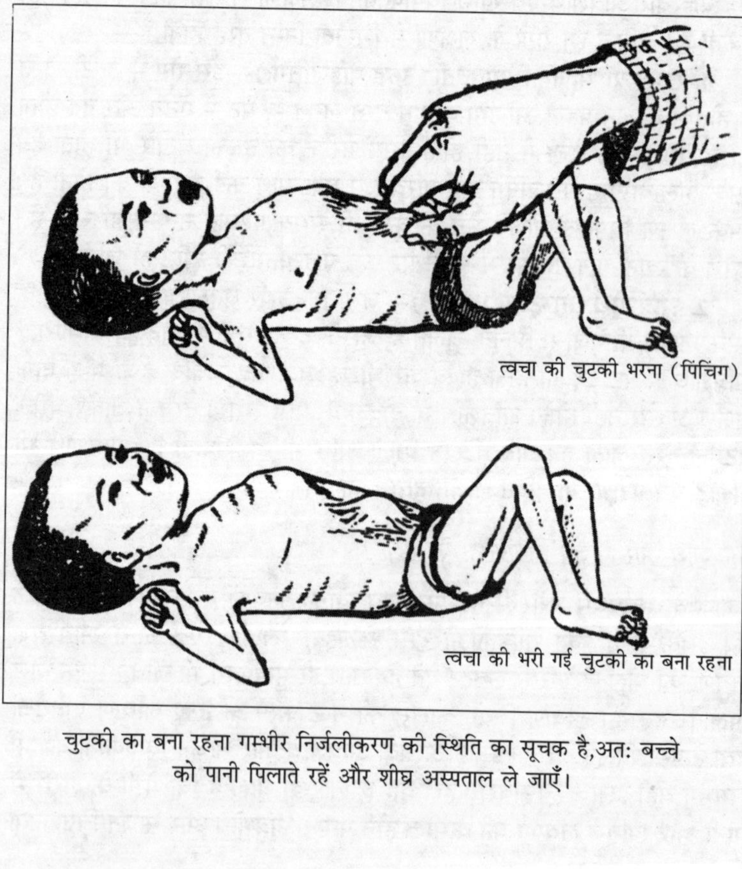

चुटकी का बना रहना गम्भीर निर्जलीकरण की स्थिति का सूचक है,अत: बच्चे को पानी पिलाते रहें और शीघ्र अस्पताल ले जाएँ।

जीवन रक्षक घोल बनाने की विधि

यह एक लीटर पानी में एक बड़ा चम्मच शक्कर या गुड़ और तीन चुटकी नमक डालकर बनाया जा सकता है, यदि उपलब्ध हो तो एक या आधा नीबू भी इसमें निचोड़ा जा सकता है। इस घोल को थोड़े-थोड़े समय के अन्तर से कई बार पिलाना चाहिए। आजकल जीवनरक्षक घोल के बने-बनाए पैकेट भी शासकीय अस्पतालों में उपलब्ध रहते हैं।

पुनर्जलन घोल—निर्जलन रोकने व उपचार हेतु

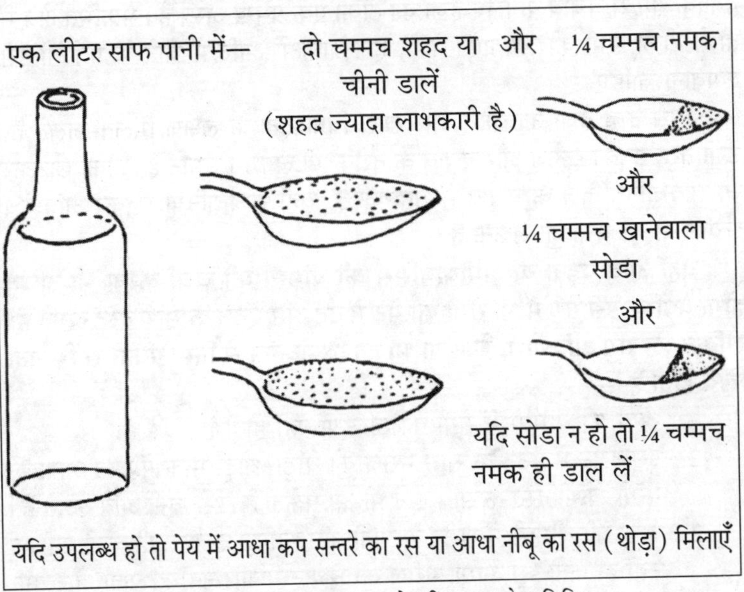

ओ.आर.एस. (O.R.S.) बनाने की सरल घरेलू विधि

उक्त रोगों से बचाव

बचाव के लिए अत्यन्त आवश्यक बात है कि साफ-सफाई तथा शुद्ध पेयजल उपयोग में लाएँ। कुओं की बजाय हैंडपम्प का पानी अपेक्षाकृत शुद्ध होता है यह उपलब्ध न हो तो पानी को उबालकर ठंडा करके पिलाया जाए विशेषकर ऐसे स्थानों पर जहाँ हैजा या आंत्रशोथ फैल रहा हो पानी उबालकर ही पीना चाहिए इसके अलावा ताजे खाद्य पदार्थ उपयोग में लाएँ। भोजन सामग्री ढककर रखें, बासी और सड़े-गले फल इत्यादि से परहेज रखें। यही उपाय फूड पॉइजनिंग से बचने के भी हैं। भोजन विषाक्तता से बचने के लिए एक बात का और ध्यान रखें कि सामूहिक भोजों में खोए से तैयार मिठाई खाने से बचें।

हैजा के रोगी के परिवारवालों को कुछ विशेष सावधानियों की आवश्यकता होती है। रोगी के मल इत्यादि को सुरक्षित तरीकों से गड्ढों में डालकर ढक दें। सेवा करनेवाले व्यक्ति कपड़े बदलें एवं साबुन से अच्छी तरह हाथ धोएँ। परिवार के व्यक्ति अगर चाहें तो डॉक्टर से सलाह लेकर टेट्रासाइक्लिन कैप्सूल सुरक्षा के बतौर पाँच दिन तक खा सकते हैं।

व्यक्तिगत साफ-सफाई अत्यन्त आवश्यक है। जैसे शरीर और कपड़ों की सफाई, नाखूनों का कटा होना, भोजन के पूर्व साबुन से हाथ धोना इत्यादि। पारिवारिक सदस्यों एवं सम्पर्क में आए व्यक्ति को भी हैजे का टीका लगवा लेना चाहिए। क्योंकि रोग से बचाव के लिए हैजा का टीका एक प्रमुख अस्त्र है। संक्रमित क्षेत्र में तो ये टीका सभी को लगवाएँ। मेलों, हज यात्राओं आदि में जाने के पूर्व भी इसे लगवाना चाहिए।

जिस तरह हैजा आंत्रशोथ और खाद्य विषाक्तता के लक्षण मिलते-जुलते हैं, उसी तरह उनका इलाज और बचाव के तरीके भी लगभग समान हैं। टीका छोड़कर जो सावधानियाँ हैजे के बचाव में सहायक हैं, वही सावधानियाँ रखकर आंत्रशोथ इत्यादि से भी बचा जा सकता है।

यहाँ आँव पड़ना या अमीबायसिस की बीमारी की चर्चा करना भी उचित होगा क्योंकि इस रोग में भी रोगी को पेट में दर्द और ऐंठन के साथ दस्त लगते हैं। लेकिन यह रोग आंत्रशोथ, हैजा या भोजन विषाक्तता से निम्न प्रकार से भिन्नता लिये होता है—

1. आँव की बीमारी में रोगी को उल्टियाँ नहीं होती हैं।
2. इसमें पेट में ऐंठन के साथ मरीज को थोड़ी-थोड़ी मात्रा में दस्त आता है, कभी-कभी दस्त के साथ खून भी आ सकता है। इसे खूनी आँव कहते हैं।
3. आँव की बीमारी में शरीर के पानी और खनिज लवणों की कमी अधिक नहीं हो पाती इस कारण मरीज की स्थिति गम्भीर नहीं हो पाती और रोगी चलता-फिरता रहता है।

आँव का इलाज तुरन्त करना चाहिए साथ ही दूषित जल या भोजन से बचना चाहिए क्योंकि यह बीमारी भी अशुद्ध जल या पेय पदार्थों या अशुद्ध भोजन द्वारा होती है। इस तरह हमने जाना कि केवल भोजन-पानी अथवा गलत खान-पान से होनेवाली इन बीमारियों से यदि सावधानियाँ रखी जावें तो सहज ही बचा जा सकता है।

30

यकृत-शोथ (पीलिया) (Hepatitis)

[बहुत ही खतरनाक रोग]

दुनिया में 20 करोड़ से अधिक व्यक्ति केवल संक्रामक यकृत-शोथ के 'बी' प्रकार के विषाणु से ग्रस्त हैं। **सर्वाधिक लोगों को मौत का ग्रास बनानेवाले दस रोगों में यकृत-शोथ का स्थान पाँचवें नम्बर पर है।** भारत में सबसे अधिक लगभग 4 करोड़ 50 लाख केवल हेपेटाइटिस-बी विषाणुओं के वाहक मौजूद हैं। इनमें से अगले दस वर्षों में एक-चौथाई व्यक्तियों में हेपेटाइटिस (यकृत-शोथ) गम्भीर रूप धारण कर लेगा और इन रोगियों में से एक-तिहाई को यकृत का सीरोसिस हो जाएगा। यह द्रष्टव्य है कि सिरोसिस का कोई सफल इलाज उपलब्ध नहीं है और इससे अन्ततः रोगी की मृत्यु हो जाती है। यह भी उल्लेखनीय है कि हेपेटाइटिस 'बी' और 'सी' विषाणु कैंसर भी उत्पन्न करता है। भारत में संक्रामक यकृत-शोथ के 4 करोड़ 80 लाख व्यक्ति ऐसे हैं जो सावधानियों के अभाव में अन्य लोगों को भी रोग फैला सकते हैं। इसलिए अब यहाँ भी इस रोग की गम्भीरता को समझा जा सकता है। दिल्ली के एक सम्मेलन में चिकित्सा विशेषज्ञों ने सलाह दी थी कि एड्स नियंत्रण कार्यक्रमों में संक्रामक यकृत-शोथ 'बी' और 'सी' को भी शामिल किया जाना चाहिए क्योंकि यह भी उन्हीं माध्यमों द्वारा फैलता है, जिनसे एड्स रोग का विषाणु फैलता है।

वास्तव में इस रोग के बारे में सरकार और लोगों को जितना जागरूक होना चाहिए उतने वे नहीं हैं जबकि प्रतिवर्ष लगभग 6 करोड़ मरीज यकृत-शोथ और उसके कारण होनेवाले यकृत कैंसर और सीरोसिस इत्यादि से दुनिया में मरते हैं।

उक्त विवरण से यह सहज ही समझ में आ जाता है कि यकृत-शोथ की समस्या साधारण समस्या नहीं है। अतः यकृत-शोथ एवं उसके बचाव के बारे में सभी को जानना नितान्त आवश्यक है। कई विशेषज्ञ तो संक्रामक यकृत-शोथ को एड्स से भी अधिक खतरनाक मानते हैं।

संक्रामक यकृत-शोथ क्या है?

संक्रामक यकृत-शोथ को विषाणुजनित शोथ (इन्फेक्टिव हेपेटाइटिस) भी कहते हैं। यह एक गम्भीर जानलेवा संक्रामक रोग है जिसमें प्रमुख रूप से यकृत प्रभावित होता है। रोग के कारण यकृत में सूजन के साथ आँखों एवं त्वचा में पीलापन एवं कई अन्य खराबियाँ आ जाती हैं।

रोग का कारण : जैसा कि नाम से ही स्पष्ट है, यह एक विषाणुजनित रोग है। अभी तक आधा दर्जन से अधिक प्रकार के विषाणु वैज्ञानिकों द्वारा खोजे गए हैं जो अलग-अलग तरह के यकृत-शोथ उत्पन्न करते हैं। ये विषाणु हैं—यकृत-शोथ 'ए' विषाणु, यकृत-शोथ 'बी' विषाणु, यकृत-शोथ 'सी' विषाणु, यकृत-शोथ 'डी' विषाणु (डेल्टा एजेंट)—इसके अलावा महामारी फैलानेवाले कुछ विषाणु नॉन 'ए' और नॉन 'बी' प्रकार के भी होते हैं।

कुछ अन्य प्रकार के विषाणु जैसे—साइटोमेगेलो वाइरस, एपस्टेनवार वाइरस, हरपीज सिम्पलेक्स वाइरस इत्यादि भी गम्भीर यकृत-शोथ उत्पन्न कर सकते हैं। लेकिन इस तरह के रोगियों की संख्या कम होती है।

अब हम यहाँ कुछ प्रमुख संक्रामक यकृत-शोथों की विस्तार से चर्चा करेंगे :

1. यकृत-शोथ 'ए' या पीलिया (हेपेटाइटिस-ए) : यह संक्रामक यकृत-शोथ का एक प्रमुख प्रकार है जो प्रायः हर कहीं महामारी के रूप में फैलता रहता है। इसका कारण होता है, यकृत-शोथ 'ए' प्रकार का वाइरस या विषाणु जो दूषित जल, भोजन, मल इत्यादि में होता है।

कुछ विकसित देशों में यह रोग कम हो गया है। लेकिन विकासशील देशों में पूरी आबादी को शुद्ध पेयजल उपलब्ध न होने के कारण और गन्दगी तथा मल निष्कासन की व्यवस्थाएँ सुरक्षित न होने के कारण हेपेटाइटिस 'ए' अभी भी जब-तब होता रहता है।

रोग के लक्षण : शुरू में रोग के लक्षण अन्य बुखार जैसे ही होते हैं, मरीज को थकान और कमजोरी लगती है। बुखार भी रहता है। सिरदर्द, हाथ-पैर में दर्द होता है। भूख नहीं लगती एवं उल्टी की इच्छा अथवा उल्टियाँ होती हैं।

आँखों के सफेद भाग एवं त्वचा में पीलापन उतर आता है। इसे पीलिया या जॉन्डिस भी कहते हैं। पेशाब भी गहरे पीले रंग की आती है। रोग की बढ़ी हुई अवस्था में रोगी की हथेलियाँ पीली दिखती हैं।

रोग कैसे फैलता है : संक्रामक व्यक्ति, इस बीमारी के विषाणु, पीलिया (जॉन्डिस) होने के 3 सप्ताह बाद तक मल द्वारा उत्सर्जित करता रहता है। यदि उचित साफ-सफाई और मल निष्कासन की व्यवस्थाएँ ठीक न हों तो ये विषाणु हाथों, भोजन या पानी द्वारा अन्य व्यक्ति में पहुँच जाते हैं। यह द्रष्टव्य है कि रोग के विषाणु रोगी के मल के अलावा शारीरिक द्रव्यों जैसे—मूत्र, लार, रक्त इत्यादि में भी होते हैं और

इनसे भी रोग फैल सकता है। यौन सम्पर्कों से भी रोग लग सकता है। रोगी में बीमारी के लक्षण संक्रमित होने के पश्चात् 30 से लेकर 45 दिनों के बीच मिलते हैं।

पीलिया और उसके कारण : किसी भी तरह के संक्रामक यकृत-शोथ में आँखें और त्वचा पीली होना चेतावनी देनेवाला प्रमुख लक्षण है। यह प्रदर्शित करता है कि रक्त द्रव (सीरम) में बिलीरुबिन की मात्रा सामान्य से बहुत अधिक हो गई है।

बिलीरुबिन एक तरह का रसायन है जो शरीर में लाल रक्त कोशिकाओं के टूटने के पश्चात् यकृत में बनता है और यकृत से जुड़े हुए पित्ताशय में इकट्ठा होता है। पित्ताशय से नलियों द्वारा यह आँतों में आता है। इसके कारण ही मल का रंग पीलापन लिये हुए होता है।

एक स्वस्थ व्यक्ति में बिलीरुबिन की मात्रा 1000 सी.सी. रक्त में 0.1 मि.ग्रा. से 1 मि.ग्रा. तक होती है। जब बिलीरुबिन का रक्त द्रव में स्तर 3.0 मि.ग्रा. के आसपास या इससे ऊपर हो जाता है तो आँखों के सफेद भाग में पीलापन और त्वचा का रंग पीलापन लिये हुए रहता है।

खतरनाक हेपेटाइटिस 'बी' का विषाणु इलेक्ट्रॉन माइक्रोस्कोप में

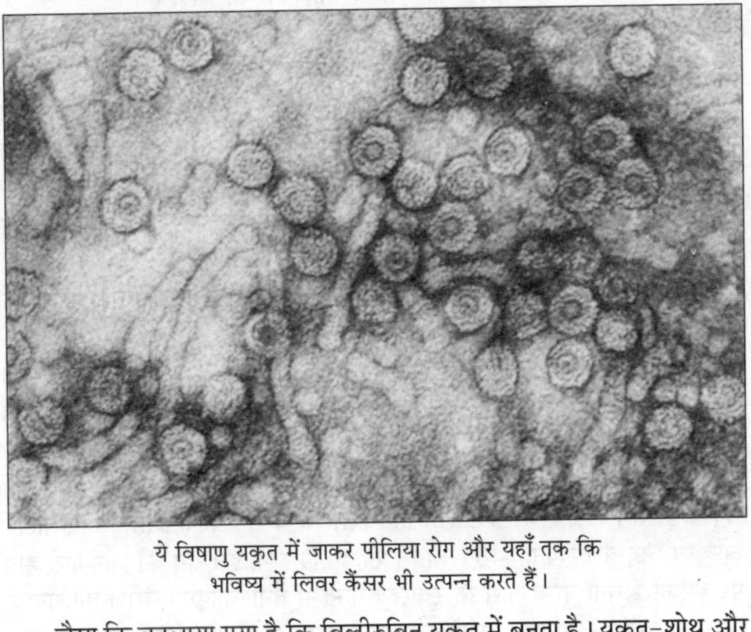

ये विषाणु यकृत में जाकर पीलिया रोग और यहाँ तक कि भविष्य में लिवर कैंसर भी उत्पन्न करते हैं।

जैसा कि बतलाया गया है कि बिलीरुबिन यकृत में बनता है। यकृत-शोथ और कई अन्य यकृत को नुकसान पहुँचानेवाली स्थितियों में यकृत की कोशिकाओं में सूजन आ जाती है, कई कोशिकाएँ मर भी जाती हैं जिससे रुकावट के कारण पूरा

बिलीरुबिन पित्ताशय में नहीं जा पाता। यह बिलीरुबिन रक्त में जाकर बिलीरुबिन का स्तर बढ़ा देता है। बिलीरुबिन में चूँकि पीले रंग के पिगमेंट होते हैं इसलिए इसके अधिक बढ़ जाने से आँखों और त्वचा का रंग पीला दिखता है। कुछ मात्रा में यह बिलीरुबिन, यूरोबिलिनोजन के रूप में पेशाब से भी निकलता है।

पीलिया के अन्य कारण भी हैं जैसे—पित्त नलिका में पथरी फँसने से जब पित्त आँतों में नहीं जाने पाता तो पीलिया हो जाता है। अधिक मात्रा में अलकोहल लेने से भी यकृत में सूजन आ जाती है, जिससे पीलिया हो सकता है। इसके अलावा गर्भावस्था, लिवर के सीरोसिस तथा यकृत कैंसर में भी पीलिया हो सकता है। बहुत सी दवाएँ जैसे—क्षय रोग में दी जानेवाली दवा—रिफामसिन, आइ.एन.एच. तथा दर्द में ली जानेवाली फेनाइलब्यूटाजोन और इंडोमेथासिन भी पीलिया उत्पन्न कर सकती है। मनोरोगों में दी जानेवाली—क्लोरप्रोमाजीन तथा एमिट्रिप्टालीन जैसी दवाइयाँ भी रक्त में बिलीरुबिन की मात्रा बढ़ा सकती है।

रोग का निदान : रोग की सही पहचान प्रयोगशाला में ही सम्भव है। इसके लिए रक्त द्रव में बिलीरुबिन की मात्रा की जाँच करवाते हैं। इसके अलावा पेशाब में बाइल पिगमेंट्स और बाइल साल्ट्स की जाँच भी की जाती है।

रक्त में एंटी-एच.ए.वी. (हेपेटाइटिस 'ए' वाइरस) का माप करते हैं। इसके अलावा रक्त की एंटीबाडी जाँच से भी इस संक्रमण का पता चल जाता है।

रोग का इलाज : रोग की कोई विशेष दवा नहीं है। चिकित्सक रोगी को पूर्ण आराम की सलाह देते हैं। इसके लिए रोगी को बिस्तर पर लेटना चाहिए। केवल मल-मूत्र विसर्जन के लिए उठना चाहिए। किसी तरह की मेहनत का कार्य न करें। रोगी हल्का खाना ले सकते हैं। फलों का रस ग्लूकोज मिलाकर लेना चाहिए। गन्ने का रस भी लिया जाना चाहिए।

योग्य चिकित्सक, इस रोग में अनावश्यक दवाइयाँ नहीं देते। नई धारणा के अनुसार कार्टिकोस्टेरायड्स दवाएँ भी नहीं लेना चाहिए।

बीमारी के दौरान तम्बाकू इत्यादि नहीं लेना चाहिए। इसके अलावा महिला रोगियों को गर्भ निरोधक गोलियों का भी इस्तेमाल वर्जित है। इस रोग में आराम सबसे बड़ी दवा है।

बचाव और नियंत्रण : रोग में बीमारी का स्रोत स्वयं मनुष्य होता है। कई मनुष्यों में रोग के लक्षण स्पष्ट नहीं होते फिर भी वे रोग फैलाते रहते हैं। इसलिए स्रोत पर नियन्त्रण रखना कठिन कार्य होता है। फिर भी इस रोग की जानकारी होने पर इसकी सूचना तुरन्त पास के स्वास्थ्य केन्द्र में देनी चाहिए। मरीज की गन्दगी और मल को 0.5 प्रतिशत हाइपोक्लोराइट के घोल से विषाणुरहित बनाकर उसका निष्कासन करना ठीक रहता है।

रोग के प्रसार को कम करने के लिए निम्नलिखित सावधानियाँ भी रखें—

1. भोजन के पूर्व एवं शौचक्रिया के पश्चात् हाथों को साबुन से अच्छी तरह धोना चाहिए। (नाखून काटकर रखें।)
2. यदि आप ऐसे स्थान पर रह रहे हों जहाँ यह रोग फैल रहा है तो पानी उबालकर अथवा क्लोरीन की गोलियाँ डालकर पीएँ। दूध भी उबालें तथा भोजन तैयार करने में साफ-सफाई का ध्यान रखा जाना चाहिए।
3. घर के गन्दे पानी के निकलने की पर्याप्त व्यवस्था होनी चाहिए। इसके अलावा सेप्टिक टैंक वाले शौचालय संक्रमण कम करने की दृष्टि से अधिक ठीक रहते हैं। अत: जिन घरों में ये नहीं हैं उन्हें बनवाना चाहिए।
4. अस्पतालों में सिरिंज, सुइयाँ एवं अन्य उपकरण ठीक तरह उबाले जाने चाहिए।

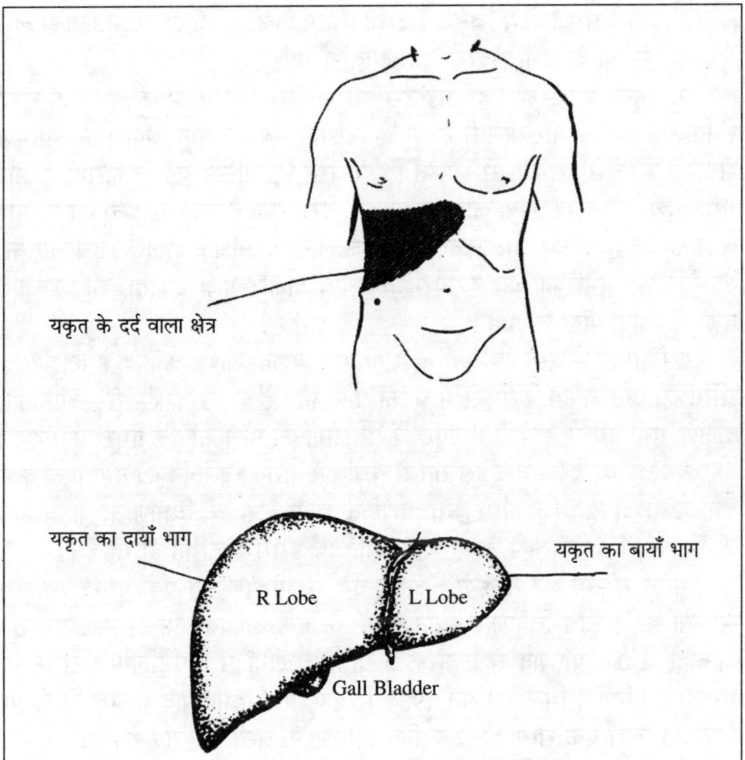

यकृत की संरचना और उसके रोगों में होनेवाले दर्द का क्षेत्र (Area)

बचाव के लिए टीके एवं अन्य दवाइयाँ : **(अ) टीका**—यकृत-शोथ 'ए' से बचने का टीका अभी तैयार नहीं हुआ है लेकिन वैज्ञानिकों को आशा है कि शीघ्र ही टीका बना लिया जाएगा।

(ब) ह्यूमेन इम्यूनोग्लोब्यूसिंस—ये एक तरह के एंटीबाडीज (प्रतिपिंड) होते हैं और शरीर की रोगाणुओं के विषैले प्रभाव से रक्षा करते हैं। इनको यदि इंजेक्शन द्वारा दिया जाए तो ये व्यक्ति की रोग प्रतिरोधक शक्ति बढ़ा देते हैं। इनका उपयोग निम्न स्थितियों में करते हैं—

1. यदि व्यक्ति ऐसे क्षेत्र में यात्रा करने जा रहा हो जहाँ यह रोग फैला हो तो उसे इम्यूनोग्लोब्यूलिंस लगवाने की सलाह दी जाती है।
2. रोगी के घर के सदस्य और सम्पर्क में आए अन्य व्यक्तियों को भी ये इंजेक्शन चिकित्सक की सलाह से लेना चाहिए।
3. ऐसी संस्थाओं में जिनके सदस्यों में रोग फैल रहा हो, ये इम्यूनोग्लोब्यूलिंस संस्था के सभी सदस्यों को लगवाना चाहिए।

2. यकृत-शोथ-बी (हेपेटाइटिस-बी) : जैसा कि पूर्व में बतलाया जा चुका है कि यह एक गम्भीर बीमारी है जो 'हेपेटाइटिस-बी' नामक विषाणु के संक्रमण से होती है। वैसे इस रोग से समस्त विश्व त्रस्त है, लेकिन यह विकासशील और गरीब देशों में अधिक पाया जाता है। यह भी देखा गया है कि रोग उच्च जीवन स्तर वाले व्यक्तियों में कम और निचले तबके के लोगों में अधिक होता है। इसलिए यह आस्ट्रेलिया, अमेरिका और यूरोप में कम एवं दक्षिण-पूर्वी एशिया, चीन इत्यादि देशों में ज्यादा पाया जाता है।

इस बीमारी से त्रस्त एक-चौथाई रोगी पुराने यकृत-शोथ (क्रॉनिक हेपेटाइटिस) सीरोसिस और यकृत कैंसर से मृत्यु को प्राप्त होते हैं। कुछ देशों जैसे—अफ्रीका, दक्षिण-पूर्वी एशिया इत्यादि में यकृत कैंसर लोगों की मृत्यु का एक प्रमुख कारण है।

यह द्रष्टव्य है कि यदि इस रोग से बचाव के तरीकों द्वारा निपटा न गया तो कुछ वर्षों में ही दुनिया में चालीस करोड़ व्यक्ति हेपेटाइटिस-बी विषाणु के वाहक बन जाएँगे। अभी 3 करोड़ से ऊपर व्यक्ति प्रतिवर्ष उससे संक्रमित हो रहे हैं।

भारत में रोग की समस्या : अपने देश में भी यह रोग एक प्रमुख स्वास्थ्य समस्या है। राष्ट्रीय विषाणु संस्थान, पूना, के एक अध्ययन के अनुसार देश की आबादी में 0.6 प्रतिशत से लेकर 5.8 प्रतिशत लोगों में आस्ट्रेलिया एंटीजन के धनात्मक परिणाम मिले हैं। सन् 1984 में यह रोग अहमदाबाद में बड़े पैमाने पर फैला था, वहाँ एक साथ 1987 व्यक्ति इस रोग से त्रस्त पाए गए थे।

रोग कैसे फैलता है : मनुष्य ही इस रोग के विषाणुओं का स्रोत होता है। बहुत से व्यक्तियों में हेपेटाइटिस-बी के कोई लक्षण नहीं होते लेकिन वे विषाणुओं के वाहक (कैरियर) बने रहते हैं। ऐसे व्यक्ति भी रोग फैलाने में सक्षम होते हैं। इसके

अलावा प्रत्यक्ष लक्षण वाले रोगियों से भी बीमारी लग सकती है। वैसे **यह रोग पानी या भोजन से नहीं फैलता है बल्कि इसके लिए विषाणुओं का रक्त से सम्पर्क होना जरूरी होता है**। दूषित रक्त और उससे बने रक्त उत्पाद बीमारी फैलाने में प्रमुख भूमिका निभाते हैं। इस रोग का वाइरस वातावरण में कई दिनों तक जिन्दा रह सकता है, लेकिन उबालने से विषाणु नष्ट हो जाते हैं।

रोग 20 से लेकर 40 वर्ष तक के व्यक्तियों को अपना शिकार अधिक बनाता है। माँ के पेट में पल रहे शिशु और छोटे बच्चों में भी यह रोग होता है। यौन सम्पर्कों से भी रोग हो सकता है।

कुछ अधिक खतरे वाले समूह भी होते हैं जिनमें इस रोग के मामले में ज्यादा मिलते हैं। उदाहरणार्थ—शल्य चिकित्सकों में यकृत-शोथ-बी के मामले बहुत होते हैं। इनको इस रोग का खतरा सामान्य लोगों की अपेक्षा 50 गुना अधिक होता है। इसी तरह बार-बार रक्त ग्रहण करनेवाले रोगी, प्रयोगशालाओं के कर्मचारी, नर्स समलिंगी आदतों वाले लोग, वेश्याएँ इंजेक्शनों द्वारा नशीली दवाइयाँ लेनेवाले व्यक्ति भी अधिक खतरे वाले समूहों में आते हैं।

रोग फैलने के विभिन्न माध्यम : जैसा कि बतलाया गया है, यह रोग लगभग उन्हीं माध्यमों से फैलता है, जिन माध्यमों से एड्स फैल सकता है। इसके अलावा हेपेटाइटिस-सी भी इन्हीं माध्यमों से एक व्यक्ति से दूसरे व्यक्ति में फैलता है।

रोग फैलने के तरीके निम्न हैं :

(अ) रक्तवाहिकाओं द्वारा—वास्तव में यह बीमारी रक्तजनित (ब्लड-बर्न) ही होती है। यदि इस रोग का विषाणुयुक्त रक्त अन्य मरीजों को रक्ताधान द्वारा दे दिया जाए तो उसे भी रोग हो सकता है। इसके अलावा डायलिसिस, दूषित सिरिंज, सुइयाँ अथवा दुर्घटनावश सुई चुभने या कटने (शल्य चिकित्सकों के साथ ऐसी घटनाएँ हो सकती हैं) से भी संक्रमण हो सकता है।

गुदना गोदने, कर्णछेदन, नाई के उस्तरे या दूषित ब्लेड से भी संक्रमण एक व्यक्ति से दूसरे व्यक्ति में जा सकता है। रोगी व्यक्ति के टूथ-ब्रश से भी संक्रमण की सम्भावना हो सकती है। गर्भावस्था के दौरान यह रोग माँ से शिशु में भी जा सकता है।

(ब) यौन सम्पर्कों द्वारा—वेश्याओं और समलिंगी यौन आदतों वाले व्यक्ति इस रोग के प्रति अधिक संवेदनशील होते हैं। इनमें यौनांगों पर बने घावों द्वारा एक व्यक्ति से दूसरे व्यक्ति में विषाणु पहुँच जाते हैं। इस तरह जिनके कई यौन सहभागी होते हैं ऐसे व्यक्तियों को रोग का अधिक खतरा होता है।

(स) अन्य माध्यम—खून चूसनेवाले जन्तुओं (जैसे—मच्छरों, खटमलों) से रोग फैलने की सम्भावना व्यक्त की गई लेकिन इसके प्रमाण नहीं मिले हैं।

विशेषज्ञों के अनुसार इस रोग का संक्रमण फैलाने के लिए 0.0004 मि.ली. रक्त की मात्रा ही पर्याप्त होती है जबकि एड्स विषाणु का संक्रमण फैलाने के लिए

0.1 मि.ली. रक्त आवश्यक होता है। यह भी माना जा रहा है कि **यकृत-शोथ-बी विषाणु एड्स से सौ गुना अधिक संक्रामक होता है।**

रोग के लक्षण : संक्रमण के 45 से 180 दिन के बीच रोग के लक्षण उभरते हैं।

हेपेटाइटिस-बी के लक्षण अन्य यकृत-शोथों जैसे ही होते हैं (यकृत-शोथ-ए के साथ लक्षणों का वर्णन किया गया है) लेकिन इसमें बीमारी पुरानी (क्रॉनिक हेपेटाइटिस) होने पर गम्भीर स्थिति बन जाती है और **कुछ मरीजों में यह यकृत कैंसर का रूप धारण कर लेती है।** विशेषकर पुरुषों में इस तरह का कैंसर अधिक होता है।

रोग से बचाव और नियंत्रण : विषाणुजन्य बीमारी होने के कारण इस रोग का कोई विशेष इलाज नहीं है और रोग कई गम्भीर जटिलताएँ भी उत्पन्न करता है, अतएव रोग से बचे रहना अधिक अच्छा है। सौभाग्य से इस रोग के टीके उपलब्ध हैं। और इन्हें देश के टीकाकरण कार्यक्रम में भी शामिल कर लिया गया है।

(अ) यकृत-शोथ 'बी' का टीका (एच. बी. वी. वैक्सीन)—इस तरह के यकृत-शोथ से रक्षार्थ वर्तमान में दो तरह के टीके उपलब्ध हैं। विश्व स्वास्थ्य संगठन ने इन दोनों प्रकार के टीकों को सन्तोषजनक और सुरक्षित पाया है। इनमें एक मानव रक्त के प्लाज्मा से तैयार किया जाता है जबकि दूसरा पैतृक अभियांत्रिकी की सहायता से यीस्ट कोशिकाओं के डी.एन.ए. से बनाया जाता है। इस टीके का फायदा यह है कि इससे मानव प्लाज्मा में पाए जानेवाले अन्य तरह के विषाणुओं से संक्रमण का खतरा नहीं होता। इसके अलावा यह कुछ सस्ता भी है। भारत जैसे देश के लिए, जहाँ की जलवायु गर्म होने के कारण वैक्सीन खराब होने का खतरा होता है, यह टीका ज्यादा उपयोगी है।

1. *रक्त द्रव (प्लाज्मा) से बना टीका*—इस टीके को हेपेटाइटिस-बी विषाणु के वाहक व्यक्ति के रक्त द्रव से बनाते हैं। इसे विषाणु की सतह पर मौजूद एंटीजन (विषाणु विष) से तैयार करते हैं। इस एंटीजन को फार्मेलिन द्वारा निष्क्रिय कर देते हैं। इस टीके को मांसपेशियों में लगवाया जाता है। टीके की 1-1 मि.ली. की तीन मात्राएँ ली जाती हैं। पहली और दूसरी मात्रा के बीच एक माह का अन्तर होता है एवं पहली और तीसरी मात्रा के बीच 6 महीनों का अन्तर होता है। इस टीके से 3 से 5 वर्ष तक सुरक्षा मिलती है इसलिए 3 से 5 वर्ष के पश्चात् इसकी प्रभावी मात्रा पुनः ली जानी चाहिए। इसका खर्च 900 रुपए के आसपास होता है। बच्चों में यह खर्च 500 रुपए के आसपास है। उन्हें वैक्सीन की आधी मात्रा देते हैं।
2. *यीस्ट से बना टीका*—जैसा कि बतलाया गया है यह अमेरिका में अत्याधुनिक तकनीक, जिसे जेनेटिक इंजीनियरिंग कहते हैं से बना टीका है। इसे सन् 1987 में वहाँ बनाया गया था। इसको बनाने के लिए संक्रमित व्यक्ति के प्लाज्मा की जरूरत नहीं होगी।

किन व्यक्तियों को टीके लगवाने चाहिए?

1. वे व्यक्ति जिनको धोखे से या दुर्घटनावश संक्रमित व्यक्ति की रक्तयुक्त सुई चुभ गई हो या ऐसे व्यक्ति का रक्त चढ़ा दिया गया हो। विषाणु के वाहक व्यक्ति से यौन सम्बन्ध रखनेवालों को भी ये टीके लगवाना चाहिए।
2. शल्य चिकित्सक एवं पैथोलॉजी की प्रयोगशालाओं में कार्य करनेवाले व्यक्तियों को विशेष रूप से टीके लगवा लेने चाहिए।
3. संक्रमित माँ से पैदा हुए शिशु को भी टीका लगवाना चाहिए।

इस वैक्सीन का ऐसे व्यक्ति पर कोई प्रभाव नहीं होता जो पहले से ही विषाणुओं (एच.बी.एस.ए.जी.) से संक्रमित हो चुके हैं।

वैसे देश के विशेषज्ञों ने इस वैक्सीन को बच्चों के टीकाकरण कार्यक्रम में शामिल करने की सलाह दी है और यह प्रयास किए जा रहे हैं कि टीका पूर्वपेक्षा कम कीमत पर उपलब्ध हो। विश्व स्वास्थ्य संगठन ने भी विश्व की सभी सरकारों को इस टीकों को अपने कार्यक्रम में शामिल करने की सिफारिश की है। चीन, थाइलैंड, सिंगापुर, इंडोनेशिया जैसे राष्ट्रों ने भी इसे अपने टीकाकरण कार्यक्रम में सम्मिलित भी कर लिया है। (अब भारत में भी इसे टीकाकरण कार्यक्रम में शामिल कर लिया गया है)

(ब) इम्यूनोग्लोब्यूलिंस (हेपेटाइटिस-बी)—जिनको विषाणुयुक्त रक्त चढ़ा दिया गया है या अन्य दुर्घटनावश विषाणु उनके शरीर में पहुँच गया है, ऐसे व्यक्तियों को तुरन्त सुरक्षा देने के लिए ये इम्यूनोग्लोब्यूलिंस दिए जाते हैं। यदि **वैक्सीन और इम्यूनोग्लोब्यूलिंस दोनों को साथ-साथ दिया जाए तो ये अधिक प्रभावी होते हैं।**

(स) अन्य सावधानियाँ और उपाय— बचाव के लिए उक्त उपायों के अलावा इन बातों का ध्यान भी रखें :

1. रक्त लेते समय रक्तदाता की जाँच विषाणु के एंटीजन (HBSAG) के लिए अवश्य करवाएँ (इसे आस्ट्रेलिया एंटीजन भी कहते हैं)। यदि जाँच के परिणाम धनात्मक हों तो ऐसा रक्त कदापि न लें।
2. व्यावसायिक रक्तदाताओं से रक्त न लेकर सगे-सम्बन्धी का रक्तदान में लें।
3. विषाणु से संक्रमित वाहक व्यक्ति अपने रेजर, टूथब्रश इत्यादि अलग रखें।
4. बाहर यौन सम्पर्कों के मामलों में सावधानियाँ बरतें, कंडोम का इस्तेमाल करें। समलिंगी आदतों वाले लोग ये आदतें छोड़ ही दें। वेश्याओं को भी उचित सावधानियाँ रखने की जरूरत है।
5. इंजेक्शनों द्वारा नशा लेनेवाले व्यक्ति डिस्पोजेबल सिरिंज का प्रयोग करें या यह नशा छोड़ दें तो बेहतर है।

6. दाढ़ी स्वयं घर पर बनाएँ अथवा सैलूनों में नए ब्लेड और उचित एंटीसेप्टिक घोल का इस्तेमाल करवाएँ।
7. आस्ट्रेलिया एंटीजनयुक्त गर्भवती माताएँ होनेवाले बच्चे को रोग का टीका अवश्य लगवाएँ।

रोग का निदान : लक्षणों के अलावा आस्ट्रेलिया एंटीजन नामक जाँच से 10–15 मिनट में ही रोग या संक्रमण का पता चल जाता है। लेकिन रोग की पूरी स्थिति जानने के लिए उपर्युक्त वर्णित (हेपेटाइटिस 'ए' के साथ) सभी जाँचें करवाई जाती हैं।

रोग का इलाज : हेपेटाइटिस 'ए' की तरह इस बीमारी का भी विशेष इलाज नहीं है। इस रोग में भी वही सावधानियाँ अपनाते हैं और दवाएँ देते हैं जो हेपेटाइटिस 'ए' के साथ उल्लिखित है।

रोग की जटिलताएँ : कई रोगी पूरी तरह ठीक नहीं हो पाते। ये क्रोनिक हेपेटाइटिस के शिकार हो जाते हैं इसके बाद सावधानियाँ न रखी जाएँ तो यकृत की स्वस्थ कोशिकाएँ भी रोगग्रस्त होकर मर जाती हैं जिससे यकृत अपना कार्य नहीं कर पाता।

इनके अलावा कुछ मरीज एक बहुत ही गम्भीर स्थिति में पहुँच जाते हैं जिसे फल्मिनेटिंग हेपेटिक फेल्योर कहते हैं। इसमें यकृत की बहुत सी कोशिकाएँ (40 प्रतिशत से अधिक) मर जाती हैं और उसमें व्यपजनन भी हो जाता है। इस स्थिति में रोगी को मतिभ्रम, उन्माद, अर्द्ध बेहोशी इत्यादि जैसी तकलीफें होती हैं। रोगी का रक्तचाप गिर जाता है। गुर्दे भी काम करना बन्द कर देते हैं। बाद में रोगी की मृत्यु हो जाती है।

3. यकृत-शोथ-सी (हेपेटाइटिस-सी) : यकृत-शोथ उत्पन्न करनेवाले 'सी' प्रकार के विषाणु का पता सन् 1989 में चला है। यह विषाणु भी उन्हीं माध्यमों से एक व्यक्ति से दूसरे व्यक्ति में पहुँचते हैं जिनसे 'बी' विषाणु पहुँचता है (जैसे—रक्त एवं रक्त उत्पाद द्वारा इंजेक्शनों के माध्यम से इत्यादि) यह भी अत्यन्त खतरनाक किस्म का रोग है।

रोग के लक्षण : बीमारी का उद्‌भव काल औसतन 50 दिन होता है अर्थात् संक्रमण के लगभग 50 दिन के भीतर रोग के लक्षण उभरकर आते हैं। इस तरह के यकृत-शोथ के 80 प्रतिशत मरीजों में कोई विशेष लक्षण नहीं मिलते। वे बगैर बीमारी के विषाणुओं के वाहक बने रहते हैं। इनमें यकृत-शोथ का प्रमुख लक्षण पीलिया भी नहीं मिलता। शेष संक्रमितों में ऊपर बतलाए गए लक्षण जैसे—उल्टी की इच्छा, भूख न लगना, पेट के ऊपरी दाएँ हिस्से में दर्द, गहरे रंग की पेशाब आदि मिलते हैं। रक्त में बिलीरुबिन एवं अन्य एंजाइम (जैसे—S.G.O.T., S.G.P.T.) का स्तर बढ़ जाता है।

रोग का निदान :

1. विशेष तरह की जाँच पी.सी.आर. से रक्त में विषाणु का पता लग जाता है।

2. विषाणु के विरुद्ध रक्त में एंटीबाडीज भी मिलती है।
3. यकृत के छोटे से टुकड़े की जाँच सूक्ष्मदर्शी यंत्र द्वारा की जाती है। जिसे बायोप्सी कहते हैं।

इलाज : अल्फा इंटरफेरान इस रोग का सही इलाज है। इससे लगभग 50 प्रतिशत रोगियों को फायदा होता है। लेकिन यह इलाज अत्यन्त महँगा है।

बचाव एवं रोकथाम : चूँकि यकृत-शोथ-सी भी उन्हीं माध्यमों से फैलता है, जिन माध्यमों से यकृत-शोथ 'बी' फैलता है, इसलिए इससे बचाव के लिए वही सावधानियाँ रखते हैं जो यकृत-शोथ 'बी' के लिए रखी जाती हैं। आजकल सभी शहरों के रक्त कोषों में रक्त देने के पूर्व आस्ट्रेलिया एंटीजन के साथ हेपेटाइटिस-सी वाइरस की भी जाँच की जाने लगी है। यह जाँच भी महँगी है।

4. यकृत-शोथ-डी या डेल्टा हेपेटाइटिस : यह भी नए तरह का यकृत-शोथ है, जो हमेशा यकृत-शोथ-बी के साथ ही मिलता है। इस रोग के फैलने के माध्यम और बचाव एवं नियंत्रण के तरीके और टीके वही हैं जो यकृत-शोथ-'बी' के लिए होते हैं। यह रोग अभी तक भारत में बड़े पैमाने पर कहीं नहीं पाया गया है।

5. यकृत-शोथ-नॉन 'ए', नॉन 'बी' : जैसा कि नाम से विदित है इस रोग का विषाणु 'ए' और 'बी' विषाणु से सम्बन्धित नहीं होता। अभी इस यकृत-शोथ के पहचानने की कोई विधि विकसित नहीं हो सकी है। इसलिए जब अन्य तरह के यकृत-शोथ की जाँचों के परिणाम ऋणात्मक मिलते हैं तो समझा जाता है कि रोगी को नॉन-'ए', नॉन 'बी' तरह का यकृत-शोथ है। यह रोग सभी देशों में पाया जाता है।

इस तरह से यकृत-शोथ में विषाणुओं के दो विभिन्न समूह भाग लेते हैं। इनमें एक समूह रक्त इत्यादि द्वारा संक्रमण के लिए उत्तरदायी होता है जबकि दूसरा समूह पानी, दूध, भोजन, मल इत्यादि द्वारा बीमारी फैलाने के लिए उत्तरदायी होता है। यह पाया गया है कि भारत में जहाँ कहीं भी यकृत-शोथ महामारी के रूप में फैलता है उसका कारण इन दोनों समूह के विषाणु होते हैं।

इस विषाणु द्वारा यकृत-शोथ पर नियंत्रण के लिए वही सावधानियाँ अपनाई जाती हैं जो यकृत-शोथ-बी के लिए होती हैं।

सभी तरह के यकृत-शोथों के उक्त विवरण से स्पष्ट है कि ये रोग विकासशील देशों के लिए एक बड़ी समस्या है बल्कि इन रोगों को तो एड्स से भी भयानक बीमारी माना जा रहा है। एक अनुमान के अनुसार दुनिया में प्रतिवर्ष साढ़े तीन करोड़ से ऊपर केवल हेपेटाइटिस 'बी' के नए संक्रमित व्यक्ति तैयार हो रहे हैं। (जबकि एड्स से प्रतिवर्ष 50 लाख व्यक्ति संक्रमित होते हैं) इसलिए इस रोग से युद्ध स्तर पर निपटने की जरूरत है। केवल स्वास्थ्य विभाग ही नहीं बल्कि स्वैच्छिक और समाजसेवी संगठनों को भी इस कार्य में मदद देनी होगी।

31

मोतीझिरा (Typhoid Fever)

[खतरनाक संक्रामक रोग]

मोतीझिरा अथवा मियादी बुखार (टॉयफाइड) या इन्टेरिक फीवर (Enteric Fever) से प्राय: सभी लोग परिचित हैं। यह एक लम्बे समय तक परेशान करनेवाला ऐसा बुखार है जो व्यक्ति को कमजोर और चिड़चिड़ा बना देता है। यह रोग एस. टायफी या पेराटायफी नामक रोगाणुओं द्वारा फैलता है, जो मल-मूत्र द्वारा दूषित भोजन या पानी द्वारा मनुष्यों में पहुँच जाते हैं। और **इसके कारण बनते हैं स्वयं के गन्दे हाथ या मक्खियाँ।** लोग इस बुखार से आसांनी से बच सकते हैं। अत: इस रोग की जानकारी होना अत्यन्त जरूरी है।

विश्व में स्थिति

यह रोग विश्व के उन देशों में पाया जाता है जहाँ मल-मूत्र और गन्दगी के सही निष्कासन की व्यवस्था नहीं है अथवा पीने का शुद्ध पानी उपलब्ध नहीं होता है। जबकि विकसित देशों में जैसे ब्रिटेन में प्रति दस लाख की आबादी पर मात्र 1 रोगी पाया गया है। पूरे विश्व में लगभग 60 लाख व्यक्ति रोग से ग्रसित होते हैं, 6 लाख के ऊपर रोगी मर जाते हैं। एक और गम्भीर बात यह है कि आजकल 50 प्रतिशत रोगियों में जीवाणु प्रतिरोधक दवाइयाँ असर नहीं कर रही हैं क्योंकि जीवाणुओं ने इन दवाइयों के प्रति, प्रतिरोधक क्षमता विकसित कर ली है।

भारत में रोग की स्थिति

देश में प्रतिवर्ष लगभग 4 लाख लोग इस रोग से प्रभावित होते हैं। वर्ष 1995 में टॉयफाइड से ग्रसित 329499 रोगियों का पता लगा जिनमें से 672 रोगियों की मृत्यु हो गई। भारत के शहरी क्षेत्रों में अध्ययन के दौरान 17 वर्ष के नीचे के लगभग 1 प्रतिशत बच्चे रोग से प्रभावित पाए गए। इस तरह हमारे देश में भी टॉयफाइड या मियादी बुखार के रोगियों की संख्या कम नहीं कही जा सकती है।

कैसे होता है यह बुखार?

1. **रोग के कारक**—जैसा कि बतलाया गया है इस रोग का प्रमुख कारक होता है—एस. टायफी नामक जीवाणु लेकिन इसके साथ ही सालमोनेला पैराटायफी 'ए' और 'बी' से भी पैराटॉयफाइड बुखार आ सकता है। रोग के ये जीवाणु उबालने से या जीवाणुनाशक घोल से नष्ट हो जाते हैं। सभी तरह के रोगाणुओं द्वारा उत्पन्न बुखारों को (Enteric Fever) इन्टेरिक फीवर कहते हैं।
2. **रोग का संग्राहक एवं वाहक**—इस रोग का संग्राहक (Reservoir) एवं वाहक स्वयं मनुष्य ही होता है। उसके मल तथा मूत्र में भी रोग के जीवाणु मौजूद रहते हैं। और ये जीवाणु सावधानी एवं साफ-सफाई के अभाव में सम्पर्क में आनेवाले अन्य स्वस्थ व्यक्तियों को भी लम्बे समय तक रोग का शिकार बना सकते हैं। टॉयफाइड से या पैराटॉयफाइड रोग का शिकार रोगी बुखार आने के बाद 6 से 8 सप्ताह तक रोग के जीवाणु उत्सर्जित करता है। जबकि कुछ रोगी कुछ महीनों से लेकर कई वर्षों तक ये रोगाणु उत्सर्जित करते रहते हैं और लोगों को यह रोग बाँटते रहते हैं। इतिहास के पन्नों में एक ऐसा मामला भी पाया गया है जिसने अपने जीवन काल में 1300 स्वस्थ लोगों का टॉयफाइड का शिकार बनाया। कुछ लोग तो इस रोगाणु के वाहक 50 वर्ष तक बने रहे।
3. **बीमारी का स्रोत**—प्राथमिक स्रोत बीमार या वाहक व्यक्ति का मल एवं मूत्र होते हैं। लेकिन इसके अलावा दूषित जल, मक्खियाँ या मनुष्य की उँगलियों द्वारा भी रोग के जीवाणु एक व्यक्ति से दूसरे व्यक्ति में फैलते हैं। **रोग के जीवाणु दूषित दूध या अन्य खाद्य वस्तुओं में भी हो सकते हैं। यहाँ तक कि बर्फ और आइसक्रीम में भी ये जीवित रहते हैं।**

किनको रोग होता है?

यह किसी भी उम्र के व्यक्ति को हो सकता है परन्तु 5 से 19 वर्ष की उम्र में अधिकतर होता है तथा स्त्रियों के बजाय पुरुष वर्ग में रोग ज्यादा पाया जाता है। शारीरिक रोग प्रतिरोधक शक्ति भी रोग के होने या न होने में भूमिका निभाती है। वैसे रोग पूरे वर्ष होता है लेकिन जुलाई से लेकर सितम्बर के महीनों, विशेषकर बरसात में टॉयफाइड के अधिक रोगी पाए जाते हैं। इन दिनों मक्खियों की संख्या भी बढ़ जाती है।

अन्य स्थितियाँ

देश में **खुले मैदानों या खेतों में शौच जाने की प्रथा तथा पीने के पाइप गन्दी गलियों में से होकर जाने के कारण रोग अधिकतर फैलता है।** हमारे यहाँ साग-भाजियों की

गन्दगी ठीक से साफ न करने के कारण भी रोग होता है। सीधी सी बात है कि उचित साफ-सफाई (चाहे वह घरों की हो या व्यक्तिगत) के अभाव में रोग ज्यादा होता है। जब मक्खियाँ मल पर बैठकर पानी के बर्तनों या खाद्य पदार्थों पर बैठती हैं और ऐसे खाद्यों को लोग खाते हैं तो रोग हो जाता है। नाखूनों में मल पदार्थ लगा रह जाए तो भी रोग हो सकता है। आजकल गन्दे नालों के पानी से सब्जियाँ उगाई और धोई जाती हैं जो इस रोग का बड़ा कारण है।

रोग का उद्भव काल

सामान्यतः शरीर में रोगाणुओं के प्रवेश के 10 से 14 दिन के भीतर रोग के लक्षण मिलने लगते हैं। कुछ स्थितियों में यह समय 2-3 दिन कम भी हो सकता है।

रोग के लक्षण

1. रोगी को तेज बुखार आता है, कँपकँपी या ठंड भी लग सकती है।
2. साथ में हाथ-पैर दर्द, सिर दर्द, खाँसी जैसे लक्षण मिलते हैं। गले में दर्द या सूजन हो सकती है।
3. पेट में दर्द और कब्ज की शिकायत होती है। बाद में दस्त भी लग सकते हैं।
4. 7 से 10 दिन में बुखार कम हो जाता है लेकिन रोगी काफी कमजोर हो जाता है। इस समय विडाल जाँच में टॉयफाइड की पुष्टि हो जाती है।
5. कभी-कभी दो सप्ताह पश्चात् टॉयफाइड बुखार पुनः आ सकता है। यह तब होता है जब इलाज सही न लिया जाए।
6. सीने और पेट पर गुलाबी दाने सरीखे दिखते हैं।

मियादी बुखार (Typhoid Fever) की पहचान

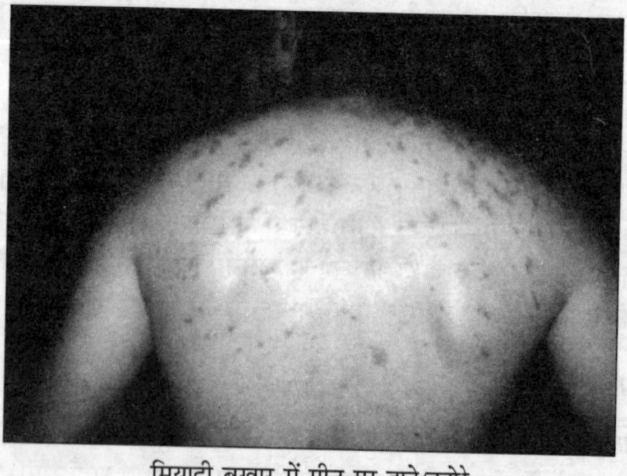

मियादी बुखार में पीठ पर दाने/ददोरे

रोग की जटिलताएँ

लगभग 30 प्रतिशत मामलों में जब इलाज लगातार और पर्याप्त नहीं लिया जाता तो मोतीझिरा या टॉयफाइड रोग जटिल अवस्था में पहुँच जाता है। इस स्थिति में आँतों में छेद हो सकता है और मलद्वार से खून आ सकता है। ऐसी स्थिति में रोगी की मृत्यु सदमे (Shock) में जाने के कारण हो सकती है।

अन्य जटिलताओं में निमोनिया, हृदय झिल्ली की सूजन एवं गुर्दों की सूजन इत्यादि है। रोगी अत्यन्त चिड़चिड़ा या पागल तक हो सकता है। अतः रोग का इलाज योग्य चिकित्सक से शीघ्र करवाना चाहिए। टॉयफाइड को साधारण रोग समझकर इसके इलाज के प्रति लापरवाही नहीं बरतना चाहिए।

रोग की जाँचें

रोग की जाँच आसानी से हो जाती है। लेकिन प्रायः जाँच के परिणाम सात दिन के पश्चात् ही धनात्मक मिलते हैं। टॉयफाइड के लिए विडाल नामक जाँच (Widal) की जाती है। साथ ही इस रोग में रक्त के श्वेत रक्ताणु की संख्या कम हो जाती है। इसलिए इनकी संख्या भी पैथोलॉजिस्ट अपनी जाँच में देखते हैं। फिर चिकित्सक रिपोर्ट देखकर इलाज लिखते हैं।

बुखार को अच्छे थर्मामीटर द्वारा दिन में कई बार नापकर भी, एक सीमा तक टॉयफाइड बुखार की सम्भावना का पता चिकित्सक लगा लेते हैं।

कल्चर (Culture)

अच्छी पैथोलॉजी में मल एवं रक्त के कल्चर द्वारा भी चिकित्सक रोग की पहचान निश्चित करते हैं।

टॉयफाइड पर नियंत्रण

थोड़ी सी सावधानियाँ रखकर इस बुखार पर नियंत्रण पाया जा सकता है। यदि परिवार के किसी सदस्य को यह बीमारी होती है तो हमें प्रयास यह करना चाहिए कि घर–परिवार के अन्य सदस्यों या साथ उठने–बैठने वालों में न फैले। रोग के नियंत्रण अथवा रोकथाम के लिए तीन तरीके अपनाते हैं—

1. संग्राहक (Reservoir) पर नियंत्रण—इसके लिए शीघ्र रोग की पहचान जरूरी है ताकि रोग के संवाहक रोगी से सावधानियाँ बरती जा सकें। रोगी को अस्पताल में भर्ती करवाकर इलाज देना बेहतर रहता है। यदि यह सम्भव न हो तो घर पर ही उसे अलग रखने का प्रयास करना चाहिए। यह ध्यान रहे कि उसे पूरी मात्रा में पर्याप्त समय तक दवाइयाँ खिलाई जाएँ। रोगी के मल–मूत्र के सम्पर्क से बचने के लिए विशेष सावधानियाँ रखी जाएँ।

इलाज : आजकल इस रोग पर नियंत्रण के लिए अच्छे एंटीबायोटिक्स उपलब्ध हैं। पूर्व में प्रचलित क्लोरेमफेनीकाल तो रोग में असरकारक है ही अब सिप्रोफ्लाक्सेसिन, एमाक्सीसिलिन, कोट्राइमेक्साजोल इत्यादि दवाइयाँ भी उपलब्ध हैं। इलाज बहुत महँगा भी नहीं है। लेकिन अब शरीर पर कुप्रभाव के कारण क्लोरेमफेनीकाल दवा नहीं दी जाती है।

2. संवाहक पर नियंत्रण—रोग के संवाहक (Carriers) के मल-मूत्र या रक्त की जाँच कर उसकी पहचान की जाती है फिर उसे पर्याप्त मात्रा में एम्पीसिलिन अथवा अन्य रोग प्रतिरोधी दवाएँ खिलाते हैं ताकि रोग के जीवाणु खत्म हो जाएँ और वह टॉयफाइड रोग को दूसरे व्यक्तियों में न फैला सके।

व्यक्तिगत साफ-सफाई सम्बन्धित शिक्षा भी उसे दी जाती है। उदाहरणार्थ—नाखून काटना, **खाने के पूर्व अच्छे से हाथ साफ करना**, खुले स्थानों में शौच न जाना। सम्भव हो तो प्रत्येक घर में सेप्टिक टैंक वाला पक्का शौचालय बनवाना चाहिए। टंकी नालियों द्वारा गन्दगी के निष्कासन की व्यवस्था भी होना चाहिए। पेयजल और भोजन की शुद्धता पर भी पर्याप्त ध्यान दिया जाना चाहिए। क्योंकि यदि भोजन-पानी आदि टॉयफाइड के जीवाणुओंयुक्त होगा तो ऐसी स्थिति में रोग को फैलने से रोकना असम्भव है।

3. टीकाकरण (Immunisation)—यह कुछ सन्तोष की बात है कि आज रोग से बचाव के लिए उसके टीके उपलब्ध हैं। लेकिन टीकाकरण रोग से 100 प्रतिशत सुरक्षा नहीं देता है। तब भी जिन क्षेत्रों में रोग फैल रहा हो या रोगी के परिवारवालों को ये टीके लगवा लेना चाहिए।

टॉयफाइड के टीके (Vaccines)

आजकल तीन प्रकार के टीके उपलब्ध हैं। ये टीके हमारे देश में भी प्राप्त हो सकते हैं—1. मोनोवेलेंट टीका, 2. बाइवेलेंट टीका, 3. टी.ए.बी. (T.A.B.) टीका—आजकल यह वैक्सीन विश्व स्वास्थ्य संगठन के अनुसार, लगाने की सलाह नहीं दी जाती है।

मात्रा : वैक्सीन की दो खुराक त्वचा में इंजेक्शन द्वारा दी जाती हैं। दो मात्राओं के मध्य 4 से 6 सप्ताह का अन्तर रखा जाता है। बच्चों (1 से 10 साल तक) को 0.5 मि.ली. की बजाय 0.25 मि.ली. अर्थात् आधी खुराक देते हैं।

टीका तीन वर्ष तक रोग से रक्षा करता है, तीन वर्ष बाद इसे पुनः लगवाना होता है। इसे टीके की प्रभावी मात्रा या बूस्टर डोज कहते हैं।

आजकल पोलियो वैक्सीन की तरह मुँह द्वारा ली जानेवाली टॉयफाइड वैक्सीन भी विकसित की गई है। विश्व के पहचान देशों में कैप्सूल के रूप में भी एक विशेष वैक्सीन आई है।

टीकाकरण के मामले में अपने डॉक्टर की सलाह लेना उचित होता है। आजकल ये टीके निजी चिकित्सालयों में भी लगाए जाते हैं।

32

डेंगू (Dengue)

हमारे देश–प्रदेश चिकुन गुन्या जैसी बीमारी से तो प्रभावित थे ही लेकिन अब इससे भी अधिक खतरनाक बुखार डेंगू ने कई प्रदेशों में पाँव पसार लिए। दिल्ली जैसा चिकित्सा–सुविधाओं से सम्पन्न प्रदेश डेंगू से भयग्रस्त है। अखिल भारतीय आयुर्विज्ञान संस्थान में रोग से कुछ मौतें हो चुकी हैं। यहाँ तक कि कई चिकित्सक और स्वास्थ्यकर्मी भी रोग के शिकार मिले। दिल्ली में कई मौतों के अलावा राजस्थान में 27, महाराष्ट्र में 10, उ.प्र. में 7 तथा लुधियाना में 1 रोगी इस बुखार से अपनी जान गँवा बैठे। बिहार के पटना जिले में दो चिकित्सकों के भी डेंगूग्रस्त होने के समाचार मिले। कश्मीर तथा हरियाणा में भी इस रोग के मरीज हैं। दिल्ली में 800 से अधिक रोगी विभिन्न अस्पतालों में भर्ती हुए। कहा जाता है कि देश के अति विशिष्ट पद पर विराजमान राजनेता के निकटतम रिश्तेदार और उनके बच्चे भी डेंगू बुखार से ग्रस्त हो गए हैं। मध्य प्रदेश में रोग के नियंत्रण के लिए अलर्ट घोषित कर दिया गया। यहाँ गैर सरकारी तौर पर दो सौ रोगियों की मृत्यु डेंगू से हुई। और अन्य कई दूसरे राज्य भी इससे सतर्क हो गए हैं।

रोग की जटिल समस्या

सन् 1998 में दुनिया के 56 देशों से डेंगू और खूनी डेंगू के बारह लाख रोगियों का पता चला था। विश्व स्वास्थ्य संगठन के अनुसार इस रोग से विश्व में प्रतिवर्ष 5 करोड़ व्यक्ति संक्रमित होते हैं। इनमें 5 लाख रोगी खूनी (हेमरेजिक) डेंगू के होते हैं। तथा प्रतिवर्ष रोग से 12000 मौतें होती हैं। जिनमें अधिकतर बच्चे होते हैं। दक्षिण–पूर्व एशिया में बांग्लादेश, भारत, श्रीलंका, थाइलैंड, म्यांमार, इंडोनेशिया, प्रमुख रूप से डेंगू से प्रभावित देश हैं। डेंगू, यहाँ दस्त और निमोनिया जैसी बीमारियों के बाद बच्चों के अस्पतालों में भर्ती होने और उनकी मौतों का दूसरा बड़ा कारण है।

यह रोग उन बड़े शहरों में अधिक फैलता है जहाँ अनियंत्रित आबादी की वृद्धि होती है और पानी इत्यादि के निकास की सही व्यवस्था नहीं बन पाती है।

क्या है यह डेंगू?

डेंगू एडीज इजिप्टी मच्छरों के काटने से होनेवाला बुखार है। डेंगू बुखार एक विषाणुजन्य खतरनाक बीमारी है। यदि इसका तुरन्त इलाज न किया जाए तो रोगी की जान जा सकती है। डेंगू रोग में जब बुखार के साथ शरीर के उभरते चकत्तों से खून रिसता है तो इसे खूनी डेंगू बुखार भी कहा जाता है। यह मच्छरजनित 5 रोगों में से एक है।

डेंगू गरम जलवायु वाले पिछड़े देशों में अधिक होता है। जैसा कि बतलाया गया है भारत भी इस रोग से अछूता नहीं है। यह देश में जब-तब फैलता रहता है। रोग शहरी क्षेत्रों में अधिकतर पाया गया है।

रोग का कारण

मच्छरों से 5 तरह के रोग—मलेरिया, डेंगू, फाइलेरिया, चिकुन गुन्या और जापानी मस्तिष्क शोथ फैलते हैं और डेंगू रोग का कारण बैक्टीरिया से भी छोटे रोगाणु, वाइरस अथवा विषाणु चार विभिन्न प्रकार के होते हैं। जिन्हें डेन-1,2,3,4 कहा जाता है। *विषाणु मच्छरों द्वारा मानव शरीर में पहुँचते हैं।* विशेष तौर पर एडीज इजिप्टी नामक मच्छरों की प्रजाति डेंगू ज्वर फैलाने के लिए उत्तरदायी हैं। (यह प्रजाति चिकुन गुन्या फैलाने के लिए भी उत्तरदायी है।) यह ऐसे मच्छर के काटने पर होता है जिसमें रिजर्वायर के रूप में डेंगू के अर्बोवाइरस होते हैं। रोगी स्वयं भी डेंगू के विषाणुओं का संग्राहक (रिजर्वायर) होता है।

बीमारी का प्रकोप और लक्षण

मच्छरों के काटने के पश्चात् लक्षण आने में 8 से 10 दिन का समय लगता है। बीमारी की गम्भीरता विभिन्न रोगियों में अलग-अलग तरह की होती है। कुछ मरीजों में रोग 7 से 10 दिनों के अन्दर अत्यन्त गम्भीर स्थिति में पहुँच जाता है, जबकि कई मरीजों में रोग मामूली अवधि तक सीमित रहता है। शुरू के दो दिनों तक अधिक सिरदर्द व कमजोरी रहती है। शरीर में तो दर्द होता ही है लेकिन पीठ, कमर और जोड़ों में अधिक दर्द होता है। आँखों के चारों ओर की हड्डियों में भी तेज दर्द होता है, यहाँ तक कि नजर इधर-उधर चलाने में भी कष्ट होता है। आँखें लाल दिखती हैं। इस स्थिति में प्रकाश असहनीय लगता है। आँखों से आँसू निकलते हैं। उल्टी की इच्छा होती है, भूख और नींद चली जाती है और मरीज उदासीन अथवा डिप्रेस्ड हो जाता है। दूसरे-तीसरे दिन लक्षण अस्थायी रूप से चले जाते हैं फिर एक-दो दिन पश्चात् पुनः उपर्युक्त लक्षण तेज बुखार के साथ दिखते हैं। डेंगू ज्वर में गर्दन के दोनों ओर की लसिका ग्रन्थियों का आकार भी बढ़ जाता है। शरीर पर दाने या चकत्ते भी उभरते हैं। शुरू में ये चकत्ते दोनों हाथों के पृष्ठ भाग और दोनों

पैरों पर आते हैं फिर भुजाओं, जंघाओं तथा सीने पर और पीठ पर फैल जाते हैं। जबकि चिकुन गुन्या में चकत्तों की संख्या कम होती है।

डेंगू बुखार से पीड़ित एक बालिका

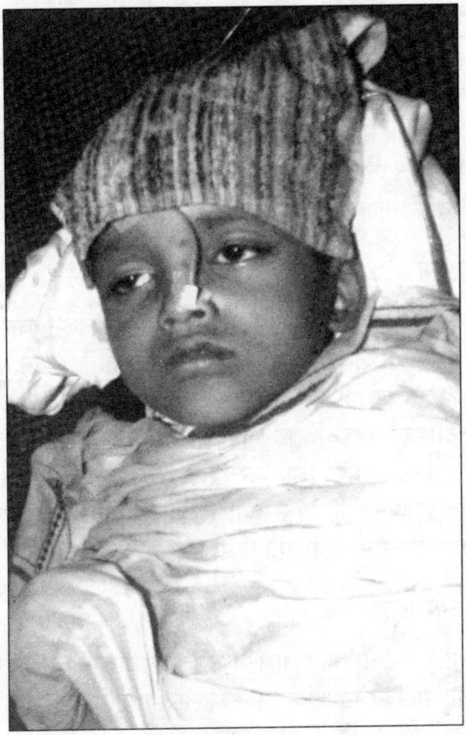

डेंगू रोग में तुरन्त इलाज जरूरी है वरना रोगी की हालत गम्भीर हो सकती है।

खूनी डेंगू

खूनी प्रकार का डेंगू बुखार दक्षिण-पूर्व एशिया में ही अधिकतर होता है, बाकी क्षेत्रों में यह अपवादस्वरूप ही पाया जाता है। इसमें बुखार आने के तीसरे अथवा चौथे दिन शरीर पर उभरे चकत्तों से खून जा सकता है। खून बहने के कारण रोगी के शरीर में रक्त की कमी हो जाती है और ऐसे रोगी की मृत्यु शरीर की रक्त संचार व्यवस्था में अवरोध के कारण शॉक अथवा सदमे से हो जाती है। इलाज के बावजूद इस तरह के लक्षणों वाले 10 प्रतिशत रोगी अपनी जान गँवा बैठते हैं। रोग में रोगी के रक्त में प्लेटलेट्स की संख्या अत्यन्त कम होने से उसके शरीर में खून का रिसाव होता रहता है।

रोग की पहचान

रोग की पहचान ऊपर बतलाए विशेष लक्षणों द्वारा तो हो ही जाती है, लेकिन रोग की मामूली दशा में चिकित्सक रोग की पहचान अन्य विषाणुजन्य बुखारों के रूप में भी कर सकते हैं।

कई बार डेंगू की गम्भीर अवस्था को कुछ चिकित्सक येलो फीवर भी समझ लेते हैं। लेकिन पेशाब की जाँच से सही निदान हो जाता है। खून की जाँच में एंटीबाडीज का माप बढ़ जाता है क्योंकि डेंगू रोग के विषाणु खून में भी होते हैं, इसलिए खून की जाँच भी की जा सकती है। रक्त जमानेवाली प्लेटलेट्स की संख्या कम हो जाती। मेडिकल कॉलेजों में डेंगू की एलाइचा जाँच की सुविधा है। लेकिन अब कई जिला चिकित्सालयों में भी यह जाँच होने लगी है।

डेंगू बुखार का इलाज

वैसे डेंगू ज्वर का कोई विशेष इलाज उपलब्ध नहीं है। दर्द निवारक दवाएँ जैसे पैरासिटामोल से मरीज के शरीर का दर्द कम किया जाता है। खून बहने के कारण रक्त की कमी को रक्ताधान या ब्लड ट्रांसफ्यूजन द्वारा पूरी करते हैं। खूनी प्रकार के डेंगू में कार्टिकोस्टेराइड्स दवाओं का भी उपयोग किया जाता है लेकिन यह सब अनुभवी चिकित्सकों के परामर्शानुसार करते हैं। वैसे डेंगू के लक्षण मिलने पर तुरन्त चिकित्सक को दिखलाना चाहिए। उसकी सलाह से रोगी को अस्पताल में भर्ती करना चाहिए। और इस रोग में एस्प्रिन जैसी दर्द निवारक दवा नहीं लेनी चाहिए।

रोग पर नियंत्रण और उससे बचाव

जैसा कि कहा गया है कि रोग के इलाज से उसका बचाव बेहतर होता है। यह बात डेंगू बुखार के लिए सटीक है। चूँकि इसका इलाज पर्याप्त रूप से उपलब्ध नहीं है अत: बचाव पर ही ध्यान केन्द्रित करना जरूरी है।

डेंगू से बचने के लिए एडीज मच्छरों से बचना जरूरी है। रुका हुआ पानी यहाँ तक कि कूलरों की टंकियों के पानी को अलग कर देना चाहिए, साथ ही गन्दगी और गड्ढों के पानी एवं कीचड़ इत्यादि को भी सही निस्तारित कर देना चाहिए ताकि इनमें मच्छरों की पैदाइश को रोका जा सके। रोगी भी इस विषाणु का रिजर्वायर (संग्राहक) होता है अत: उसे (रोगी को) अलग मच्छरदानी में रखना चाहिए ताकि उसके मच्छर काटकर रोग न फैलाएँ। घरों में पानी के बर्तन ढककर रखें।

आजकल मच्छरों के लार्वा खानेवाली मछलियाँ (गम्बूसिया) आती हैं जिनको यदि घर में या आसपास पानी हो तो उसमें छोड़ देना चाहिए। इससे भी मच्छरों पर रोक लगाई जा सकती है। कीटनाशकों का छिड़काव और फागिंग भी मच्छरों पर नियंत्रण रखती है।

रोग फैलानेवाला मच्छर

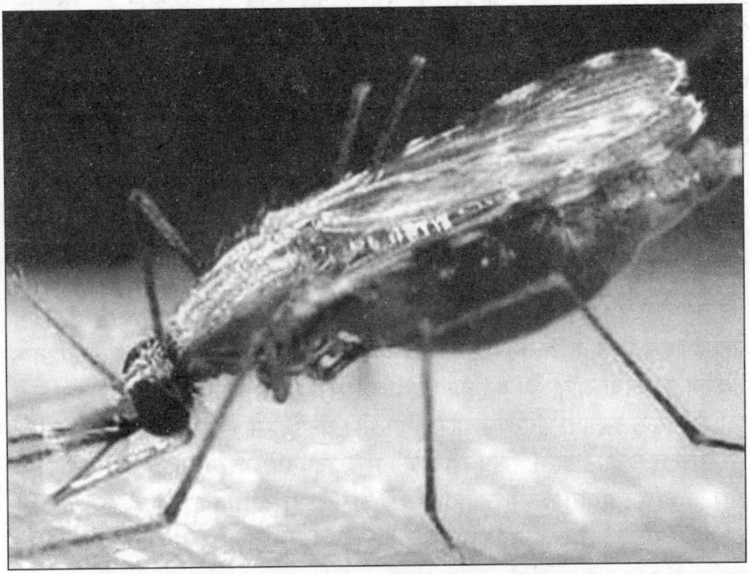

रोग से बचाव के लिए मच्छरदानी का प्रयोग करें

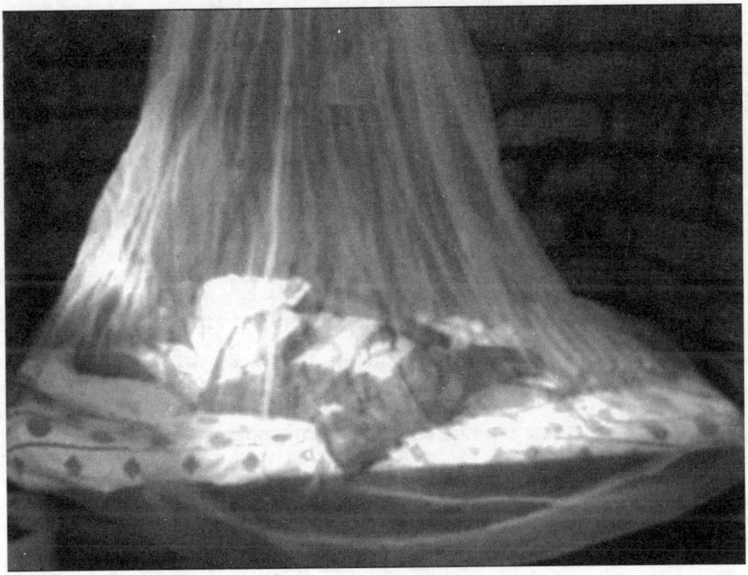

मच्छरदानी : महाकल्याणी

मच्छरों के लार्वा को नष्ट करने के लिए आर्गेनोफास्फोरस की कीटनाशकों जैसे, टीमोफास या अबेट का प्रयोग करते हैं। इससे तीन महीने तक पानी में लार्वा उत्पन्न नहीं होते। इसके अलावा पानी मनुष्यों के लिए हानिप्रद भी नहीं होता। इसलिए पानी को ऊपरी उपयोग में ला सकते हैं लेकिन इसे पिया न जावे। कीटनाशक को रेत में मिलाकर उपयोग में लाते हैं। घरों में मच्छर जालियाँ लगवाएँ, फुलपैंट, फुलशर्ट पहनें एवं मोजों का भी उपयोग करें।

डेंगू के प्रकोप वाले स्थानों में मच्छरों से बचाव के लिए बहुत ही कम आयतन में (अल्ट्रा लो वॉल्यूम-यू.एल.वी.) मेलाथियान का ऐरोसाल छिड़काव करते हैं (250 मि.ली. प्रति हेक्टेयर)। इस कीटनाशक की हवा में तैरती छोटी-छोटी बूँदें मच्छरों को नष्ट कर देती हैं। इसी तरह पानी में भी यह छिड़काव मच्छरों को नष्ट करने में सक्षम होता है। दस दिनों के अन्तर से पुनः यह छिड़काव करने से मच्छरों पर काफी हद तक नियंत्रण पा लिया जाता है। यह तथ्य एडीज रिसर्च सेंटर, बैंकाक के प्रयोगों द्वारा ज्ञात हुआ है। इसके अलावा पायरेथम की फागिंग भी (धुआँ करना) मच्छरों को नष्ट करती हैं।

मच्छर न काटें इसके लिए लोगों को मच्छरदानियों एवं मच्छर भगानेवाले अन्य साधनों का भी प्रयोग करना चाहिए। धुएँ वाली अगरबत्तियों इत्यादि का प्रयोग भी करें। घरों में मच्छर जालियाँ लगवाएँ।

रोग का टीका

जहाँ तक रोग के टीके का प्रश्न है तो अभी तक ऐसा कोई सन्तोषजनक परिणाम देनेवाला डेंगू का टीका विकसित नहीं हो पाया है। हाँ, प्रयोग चल रहे हैं और वैज्ञानिक इसके प्रति आशान्वित भी हैं।

समस्या के अन्य पहलू

हमारे यहाँ एक अदना से एडीज इजिप्टी मच्छर से फैलनेवाले ये विषाणुजन्य बुखार लगभग पूरे देश को दहशत में ले लेते हैं। प्रश्न यह है कि पश्चिमी देशों में ये बीमारियाँ शायद ही कभी होती हैं। वहाँ इतिहास बन चुके ये रोग जब-तब भारत जैसे विकासशील देशों में कहर क्यों मचा देते हैं। तो क्या इसके लिए केवल उष्ण कटिबन्धीय जलवायु ही उत्तरदायी है? इसका उत्तर हाँ में तो दिया जा सकता है लेकिन कुछ दूसरे कारण भी मच्छरों के पनपने के लिए उत्तरदायी हैं। जैसे जल और गन्दगी के निकास की सुरक्षित व्यवस्था का हमारे गाँव और शहरों में अभाव। इसके लिए हमारे नगरीय निकाय तो उत्तरदायी हैं ही, साथ ही लोगों में रहन-सहन के उचित तरीकों और सार्वजनिक हित की सोच का अभाव भी कम दोषी नहीं है। स्वास्थ्य सेवाओं की कुछ कमियों को भी उत्तरदायी माना जा सकता है। लेकिन मच्छरों के पनपने पर अंकुश बगैर नगरीय निकायों और अन्य विभागों के सहयोग

से सम्भव नहीं है। यहाँ यह भी हुआ है कि शुरू से मलेरिया विभाग को उतना महत्त्वपूर्ण नहीं माना गया जितना उसे मानना चाहिए, परिणामतः यह विभाग उतना सक्षम और साधनसम्पन्न नहीं बन सका जितनी आज आवश्यकता है।

यह सब उल्लेख करने का अभिप्राय है कि इस विभाग को प्रभावी बनाने के लिए पुनर्गठन और साधनसम्पन्न बनाने की जरूरत है। तभी वह मच्छरजनित पाँच अथवा छह खतरनाक रोगों से लड़ने में सक्षम हो पाएगा। इस विभाग में अनुभवी चिकित्सकों और विशेषज्ञों को भी लिया जाना चाहिए और साथ ही फील्ड वर्कर्स भी बढ़ाने चाहिए। साथ ही, *अनियंत्रित आबादी और टाउन प्लानिंग पर भी ध्यान देना होगा।*

33

चिकुन गुन्या (Chikun Gunya)

[जानिए, इस खतरनाक समझे जानेवाले रोग के बारे में सभी कुछ]

भारत में, विशेषकर आन्ध्र, कर्नाटक, महाराष्ट्र, उड़ीसा और मध्य प्रदेश में चिकुन गुन्या ज्वर भय का पर्याय बना हुआ है। जोड़ों को भयंकर पीड़ा से निष्क्रिय बना देनेवाला यह बुखार एक सप्ताह में ही व्यक्ति को इतना कमजोर कर देता है कि वह कोई कार्य करने में स्वयं को अक्षम पाता है। चिकुन गुन्या शब्द अफ्रीकी है क्योंकि इस बुखार की शुरुआत अफ्रीकी देशों से ही हुई थी। इसका शाब्दिक अर्थ है हड्डी टूटने जैसा दर्द अतः कुछ लोग इसे हड्डी तोड़ बुखार भी कहने लगे हैं। मच्छरजन्य यह खतरनाक बुखार देश में अब तक लाखों लोगों को अपनी चपेट में ले चुका है और सैकड़ों मौतें इस रोग की जटिलताओं के कारण हो चुकी हैं। आज भी बुखार का आतंक कम नहीं हुआ है। बहुत से लोगों में इस रोग के प्रति गलत धारणा भी प्रचलित है और वे इस बुखार से आवश्यकता से अधिक भयभीत हैं। आइए, जानें इस बुखार के सम्बन्ध में वास्तविक तथ्य और साथ ही जानें बुखार से बचाव के उपायों और इलाज के बारे में।

चिकुन गुन्या रोग का इतिहास

जैसा कि बतलाया गया है कि यह रोग मच्छरों द्वारा फैलता है और मच्छर की एडीज, क्यूलेक्स एवं मानसोनिया प्रजातियाँ चिकुन गुन्या को फैलाती हैं। इस रोग का जनक एक विषाणु अर्थात् वाइरस होता है, यह विषाणु जो अर्बोवाइरस समूह का होता है, सर्वप्रथम सन् 1952-53 में तंजानिया देश में मच्छरों और मनुष्यों में खोजा गया था। सन् 1963-64 में यह बुखार कलकत्ता में भी कुछ लोगों में पाया गया। इसके पश्चात् सन् 1965 में मद्रास (चेन्नई) शहर में लगभग 3 लाख लोग इसके शिकार बने। इसके पश्चात् आन्ध्र में 1971 में रोग पाया गया फिर लगभग 35 वर्षों तक इस बुखार से पीड़ित होने के समाचार भारत के किसी शहर या गाँव में नहीं मिले लेकिन लम्बे अन्तराल के बाद सन् 2005 और 2006 में यह रोग दक्षिण भारत,

महाराष्ट्र, मध्य प्रदेश इत्यादि में जबर्दस्त रूप में फैल गया था। सन् 2005 में आन्ध्र के सिकन्दराबाद और हैदराबाद से होती हुई यह बीमारी महाराष्ट्र के मालेगाँव पहुँच गई और वहाँ से 2006 में छिंदवाड़ा, बैतूल होते हुए मध्य प्रदेश के बुंदेलखंड सहित बड़वानी, बुरहानपुर जैसे कई जिलों में फैल गई है। देश में अब तक लाखों लोग इसकी चपेट में आ चुके हैं। और इस हड्डीतोड़ बुखार का कहर अभी भी पूर्ण रूप से थमा नहीं है। (यह रोग अभी भी जब-तब हो रहा है।)

उड़ीसा में केवल फरवरी-मार्च, 2006 में इस रोग से ग्रसित 5000 रोगी पाए गए। मध्य प्रदेश में तो इस बुखार से ग्रस्त रोगियों की संख्या 60,000 को पार कर चुकी थी। मई, 2006 से अब तक 3 लाख लोग देश में चिकुन गुन्या से प्रभावित हो चुके हैं।

कैसे फैलता है यह चिकुन गुन्या

चिकुन गुन्या को फैलानेवाले मच्छर (एडिज, इजिप्टी) जब रोग के विषाणु से संक्रमित मनुष्य अथवा बन्दर या किसी अन्य जंगली जानवरों को काटते हैं तो उनकी लार में रोग के विषाणु पहुँच जाते हैं और ये विषाणु मच्छर को संग्राहक (Reserior) बना लेते हैं। फिर यह संग्राहक मच्छर जब स्वस्थ मनुष्य को काटता है तो उसके खून में चिकुन गुन्या के अर्बोवाइरस छोड़ देता है और वह स्वस्थ व्यक्ति भी इस रोग का शिकार बन जाता है। जबकि इस रोग के वाहक मच्छर स्वयं असंक्रमित रहते हुए अपने पूरे जीवन काल में रोग को अन्य व्यक्तियों में फैलाते रहते हैं। मनुष्य इस विषाणु से ग्रस्त होने के पश्चात् पाँच-सात दिन ही संक्रामक अर्थात् रोग फैलाने की क्षमता से युक्त रहता है। मच्छरों को रोग का प्राथमिक वाहक माना गया है। इसके पश्चात् मनुष्य का क्रम है।

कुछ इस रोग के वाहक, मच्छर के बारे में

ये मच्छर सुबह-शाम 5 से 8 बजे के मध्य घरों में प्रवेश करते हैं अतः घरों में जालियाँ तो होना ही चाहिए लेकिन इस वक्त दरवाजे, खिड़कियाँ बन्द रहें तो अच्छा। इजिप्टी मच्छर आकार में बड़े होते हैं और प्रायः दिन में ही काटते हैं। इनके शरीर पर सफेद धारियाँ होने के कारण इन्हें टाइगर मच्छर भी कहा जाता है। मलेरिया फैलानेवाला एनाफिलीज तो एक व्यक्ति को काटने के बाद बहुत समय तक शान्त पड़ा रहता है लेकिन एडीज मच्छर एक ही समय में उड़कर कई लोगों को काटता है, जिससे अधिक लोग चिकुन गुन्या के शिकार बनते हैं। एक धारणा लोगों में यह भी है कि मच्छर केवल गन्दे पानी या नालियों में ही पैदा होते हैं जबकि यह धारणा गलत है। एडीज मच्छर एवं कई प्रजातियाँ स्वच्छ लेकिन रुके हुए पानी में भी अपना डेरा जमाकर संख्या में वृद्धि करती रहती हैं।

रोग का उद्‌भवन काल (Incubation Period)

मच्छर द्वारा काटने पर एकदम से व्यक्ति में रोग के लक्षण उत्पन्न नहीं होते बल्कि कुछ समय लगता है। शरीर में रोग के विषाणु के प्रवेश और बीमारी के लक्षण उत्पन्न होने के मध्य के समय को उद्‌भवन काल कहा जाता है। चिकुन गुन्या के मामले में यह समय 2 से 3 दिन तक का होता है लेकिन कुछ मामलों में यह 7 दिन भी हो सकता है।

रोग के लक्षण

रोग के लक्षण मलेरिया बुखार या डेंगू ज्वर से मिलते-जुलते हैं। इस ज्वर में कँपकँपी लगती है और 39 डिग्री सेल्सियस तक चढ़नेवाला बुखार आता है। मांसपेशियाँ एवं छोटे जोड़ों में और रीढ़ की हड्डी में भयंकर दर्द होता है। जोड़ों में सूजन भी आ सकती है। इन लक्षणों के अलावा कमजोरी आना, जी मचलाना एवं उजाला सहन न होना (**Photo phobia**) जैसे लक्षण उत्पन्न होते हैं साथ ही शरीर की त्वचा पर लाल दाने या चकत्ते आ सकते हैं। जोड़ों में दर्द और कमजोरी 5–7 दिनों तक बनी रहती है लेकिन कुछ मामलों में दर्द कई सप्ताह तक रह सकता है। **कुछ वृद्ध मरीजों में जोड़ों का दर्द महीनों तक चलता रहता है।**

चिकुन गुन्या (Chikun gunya)

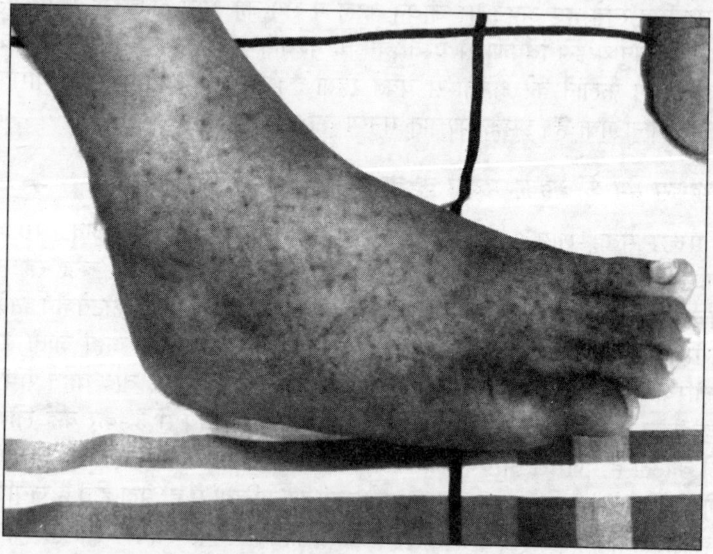

रोग में पैरों पर इस तरह के दाने आ जाते हैं।

अन्य बुखारों से चिकुन गुन्या बुखार में फर्क

तेज बुखार, कँपकँपी, सिरदर्द, थकान, उल्टी, भूख की कमी, इत्यादि लक्षण तो मलेरिया या डेंगू में भी मिलते हैं लेकिन चिकुन गुन्या में जोड़ों का असहनीय दर्द होने के साथ कमर में भी दर्द होता है। डेंगू बुखार में शरीर पर अधिक चकत्ते निकलते हैं जबकि चिकुन गुन्या में कम ददोरे या चकत्ते निकलते हैं—जैसा कि लोगों में भ्रान्ति फैली है। हाँ, मृत्यु इस बुखार में भी हो सकती है, लेकिन इसका औसत बहुत ही कम है। यदि **ठीक समय पर इलाज हो जाए तो रोगी की मृत्यु की सम्भावना बहुत कम होती है।**

रोग की जटिलताएँ (Comlications)

यदि रोग के इलाज के सम्बन्ध में सतर्कता न बरती जाए तो कुछ गम्भीर जटिलताएँ जैसे—मस्तिष्क की सूजन, यकृत की सूजन इत्यादि हो सकती है। अतः रोग के लक्षण आने पर तुरन्त योग्य चिकित्सक की सलाह लें। कई बार तेज बुखार के कारण भी रोगी की मृत्यु हो सकती है।

चिकुन गुन्या के परीक्षण (Investigations)

रोग की अन्तिम पहचान के लिए रक्त के नमूने को चिकुन गुन्या विषाणु के लिए आई.जी.एम. जाँच अथवा पी.सी.आर. जाँच करवाने के लिए राष्ट्रीय विषाणु संस्थान पुणे में भेजा जाता है। लेकिन स्थानीय स्तर पर भी रक्त की कुछ जाँचों से रोग का अन्दाजा हो जाता है। जैसे इस रोग में श्वेत रक्ताणुओं की संख्या कम हो जाती है, अतः सी.बी.सी. जाँच किसी भी अच्छी पैथोलॉजी लैब से कराई जा सकती है।

लोगों को एक बात और यह समझनी चाहिए कि रोग का चिकिन से कोई सम्बन्ध नहीं है बल्कि प्रचारित नाम चिकिन गुनिया की जगह इस रोग का नाम चिकुन गुन्या (Chikun gunya) है।

रोग का इलाज (Treatment)

चिकुन गुन्या के विषाणु को शरीर के अन्दर नष्ट करने की कोई विषाणुरोधक दवा अभी उपलब्ध नहीं है। फिर भी रोग के लक्षणों का इलाज बहुत कुछ सम्भव है। और रोग से होनेवाली मौतें टाली जा सकती हैं। अतः शीघ्र ही योग्य डॉक्टर से सलाह लेकर दवा शुरू कर देनी चाहिए। चिकित्सक जोड़ों एवं अन्य दर्द के लिए उचित दर्द निवारक दवाएँ लिखते हैं तथा बुखार को कम करने के लिए भी दवा देते हैं। यदि शरीर में पानी की कमी होती है तो ग्लूकोज, सेलाइन की बॉटल चढ़वाते हैं।

यह बुखार हफ्ते भर पश्चात् स्वतः ठीक होने लगता है। लेकिन बुखार की जटिलताओं को रोकने के लिए इलाज होना जरूरी होता है। क्योंकि रोगी की मृत्यु

तेज बुखार से भी हो सकती है। रोगी को आराम करना चाहिए साथ ही खूब पेय पदार्थ लेते रहना चाहिए ताकि शरीर में पानी अथवा खनिज लवणों की कमी न हो। दर्द निवारक दवाएँ खाली पेट न लें। क्योंकि इनसे आमाशय में अल्सर या रक्तस्राव की सम्भावना बन सकती है। दर्दनाशकों में आइबो प्रोफेन, पैरासिटामोल, डाइक्लोफेनेक दी जाती है इनसे कुछ मात्रा में बुखार भी कम होता है।

चिकुन गुन्या से बचाव (Prevention)

जैसा कि कहा गया है कि **रोग के इलाज से बेहतर बचाव होता है**। अत: भारत जैसे देशों में जहाँ गाँव में पर्याप्त और त्वरित चिकित्सा आसानी से उपलब्ध नहीं है। बचाव के तरीके अपनाना अधिक कारगर साबित हो सकता है।

यह रोग एडीज मच्छरों के प्रजनन पर रोक लगाने से नियंत्रित किया जा सकता है। क्योंकि रोग को फैलानेवाले अर्बोवाइरस के संग्राहक ये मच्छर ही होते हैं। इन मच्छरों को नष्ट करने के लिए कीटनाशकों का छिड़काव अथवा फागिंग भी एक तरीका है। जिससे रोग को काफी हद तक नियंत्रित करने में मदद मिल सकती है। इसके साथ ही निम्न उपाय भी अपनाएँ ताकि मच्छरों की संख्या में वृद्धि न हो और वे हमें काटें भी न।

1. घरों के इर्द-गिर्द हमेशा साफ-सफाई रखें। किसी भी स्थिति में पानी जमा न होने दें ताकि मच्छर उत्पन्न न हों। घर के बाहर गड्ढों में पानी एकत्र न होने पाए, यह विशेष ध्यान रखें।
2. घर के अन्दर कूलर का पानी दो-तीन दिनों के अन्तराल से बदलें। फ्रिज के नीचे की ट्राली का पानी भी तुरन्त फेंक दें। इसी तरह घर के अन्दर मनीप्लांट लगे हों तो उनका पानी एक-दो दिन में बदलते रहें। फिश टैंक खुले न रखें। बाथरूम साफ रखें।
3. मेलाथिआन, डी.डी.टी. के छिड़काव के लिए आनेवाले स्वास्थ्य विभाग के कर्मचारियों का सहयोग करें। छिड़काव से मच्छरों के लार्वा नष्ट हो जाते हैं।
4. मच्छरदानियों का उपयोग करें। पूरी बाँहवाली शर्ट और लम्बे पैंट पहनें। मोजों का इस्तेमाल भी करें क्योंकि मच्छर अक्सर पैरों के निचले हिस्सों में काटते हैं।
5. घरों की खिड़कियों और रोशनदानों तथा दरवाजों में मच्छरजालियाँ लगवाएँ।
6. मच्छर भगानेवाले बिजली चलित साधनों का सहारा भी लिया जा सकता है। शरीर पर मच्छरों को दूर रखनेवाली क्रीम भी लगाई जा सकती है।
7. गम्बूसिया या गप्पी मछलियाँ भी मच्छरों के लार्वा को खा जाती हैं अत: घरों के आसपास जलाशय या बड़े गड्ढे हों तो मलेरिया विभाग की मदद

से इन मछलियों को जलाशयों में डलवाया जा सकता है। आजकल मलेरिया विभागों में इन मछलियों को उपलब्ध करवाकर डलवाने की व्यवस्था है।

इस तरह साफ-सफाई और बचाव के पर्याप्त तरीके अपनाए जाएँ तो मच्छर-जनित चिकुन गुन्या और अन्य डेंगू जैसे बुखारों पर भी नियंत्रण पाया जा सकता है। अतः चिकुन गुन्या से लोगों को अनावश्यक रूप से डरने की जरूरत नहीं है बल्कि जरूरत है उसे जानने-समझने की और बचाव के तरीके अपनाने की। ऊपर बतलाए तरीकों से मच्छरजनित डेंगू, मलेरिया, फाइलेरिया और जापानी एन्सेफेलाइटिस से भी बचाव हो सकता है।

34

मलेरिया (Malaria)

[जानिए, मलेरिया और उसकी रोकथाम के बारे में]

वर्तमान में विश्व के 100 देश मलेरिया प्रभावित हैं और लगभग 3 से 5 अरब (500 करोड़) मलेरिया के रोगियों का प्रतिवर्ष पता चलता है। इनमें से 90 प्रतिशत अफ्रीकी देशों के होते हैं और मलेरिया से 11 लाख से 27 लाख रोगी प्रतिवर्ष मरते हैं। अफ्रीका में तो 5 वर्ष के नीचे के बच्चों की होनेवाली कुल मौतों का कारण मलेरिया ही होता है। इस तरह मलेरिया जैसा रोग भी एक बड़ी स्वास्थ्य समस्या बना हुआ है और जिस पर आज भी प्रभावी तरीके से नियंत्रण नहीं हो सका है।

भारत में रोग की स्थिति

भारत में मलेरिया के नियंत्रण के लिए 1977 में एक नई योजना लागू होने से सन् 1976 में रोगियों की संख्या लगभग 70 लाख से घटकर सन् 1984 में लगभग 20 लाख रह गई और 1997 से यह देखा गया कि यह संख्या क्रमशः और भी घट रही है।

सन् 2003 के दौरान सोलह लाख पचास हजार मामलों की सूचना मिली और 943 मृत्युएँ मलेरिया से हुईं, लेकिन मलेरिया उत्तर-पूर्वी राज्यों में अभी भी एक गम्भीर समस्या बना हुआ है। और क्लोरोक्विन जैसी दवा का पी. फेल्सीपारम नामक मलेरिया रोग पर कोई असर शेष नहीं बचा है—उत्तर-पूर्वी क्षेत्रों के ये राज्य हैं—अरुणाचल, त्रिपुरा तथा मेघालय।

इनके अलावा अधिकतर मलेरिया रोग से ग्रस्त होनेवाले प्रदेश हैं—आन्ध्र प्रदेश, छत्तीसगढ़, गुजरात, झारखंड, मध्य प्रदेश, महाराष्ट्र, उड़ीसा और राजस्थान। इन राज्यों की चार करोड़ चालीस लाख आदिवासी क्षेत्रों की जनसंख्या में पूरे देश के कुल फेल्सीफारम मलेरिया के 50 प्रतिशत मामले पाए जाते हैं।

मलेरिया क्या है

मलेरिया एककोशीय प्राणी प्लास्मोडियम द्वारा, मादा एनाफिलीज मच्छर के माध्यम से फैलनेवाला रोग है। जिसमें ठंड लगकर तेज बुखार आता है, लेकिन ये लक्षण रोग फैलानेवाले प्लास्मोडियम के प्रकार के अनुसार बदल भी सकते हैं। कई मामलों में बुखार एक दिन छोड़कर आता है (एक दिन का आँतर)। रोग के लक्षण का विस्तृत वर्णन आगे किया जाएगा।

रोग का इतिहास

सन् 1880 अर्थात् लगभग सवा सौ वर्ष पूर्व वैज्ञानिक लेवरन ने अल्जीरिया में इस बात की खोज की, कि मलेरिया के परजीवी मनुष्य की लाल रक्त कोशिकाओं में मौजूद होते हैं। इन्हें सूक्ष्मदर्शी यंत्र द्वारा देखा जा सकता है। सन् 1897 में सर डोनाल्ड रोज ने भारत के सिकन्दराबाद नगर में इस तथ्य का पता लगाया कि मलेरिया परजीवी मच्छरों द्वारा एक व्यक्ति से दूसरे व्यक्ति में पहुँचते हैं और 1948 में इस बात की खोज हुई कि यह रोग मच्छरों की सभी प्रजातियों द्वारा नहीं फैलाया जाता, बल्कि मादा एनाफिलीज इसके लिए जिम्मेदार होती है।

मलेरिया रोग कैसे फैलता है?

मलेरिया रोग का जीवाणु प्लास्मोडियम प्रमुख रूप से दो प्रकार का होता है—एक, प्लास्मोडियम वाइवेक्स और दूसरा, प्लास्मोडिया फेल्सीपारम। ये रोगाणु परजीवी होते हैं अर्थात् ये अपना पोषण मनुष्य के रक्त से ग्रहण करते हैं। इनका जीवन चक्र का कुछ हिस्सा मनुष्य के रक्त में तथा शेष भाग मच्छर के शरीर में बीतता है।

जब मादा एनाफिलीज मच्छर मलेरिया से ग्रस्त रोगी का रक्त चूसती है तो खून के साथ बहुत से मलेरिया रोग के परजीवी मच्छर के पेट में पहुँच जाते हैं और कुछ दिनों में यह मच्छर जब किसी स्वस्थ मनुष्य को काटती है तो मलेरिया के परजीवी लार द्वारा उसके रक्त में प्रवेश कर जाते हैं और अपनी संख्या बढ़ाते रहते हैं।

लक्षण

मनुष्य के शरीर में मलेरिया रोग के जीवाणुओं के प्रवेश के बाद 14 से लेकर 21 दिन के अन्दर उसे मलेरिया ज्वर आता है। जब परजीवी रक्त कोशिकाओं को तोड़कर बाहर निकलते हैं तो रोगी को कँपकँपी या ठंड महसूस होती है। तेज बुखार के पश्चात् पसीना आता तथा रोगी कमजोरी महसूस करता है बाद में उसे गर्मी भी लगती है।

आजकल मलेरिया संक्रमण में किताबों में वर्णित पुराने लक्षण कई मामलों में नहीं मिलते। उदाहरणार्थ ठंड लगकर बुखार न आकर केवल बदन दर्द या सिरदर्द होता है और रोगी की जाँच करने पर मलेरिया पाया जाता है। मलेरिया बुखार कई

बार एक दिन छोड़कर एक दिन आता है। अफ्रीकी देशों एवं भारत में बच्चों में खून की कमी का एक बड़ा कारण मलेरिया रोग भी है।

अक्सर पुराने रोग में रोगी की तिल्ली बढ़ जाती है तथा उसे खून की कमी (रक्ताल्पता) भी हो जाती है। अत: मलेरिया रोग को साधारण न मानते हुए, लक्षण मिलने पर तुरन्त चिकित्सक को दिखलाकर दवा लें।

मलेरिया रोग की पहचान

रोग की पहचान चिकित्सक लक्षणों के आधार पर करने के अलावा इसके लिए रक्त पट्टिका (Slide) बनवाकर पैथोलॉजी विशेषज्ञ से सूक्ष्मदर्शी जाँच भी करवाते हैं। इसमें दोनों प्रकार के जीवाणुओं (वाइवेक्स एवं फेल्सीपारम) का पता चल जाता है।

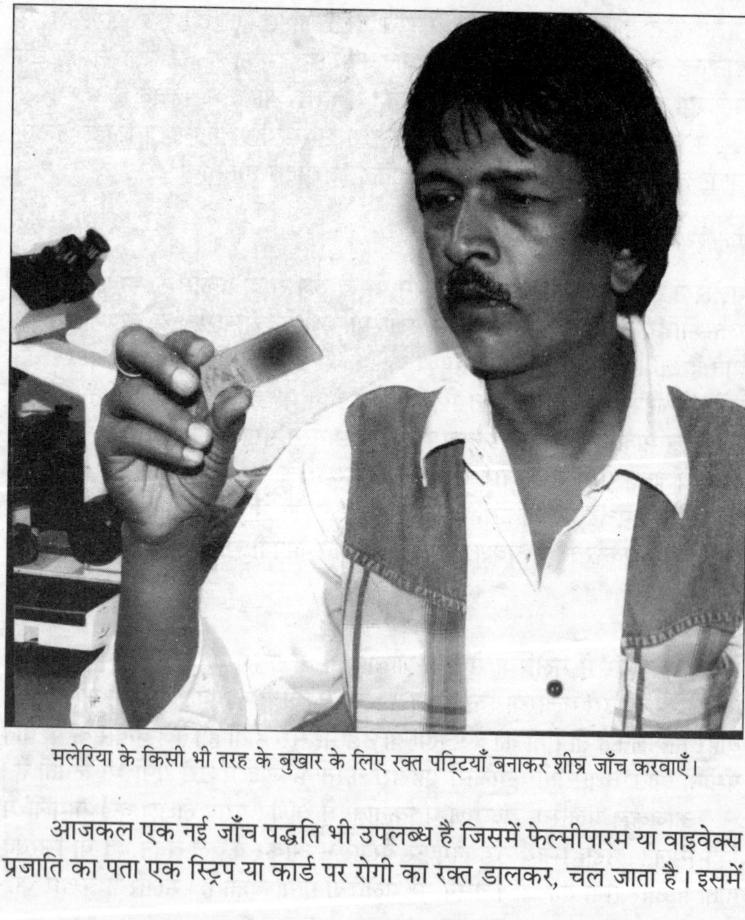

मलेरिया के किसी भी तरह के बुखार के लिए रक्त पट्टियाँ बनाकर शीघ्र जाँच करवाएँ।

आजकल एक नई जाँच पद्धति भी उपलब्ध है जिसमें फेल्मीपारम या वाइवेक्स प्रजाति का पता एक स्ट्रिप या कार्ड पर रोगी का रक्त डालकर, चल जाता है। इसमें

समय भी कम लगता है, लेकिन यह जाँच सौ प्रतिशत सही नहीं होती है। वैसे मलेरिया की शंका होने पर रोगी की रक्त पट्टिका तो बनवा ही लेना चाहिए।

इलाज

रोग की पहचान के बाद उसका रेडिकल इलाज होना चाहिए अर्थात् ऐसा इलाज जिसमें मलेरिया के रोगाणुओं का जड़ से खात्मा हो जाए वरना यह रोग बार–बार परेशान करता है। मलेरिया का इलाज बहुत कठिन नहीं है। जाँच के बाद सही दवाई की सही मात्रा ली जाए तो रोग जड़ से ठीक हो जाता है लेकिन दवाई की पर्याप्त मात्रा न लेने से अक्सर मलेरिया बुखार दुबारा आ जाता है। क्लोरोक्विन के साथ चिकित्सक प्राइमाक्विन लेने की भी सलाह देते हैं लेकिन इन्हें चिकित्सक की सलाह से उचित मात्रा में लेना चाहिए तभी पूरी तौर पर रोगी ठीक होता है। आजकल मेफलोक्विन जैसी नई दवाएँ भी बाजार में आई हैं। तथा आर्टीसुनेट इंजेक्शन भी अब इस रोग में उपयोगी साबित हुए हैं।

मलेरिया नियंत्रण के उपाय

हमें यह बात समझनी चाहिए कि मच्छरों द्वारा केवल मलेरिया ही नहीं बल्कि खतरनाक रोग डेंगू, फाइलेरिया इत्यादि रोग भी फैलाए जाते हैं। अत: यदि हम मच्छरों के प्रजनन पर रोक लगाएँ या उन्हें नष्ट करें तो इन रोगों से भी बचा जा सकता है। याद रखें मच्छरों पर नियंत्रण ही मलेरिया पर नियंत्रण है।

उपाय

(अ) मच्छरों के प्रजनन पर नियंत्रण : मच्छर रोग के परजीवियों के वाहक होते हैं। अत: बेहतर है इन्हें पनपने से रोका जाए तो रोग पर भी नियंत्रण पाया जा सकता है। मलेरिया रोग के मच्छर रुके हुए पानी में अंडे देते हैं। अंडे से लार्वा, फिर प्यूपा का निर्माण होता है और प्यूपा से मच्छर तैयार होते हैं। इस प्रक्रिया में 7 से 11 दिन लगते हैं। मच्छरों को लार्वा की अवस्था में ही नष्ट करने के लिए निम्नलिखित उपाय अपनाएँ :

1. घर के आसपास गड्ढों तथा पानी के इकट्ठा होनेवाले स्थानों को पाटकर मच्छरों को उत्पन्न करनेवाले स्थानों पर रोक लगाई जा सकती है।
2. बड़े हौजों, तालाबों में मलेरिया विभाग से लार्वा भक्षी मछलियाँ प्राप्त कर (गम्बूसिया एवं गप्पी) उन्हें पानी में छोड़ा जा सकता है इनके कारण मच्छर नहीं पनप पाते हैं।
3. छत की टंकियों, टैंकों, कूलर इत्यादि का पानी बदलते रहें। सप्ताह में एक बार जरूर यह पानी बदलें। इससे भी मच्छरों के प्रजनन पर रोक लगाई जा सकती है। खुले स्थानों पर जहाँ पानी हटाना सम्भव न हो वहाँ जला हुआ खनिज तेल या मिट्टी का तेल डालें। इससे मच्छर के लार्वा उत्पन्न नहीं होंगे।

इस तरह की गन्दगी में मच्छर पनपते हैं अतएव घरों के आसपास सफाई रखें।

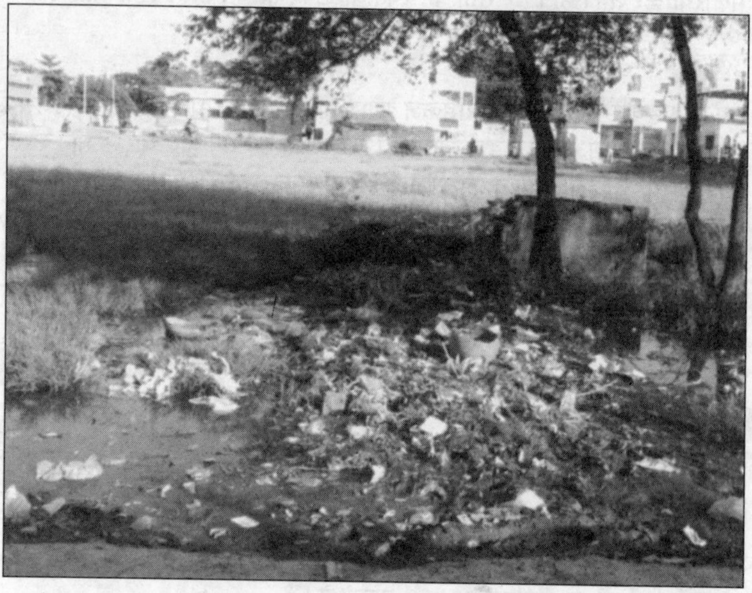

जब तक घरों में या बाहर पानी के निकास की व्यवस्थाएँ और सफाई नहीं है तब तक मच्छरों पर नियंत्रण पाना असम्भव है।

4. पानी की निकासी की सही व्यवस्था करें। जहाँ तक सम्भव हो अंडर ग्राउंड निकासी की व्यवस्था करें। साफ-सफाई के लिए फिनाइल इत्यादि का प्रयोग करें।
5. कीटनाशकों का छिड़काव मच्छर उत्पन्न होनेवाले स्थानों में तथा घरों में करवाएँ। आजकल डी.डी.टी., बी.एच.सी. की जगह पाइरेथाइड का छिड़काव किया जाता है। जो अत्यन्त असरकारक है (लेकिन इससे सावधानी भी रखें)।
6. लार्वा वाली जगहों पर टेमीफास या फेथियान को डालकर लार्वा नष्ट किए जा सकते हैं।

(ब) मच्छरों से स्वयं का बचाव : इसके लिए निम्नलिखित साधन अपनाएँ :

1. *मच्छरदानियों का उपयोग :* आजकल दवायुक्त मच्छरदानियाँ भी उपलब्ध हैं। इनका प्रयोग कर मच्छरों से बचा जा सकता है।
2. खिड़की दरवाजों पर मच्छर जालियाँ लगवाएँ।
3. नीम की पत्तियों का धुआँ या नीम का तेल जलाकर मच्छरों को दूर रखें।

पाइरेथम के धुएँ से भी मच्छर नष्ट हो जाते हैं। वैसे आजकल कीटनाशक धुआँ उत्पन्न करनेवाले पदार्थ, मेट इत्यादि आते हैं। लेकिन ये नुकसानदायक होते हैं। अत: प्राकृतिक पदार्थों का उपयोग अधिक बेहतर होता है।

4. मच्छर रोधी लेप या क्रीम लगाकर भी मच्छरों को शरीर से दूर रखा जा सकता है।

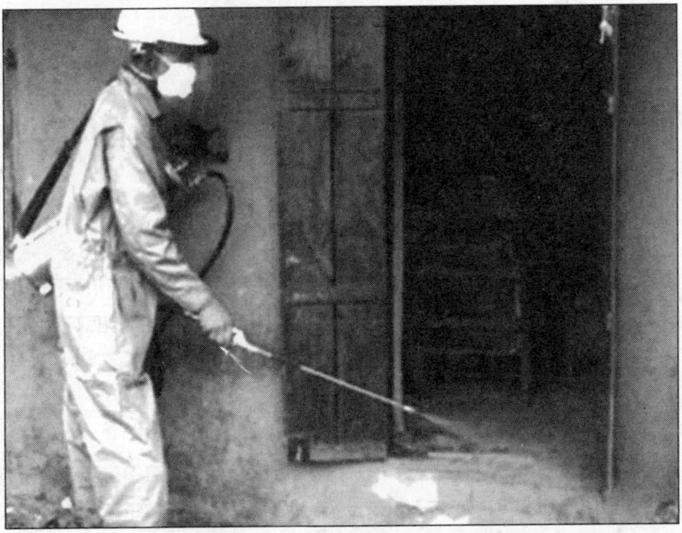

यदि मच्छरों की पैदाइश ज्यादा हो गई है तो छिड़काव करवाएँ।

(स) स्वस्थ व्यक्तियों द्वारा दवाइयाँ खाकर : ऐसा क्षेत्रों में जहाँ मलेरिया बहुतायत से होता है, वहाँ के व्यक्ति डॉक्टर की सलाह से थोड़ी सी दवाइयाँ खाकर मलेरिया बुखार के प्रकोप से बचे रह सकते हैं। अत: जिन परिवारों में गाँव या क्षेत्र विशेष में रोग अधिक हो रहा हो वहाँ के व्यक्ति दवाइयाँ अवश्य लें। ये दवाएँ शासकीय चिकित्सालयों से नि:शुल्क दी जाती हैं।

(द) मलेरिया निरोधक टीका : मलेरिया रोग पर नियंत्रण के लिए उसका टीका एक प्रभावी कदम हो सकता है। इसलिए भारत सहित विश्व के कई देशों में बहुत समय से टीके बनाने के प्रयास चल रहे हैं। **भारतीय वैज्ञानिकों के कदम इस दिशा में काफी आगे बढ़ चुके हैं** और आशा की जात रही है कि शीघ्र ही मनुष्यों के उपयोग के लिए मलेरिया निरोधक टीका उपलब्ध हो जाएगा। तब मलेरिया की रोकथाम में एक बड़ी क्रान्ति आ जाएगी।

35

जापानी मस्तिष्क शोथ (Japanese Encephalitis)

[मच्छरों से उत्पन्न खतरनाक रोग]

यह एक मच्छर द्वारा उत्पन्न खतरनाक रोग है, जो क्यूलेक्स ट्राइरिनोटिंक्स नामक मच्छर द्वारा फैलाया जाता है और रोग का कारण होता है बी-अर्बोवाइरस। वास्तव में यह जानवरों और पक्षियों को होनेवाली बीमारी है, जो कभी-कभी मनुष्यों में होती है।

इस रोग से विश्व में लगभग 45 हजार लोग ग्रसित होते हैं और लगभग 11 हजार मृत्युएँ जापानी मस्तिष्क ज्वर द्वारा होती है। लगभग 85 प्रतिशत बच्चे जिनकी उम्र 15 वर्ष या इससे नीचे होती है, इस रोग से प्रभावित होते हैं। 10 प्रतिशत 60 वर्ष से ऊपर के वृद्धों में यह रोग होता है।

भारत में समस्या

यह रोग भारत में भी होता है। सन् 1955 में तमिलनाडु में रोग का सर्वे किया गया था। सन् 1999 में इस रोग के 3428 रोगी पाए गए थे। इनमें से 507 रोगियों की मृत्यु हुई। सन् 2003 में 2241 रोगी पाए गए और इनसे 670 रोगियों की मौतें हुईं। इनमें विशेष रूप से आसाम, आन्ध्र प्रदेश, बिहार, कनार्टक, हरियाणा, महाराष्ट्र, तमिलनाडु और उत्तर प्रदेश जापानी मस्तिष्क शोथ से प्रभावित हुए। दक्षिण भारत में सिंचित धान के खेतों में रोग को फैलाने वाले मच्छर अंडे देते हैं। अतएव जापानी मस्तिष्क शोथ इन क्षेत्रों में ज्यादा पाया जाता है। उत्तर भारत के तराई इलाकों में भी काफी रोगी पाए जाते हैं।

रोग कैसे होता है ?

जब क्यूलेक्स प्रजाति के मच्छर, रोग से ग्रसित सूअर अथवा जंगली पक्षियों का रक्त चूसते हैं तो रोग के वाइरस मच्छर में पहुँच जाते हैं और जब ये मच्छर किसी स्वस्थ व्यक्तियों को काटते हैं तो उसके रक्त में रोग के वाइरस पहुँच जाते हैं। संक्रमण के

शिकार व्यक्ति में रोग के लक्षण 5 से 15 दिनों के बीच मिलते हैं। यह बीच का वक्त 'इंक्युबेशन पीरियड' या 'उद्‌भवन काल' कहलाता है।

यह बात आश्चर्यजनक है कि वाइरसयुक्त मच्छरों द्वारा काटे गए सभी व्यक्तियों में रोग नहीं होता, बल्कि कुछ रोगियों में रोग के लक्षण उत्पन्न होते हैं। ऐसा इस रोग के वाइरस के प्रति शरीर में रोग प्रतिरोधक क्षमता उत्पन्न होने के कारण होता है।

विषाणु का जीवन चक्र

जापानी मस्तिष्क शोथ का विषाणु, जैसा कि पूर्व में बतलाया गया है कि मानव शरीर में पहुँचने के पहले सूअर में रहता है। फिर वह मच्छर में पहुँचता है इसके बाद पुनः सूअर में चला जाता है। इसी तरह यह विषाणु जंगली पक्षियों में भी मौजूद होता है जो क्यूलेक्स मच्छरों द्वारा मनुष्यों में तथा फिर जंगली पक्षियों में चला जाता है।

जापानी मस्तिष्क शोथ की अवस्थाएँ एवं लक्षण

रोग की तीन अवस्थाएँ होती हैं—

1. मच्छर द्वारा रक्त में विषाणु पहुँचने के बाद बदन दर्द, सिरदर्द, थकान एवं बुखार आता है। अक्सर इस अवस्था में रोग की पहचान नहीं हो पाती, क्योंकि **ये लक्षण प्रायः सभी तरह के बुखारों में पाए जाते हैं।**
2. रोग की दूसरी अवस्था में बहुत तेज बुखार के साथ गर्दन में कड़ापन, झटके आना (Convulsions), बेहोशी या मतिभ्रम और पक्षाघात तक हो सकता है। इसके अलावा रोगी गहरी बेहोशी (Coma) में जा सकता है।
3. रोग की तीसरी अवस्था में बुखार चला जाता है। मस्तिष्क की सूजन भी कम हो जाती है। रोगी की स्थिति बहुत कुछ सुधर जाती है। लेकिन मस्तिष्क सम्बन्धी गड़बड़ी जैसे—लकवा, स्थायी रूप से रह सकता है।

रोग का इलाज

यह **बहुत ही खतरनाक बीमारी है, जिसमें लगभग 40 प्रतिशत रोगियों की मृत्यु 1 से 9 दिनों के मध्य हो जाती है।** अतः रोग का तुरन्त इलाज जरूरी है और यह इलाज घर पर सम्भव नहीं हो पाता, इसलिए रोगी को मस्तिष्क शोथ के लक्षण मिलने पर तुरन्त अस्पताल में भर्ती करना चाहिए, वहाँ इसका आधुनिक इलाज उपलब्ध होता है।

यदि शीघ्र ही इस रोग की पहचान हो जाए तथा सही इलाज उपलब्ध हो जाए तो रोगी को बचाया जा सकता है। वैसे प्रयास यह होना चाहिए कि रोग को फैलानेवाले मच्छरों से हमेशा बचा जाए, ताकि यह खतरनाक बीमारी हो ही न।

रोग से बचाव एवं नियंत्रण के उपाय

(अ) मच्छरों पर नियंत्रण—मच्छरों पर नियंत्रण सरल कार्य नहीं है। यदि यह इतना ही आसान होता तो मच्छरों द्वारा उत्पन्न सभी रोगों का नामोनिशान मिटाना सम्भव हो जाता।

क्यूलेक्स मच्छर जहाँ उत्पन्न होते हैं, वहाँ मेलाथिआन नामक कीटनाशक का छिड़काव मच्छरों की पैदाइश पर रोक लगाता है। विशेषकर जिस घर या गाँव में इस रोग के मामले पाए गए हों, तो वहाँ छिड़काव अवश्य करवाना चाहिए।

घरों की खिड़कियों तथा रोशनदानों में मच्छर जालियाँ लगवाएँ तथा सोते समय मच्छरदानी का प्रयोग करें। मच्छरदानियाँ भी मच्छरजनित रोगों की रोकथाम में काफी प्रभावी पाई गई हैं।

(ब) टीका—जिस गाँव-शहर में रोग फैले वहाँ सभी लोगों को इसका टीका लगवाना चाहिए। इस रोग का टीका त्वचा में 7 से 14 दिनों के अन्तर से दो बार लगाया जाता है। इसकी प्रभावी मात्रा (Boster Dose) भी दो-तीन महीने पश्चात् लगवानी चाहिए। यहा टीका तीन वर्ष तक सुरक्षा प्रदान करता है। इसके पश्चात् इसे पुनः लगवाया जा सकता है।

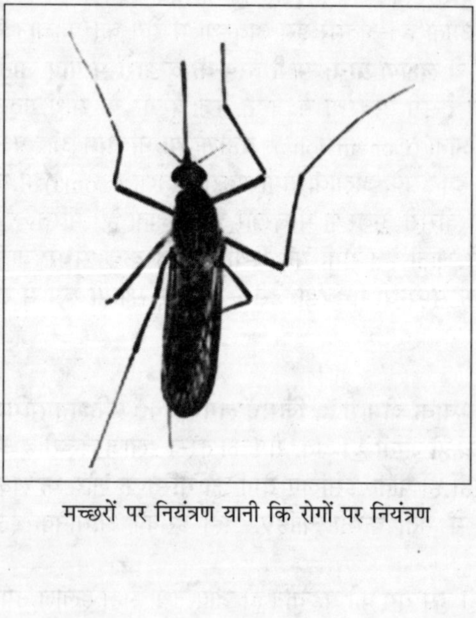

मच्छरों पर नियंत्रण यानी कि रोगों पर नियंत्रण

36

फाइलेरिया (Filariasis)

[जानिए एक विचित्र और खतरनाक रोग के बारे में]

फाइलेरिया पूरे विश्व की एक बड़ी स्वास्थ्य समस्या है। यह तीन प्रकार के कृमियों द्वारा होता है। रोग प्रमुख रूप से मच्छरों की क्यूलेक्स प्रजाति द्वारा फैलाया जाता है। माइक्रोफाइलेरिया के रूप में कृमि मनुष्य के रक्त में घूमता रहता है। जब मच्छर खून चूसता है तो यह मच्छर में पहुँच जाता है। फिर यही मच्छर अन्य मनुष्यों में रोग पहुँचाता है।

विश्व और हमारे देश में रोग की स्थिति

फाइलेरिया विशेष रूप से अफ्रीका, एशिया और पश्चिमी अमेरिका में पाया जाता है। और 80 देशों के लगभग 12 करोड़ रोगी इस रोग से प्रभावित हैं।

भारत में भी यह प्रमुख स्वास्थ्य एवं सामाजिक समस्या है। यह बीमारी लगभग पूरे भारतवर्ष में होती है। लेकिन उत्तर प्रदेश, बिहार, झारखंड, उड़ीसा, तमिलनाडु, मध्य प्रदेश, केरल तथा गुजरात में ज्यादातर होती है। ऐसा माना जाता है कि लगभग दो करोड़ व्यक्तियों में यह बीमारी किसी न किसी रूप में मौजूद है तथा प्रतिवर्ष कई लाख नए रोगी इस रोग से ग्रस्त होते हैं।

फाइलेरिया कृमि

फाइलेरिया कृमि आँतों में न रहकर खून में रहते हैं और आश्चर्य की बात यह है कि ये केवल रात्रि में ही खून में सूक्ष्मदर्शी यंत्रों के माध्यम से दिखते हैं। यही कारण है कि रोगी की जाँच के लिए रक्त रात्रि 10 बजे के पश्चात् लिया जाता है।

प्रौढ़ कृमि कुछ मिलीमीटर से लेकर चार सेंटीमीटर तक लम्बे हो सकते हैं। मादा बड़ी और नर छोटे होते हैं। ये कृमि मनुष्य के लसिका तंत्र में रहकर माइक्रोफाइलेरिया नामक शिशुओं को उत्पन्न करते हैं, जिन्हें जाँच में सूक्ष्मदर्शी द्वारा रक्त में देखा जाता है।

जीवन चक्र

कृमियों का जीवन चक्र मनुष्य और मच्छरों में व्यतीत होता है। एक मादा कृमि 50,000 माइक्रोफाइलेरिया (शिशु कृमि) उत्पन्न करती है। जो लसिका वाहिकाओं द्वारा रक्त में पहुँच जाते हैं। **वयस्क कृमि 15 वर्ष तक जिन्दा रह सकते हैं।** मनुष्य इस कृमि का होस्ट अर्थात् मेजबान होता है और कृमि अपना पोषण भी इसी से ग्रहण करते हैं।

रोग के लक्षण

जैसा कि पूर्व में बतलाया गया है कि यह रोग क्यूलेक्स नामक मच्छर के काटने से होता है। इस रोग के लक्षण मिलने में 8 से 16 महीने तक का समय लग जाता है और बहुत से रोगियों में ऊपरी तौर पर कोई लक्षण नहीं मिलते हैं। जबकि उनके रक्त में माइक्रोफाइलेरिया होता है। लेकिन कुछ रोगियों में लसिका तंत्र में प्रवेश के कारण कई तकलीफदेह लक्षण उत्पन्न हो जाते हैं और इस स्थिति को लिम्फेटिक फाइलेरियासिस कहते हैं।

माइक्रोफाइलेरिया परजीवी से उत्पन्न पैरों की सूजन, जो हाथी पाँव जैसी दिख रही है

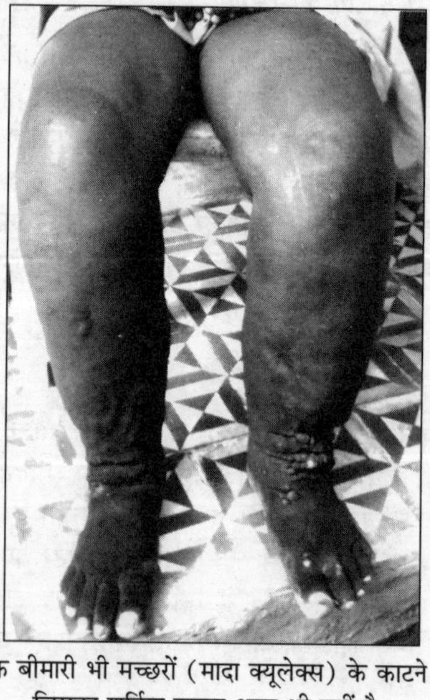

यह खतरनाक बीमारी भी मच्छरों (मादा क्यूलेक्स) के काटने से होती है, जिसका शर्तिया इलाज आज भी नहीं है।

इसके लक्षण निम्न हैं

1. रोग के आक्रमण के बाद पहले वर्ष रोगी की लसिका ग्रन्थियों (विशेषकर जाँघ की ग्रन्थियाँ) में सूजन आती है तथा अंडकोषों में भी सूजन आ जाती है। रोगी को बुखार एवं दर्द की शिकायत भी होती है। पेशाब करने में भी तकलीफ हो सकती है।
2. रोग की दूसरी अवस्था : **यह 10 से 15 वर्ष बाद आती है।** इसमें लसिका वाहिनियों में रुकावट होने से अंगों में स्थायी सूजन आने लगती है और ये अंग बेडौल हो जाते हैं। जैसे—अंडकोष में स्थायी सूजन, या पैरों में स्थायी सूजन, जिसे हाथीपाँव कहते हैं। इनके अलावा हाथों, लिंग, योनि के बाहरी हिस्से, तथा स्तनों में भी इस तरह की सूजन आ जाती है।

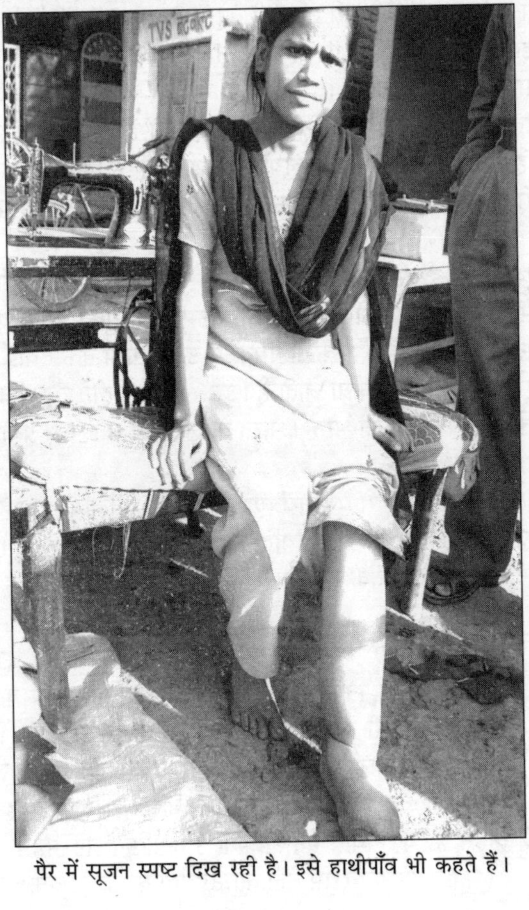

पैर में सूजन स्पष्ट दिख रही है। इसे हाथीपाँव भी कहते हैं।

रोग पर नियंत्रण

फाइलेरिया पर दो प्रकार से नियंत्रण का प्रयास किया जा सकता है—

1. दवाइयों द्वारा नियंत्रण
2. रोग के जनक मच्छरों पर नियंत्रण

1. दवाइयों द्वारा नियंत्रण : इसके लिए एकमात्र सुरक्षित और प्रभावी दवा डी.ई.सी. (डाइएथिल कारबामेजिन) है। यह दवा माइक्रोफाइलेरिया को नष्ट कर देती है। इस दवा को इलाज के लिए 12 दिन तक लेना होता है।

दवा के कुप्रभाव : दवा लेने के बाद उल्टी, सिरदर्द, चक्कर आना जैसी शिकायतें हो सकती हैं। लेकिन ये तीन दिनों बाद स्वत: ठीक हो जाती है।

बड़े पैमाने पर दवा लेना : ऐसे क्षेत्रों में जहाँ फाइलेरिया रोग अक्सर होता है। वहाँ की दो वर्ष से ऊपर की पूरी आबादी को उम्रानुसार दवा (डी.ई.सी.) खिलाई जाती है। इससे रोग के फैलने पर रोक लगती है। देश की पूरी आबादी को दवाई खिलाना सम्भव नहीं होता है। अत: ऐसे रोगियों को दवा खिलाते हैं जिनमें माइक्रोफाइलेरिया रक्त की जाँच के दौरान पाए जाते हैं तथा उनके साथ जो अन्य लोग रहते हैं उन्हें भी डी.ई.सी. गोलियाँ खिलाई जाती हैं। इससे रोग कम हो गया है। यह तरीका अपने देश में भी अपनाया गया है। (इस कार्यक्रम को एम.डी.ए. (M.D.A) कहते हैं।)

दवायुक्त (डी.ई.सी.) नमक का प्रयोग : ऐसे क्षेत्रों में जहाँ फाइलेरिया रोग बहुतायत से होता है लोगों को डी.ई.सी. की कम मात्रा युक्त नमक को उपयोग में लाने की सलाह दी जाती है। 1 किलो नमक में उसे 4 ग्राम तक दवाई की मात्रा को मिलाकर ऐसा नमक तैयार किया जाता है। इसे 6 से 9 महीने तक खिलाते हैं। यह तरीका सस्ता और प्रभावशाली भी है। भारत के लक्षद्वीप में इसका प्रयोग किया गया और बेहतर परिणाम मिले हैं।

2. रोग के जनक मच्छरों पर नियंत्रण : जैसा कि बतलाया गया है कि इस रोग का मुख्य कारक क्यूलेक्स मच्छर है। यदि उसके लार्वा को नष्ट कर और मच्छरों को दूर रखा जाए तो काफी हद तक इस रोग पर नियंत्रण पाया जा सकता है। इसके लिए निम्न उपाय करते हैं—

(अ) *लार्वा को नष्ट करना एवं प्रसार को रोकना*—इसके लिए पानी एवं मल पदार्थों की निकासी की सही व्यवस्थाएँ की जानी चाहिए। अच्छा हो निकासी की व्यवस्था ढकी हुई या अंडर ग्राउंड हो। लेकिन यह बहुत महँगा कार्य है। अत: भारत जैसे देश में फिलहाल तो लार्वा नष्ट करनेवाली दवाई जिसे एम.एल.ओ. (मास्क्यूटो लार्वा-साइडल आयल) कहते हैं, का प्रयोग किया जाता है। लेकिन यह महँगा होने से अब इसकी जगह पायरेथ्रम तेल का उपयोग करते हैं। एक और तेल होता

है जिसे पायरोसीन तेल कहते हैं। इसका 0.1 से 0.2 प्रतिशत घोल प्रभावशाली होता है।

आर्गेनोफास्फोरस कम्पाउंड वाले कीटनाशक जैसे—टेमेफास और फेन्थिआन का उपयोग भी इसके लिए करते हैं। लेकिन अब मच्छरों की प्रजातियों ने कई रसायनों के प्रति प्रतिरोधक क्षमता उत्पन्न कर ली है। अत: रसायनों का उपयोग प्रति सप्ताह करने की सलाह दी जाती है।

पानी के टैंकों का पानी बदलना : रुके हुए पानी में भी पायरोसीन तेल डालना तथा उपयोग के टैंकों का पानी एक सप्ताह में बदलने से भी क्यूलेक्स मच्छरों के लार्वा पर रोक लगती है।

(ब) *वयस्क मच्छरों पर नियंत्रण*—अब डी.टी.डी. जैसे कीटनाशक फाइलेरिया के मच्छरों पर असर नहीं दिखलाते। अत: मच्छरदानियों का उपयोग सबसे अच्छा रहता है। आजकल दवायुक्त मच्छरदानियाँ उपलब्ध हैं। जो अत्यन्त उपयोगी होती हैं।

मच्छर भगानेवाले साधनों, जैसे—धुआँ वाली क्वाइल या प्राकृतिक साधन नीम की पत्तियाँ या तेल का उपयोग भी मच्छरों से दूर रखने के लिए किया जा सकता है। लेकिन कृत्रिम रूप से बनाई गई धुएँ देनेवाली वस्तुएँ हानिकारक कीटनाशकों से युक्त होती हैं जिनका ज्यादा उपयोग शरीर को नुकसान भी पहुँचा सकता है। अत: मच्छरों को भगाने के लिए पुराने एवं प्राकृतिक साधनों का उपयोग ज्यादा सुरक्षित होता है।

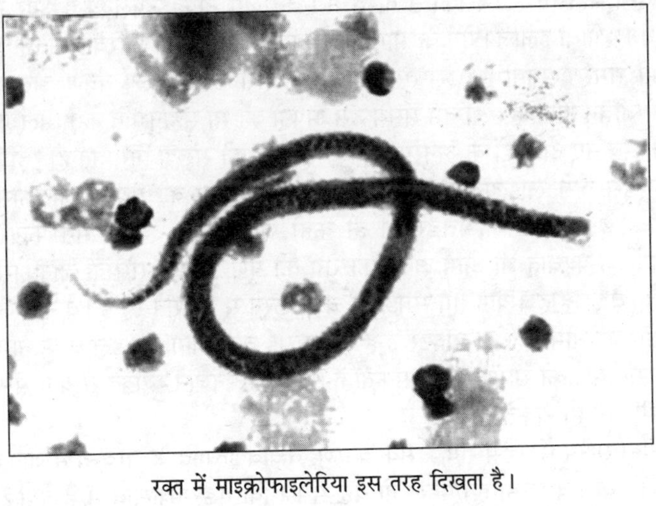

रक्त में माइक्रोफाइलेरिया इस तरह दिखता है।

37

एच.आई.वी. संक्रमण और एड्स
(HIV Infection and AIDS)
[कैंसर से भी खतरनाक बीमारी]

एड्स दुनिया की एक बड़ी खतरनाक बीमारी बन चुकी है। देश के शहर और यहाँ तक कि गाँव भी इस रोग से अछूते नहीं बचे हैं। विश्व में प्रतिदिन लगभग 10 हजार व्यक्ति एड्स संक्रमण के शिकार बन रहे हैं। आज दुनिया में साढ़े चार करोड़ से अधिक और भारत में 35 लाख के ऊपर एड्स रोगी और एच.आई.वी. संक्रमित व्यक्ति मौजूद हैं और सन् 2025 तक भारत में 1 करोड़ के ऊपर संक्रमित होने की सम्भावना व्यक्त की गई है। कहने का अभिप्राय है कि एड्स ने द्रुत गति से देश में पाँव पसारे हैं। अत: इसके प्रसार को रोकने के लिए ठोस कदम उठाने होंगे। एड्स एक ऐसा महारोग है जिसका न तो बचाव के लिए टीका उपलब्ध है और न ही समुचित प्रभावी इलाज। रोग के सामाजिक और यहाँ तक कि पारिवारिक बहिष्कार की भी समस्या रहती है। इस तरह एड्स का मरीज नरकतुल्य यंत्रणा झेलते हुए अपना जीवन खोता है। अन्तिम समय उसे अपनों की भी सहानुभूति नहीं मिल पाती। (वैसे अब नए आँकड़ों के अनुसार देश में रोगियों की संख्या नियंत्रित हो रही है।)

एड्स जैसे लाइलाज रोग से बचने में केवल रोग की पर्याप्त जानकारी ही सहायक है। लेकिन यह विडम्बना ही कही जाएगी कि देश में रोग फैलने के 20 वर्षों के पश्चात् भी आम लोगों को रोग की पूर्ण तो क्या सम्यक जानकारी भी नहीं है। वे इसे महज यौन रोग समझकर चर्चा करने से कतराते रहे हैं। वे नहीं जानते कि गाँव का नीम-हकीम डॉक्टर उन्हें दूषित सुई का प्रयोग कर इलाज के नाम पर एड्स संक्रमण की सौगात भी दे सकता है। अथवा अनजाने व्यक्ति से यौन सम्पर्कों द्वारा भी रोग हो सकता है।

यहाँ संक्षेप में एड्स रोग, उसके कारण, बचाव इत्यादि के सम्बन्ध में जानकारी देने का प्रयास कर रहा हूँ। पहले तो यह समझें कि एड्स वास्तव में है क्या?

एड्स की खोज

वैसे तो यह रोग 70 के दशक से ही अफ्रीका एवं अमेरिका में विद्यमान रहा है लेकिन रोग की पूरी दुनिया को जानकारी तब हुई जब 1981 में अमेरिका के एक अस्पताल में निमोनिया से पीड़ित पाँच समलैंगिक यौन आदतोंवाले मरीज भर्ती किए गए। जब उन पर महँगी-महँगी दवाइयों का भी कोई असर नहीं हुआ तो चिकित्सा वैज्ञानिकों ने उनकी रोग प्रतिरोधक क्षमता की जाँच की और वे इस निष्कर्ष पर पहुँचे कि उन रोगियों की रोगों से लड़ने की शक्ति पूर्णरूपेण समाप्त हो चुकी है। फिर विस्तृत छानबीन और खोज के पश्चात् वैज्ञानिकों ने इस रोग को नाम दिया एक्वायर्ड इम्यूनो डेफिसिएंसी सिन्ड्रोम (AIDS) और रोग उत्पन्न करनेवाले अति सूक्ष्म विषाणु को नाम दिया ह्यूमेन इम्यूनो डेफिसिएंसी वाइरस या संक्षेप में एच.आई.वी. (H.I.V.)।

एड्स के विषाणु की संरचना

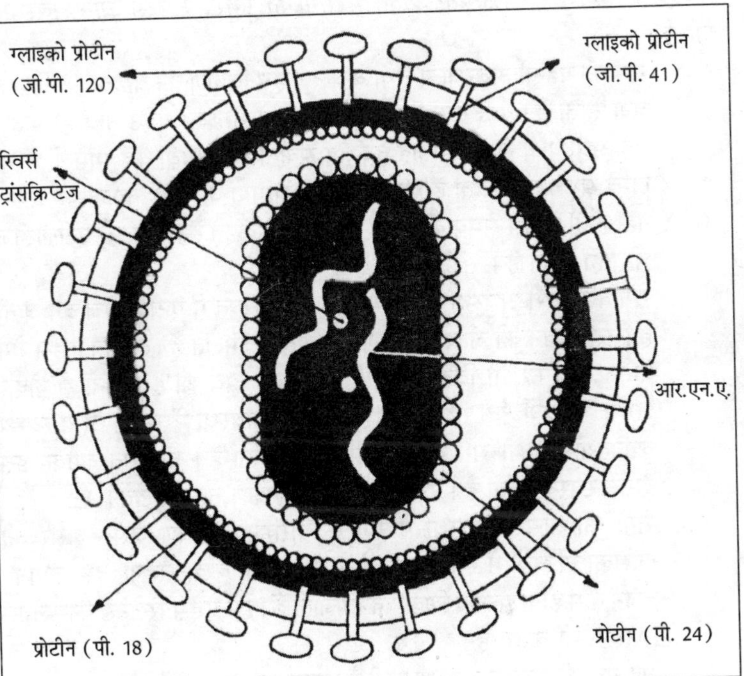

एच.आई.वी.-2 (HIV-2)

एड्स क्या है

एड्स वाइरस या विषाणु द्वारा उत्पन्न ऐसी बीमारी है जिसमें रोगी की रोग प्रतिरोधक क्षमता नष्ट हो जाती है और कई तरह के ठीक न होनेवाले लक्षण तथा कई जानलेवा रोग जैसे—निमोनिया, क्षय रोग, त्वचा कैंसर इत्यादि हो जाते हैं। वस्तुत: एड्स केवल एक रोग न होकर कई बीमारियों का समूह है।

अब प्रश्न उठता है कि रोग प्रतिरोधक क्षमता नष्ट कैसे होती है। रोग प्रतिरोधकता का कार्य रक्त में उपस्थित कुछ विशेष तरह की रक्त कोशिकाएँ जिन्हें टी-4 और टी-8 कहते हैं करती हैं। एड्स का विषाणु टी-4 नामक कोशिकाओं पर आक्रमण कर उनके भीतर अपनी संख्या बढ़ाता है और उन्हें नष्ट करता जाता है। इस तरह टी-4 कोशिकाएँ नष्ट होने के कारण रोग प्रतिरोधक प्रणाली धीरे-धीरे प्रभावहीन बन जाती है। फिर रोगी के शरीर में कई तरह के अन्य विषाणु तथा कवक इत्यादि घर जमा लेते हैं और नए-नए रोग उत्पन्न करते हैं। जिन्हें अवसरवादी रोग कहा जाता है। अन्तत: रोगी की मृत्यु इन्हीं अवसरवादी रोगों के कारण हो जाती है।

एड्स विषाणु से संक्रमित व्यक्ति में रोग की प्रमुख रूप से चार अवस्थाएँ होती हैं—

1. रोग की पहली अवस्था में रोगी केवल एड्स विषाणु का वाहक (कैरियर) बना रहता है। यहाँ तक कि परीक्षणों में भी रोग की पुष्टि नहीं हो पाती। यह अवस्था 4 से 21 सप्ताह तक रह सकती है। अथवा कई मामलों में भी लम्बे समय तक रहती है एवं अधिकतर रोगियों को कोई तकलीफ उत्पन्न नहीं होती। (इस समय को विंडो पीरियड भी कहते हैं।) रक्त में एंटीबाडीज भी नहीं बनते हैं।
2. रोग की दूसरी अवस्था में संक्रमण के कारण रक्त में एंटीबाडीज बन जाती है जिससे खून की जाँच के परिणाम धनात्मक मिलते हैं। लेकिन एड्स रोग के लक्षण फिर भी विकसित नहीं होते। यह अवस्था 6 महीनों से लेकर 10 से 12 वर्षों तक रह सकती है और इस अवस्था में मरीज अन्य स्वस्थ व्यक्तियों को भी रोग का शिकार बना सकता है। संक्रमित व्यक्ति इस दौरान स्वस्थ रहता है। उसमें बीमारी के लक्षण नहीं दिखते।
3. रोगी की तीसरी अवस्था में रोग के प्रारम्भिक लक्षण जैसे—शरीर की लसिका ग्रन्थियों में स्थायी रूप से सूजन आना, बुखार रहना, दस्त लगना, वजन कम होना इत्यादि शिकायतें हो जाती हैं। इसे एड्स रिलेटेड काम्प्लेक्स (ARC) भी कहते हैं।
4. यह रोग की अन्तिम अवस्था होती है। इसमें पूर्व के लक्षणों के अलावा अनेक अवसरवादी रोग जैसे—टी.बी., हरपीज-सिम्प्लेक्स, त्वचा कैंसर इत्यादि भी हो जाते हैं। और मरीज कृषकाय एवं कमजोर होकर मृत्यु तक पहुँच जाता है।

यहाँ यह समझ लेना आवश्यक है कि एड्स रोग और एच.आई.वी. संक्रमण में अन्तर होता है। यह आवश्यक नहीं कि एड्स के विषाणु से संक्रमित व्यक्ति में एड्स के लक्षण भी मिलें, वह बगैर कोई तकलीफ के कई वर्षों तक स्वस्थ रह सकता है। लेकिन एड्स-संक्रमित व्यक्ति में पूर्ण रूप से एड्स की बीमारी कभी न कभी अवश्य होती है। कुछ मामलों में 12 वर्ष पश्चात् यह रोग उभरता पाया गया।

एच.आई.वी. अथवा एड्स रोग के विषाणु का संक्रमण निम्न चार तरह से होता है—

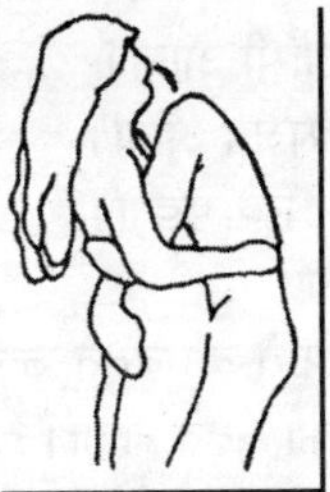

असुरक्षित यौन सम्बन्धों द्वारा

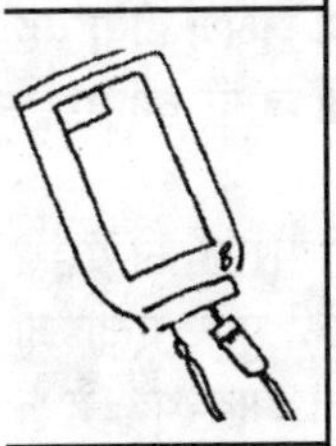

दूषित रक्तदान द्वारा

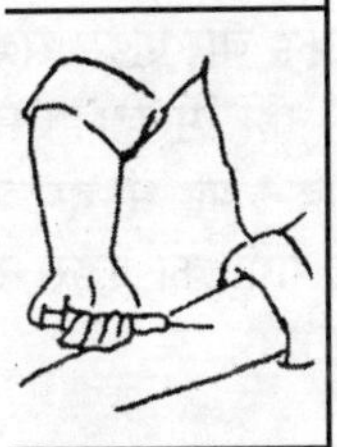

एच.आई.वी. से दूषित सुइयों द्वारा

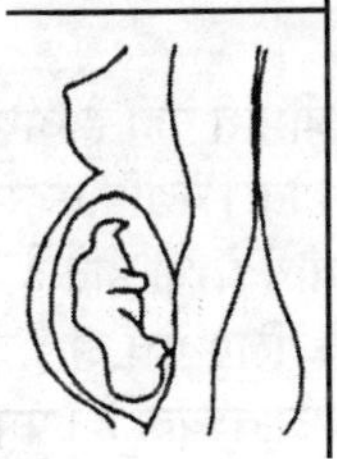

गर्भवती माताओं (जो विषाणु से ग्रस्त हो) से उनके बच्चों में

(उक्त मामलों में सावधानी बरतें)

एड्स रोग के लक्षण

(अ) प्रमुख लक्षण :

1. लगातार कई दिनों तक बिना कारण के बुखार बना रहना और किसी दवा से ठीक न होना।
2. वजन कम होते जाना एवं तीन महीनों में ही रोगी का वजन 20 प्रतिशत कम होना।
3. लगातार एक महीने के ऊपर पतले दस्त लगना और दवाओं से ठीक न होना।

(ब) साधारण लक्षण :

1. एक महीने से अधिक समय तक खाँसी आना।
2. शरीर के सभी लसिका ग्रन्थियों में सूजन आना।
3. मुँह में बालोंयुक्त सफेद चकत्ते या धब्बे पड़ना।
4. पूरे बदन में खुजली एवं जलन होना।
5. बार-बार हरपीज जूस्टर नामक बीमारी का बढ़ते जाना।
6. हरपीज सिम्प्लेक्स नामक बीमारी का बढ़ते जाना।

किसी मरीज में दो प्रमुख एवं एक साधारण लक्षण होना यह प्रदर्शित करता है कि मरीज की एड्स के लिए भी जाँच करवा ली जानी चाहिए, क्योंकि ऐसा मरीज रोग से संक्रमित हो सकता है।

लेकिन केवल लक्षणों के आधार पर किसी मरीज को एड्स रोगी समझने की भूल कभी नहीं करनी चाहिए। एड्स संक्रमण की पुष्टि एलाइजा जाँच के अलावा वेस्टर्न ब्लाट जाँच या पी.सी.आर. द्वारा भी होनी आवश्यक है।

यहाँ यह भी समझ लेना आवश्यक है कि कई बार एड्स संक्रमण के बावजूद भी एड्स परीक्षा करवाने पर परिणाम धनात्मक नहीं मिलता। ऐसे मामलों में कुछ सप्ताह पश्चात् पुनः जाँच करवानी चाहिए। लेकिन यह भी द्रष्टव्य है कि परीक्षण 100 प्रतिशत यह सिद्ध नहीं करता कि किसी रोगी को एड्स संक्रमण नहीं है। क्योंकि रोगी 'विंडो-पीरियड' में भी हो सकता है।

एड्स रोग कैसे फैलता है?

एड्स एक संक्रामक रोग तो है, लेकिन छूत की बीमारी नहीं है अर्थात् यह मरीज के साथ खाना खाने, उसके खाँसने इत्यादि से नहीं होता। यद्यपि एड्स विषाणु रोगी के रक्त के साथ-साथ उसकी लार, मल-मूत्र एवं वीर्य में भी होते हैं, लेकिन रोगी की परिचर्या करने से रोग नहीं लगता। रोग फैलने के लिए एच.आई.वी. युक्त रक्त या वीर्य का स्वस्थ व्यक्ति के खून से सीधा सम्पर्क आवश्यक है। प्रमुख तौर पर निम्न पाँच माध्यमों द्वारा एड्स विषाणु का संक्रमण हो सकता है। और इन्हीं माध्यमों से कई यौन रोग भी होते हैं।

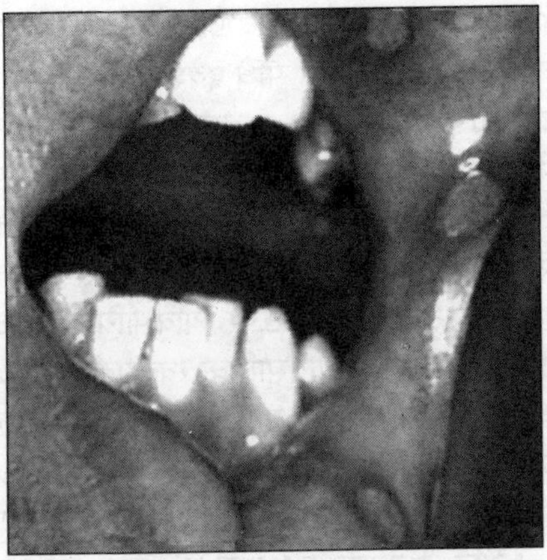

रोगी के मुँह के अन्दर छाले

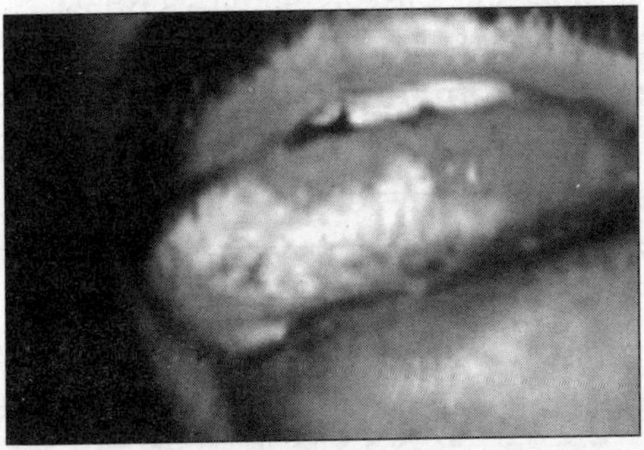

रोगी के जीभ पर बालोंवाला ल्यूकोप्लेकिया हो जाता है। यह विशेष पहचान है।

1. प्राकृतिक एवं अप्राकृतिक यौन संसर्गों द्वारा—भारत में इस माध्यम से रोग सबसे अधिक फैलता है। हमारे यहाँ यौन सम्पर्कों द्वारा रोग फैलने का प्रतिशत 80 से 85 प्रतिशत तक है। वेश्यावृत्ति इसका मुख्य कारण है। एक से अधिक साथियों से अमर्यादित यौन सम्पर्क रखनेवालों एवं समलिंगी यौन आदतोंवाले रोगियों को एड्स होने की ज्यादा सम्भावनाएँ होती हैं। विभिन्न तरह के यौन रोगी भी एड्स रोग के शिकार आसानी से बनते देखे गए हैं। इनके यौनांगों पर घाव होने की वजह से एड्स विषाणुओं को रक्त में प्रवेश करने की सुविधा हो जाती है। अत: ऐसे गुप्त रोगों के रोगी अधिक खतरे वाले समूह या हाई रिस्क ग्रुप में आते हैं।

2. इंजेक्शनों द्वारा नशीली दवाइयाँ लेने से—भारत में लगभग 4.0 प्रतिशत रोगी नशीली दवाइयों के कारण संक्रमित हुए हैं। विशेषकर मणिपुर में 18 से 30 वर्ष के

हजारों युवाओं में एड्स, इन माध्यमों से खूब फैल रहा है। नशेबाज सुइयों को बगैर उबाले सामूहिक रूप से खून की नसों में सीधे प्रवेश कराते हैं। इस कारण यदि समूह में एक भी नशेबाज को एड्स संक्रमण हुआ तो वह अन्य साथियों में भी हो जाता है।

3. दूषित रक्त प्रदाय एवं रक्त उत्पादों द्वारा—देश में इस तरह का एड्स फैलने का प्रतिशत लगभग 3.0 है। अभी भी बहुत से अवैध रक्त बैंकों द्वारा दूषित रक्त प्रदाय किया जा रहा है, इसलिए इस माध्यम से भी रोग फैलने का खतरा बना हुआ है। देश में लगभग पन्द्रह हजार से ऊपर व्यावसायिक रक्तदाता एच.आई.वी. से संक्रमित पाए गए हैं। इस तरह व्यावसायिक रक्तदाताओं से भी रोग फैलने का खतरा बना हुआ है। यदि किसी रोगी को एड्स विषाणुयुक्त रक्त चढ़ा दिया जाए तो उसे संक्रमण की सम्भावना निश्चित रहती है। इसके अलावा कुछ विशेष रोगों जैसे हीमोफीलिया इत्यादि में रोगी को रक्त से निकाले गए रक्त उत्पाद दवा के रूप में चढ़ाए जाते हैं। अब यदि ये उत्पाद एच.आई.वी. युक्त हुए तो रोगी को भी हो सकता है। हमारे देश में हीमोफीलिया एवं थेलेसेमिया (इस रोग में मरीज को बार-बार रक्त से निकाली हुई रक्त कोशिकाएँ देने की आवश्यकता होती है।) रोग से ग्रस्त छोटे-छोटे बच्चों में एड्स इन्हीं कारणों से हुआ है।

4. एड्सग्रस्त माताओं द्वारा बच्चों में—इस माध्यम द्वारा रोग होने का प्रतिशत भारत में 3.5 है, लेकिन भविष्य में जैसे-जैसे एड्सग्रस्त महिलाओं की संख्या में वृद्धि होगी, नवजात शिशुओं में भी एच.आई.वी. की जाँच के परिणामों की धनात्मकता बढ़ती जाएगी। यदि माँ एड्स विषाणुओं से संक्रमित होती है तो उसके नवजात शिशु में संक्रमण की सम्भावना लगभग 40 प्रतिशत होती है।

5. अन्य साधनों से—लगभग 6 प्रतिशत मामलों में अन्य साधनों से रोग फैलता है। उपरोक्त माध्यमों के अलावा अन्य साधनों जैसे—डायलिसिस, अस्पतालों एवं प्रसूतिग्रस्त गृहों में दूषित सुइयों के इस्तेमाल से भी रोग बढ़ रहा है। भारत में एड्स विषाणुग्रस्त 180 रोगी केवल दूषित डायलिसिस के कारण संक्रमण के शिकार बन चुके हैं। इसके अलावा उचित जीवाणुरहित प्रक्रियाओं के अभाव में नाइयों के उस्तरे, गोदने की मशीनों से भी रोग के प्रसार की सम्भावना व्यक्त की गई है। कृत्रिम गर्भाधान के लिए वीर्य देनेवाले व्यक्ति में यदि एड्स संक्रमण है तो उत्पन्न होनेवाले बच्चों को यह संक्रमण हो सकता है।

याद रखें : एड्स संक्रमण, संक्रमित रोगी से हाथ मिलाने, आलिंगन, चुम्बन एवं खाँसने अथवा छींकने से नहीं होता। मरीज द्वारा उपयोग में लाए शौचालयों, स्नानगृहों एवं तरण-ताल से भी नहीं होती। सामान्य तौर पर एड्स रोगी के साथ रहने एवं उसकी परिचर्या करने से भी रोग नहीं लगता लेकिन रोगी के साथ यौन-सम्बन्ध स्थापित नहीं करना चाहिए एवं उसके उपयोग की कुछ विशेष वस्तुएँ जैसे—दाढ़ी बनाने का रेजर एवं ब्लेड, टूथ ब्रश इत्यादि का प्रयोग न करें।

एड्स संक्रमण निम्न कारणों से नहीं होता है—

1. गले मिलने अथवा
2. हाथ मिलाने से

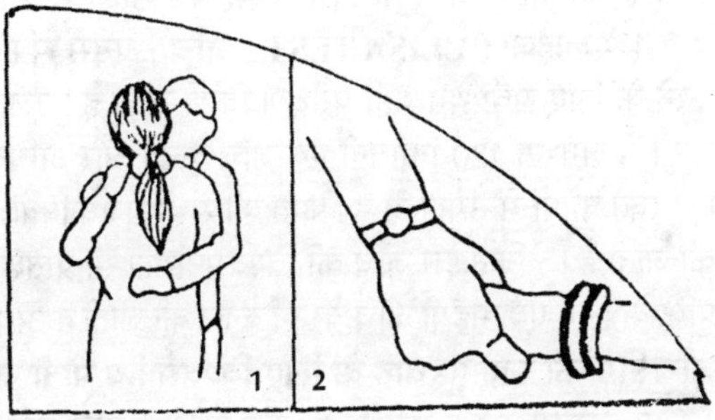

3. खाँसने या छीकने से
4. टायलेट के इस्तेमाल से
5. साथ-साथ खाने से
6. स्वीमिंग पूल में नहाने से

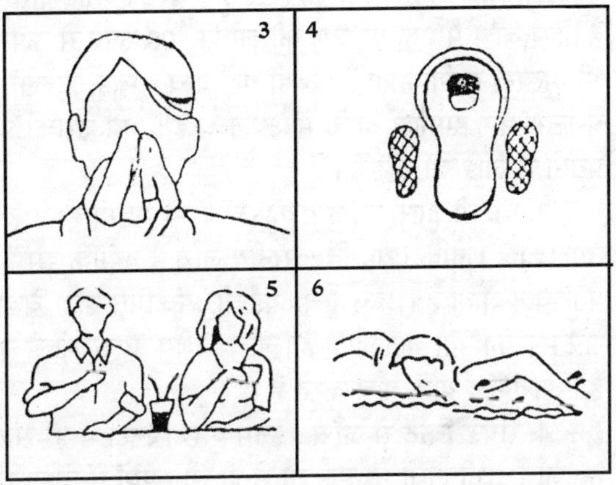

7. एक-दूसरे के कपड़े पहनने से
8. मच्छर के काटने से

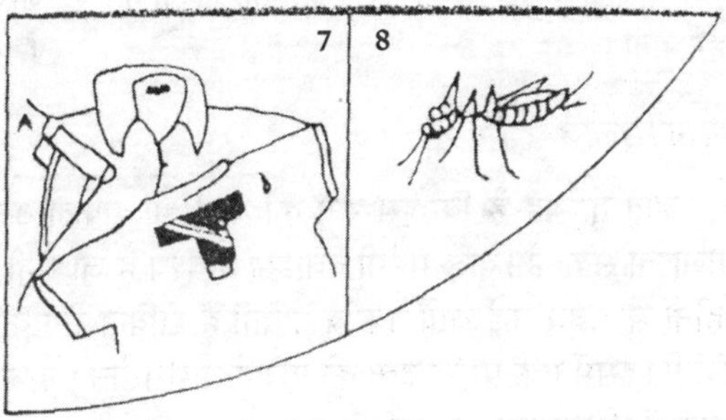

अतः एड्स से डरने की नहीं वरन् उसे समझने की आवश्यकता है।

एड्स रोगी के विभिन्न परीक्षण

वैसे तो रोग के कुछ विशेष परीक्षण कुछ जगह पर ही उपलब्ध हैं, लेकिन आजकल दो तरह की जाँचें भारत के प्राय: सभी बड़े शहरों में की जाती हैं।

1. एलाइजा (ELISA TEST) जाँच : एड्स संक्रमण की सम्भावना का पता करने के लिए सर्वप्रथम यही परीक्षण किया जाता है। एलाइजा जाँच की सुविधा अब भारत में लगभग 120 निगरानी एवं जाँच केन्द्रों और अधिकतर जिला चिकित्सालयों एवं रक्त कोषों में उपलब्ध है। प्रान्त की सभी राजधानियों और बड़े शहरों में यह जाँच की जाती है। लेकिन इस जाँच की विश्वसनीयता सौ प्रतिशत नहीं है। इसलिए रोग की पुष्टि के लिए एक महँगी जाँच वेस्टर्न ब्लॉट की जाती है अथवा **आजकल पी.सी.आर. जाँच रोग की सही पहचान के लिए विश्वसनीय मानी जाती है।**

2. वेस्टर्न ब्लॉट परीक्षण : यह परीक्षण कुछ बड़े शहरों में ही उपलब्ध है। एलाइजा जाँच के परिणाम आने पर उन्हें वेस्टर्न ब्लॉट द्वारा जाँच के लिए भेजा जाता है। इस जाँच में एक परीक्षण की लागत 500 रुपए से ऊपर आती है। एवं उपकरण भी अत्यन्त महँगा होता है। अभी यह जाँच मुम्बई, दिल्ली, पूना, मद्रास, कलकत्ता, बेंगलूर और इम्फाल आदि में उपलब्ध है। अब उसकी जगह पी.सी.आर. ज्यादा प्रयोग में लाई जा रही है।

3. पी.सी.आर. जाँच : यह जाँच भी महँगी होती है। और बड़े शहरों में ही उपलब्ध है। लेकिन यह विश्वसनीय जाँच है क्योंकि इसमें सीधे रोग के विषाणु का पता चल जाता है। अत: एच.आई.वी. संक्रमित यदि विंडो पीरियड में है, तब भी संक्रमण का पता चल जाता है। जाँच विशेष उपकरणों से युक्त प्रयोगशाला में करते हैं। आजकल यही जाँच करते हैं।

4. रेपिड किट से जाँच : इनमें कुछ मिनटों में ही संक्रमण की पुष्टि हो जाती है। जाँचें सभी लैबों में, डेढ़ सौ से दो सौ रुपयों में उपलब्ध है। जिले के स्वैच्छिक परामर्श केन्द्रों में यह जाँच नि:शुल्क होती है। लेकिन यह जाँच सौ प्रतिशत विश्वसनीय नहीं होती।

रोग का इलाज

सही बात तो यह है कि इस रोग का कोई भी सफल अथवा प्रभावी इलाज नहीं खोजा जा सका है। कुछ महँगी दवाइयाँ अवश्य हैं जो रोगी के जीवन काल को कुछ महीनों से लेकर कई वर्षों तक बढ़ा देती हैं लेकिन रोग को पूरी तौर ठीक नहीं कर सकतीं। इसमें एक प्रमुख दवा को एजिटोथाइमिडीन (ए.जेड.टी.) कहते हैं जो अब भारत में भी उपलब्ध है। लेकिन यह अत्यन्त महँगी है। इसकी एक दिन की खुराक तीन-चार सौ रुपयों के आसपास पड़ती है। समय-समय पर कई आयुर्वेदिक एवं

होम्योपैथिक चिकित्सक भी रोग की दवा खोजने का दावा करते रहते हैं। लेकिन इनके दावे प्रमाणित नहीं हो सके हैं। इसलिए उनके द्वारा भी रोग प्रतिरोधक क्षमता बढ़ाने के लिए अन्य तरह की चिकित्साओं का भी प्रयोग किया जा रहा है। जैसे स्वस्थ व्यक्ति की अस्थिमज्जा का प्रतिस्थापन एवं इंटरफेरान चिकित्सा। लेकिन यह सब एड्स के रोगी को थोड़ा आराम देते हैं। अभी तक किसी पूर्ण प्रभावी चिकित्सा का विकास इस खतरनाक बीमारी के लिए नहीं हो पाया है। सरकार ने मुफ्त इलाज की सुविधा भी कुछ विशेष केन्द्रों पर उपलब्ध कराई है। आजकल **सभी जिला चिकित्सालयों में एड्स का निःशुल्क इलाज होता है।**

एड्स से कैसे बचें?

चूँकि एड्स का न तो कोई प्रभावी इलाज है और न ही प्रतिरक्षा के लिए टीका उपलब्ध है। इसलिए इस **भयंकर जानलेवा बीमारी से सुरक्षित रहने का एकमात्र उपाय रोग से बचाव ही है।** इसलिए हमें प्रमुख रूप से बचाव पर ध्यान केन्द्रित करना होगा। वैसे बचाव के लिए कुछ सावधानियों का प्रयोग करके एड्स से सुरक्षित रहा जा सकता है। सावधानियाँ हैं :

1. अप्राकृतिक अथवा अमर्यादित (इसमें वेश्यावृत्ति भी शामिल है) और नए व्यक्तियों के साथ यौन सम्बन्ध न रखें। यदि आवश्यक ही हो तो निरोध (कंडोम) का इस्तेमाल करें। वैसे इस मामले में एक ही जीवनसाथी वाली भारतीय संस्कृति पर अमल करना उचित है। आजकल स्त्रियों के उपयोग के योग्य कंडोम भी बाजारों में उपलब्ध है। इनका इस्तेमाल भी यौन सम्पर्क के समय किया जा सकता है। समलिंगी यौन आदतों वाले व्यक्ति ये आदतें त्याग दें तो अच्छा है वरना वे एड्स संक्रमण के लिए तैयार रहें।
2. इंजेक्शनों द्वारा नशा लेनेवाले व्यक्ति नशा छोड़ दें अथवा फेंकने योग्य सुइयों एवं सिरिंजों का इस्तेमाल करें और सम्भव हो तो इंजेक्शनों की बजाय खानेवाले नशों को लेकर धीरे-धीरे इनकी मात्रा भी कम करे इन्हें भी छोड़ दें, अथवा नशामुक्ति केन्द्रों का सहारा लें।
3. चिकित्सा कर्म से जुड़े कर्मचारी एवं चिकित्सकगण उचित जीवाणुरहित प्रक्रियाओं, जैसे सुइयाँ सिरिंजों को उबालने और औजारों को दूषण रहित बनाने पर विशेष ध्यान दें एवं दुर्घटनावश होनेवाले संक्रमण से भी स्वयं को बचाएँ। जहाँ तक सम्भव हो फेंकने योग्य सुइयों एवं सिरिंजों का ही इस्तेमाल करें। आवश्यकतानुसार दुहरे दस्ताने भी पहनें।
4. सैलूनों में नाई भी उस्तरे की बजाय हर बार नए ब्लेड का इस्तेमाल करें एवं एंटीसेप्टिक लोशन का भी प्रयोग करें।
5. जरूरत पड़ने पर ऐसा रक्त अथवा रक्त उत्पाद लें जिसके साथ एच.आई.वी.

मुक्ति का प्रमाण-पत्र हो एवं रक्ताधान (ब्लड ट्रांसफ्यूजन) के समय निम्नलिखित सावधानियाँ भी रखनी चाहिए—

(क) रक्त जाने-पहचाने व्यक्ति अथवा निकट के रिश्तेदार का हो तो अच्छा है।

(ख) व्यावसायिक रक्तदाताओं से रक्त न खरीदें, क्योंकि बहुत से ऐसे रक्तदाता एच.आई.वी. संक्रमित पाए जाते हैं।

(ग) रक्त देने व लेने के दौरान उचित जीवाणुरहित प्रक्रियाओं को ध्यान में रखा जाना चाहिए। अच्छा हो एक बार उपयोग के पश्चात् फेंकने योग्य सामग्री का उपयोग किया जाए।

(घ) ऐसे ऑपरेशन वाले रोगी जिनका ऑपरेशन पूर्व निर्धारित हो अपना स्वयं का खून भी निकलवाकर बाद में ऑपरेशन के वक्त ले सकते हैं।

(ङ) किसी भी व्यक्ति का रक्तदान लेने के पूर्व उसका एच.आई.वी. के लिए परीक्षण करवाना अत्यन्त आवश्यक है, भले ही वह रिश्तेदार ही क्यों न हो।

चिकित्सकों द्वारा अत्यन्त जरूरी होने पर ही रक्ताधान की सलाह दी जानी चाहिए। सामान्य तौर पर एक यूनिट रक्त देने की सलाह दिए गए मरीज को बगैर रक्त दिए भी काम चल सकता है। इन सबके साथ ही लोग घर पर ही सेविंग करने की आदत डालें तो बेहतर है। क्योंकि सैलून में प्रायः जीवाणुरहित करनेवाली प्रक्रियाओं का ध्यान नहीं रखा जाता। एड्सग्रस्त महिलाएँ गर्भधारण न करें, क्योंकि ऐसी महिलाओं द्वारा उत्पन्न 40 प्रतिशत नवजात शिशुओं के एड्स विषाणु से ग्रस्त होने की सम्भावना रहती है। इसके अलावा कृत्रिम गर्भाधान के लिए वीर्य लेते वक्त वीर्यदाता की एड्स के लिए जाँच करवाना भी अत्यन्त आवश्यक है। नवजात शिशु एड्स विषाणु का संक्रमण लिये पैदा हो इससे बेहतर तो यह है कि उसके जन्म पर ही रोक लगाई जाए।

इस तरह उपर्युक्त सावधानियाँ रखकर एड्स रोग से जीवनपर्यन्त बचा जा सकता है और एड्स एवं एच.आई.वी. संक्रमण की सावधानियाँ ही हमें विभिन्न यौन रोगों से भी बचा सकती है।

प्रत्येक जिले में स्वैच्छिक जाँच एवं परामर्श केन्द्र में एड्स और यौन रोगों से सम्बन्धित जाँचें कर उचित परामर्श दिया जाता है। याद रखें यदि एड्स से सुरक्षित रहना है तो यौन सम्बन्धों पर नियंत्रण रखें, और नियंत्रण सम्भव है—जानकारी और बचाव से। यह जानकारी स्वयं भी रखें और दूसरों में भी बाँटें ताकि हम अपने देश और समाज को एड्स मुक्त बना सकें। रेड रिबन क्लब और रेड रिबन एक्सप्रेस जैसे कदम एड्स की जानकारियाँ बाँटने और आम लोगों को जागरूक करने की दिशा में

निश्चय ही उपयोगी साबित होंगे। **लेकिन अभी और भी सघन और प्रभावी कार्यक्रमों की जरूरत है जो दूरस्थ, देहाती आबादी में जागरूकता पैदा करें।**

एड्स विषाणु (HIV)

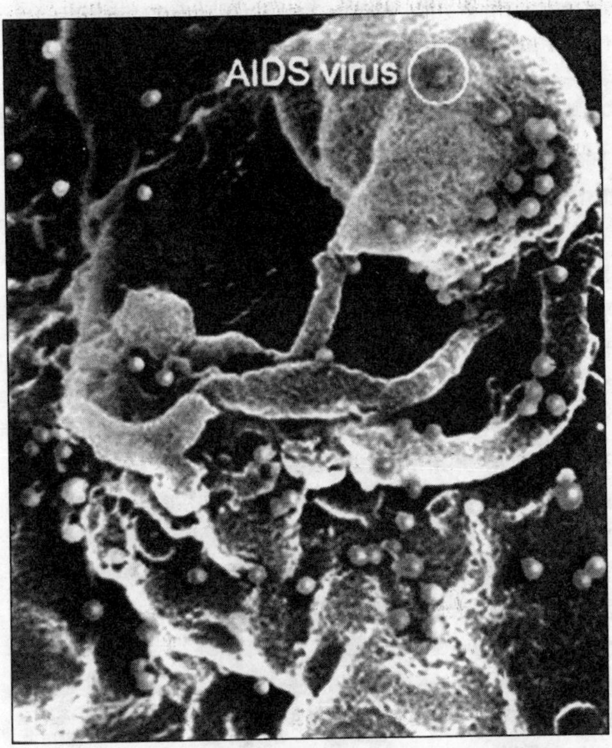

इलेक्ट्रॉन माइक्रोस्कोप में ऐसा दिखता है, एड्स का विषाणु।

भाग–4

बच्चों के खतरनाक संक्रमण

38

पोलियो (Poliomylitis)

[बच्चों को अपंग बनानेवाला बहुत ही खतरनाक रोग]

पोलियो रोग से प्राय: सभी परिचित हैं। अभी तक दुनिया के लाखों-करोड़ों व्यक्तियों को यह बीमारी अपंग बना चुकी है और कई लाख बच्चों को मौत की नींद सुला चुकी है। हाँ, यह बात अलग है कि अब टीकाकरण अभियानों के कारण बीमारी का प्रकोप काफी कम हो गया है और रोग उन्मूलन के कगार पर है लेकिन एक वक्त था जब इस रोग ने दुनिया के सैकड़ों देशों में आतंक मचा रखा था। शासकीय आँकड़ों के अनुसार भारत में 1986 में इस रोग के 16,550 रोगी पाए गए और 535 की मृत्यु हुई।

सन् 1954 से पोलियो के टीकों की शुरुआत होने के पश्चात् विकसित देशों से इस रोग की समाप्ति हो गई लेकिन 1988 तक यह बीमारी एक सौ पच्चीस विकासशील देशों को अपनी गिरफ्त में लिये थीं, जो सघन टीकाकरण एवं पल्स पोलियो अभियानों के चलते वर्ष 2003 में मात्र 6 देशों में पाई गई। दुर्भाग्यवश इनमें हमारा देश भारत भी एक था। अन्य देशों में—अफगानिस्तान, पाकिस्तान, इजिप्ट, नाइजर और नाइजीरिया थे।

हमारे देश में जहाँ सन् 2002 में 1242 रोगियों की सूचनाएँ मिलीं वहाँ 2003 में मात्र 88 रोगी मिले। यद्यपि भारत में अभी भी कुछ मामलों की सूची यदा-कदा मिलती रहती है। लेकिन फिर भी पोलियो के मामलों में पूर्वापेक्षों अत्यन्त कमी आई है। सन् 2004 तक मात्र 8 पोलियो के मामलों की सूचना मिली। अब भारत को पूर्णत: पोलियोमुक्त करने की योजना विश्व स्वास्थ्य संगठन की है। भारत दुनिया में पोलियो के विरुद्ध लड़ाई में प्रमुख भूमिका निभा रहा है। चूँकि यहाँ 5 वर्ष से नीचे के बच्चों की बहुत बड़ी संख्या है। अत: भारत से पोलियो जैसी बीमारी का पूरी तरह उन्मूलन, पूरे स्वास्थ्य विभाग और विश्व स्वास्थ्य संगठन के लिए भी एक बड़ी उपलब्धि होगी। सितम्बर तक अधिकतम बच्चे पोलियोग्रस्त होते हैं। इसका कारण यह समझा जाता है कि बरसात में विषाणु से दूषित जल, भोजन और मक्खियाँ अन्य

मौसम की अपेक्षा अधिक होती हैं। एक कारण और यह भी है कि रोग के विषाणु ठंडे मौसम में लम्बे समय तक जिन्दा रहते हैं।

सन् 2003 और 2004 में विश्व के देशों से प्राप्त पोलियो की सूचनाएँ

देश	2003	2004
भारत	225	8
पाकिस्तान	103	12
अफगानिस्तान	8	2
नाइजीरिया	355	133
नाइजर	40	12
इजिप्ट	1	1

पोलियो या बाल पक्षाघात से बच्चे की प्रभावित टाँगें

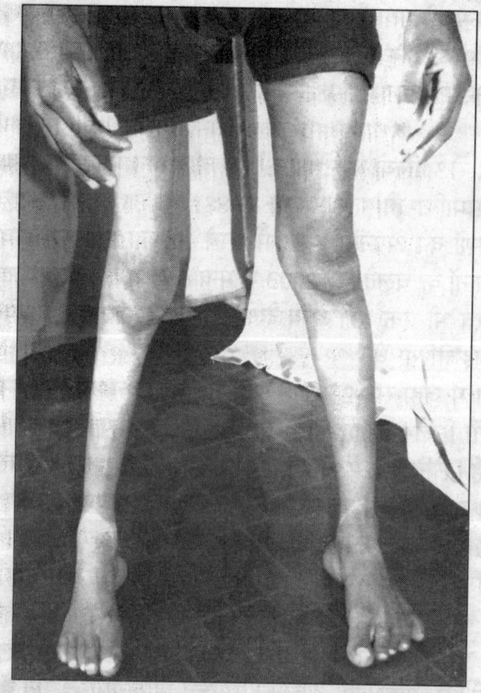

चित्र में प्रदर्शित दोनों टाँगों में से बाएँ तरफ की टाँग पतली पड़ गई है और बच्चा लँगड़ाता भी है।

रोग का प्रसार

(अ) मल द्वारा : जैसा कि पूर्व में बतलाया गया है कि रोग के प्रसार का प्रमुख माध्यम विशेषकर विकासशील देशों में मल पदार्थ (Stool) और मल द्वारा प्रदूषित 'उँगलियाँ, भोजन सामग्री, दूध एवं दैनिक उपयोग के बर्तन इत्यादि हैं। उचित साफ-सफाई और सावधानियों के अभाव में रोग के विषाणु शिशुओं में पहुँच जाते हैं और रोग उत्पन्न करते हैं।'

(ब) विषाणुयुक्त बिन्दुओं द्वारा संक्रमण (Droplet Infection) : इस तरह का संक्रमण तब मिलता है जब रोग में प्रभावित बच्चों के सीधे सम्पर्क में अन्य स्वस्थ शिशु या बच्चा आता है। रोगी बच्चे के गले में पोलियो के विषाणु या वाइरस मौजूद होते हैं और जब तक खाँसता, छींकता है तो बिन्दुओं द्वारा विषाणु अन्य स्वस्थ शिशु या बच्चे के शरीर में पहुँच जाते हैं। इस तरह का प्रसार प्राय: विकसित देशों में देखने को मिलता है। जहाँ साफ-सफाई के चलते मल द्वारा पोलियो का संक्रमण नहीं होता है।

रोग का उद्भवन काल (Incubation Period)

पोलियो के संक्रमण से लेकर लक्षण आने तक 7 से 14 दिन का समय लगता है। लेकिन यह समयावधि कभी-कभी 3 से 35 दिनों के मध्य भी हो सकती है।

क्या करता है पोलियो का विषाणु शरीर में?

पोलियो के 90 प्रतिशत रोगियों में कोई स्पष्ट बाह्य लक्षण नहीं दिखते अर्थात् वे अलाक्षणिक होते हैं। 8 प्रतिशत को रोग मामूली रूप से प्रभावित करता है और 1 से 2 प्रतिशत गम्भीर रूप से प्रभावित होते हैं अर्थात् उनमें लकवा या पक्षाघात जैसी जटिलताएँ उत्पन्न हो जाती हैं। विषाणु मस्तिष्क में सूजन (meningitis) उत्पन्न करता है। साथ ही वह मेरुरज्जु और मस्तिष्क के अन्दरूनी भाग (Cortex) को संक्रमित करता है, जिससे तंत्रिका कोशिकाएँ नष्ट हो जाती हैं। इस कारण अंगों में लकवा (Paralysis) की स्थिति बनती है।

रोग के विभिन्न लक्षण

लक्षणों को हम तीन वर्गों में बाँट सकते हैं—

(अ) हल्की बीमारी (Minor Polio) : 4 प्रतिशत से 8 प्रतिशत रोगियों में होती है। इसमें बुखार, सिरदर्द, उल्टी एवं दस्तों की शिकायतें हो सकती हैं। लेकिन ये लक्षण थोड़े से इलाज से या स्वत: ठीक हो जाते हैं।

(ब) लकवा रहित पोलियो (Non Paralytic Polio) : यह 1 प्रतिशत रोगियों में पाया जाता है। इसके लक्षण हैं गर्दन में कड़ापन और दर्द होना। इसके

साथ पीठ में भी दर्द होता है। यह 2 से 10 दिनों तक होता है फिर रोग ठीक हो जाता है।

(स) लकवा वाली बीमारी (Paralytic Polio) : यह लगभग 1 से 2 प्रतिशत रोगियों में होती है। रोग में केन्द्रीय तंत्रिका तंत्र अर्थात् मस्तिष्क मेरुरज्जु एवं तंत्रिकाएँ प्रभावित होने से अलग-अलग तरह का लकवा लग जाता है। लेकिन रोगी बच्चे को बुखार भी साथ में आता है। अन्य लक्षण हैं—**उल्टी होना, सिरदर्द, गले में दर्द, पेट दर्द के साथ गर्दन से लेकर पीठ की पेशियों में कड़ापन आना। लकवा; कमर से शुरू होकर पैर तक जाता है।** कभी-कभी श्वसन संस्थान भी प्रभावित होने से बच्चों को साँस लेने में कठिनाई होती है। इस कारण दम घुटने से

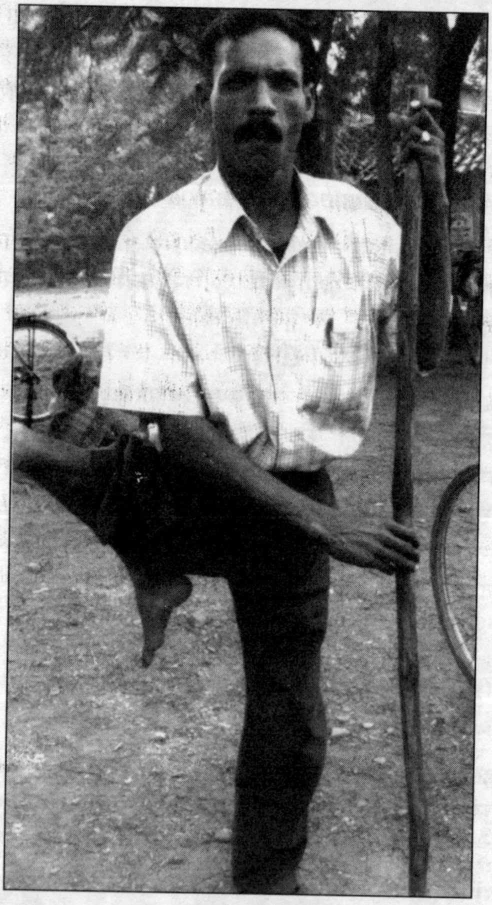

इस व्यक्ति को बचपन से ही पोलिया (बाल पक्षाघात) की बीमारी है।

बच्चे की मृत्यु भी हो सकती है। टाँगों में, **लकवाग्रस्त पेशियाँ धीरे-धीरे पतली भी पड़ने लगती हैं।** रोग से सुरक्षा के लिए न केवल स्वास्थ्य कर्मियों को पोलियो की रोकथाम और टीकाकरण की जानकारियाँ होनी चाहिए बल्कि प्रत्येक व्यक्ति को इसकी जानकारी होनी चाहिए तभी यह रोग जड़ से समाप्त हो सकेगा।

पोलियो क्या है?

यह एक विषाणु जन्य (Virus) ऐसा संक्रमण है जिसमें बच्चे का मुँह से लेकर मल द्वार तक का मार्ग (सम्पूर्ण अन्नपथ) प्रभावित होने के साथ मस्तिष्क, मेरुरज्जु और तंत्रिकाएँ भी रोगग्रस्त हो सकती हैं। इस कारण बच्चों को पक्षाघात या लकवे की शिकायत भी हो सकती है।

प्रत्येक रोगी को लकवे की बीमारी नहीं होती बल्कि 1-2 प्रतिशत रोगियों को लकवा लगता है। वास्तव में लकवा या अंगघात की गम्भीरता विषाणुओं द्वारा मेरुरज्जु और तंत्रिकाओं को पहुँचाई गई क्षति पर निर्भर होती है।

कारण

पोलियो रोग का कारण तीन तरह के विषाणु होते हैं। जिनको टाइप—1,2,3 कहते हैं। लकवा वाला पोलियो (Paralytic Polio) विषाणु के टाइप-1 के कारण होता है। पोलियो का विषाणु पानी में 4 महीनों तक और मल (Faeces) में 6 महीनों तक जिन्दा रह सकते हैं। यही कारण है कि साफ-सफाई के अभाव में ये मुँह द्वारा पाचन तंत्र में पहुँच जाते हैं।

संक्रमण का संग्राहक : संक्रमण का संग्राहक केवल मनुष्य ही होता है। इसका वाहक प्राणी या जीव-जन्तु नहीं होता।

संक्रमण के स्रोत : विषाणु रोगी के मल में एवं गले और मुँह के स्राव में पाए जाते हैं।

रोगी कब संक्रामक होता है : पोलियो के लक्षण आने के सात दिन पूर्व से 10 दिन बाद तक रोगी अन्य स्वस्थ बच्चों में रोग फैलाने में अधिक सक्षम होता है। रोग का विषाणु रोगी के मल में 3 सप्ताह तक मौजूद होते हैं। कुछ मामलों में तो ये 3 से 4 महीने तक मौजूद रहते हैं।

रोगी की उम्र : वास्तव में यह रोग 1 वर्ष से कम उम्र के शिशुओं और 5 वर्ष तक के बच्चों में अधिक होता है। 50 प्रतिशत मामले शिशुओं में ही पाए जाते हैं। सबसे अधिक पोलियो के रोगी 6 महीने से 3 वर्ष की उम्र के मध्य के होते हैं।

लिंग : रोग लड़कों में अधिक और लड़कियों में कम होता है। लड़कों में रोग लड़कियों की अपेक्षा 3 गुना अधिक होता है।

खतरे के कारक (Risk Factors)

कई कारणों से शरीर में मौजूद विषाणु सक्रिय हो जाते हैं। जैसे कि बच्चे की पेशियों में इंजेक्शन लगाना, चोट का लगना। ऑपरेशन इत्यादि के बाद भी बच्चे को लकवे की शिकायत हो सकती है।

इसी तरह कुपोषण, माँ का दूध न मिलने से घटी हुई रोग प्रतिरोधक शक्ति भी रोग को आमंत्रण देती है। इसी तरह यदि बच्चे को एक प्रकार के विषाणु द्वारा संक्रमण होता है और यदि उसे टीका न दिया जाए तो उसे दुबारा दूसरे प्रकार के विषाणु द्वारा पोलियो हो सकता है।

रोग किस मौसम में अधिक होता है?

लगभग 60 प्रतिशत रोगी बरसात के मौसम में मिलते हैं। अर्थात् जून से सितम्बर तक अधिकतर बच्चे रोगग्रस्त होते हैं। बरसात में नमी और ठंडक के कारण रोग के विषाणु ज्यादा वक्त तक जिन्दा रहते हैं।

रोग के लिए जाँचें

इसमें मस्तिष्क मेरुरज्जु द्रव (Cerebrospinal Fluid) में विषाणुओं की कल्चर जाँच की जाती है। साथ ही रोगी के मल में भी रोग के विषाणुओं की जाँच से रोग का निदान किया जाता है।

इलाज

बिस्तर पर आराम की सलाह के साथ दर्द निवारक औषधियाँ देते हैं। दम घुटने पर श्वास नलिका (Trachea) काटकर कृत्रिम श्वास नली डाली जाती है। रोग की तीव्रता घटने पर व्यायाम (Exercise) द्वारा चिकित्सा की सलाह देते हैं। इसके अलावा हड्डी रोग विशेषज्ञों द्वारा लकवाग्रस्त रोगियों को ठीक करने के लिए विशेष शल्य क्रियाएँ भी की जाती हैं। इससे विशेषज्ञों को कई मामलों में सफलता भी मिली है।

रोकथाम एवं नियंत्रण

रोग के बचाव और नियंत्रण में टीकाकरण (Vaccination) ही प्रमुख भूमिका निभाता चला आ रहा है। और बच्चों को दो बूँद पिलानेवाली टीके की दवा से ही आज भारत में भी पोलियो जैसा रोग समाप्ति के कगार पर है। अत: इस टीके की जानकारी सभी को होनी चाहिए। (अब तो पोलियो के इंजेक्शन भी लगाए जा रहे हैं।)

पोलियो के टीके (Vaccine)

दो प्रकार के टीकों का प्रयोग किया जाता है—

1. पोलियो का निष्क्रिय सॉक टीका (Inactivated Salk Vaccine-IPV)

2. मुँह द्वारा दिया जानेवाला साबिन पोलियो टीका (Oral Polio Vaccine OPV)

1. पोलियो का निष्क्रिय सॉक टीका : इस टीके में तीनों प्रकार के पोलियो विषाणु रहते हैं परन्तु वे फॉमेलिन द्वारा निष्क्रिय बना दिए जाते हैं। ताकि वे रोग उत्पन्न न कर शरीर में पोलियो रोग से लड़ने के लिए प्रतिजन उत्पन्न करें। इनकी 4 खुराकें इंजेक्शन द्वारा दी जाती हैं। आजकल इस टीके का एक अच्छा रूप उपलब्ध है। इस प्रकार के टीके का फायदा यह है कि यह शरीर को कोई नुकसान नहीं पहुँचाता अर्थात् सुरक्षित होता है और सभी रोगियों को एवं गर्भावस्था में भी लगाया जा सकता है। इस टीके को डी.पी.टी. के साथ मिलाकर भी लगाया जा सकता है।

2. मुँह द्वारा दिया जानेवाला (साबिन) टीका : इसका आविष्कार सन् 1957 में साबिन नामक वैज्ञानिक ने किया था, इस टीके में जिन्दा लेकिन कमजोर किए गए तीनों तरह के पोलियो विषाणु रहते हैं। तीनों विषाणुओं से अलग-अलग मात्रा मिलाकर ट्राइवेलेंट टीका बनाते हैं।

टीका कब-कब पिलाते हैं ?

विश्व स्वास्थ्य संगठन एवं देश के टीकाकरण कार्यक्रम के अनुसार शिशु को 6 सप्ताह की उम्र में पहली खुराक पिलाते हैं। फिर 1-1 माह के अन्तर से दो खुराकें और देते हैं। अब डी.पी.टी. (या पेंटावेलेंट के साथ) के साथ ही पोलियो की खुराकें

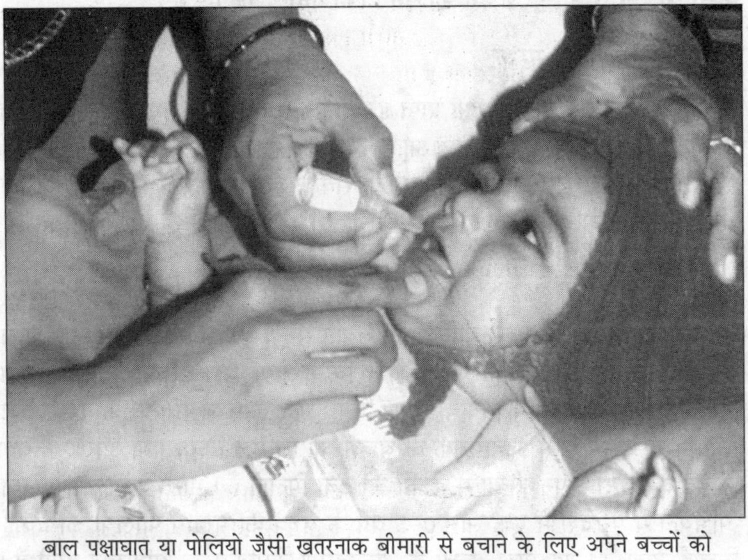

बाल पक्षाघात या पोलियो जैसी खतरनाक बीमारी से बचाने के लिए अपने बच्चों को जन्म के बाद से ही पोलियो की ड्रॉप्स देनी चाहिए।

पिलाने लगे हैं। तीन खुराकों के पश्चात् बच्चे को 12 से 18 महीने के मध्य एक प्रभावी मात्रा भी पिलाई जाती है। टीके की दो या तीन बूँद मात्रा टीके के साथ आए ड्रापर की मदद से पिलाते हैं।

मुखीय टीका (Oral Polio Vaccine) के फायदे

1. छोटे-छोटे बच्चों और शिशुओं को देने में सरल है। इसको देने के लिए बहुत कुशल स्वास्थ्यकर्मी की जरूरत नहीं होती।
2. शरीर पर्याप्त मात्रा में प्रतिजन (Antibodies) उत्पन्न कर लेता है।
3. अपेक्षाकृत सस्ता होता है।
4. बड़े पैमाने पर उपयोग के लिए सुविधाजनक होता है।

इस टीके की कुछ खामियाँ भी हैं जैसे

बहुत ही दुर्लभ मामलों में कभी-कभी यह टीका लकवा वाला पोलियो रोग उत्पन्न कर सकता है।

किन परिस्थितियों में यह टीका नहीं देना चाहिए

इसे जब बच्चे को तेज बुखार हो या दस्त लग रहे हों, तब नहीं देना चाहिए। जो बच्चे कार्टिको स्टेरायड दवाएँ ले रहे हों उन्हें भी हम यह टीका नहीं पिलाते हैं। रक्त कैंसर के रोग से पीड़ित बच्चों को यह टीका नहीं देते हैं।

इम्यूनोग्लोब्यूलिन से सुरक्षा

यद्यपि टीकों द्वारा पर्याप्त सुरक्षा प्राप्त हो जाती है। फिर भी जिन बच्चों को टीके नहीं दिए जा सकते हैं उन्हें सामान्य आईजी (Normal Human Immunoglobulin) इंजेक्शन देकर रोग से सुरक्षित बनाया जा सकता है। इम्यूनोग्लोब्यूलिंस शरीर की रोग प्रतिरोधक शक्ति बढ़ाते हैं।

भारत में पोलियो के उन्मूलन के प्रयास और पल्स पोलियो/अभियान

देश में वृहत् पैमाने पर पल्स पोलियो अभियान सन् 1995 में 9 दिसम्बर से 3 साल तक के बच्चों के टीकाकरण से शुरू किया गया था। इसका द्वितीय चरण 20 जनवरी, 1996 को पूरा किया गया। फिर विश्व स्वास्थ्य संगठन की सिफारिश के अनुसार इसमें 0 से 5 वर्ष तक के बच्चों को शामिल किया गया और एक बार में डेढ़ करोड़ से ऊपर संख्या में बच्चों को दवा पिलाते हैं। भारत के पल्स पोलियो अभियान में पूरे देश में एक साथ 0-5 वर्ष के बच्चे को मुखीय पोलियो की दवाई पिलाई जाती है। यह मात्रा बच्चों के टीकाकरण कार्यकम के अतिरिक्त होती है।

इस कार्यक्रम से देश में पोलियो की बीमारी रोकने में काफी मदद मिली है लेकिन अभी देश से यह रोग पूर्ण रूप से विदा नहीं हुआ है। उम्मीद है कि अगले वर्षों में रोग का उन्मूलन हमारे देश से हो जाएगा। विश्व स्वास्थ्य संगठन का भी यही मानना है और यदि हमारा देश पोलियोमुक्त होता है तो यह बड़ी उपलब्धि होगी। अब देश में पोलियो के समूल उन्मूलन के लिए इंजेक्शन वाले पोलियो के टीके का प्रयोग भी शुरू कर दिया गया है, जिसके परिणाम भी अच्छे मिले हैं।

39

श्वसन संस्थान के संक्रमण और निमोनिया
(Respiratory Infection and Pneumonia)

[जानें बच्चों में निमोनिया इत्यादि के बारे में]

बच्चों के श्वसन संस्थान के रोग बहुत ही सामान्य हैं लेकिन यदि ध्यान न दिया जाए तो निमोनिया जैसे संक्रमण से बच्चे या शिशु की शीघ्र मृत्यु हो सकती है। पूरे विश्व में इस तरह के रोगों से प्रति वर्ष 39 लाख मुत्युएँ होती हैं और इनमें से **90 प्रतिशत मुत्युएँ केवल निमोनिया से होती हैं।**

भारत में शिशुओं की बढ़ी हुई मृत्यु-दर में निमोनिया जैसे रोगों की प्रमुख भूमिका है। यहाँ के **अस्पतालों में 13 प्रतिशत शिशुओं की मृत्यु श्वसन सम्बन्धी रोगों से हो जाती है।** जबकि बहुत से शिशु अस्पताल आने के पूर्व ही चल बसते हैं।

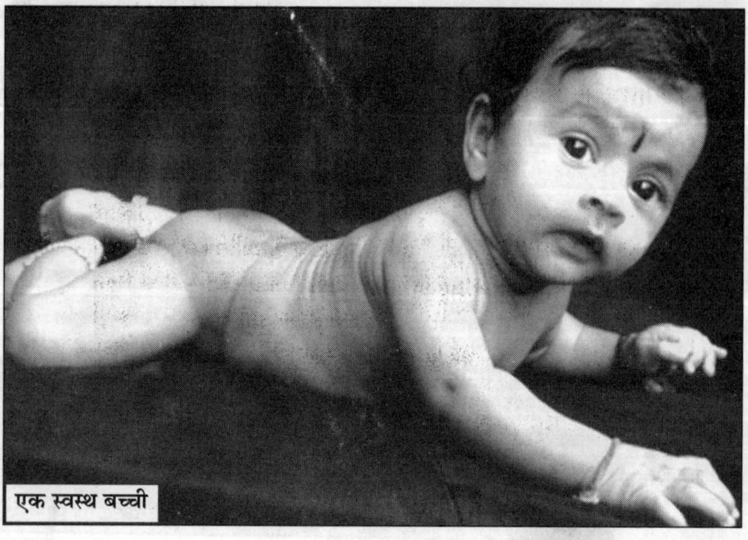

एक स्वस्थ बच्ची

विश्व स्वास्थ्य संगठन के अनुसार पूरे विश्व में 9870000 मृत्युएँ प्रतिवर्ष इस तरह की बीमारियों से होती हैं। इन आँकड़ों के अध्ययन से श्वसन रोगों की गम्भीरता प्रकट होती है। अत: छोटे बच्चों में निमोनिया जैसे रोग मृत्यु के लिए घातक बने इसके पूर्व ही उनका इलाज जरूरी हो जाता है। इसलिए आम लोगों को भी इन खतरनाक रोगों की सम्यक् जानकारी होनी जरूरी है।

रोग के कारण

रोग कई तरह के जीवाणुओं (Bacterias) और विषाणुओं (Virus) द्वारा फैलता है। इनमें प्रमुख हैं स्ट्रेप्टो काकस-निमोनी जो निमोनिया रोग का कारण बनता है। इसी तरह बारडेटेला परट्यूसिस कुकुरखाँसी उत्पन्न करता है। इसी तरह कार्नी बैक्टीरियम डिफ्थीरी भी है जो गलघोंटू नामक खतरनाक बीमारी का कारण बनता है। कई वाइरस भी श्वसन संस्थान के रोग उत्पन्न करते हैं। जैसे कि एडीनो वाइरस फेफड़ों का संक्रमण और गले की सूजन उत्पन्न करता है। मीजल्स वाइरस छोटे बच्चों में शरीर में फुंसियों के साथ श्वसन सम्बन्धी तकलीफें पैदा करता है। सिन साइटियल (Syncytial) नामक रोगाणु शिशुओं और छोटे बच्चों में फेफड़ों की श्वसन नलिकाओं में सूजन और गम्भीर किस्म का निमोनिया उत्पन्न करता है। यदि इलाज न दिया जाए तो निमोनिया अक्सर बच्चों में जानलेवा साबित होते हैं। इन सभी रोगों में श्वसन क्रिया की दर बढ़ जाती है और श्वसन में रुकावटें उत्पन्न होती हैं। इस कारण रोगी की जान जाने का खतरा उत्पन्न हो जाता है।

संक्रमण को अवसर देनेवाले कारण (Factors)

संक्रमण कम उम्र के शिशुओं में अधिक होते हैं। **कुपोषित एवं सामान्य से कम वजन के बच्चों या शिशुओं में भी संक्रमण (Infection) अधिक होता है।** अक्सर तीन वर्ष से कम उम्र के बच्चे इन रोगों के ज्यादा शिकार बनते हैं।

श्वसन संस्थान के रोगों को बढ़ावा देनेवाले कुछ कारक (Risk Factor) और भी होते हैं जैसे—भीड़ भरे गन्दे स्थानों में रहना, सन्तुलित और पौष्टिक भोजन का अभाव, नवजात शिशु का वजन कम होना, प्रदूषित वातावरण के अलावा माँ यदि सिगरेट का सेवन करती है तो बच्चे को श्वसन संस्थान के संक्रमण होने की सम्भावना बढ़ जाती है। शहरी बच्चों में ये संक्रमण गाँव-देहात के बच्चों की अपेक्षा अधिक होते हैं। **इसका कारण प्रदूषण होता है।** और यह प्रदूषण उत्पन्न होता है पेट्रोल-डीजल के धुएँ एवं विभिन्न कारखानों की चिमनियों से निकले गन्दे धुएँ के कारण। **ज्यादा ठंडे स्थानों में बच्चों को रखने से भी ऐसे संक्रमणों को बढ़ावा मिलता है।** नई खोजों के अनुसार **वातानुकूलित (एअरकंडीशंड) कक्षों में अधिक समय रहने से भी श्वसन सम्बन्धी रोगों की सम्भावना बढ़ती है।** यहाँ यह तथ्य भी

उल्लेखनीय है कि विकसित राष्ट्रों में भी श्वसन सम्बन्धी रोगों पर प्रभावी नियंत्रण नहीं हो सका है, इस कारण वहाँ भी बच्चों में इन रोगों की दर विकासशील देशों की तुलना में थोड़ी सी कम है।

संक्रमण के प्रसार के माध्यम—खाँसने, छींकने या साँस लेने, छोड़ने के दौरान रोग के जीवाणु या विषाणु हवा में पहुँचकर एक व्यक्ति से दूसरे व्यक्ति में प्रवेश करते हैं।

फेफड़ों के संक्रमण मुख्य रूप से दो प्रकार के होते हैं—एक ऊर्ध्व श्वसन संस्थान के रोग, इनमें साधारण सर्दी (Common Cold) तथा फेरिंजाइटिस (Pharyngitis) तथा ओटिस मीडिया (Otis Media) शामिल हैं।

दूसरे तरह के संक्रमण होते हैं—श्वसन संस्थान के निचले हिस्से के संक्रमण (Lower Respiratory Infection) ये संक्रमण अधिक गम्भीर होते हैं। इनमें निमोनिया प्रमुख है।

रोग के लक्षण

नाक बहना, खाँसी, गले में खराश, श्वास लेने में कठिनाई एवं कानों में दर्द भी हो सकता है। कुछ बच्चों में सामान्य सर्दी के लक्षणों के पश्चात् ये संक्रमण गम्भीर रूप ले सकते हैं। संक्रमण (Infection) फेफड़ों तक पहुँचकर निमोनिया उत्पन्न कर सकता है। जिसका यदि इलाज न किया जाए तो रोगी की मृत्यु तक हो सकती है। हमारे जैसे विकासशील देशों के बच्चों में श्वास नलिकाओं के संक्रमण जैसे—खसरा (मीजल्स) और कुकुरखाँसी भी होते हैं। **इनका कारण यह है कि कई बार लोग अपने बच्चों का उचित टीकाकरण नहीं करवाते हैं।**

रोग की गम्भीरता को कैसे पहचानें?

1. श्वसन-क्रिया का निरीक्षण—एक मिनट में श्वास की संख्या को घड़ी की मदद से गिनते हैं।
   — दो महीने के शिशु में यदि श्वसन-क्रिया की दर 60 या इससे अधिक है उसे सामान्य से ज्यादा अथवा तीव्र माना जाएगा।
   — दो माह से 12 महीने के शिशु में यदि श्वसन दर 50 या इससे अधिक है तो उसे तीव्र समझा जाता है।
   — 1 वर्ष से 5 वर्ष के बच्चे में यदि श्वसन क्रिया की दर 40 या अधिक है तो उसे तीव्र मानेंगे।
2. बच्चे की छाती यदि श्वास अन्दर लेने के दौरान भीतर खिंचती दिखे तो यह निमोनिया का लक्षण है।
3. जब बच्चा श्वास छोड़ता है तो श्वास में रुकावट के कारण व्हीज (Wheez) या सीटी की आवाज आती है।

4. देखें कि बच्चे का शरीर ज्यादा गर्म तो नहीं है अर्थात् उसे बुखार तो नहीं है।

उक्त लक्षणों वाले शिशु या बच्चे को तुरन्त चिकित्सक को दिखाकर इलाज लेना चाहिए। क्योंकि शिशुओं में विशेषकर दो माह से कम के शिशु में निमोनिया अत्यन्त खतरनाक हो सकता है।

इलाज

रोग के इलाज के लिए रोग प्रतिरोधक दवाएँ (Antibiotics) जैसे सल्फा मेथाक्सेजोल (100 मि.ग्रा.) और ट्राइमेथोप्रिम (20 मि.ग्रा.) की गोलियाँ अथवा सीरप (पीने की दवा) देते हैं। इसे स्वास्थ्य कर्मचारी की सलाह पर तुरन्त शुरू कर सकते हैं। मात्रा निम्नानुसार है—

उम्र / वजन	**गोली की प्रतिदिन की मात्रा**	**शिशुओं के सीरप की मात्रा (1 चम्मच = 5 मि.ली.)**
दो माह (3.5 कि.ग्रा.)	एक गोली दो बार	आधा चम्मच दो बार
2 से 12 महीने (3.5 कि.ग्रा.)	दो-दो गोलियाँ दो बार	एक-एक चम्मच दो बार
1 से 5 वर्ष (3.5 कि.ग्रा.)	3 गोलियाँ प्रतिदिन दो बार	डेढ़ चम्मच (7.3 मि.ली.) दिन में दो बार

कई चिकित्सक एम्पीसिलिन या एमाक्सीसिलिन अथवा इरिथ्रोमासिन भी उपयोग करते हैं। लेकिन कोट्राइमेक्साल दवा ज्यादा उपयोग की जाती है। इसे 5 दिनों तक देना चाहिए। एक-दो दिन में स्थिति नहीं सुधरती तो बच्चे को अस्पताल में भर्ती करना ठीक रहता है। दो महीने से छोटे शिशुओं को कोट्राइमेक्साल की जगह बेंजिल पेनिसिलिन या एम्पीसिलिन दी जाती है।

बच्चे में अधिक गम्भीर दशा के खतरनाक लक्षण

— माँ का दूध न पी सकना अथवा अन्य द्रव न पी सकना।
— झटके (Convulsion) आना
— श्वास में रुकावट और चेहरा नीला (Cynosis) पड़ना
ऐसे शिशु या बच्चे को तुरन्त अस्पताल में भर्ती करना चाहिए। क्योंकि उसे ऑक्सीजन की जरूरत भी होती है।

रोगों से बचाव या सुरक्षा (Prevention)

1. बच्चों को स्वच्छ वातावरण में रखना जहाँ प्रदूषित हवा, धूल या धुआँ न हो।
2. पर्याप्त सन्तुलित आहार देना क्योंकि कुपोषण भी ऐसे रोगों की जड़ है।

3. बच्चों को समय से डी.पी.टी. और मीजल्स (खसरा) के टीके लगवाना भी बचाव का प्रमुख जरिया है।

भारत सरकार सन् 1992–93 से श्वसन संस्थान के रोगों पर नियंत्रण के लिए एक कार्यक्रम भी चला रही है। यहाँ यह बात भी समझ लेना जरूरी है कि 1 वर्ष तक की उम्र के बच्चे को शिशु (Infant) कहते हैं और एक वर्ष के ऊपर के बच्चे (Child) को बच्चा कहा जाता है। और दो माह से कम के शिशु को छोटा शिशु (Infant) माना जाता है। जैसा बतलाया गया है, दो माह से कम के शिशु को कोट्राइमोक्साल **दवा न देकर बेंजिल पेनिसिलिन देते हैं।**

40

खसरा (Measles or Rubeola)

यह बच्चों में होनेवाला बहुत ही संक्रामक और खतरनाक रोग है। जो मिक्सोवाइरस समूह (Myxoviruses group) के विषाणु द्वारा उत्पन्न होता है। विकासशील देशों में यह बीमारी मृत्युओं और बीमारी की जटिलताओं का एक बड़ा कारण है। यह रोग विश्व के प्राय: सभी स्थानों में होता (Epidemics) है। रोग की शुरुआत सर्दी जैसे लक्षणों से होती है। लेकिन इसमें शरीर में ददोरे उभरते हैं और गम्भीर जटिलताएँ भी पैदा होती हैं।

रोग की समस्या

जहाँ कई विकासशील देशों में इस रोग से मृत्यु दर 2 से 15 प्रतिशत है वहीं ब्रिटेन जैसे विकसित देश में मात्र 0.2 प्रति 10,000 है। 1960 के आसपास जब रोग का टीका उपलब्ध नहीं था जब खसरा से प्रतिवर्ष 13 करोड़ 50 लाख बच्चे रोग से प्रभावित होते थे और इनमें से 70 से लेकर 80 लाख बच्चे मर जाते थे। जबकि **आज भी 3 करोड़ बच्चे रोग से ग्रसित होते हैं और इनमें से दस लाख बच्चे प्रतिवर्ष खसरा रोग से मरते हैं।** खसरा कुपोषणग्रस्त बच्चों में और घनी शहरी आबादी में रहनेवाले बच्चों में अधिक होता है।

रोग का टीका खसरा को रोकने में अत्यन्त प्रभावी सिद्ध हुआ है। टीका 85 प्रतिशत बच्चों में रोग का प्रसार रोकने में सक्षम है। श्रीलंका और थाईलैंड में कुछ ऐसे वयस्क रोगियों के मामले भी मिले हैं जिनको खसरे का टीका नहीं लगा था।

भारत में रोग की स्थिति

भारत में यह रोग भी एक बड़ी स्वास्थ्य समस्या है। यहाँ 1991 में सात राज्यों में हुए अध्ययन के अनुसार इस रोग से मृत्यु दर 4 प्रतिशत थी। सन् 1987 में दो लाख सैंतालीस हजार रोगियों की सूचनाएँ प्राप्त हुई थीं। लेकिन व्यापक टीकाकरण कार्यक्रम के पश्चात् सन् 2001 में मात्र 51 हजार 700 सौ रोगियों की सूचनाएँ प्राप्त हुईं।

रोग का कारण

जैसा कि शुरुआत में बतलाया गया है कि यह विषाणुजन्य रोग है जो 'आर.एन.ए.' पैरा मिक्सोवाइरस द्वारा होता है।

संक्रमण का स्रोत

संक्रमण उत्पन्न करनेवाले विषाणु का स्रोत स्वयं खसरा रोग से ग्रसित रोगी होता है।

कैसे होता है संक्रमण (Infection)

चूँकि रोग के विषाणु रोगी की नाक के स्राव गले एवं फेफड़ों में मौजूद रहते हैं। अतः रोगी जब छींकता है या बात करता है अथवा खाँसता है तो संक्रमणकारी विषाणु पास में मौजूद व्यक्तियों के शरीर में विषाणुयुक्त बिन्दुक (Droplet) द्वारा पहुँच जाते हैं। रोगी के उपयोग की वस्तुएँ जैसे—चम्मच, कप इत्यादि से भी बीमारी फैल सकती है।

रोगी, शरीर में ददोरे आने के 4 दिन पहले से लेकर ददोरे निकलने के 5 दिन पश्चात् तक संक्रमणकारी अर्थात् संक्रमण फैलाने में सक्षम होता है।

उद्भव काल (Incubation Period)

संक्रमण के पश्चात् रोग 10 से 14 दिनों के मध्य हो जाता है। संक्रमण के दस दिनों पश्चात् रोगी को बुखार आना शुरू हो जाता है और 14 दिनों पश्चात् ददोरे या दाने आना शुरू हो जाते हैं।

खसरा रोग के लक्षण

रोग की तीन अवस्थाएँ होती हैं जिनके अलग-अलग लक्षण होते हैं—

1. ददोरे आने के पहले की अवस्था (Prodromol stage) : इसमें तेज सर्दी जुकाम जैसे लक्षण मिलते हैं। रोगी की नाक बहती है। ज्वर 39 डिग्री तक पहुँच जाते हैं। आँखें लाल हो जाती हैं और छींके भी आती हैं। बच्चा बहुत परेशान नजर आता है। उसे उल्टियाँ या दस्त हो सकते हैं।

रोगी के मुख के अन्दर की श्लेष्मा में नीले सफेद धब्बे दिखते हैं जिन्हें कॉप्लिक धब्बे (Koplik's Spots) कहते हैं। ये 80 प्रतिशत बच्चों में पाए जाते हैं और खसरा रोग की प्रमुख पहचान इनसे की जाती है। यह अवस्था 3 से 4 दिन तक रहती है।

2. ददोरे आना (Eruptive Phase) : चौथे दिन धुँधले लाल रंग के ददोरे पहले बच्चे के चेहरे और कानों के पीछे गर्दन पर दिखलाई देते हैं, इसके पश्चात् ये

गर्दन के निचले हिस्से, हाथ–पैर और शरीर में फैल जाते हैं। ये ददोरे 5–6 दिनों तक मौजूद रहते हैं फिर गहरे निशान छोड़कर गायब हो जाते हैं।

3. खसरा के बाद की अवस्था (Post measles stage) : बच्चे का वजन बहुत कम हो जाता है और वह कमजोर हो जाता है। यहाँ तक कि इसे संक्रामक बीमारियाँ जैसे—क्षय रोग, दस्त लगने की शिकायतें इत्यादि हो जाती हैं। बच्चे की वृद्धि या बाढ़ रुक जाती है।

इलाज

रोग का विशेष इलाज नहीं है। पैरासिटामोल वगैरह देते हैं। और जीवाणु प्रतिरोधी दवाएँ भी शिशु रोग विशेषज्ञ देते हैं।

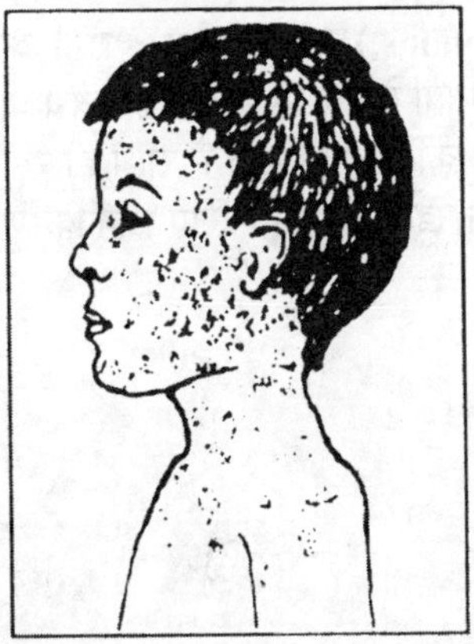

खसरा रोग में ददोरों (Eruptions) का विन्यास

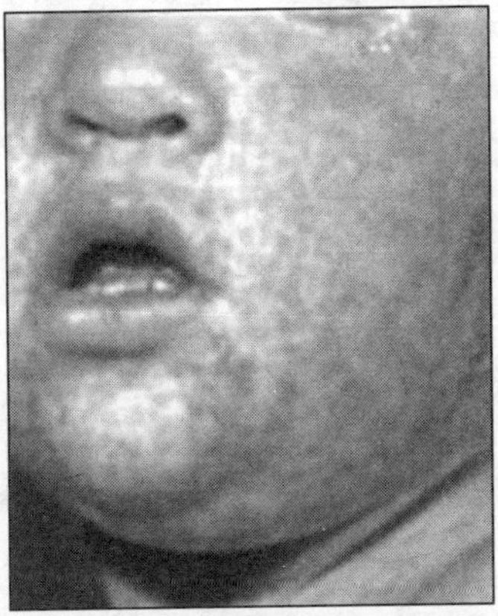

खसरा में बच्चों का चेहरा कुछ इस तरह दिखता है।

रोग की जटिलताएँ

कुपोषित बच्चों में खसरा खतरनाक जटिलताएँ उत्पन्न करता है। विशेषकर वे बच्चे जिनमें विटामिन 'ए' और प्रोटीन की कमी होती है, उन्हें श्वास नलिकाओं में सूजन, निमोनिया, अतिसार जैसे लक्षण उत्पन्न हो जाते हैं जिसके कारण रोगी बच्चे की मृत्यु भी हो सकती है। कुछ रोगियों में मस्तिष्क सम्बन्धी जटिलताएँ जैसे—मस्तिष्क शोथ, झटके आना (Convulsions) इत्यादि बीमारियाँ हो जाती हैं। और यदि तुरन्त उचित इलाज न किया तो इससे रोगी मर भी सकता है।

अतः इलाज के लिए शीघ्र शिशु रोग विशेषज्ञ या अनुभवी चिकित्सक को दिखलाना चाहिए ताकि रोग की जटिलताएँ उत्पन्न न हों।

खसरा की रोकथाम और नियंत्रण

(अ) 1. खसरा के लक्षण मिलते ही बच्चे को अलग रखते हैं।
2. बच्चे की आँखों को तेज प्रकाश से बचाते हैं।
3. बच्चे के उपयोग की वस्तुएँ अन्य बच्चों को उपयोग के लिए नहीं देते हैं।
4. नाक और गले के स्राव से युक्त कपड़ों और वस्तुओं को रोगाणुविहीन (विसंक्रमित) करते हैं। इसके लिए उन्हें उबालते हैं या दवा डालते हैं।

(ब) रोग का टीका (Vaccine) : रोग के प्रसार रोकने एवं बच्चों को सुरक्षित रखने में टीका प्रभावशाली होता है। यह शिशु को 9 से लेकर 12 माह के मध्य लगवाया जाता है। इसकी एक मात्रा 15 वर्ष तक (95 प्रतिशत मामलों में) सुरक्षा प्रदान करती है। यहाँ यह तथ्य भी उल्लेखनीय है कि जिन बच्चों को खसरा एक बार होता है उन्हें फिर दुबारा जीवन में कभी यह रोग नहीं होता।

(स) इम्यूनोग्लोब्यूलिंस (Immunoglobulins) का उपयोग : रोगी के सम्पर्क में आए बच्चे को इम्यूनोग्लोब्यूलिंस की मात्रा देकर उसे इस रोग से बचाया जा सकता है। क्योंकि ये बच्चों में रोगों से लड़ने की शक्ति बढ़ाते हैं साथ ही रोग कारक विषाणु को प्रभावहीन भी बनाते हैं। वैसे खसरा रोग के लिए टीकाकरण ज्यादा प्रभावी होता है।

41

छोटी माता (Chicken Pox)

छोटी माता एक बहुत ही संक्रामक विषाणु द्वारा उत्पन्न रोग है। यह पूरे विश्व में पाया जानेवाला रोग है। जो एक विषाणु वेरीसेला-जूस्टर (Varicella-Zoster) द्वारा उत्पन्न होता है। भारत जैसे देश में यह संक्रमण अक्सर बच्चों में हो जाता है। और अन्धविश्वासों के चलते, देहातों में लोग इसका इलाज न करवाकर, पूजा इत्यादि करवाते हैं। जबकि कभी-कभी रोग की जटिलताएँ भी खतरनाक साबित होती हैं। कई बार रोग किन्हीं क्षेत्र विशेष में एकदम से अधिक बच्चों में फैलता है। यह रोग प्राय: जनवरी से लेकर जून के बीच फैलता है। कभी-कभी बच्चों के अलावा वयस्क भी छोटी माता के शिकार बन जाते हैं। एक बार इस रोग के संक्रमण के पश्चात् दुबारा यह रोग नहीं होता, क्योंकि रोगी के शरीर में रोग के विरुद्ध रोग प्रतिरोधक शक्ति उत्पन्न हो जाती है। छोटी माता के विषाणु को अब मानव हरपीज वाइरस-3 कहा जाता है।

रोग फैलने के माध्यम

रोग के विषाणु के स्रोत अथवा भंडार (Reservior) स्वयं छोटी माता से ग्रसित रोगी ही होते हैं। बीमारी के विषाणु रोगी की नाक से निकले स्रावों, गले के खखार एवं रक्त में मौजूद होते हैं। जो रोगी के सम्पर्क में आने से स्वस्थ बच्चों में पहुँच जाते हैं। रोगी के उपयोग में लाई गई वस्तुएँ भी संक्रमण फैला सकती हैं।

उद्भव काल (Incubation Period)

रोग के लक्षण संक्रमण के पश्चात् 7 से 14 दिनों के मध्य उत्पन्न होते हैं। कभी-कभी यह अवधि 7 से 21 दिन भी हो सकती है।

रोगी कब तक यह संक्रमण फैला सकता है

रोग की शुरुआत से एक सप्ताह तक रोगी अन्य स्वस्थ बच्चों में संक्रमण फैलाने में

सक्षम होता है। अर्थात् रोगी के शरीर पर ददोरे निकलने से एक-दो दिन पूर्व से लेकर 4-5 दिन बाद तक रोगी अन्य लोगों में यह बीमारी बाँट सकता है।

उम्र

रोग प्रायः दस वर्ष या इससे कम उम्र के बच्चों में ही होता है लेकिन कुछ मामलों में किसी भी आयु के व्यक्ति को यह रोग हो सकता है।

रोग की प्रसार विधि

रोग, रोगी के नजदीक बैठने पर छोटी-छोटी विषाणुयुक्त बिन्दुक (Droplets) द्वारा प्रसारित होता है। रोगी के पास या सामने बैठने से भी रोग का प्रसार या फैलाव होता है।

रोग के लक्षण

कई रोगियों में बहुत कम संख्या में ददोरे या द्रव से भरी पुटिकाएँ आती हैं और हल्का बुखार रहता है जबकि बहुत से रोगियों में लक्षण गम्भीर रूप धारण कर लेते हैं।

लक्षणों को दो अवस्थाओं में बाँट सकते हैं—

(अ) ददोरे निकलने की पूर्वावस्था : इस अवस्था में रोगी को एकदम बुखार आता है। पीठ-दर्द के साथ कँपकँपी लगती है और कमजोरी महसूस होती है। बच्चों में यह अवस्था 24 घंटे रहती है जबकि वयस्कों में 2-3 दिनों तक रह सकती है।

(ब) ददोरे या पुटिकाएँ निकलना : बच्चों में ददोरे (Rash) निकलना रोग का प्रथम लक्षण माना जाता है। ददोरे की विशेषताएँ हैं—

1. ये ददोरे पहले सीने और पेट पर आते हैं और एक से विन्यास (Symmetrical) में दिखते हैं, धड़ के पश्चात् ये चेहरे पर आते हैं। साथ ही काँख में एवं श्लेष्मा कला पर भी हो सकते हैं। लेकिन हथेली और पैर का निचला हिस्सा अप्रभावित रहता है।
2. ददोरे एकदम से बढ़ते हैं और 5 दिनों में पूरी तरह फैल जाते हैं। शुरू में ये ओस की बूँदों की तरह दिखते हैं।
3. छोटी माता के ददोरे (Rash) की एक प्रमुख विशेषता यह है कि ददोरों की तीन अवस्थाएँ (पेप्यल, वेसाइकल और क्रुस्ट) एक साथ दिखती हैं।
4. *बुखार*—रोग में बुखार बहुत तेज नहीं होता परन्तु हर बार, ददोरे निकलते वक्त बुखार आ जाता है।

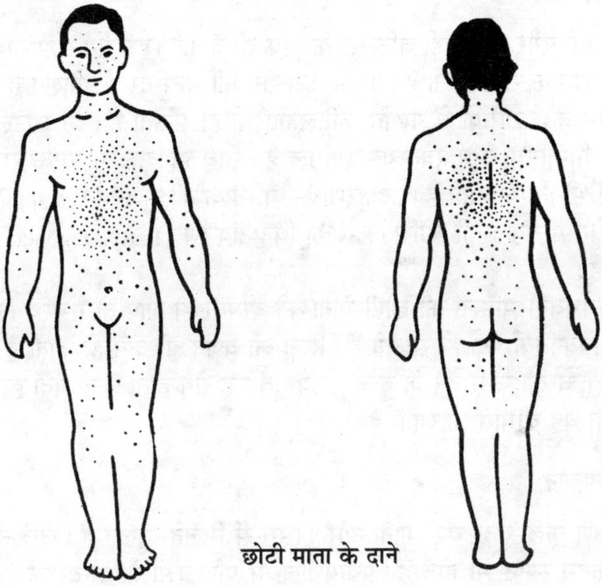

छोटी माता के दाने

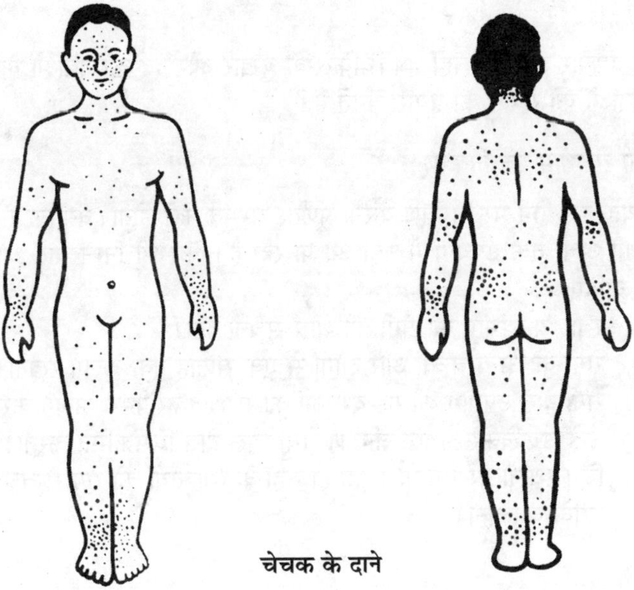

चेचक के दाने

रोग की जटिलताएँ

बहुत-से रोगी बगैर कोई बड़ी जटिलता के ठीक हो जाते हैं। इस रोग से प्रभावित सौ रोगियों में से एक रोगी मरता है। अर्थात् इस रोग की मृत्यु दर 1 प्रतिशत है।

लेकिन कुछ रोगियों में गम्भीर जटिलताएँ भी हो सकती हैं। इन जटिलताओं में गम्भीर निमोनिया और रक्तस्राव शामिल है। साथ ही कुछ मस्तिष्क सम्बन्धी जटिलताएँ भी निर्मित होती हैं। उदाहरणार्थ—मस्तिष्क की सूजन (Eneephalitis) इत्यादि। रोग में यकृत की कोशिकाओं का विनष्टीकरण (Fatty Degeneration) भी होता है।

यदि गर्भवती महिला को छोटी माता की बीमारी हो जाए तो गर्भस्थ शिशु में जन्मजात विकृतियाँ पैदा हो सकती हैं। शिशु का वजन भी कम हो जाता है। यदि माता को बच्चे को जन्म देने के कुछ समय पूर्व यह रोग होता है तो पैदा होनेवाले शिशु में भी यह बीमारी हो जाती है।

रोग की पहचान

इसके लक्षण कुछ-कुछ बड़ी माता और खसरा से मिलते-जुलते हैं। लेकिन कुछ लक्षण एकदम स्पष्ट भी होते हैं। प्रयोगशाला में पुटिकाओं के अन्दर के द्रव की जाँच कर रोग का निदान किया जाता है।

उपचार

विशेष उपचार उपलब्ध नहीं है। चिकित्सक बुखार और दर्द की दवाओं के साथ जटिलताओं को रोकने का प्रयास करते हैं।

रोग की रोकथाम एवं नियंत्रण

सामान्यतः इस रोग पर नियंत्रण करना पूर्णतः सम्भव नहीं होता। क्योंकि रोग का टीका भी अभी तक उपयोग में नहीं आ पा रहा है। फिर भी निम्न बातें ध्यान में रखना चाहिए—

1. स्वास्थ्य विभाग को रोगी की शीघ्र सूचना देना।
2. रोगी को अन्य बच्चों और लोगों से एक सप्ताह तक अलग रखना।
3. रोगी द्वारा उपयोग की गई वस्तुओं को सुरक्षित तरीके से अलग करना या उन्हें उबालकर अथवा जीवाणु रोधी घोल द्वारा विसंक्रमित करना।
4. जिन स्थानों पर रोग फैल रहा हो वहाँ के व्यक्तियों को रोग से बचाव के तरीके बतलाना।

42

घटसर्प या रोहिणी (Diphtheria)

[एक अत्यन्त खतरनाक जानलेवा रोग]

घटसर्प अथवा गलघोंटू विशेषतः बच्चों में होनेवाला ऐसा रोग है जो कार्नी बैक्टीरिया डिफ्थीरी नामक जीवाणु द्वारा फैलता है। ये जीवाणु सूक्ष्मदर्शी में दंडे के समान दिखते हैं अतः इन्हें दंडाणु कहते हैं। यह जीवाणु एक तरह का बाह्य विष (Exo-toxin) उत्पन्न करता है जो शरीर के लिए घातक होता है और यह बाह्य विष ही शरीर में इस बीमारी के लिए जिम्मेदार होता है। तीन प्रकार के कार्नी बैक्टीरियम जीवाणुओं का पता अभी तक लगा है। रोग का संक्रमण मुख्यतः गले में, टांसिल (Tonsil), ग्रसनी और स्वरयंत्र अथवा नाक में होता है। इन अंगों में एक भूरी या पीली सी झिल्ली (Fals membrane) का निर्माण हो जाता है, जो साँस द्वारा ली जानेवाली वायु के जाने-आने में अवरोध पैदा करती है। घटसर्प के जीवाणु द्वारा उत्पन्न बाह्य विष रक्त में मिलकर हृदय और तंत्रिकातंत्र को भी प्रभावित कर गम्भीर जटिलताएँ पैदा करता है।

विश्व और भारत में रोग की स्थिति

इस रोग का विकसित देशों में उन्मूलन हो चुका है। अर्थात् यह रोग अब वहाँ कभी नहीं होता। लेकिन दुर्भाग्य से भारत जैसे विकासशील देशों में यह खतरनाक रोग अभी भी होता है। वह भी जागरूकता के अभाव एवं टीकाकरण में कमी की वजह से। 1996 में लाओस एवं थाईलैंड से डिफ्थीरिया या घटसर्प से ग्रसित कुछ बच्चों की सूचना मिली थी।

भारत में यह बीमारी क्रमशः कम होती जा रही है। और यह सम्भव हुआ है अधिक से अधिक आबादी को टीकाकरण कार्यक्रमों के अन्तर्गत लाने के कारण। जहाँ सन् 1987 में 12952 रोगियों की सूचनाएँ प्राप्त हुईं वहीं सन् 2000 में मात्र 265 मामले पाए गए। इस तरह 13 वर्षों में लगभग 99 प्रतिशत गिरावट दर्ज की गई।

रोग के कारण

जैसा कि बतलाया गया है; यह रोग कार्नी बैक्टीरिया डिफ्थीरी नामक एक जीवाणु द्वारा उत्पन्न बाह्य विष के प्रभाव से होता है। ये जीवाणु तीन प्रकार के होते हैं लेकिन दंडाणु का ग्रेविस प्रकार ही अधिक खतरनाक होता है। इसके द्वारा उत्पन्न बाह्य विष रक्त में मिलकर हृदय और तंत्रिकातंत्र को भी प्रभावित करता है। इस कारण हृदय में सूजन (Myocarditis) उत्पन्न हो जाती है एवं तंत्रिका तंत्र पर दुष्प्रभाव के कारण विभिन्न पेशियों में लकवा (Paralysis) की शिकायत हो जाती है।

संक्रमण के स्रोत

इस रोग में स्वयं रोगी एवं जीवाणु के वाहक संक्रमण के स्रोत होते हैं। रोग के वाहक प्राय: 5 से 8 वर्ष के बच्चे होते हैं।

नाक से निकला स्राव अथवा गले एवं त्वचा के घावों या रोगी से निकले स्राव में रोग के जीवाणु मौजूद होते हैं, जो रोग को फैलाते हैं।

रोगी या वाहक की संक्रामकता

यदि रोगी व्यक्ति उपचार न ले रहा हो तो संक्रामकता की अवधि रोग प्रारम्भ होने से लेकर कम से कम 14 दिन तक की होती है। लेकिन यह कुछ मामलों में 28 दिन या अधिक की भी हो सकती है।

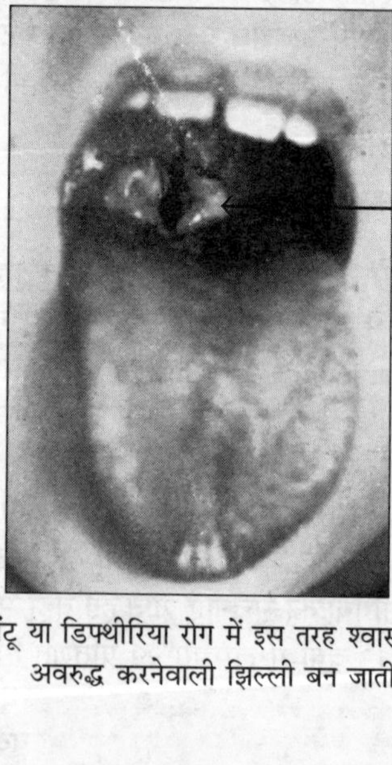

गलघोंटू या डिफ्थीरिया रोग में इस तरह श्वास नलिका को अवरुद्ध करनेवाली झिल्ली बन जाती है।

किस आयु में रोहिणी या घटसर्प (गलघोंटू) का संक्रमण होता है?

यह रोग प्राय: 2 से 5 वर्ष के मध्य के बच्चों में होता है। एक वर्ष से कम के शिशु स्तनपान के कारण इस रोग की प्रतिरक्षा माँ के दूध से प्राप्त करते हैं। अपवादस्वरूप कभी-कभी वयस्कों को भी यह रोग हो सकता है।

रोग की प्रसार विधि (Transmission)

जैसा कि बतलाया गया है कि रोग के जीवाणु रोगी या वाहक बच्चे के गले और नाक के स्राव में मौजूद होते हैं। अत: जब वह खाँसता या छींकता है तो छोटे बिन्दुक (Droplets) द्वारा संक्रमण पास में उपस्थित बच्चों में पहुँच जाता है।

रोग का अप्रत्यक्ष संक्रमण जीवाणुयुक्त खिलौने, पेंसिल, कपड़े इत्यादि दूषित वस्तुओं से फैलता है। इसके अलावा चाय के कप, गिलास, चम्मच, थर्मामीटर इत्यादि से भी रोग फैलना पाया गया है।

रोग की उद्भव अवधि (Incubation Period)

संक्रमण होने के दो से छह दिन के बीच रोग के लक्षण मिलने लगते हैं। कुछ मामलों में अवधि अधिक भी हो सकती है।

लक्षण

1. चूँकि जीवाणु विष गलतुंडिका (Tonsils), ग्रसनी (Pharynx) और श्वास यंत्र (Larynx) को प्रभावित करते हैं। अत: इस रोग में गले के अन्दर सूजन (Sore throat), निगलने में दर्द और कठिनाई होना, इत्यादि लक्षण होते हैं। साथ ही गले में छद्म झिल्ली बनने से रोगी के कंठ से घर्घर की आवाज निकलती है। बाद में रोगी की साँसें भी रुकने लगती हैं। यदि झिल्ली के हटाने का प्रयास किया जाता है तो उससे रक्तस्राव होने लगता है।
2. रोगी के गले और जबड़ों के नीचे सूजन भी आ सकती है। साथ ही गले की लसिका ग्रन्थियों का आकार बढ़ जाता है जिससे गर्दन, बैल की गर्दन की (Bullnecked) जैसी दिखती है।
3. स्वर यंत्र प्रभावित होने से रोगी की आवाज भारी हो जाती है। और उसे बोलने में कठिनाई होती है।
4. रोगी को हल्का (Low grade) बुखार भी रहता है।

उपर्युक्त लक्षण होने पर रोगी को शीघ्र ही शिशु रोग विशेषज्ञ या उपलब्ध चिकित्सक को दिखलाना चाहिए। इलाज में विलम्ब से बच्चे के जीवन को खतरा उत्पन्न हो सकता है।

इलाज

1. इलाज में जीवाणु बाह्य विष को प्रभावहीन बनाने के लिए दस हजार इकाई से 80 हजार इकाई तक प्रति जीव विष (Anti toxin) दिया जाता है।
2. इसके अलावा जीवाणु रोधक दवाइयाँ जैसे पेनिसिलिन या इरिथ्रोमाइन देते हैं।
3. रोगी को पूर्ण विश्राम की सलाह देते हैं ताकि हृदय सम्बन्धी जटिलताएँ न हों।
4. यदि रोगी की श्वास रुकती है तो फिर श्वास नलिका में छिद्र (Tracheo-stomy) करने की जरूरत पड़ सकती है।

रोग की जटिलताएँ (Complecations)

रोग के दंडाणु का बाह्य विष हृदय को प्रभावित कर उसमें सूजन उत्पन्न कर हृदय की गम्भीर बीमारी पैदा करता है। इसी तरह तंत्रिकाओं को प्रभावित कर लकवे की स्थिति निर्मित कर सकता है। लेकिन यदि बीमारी के शुरू में पेनिसिलिन जैसी दवाएँ दे दी जाएँ तो काफी हद तक जटिलताओं से रोगी को बचाया जा सकता है।

रोग की रोकथाम एवं नियंत्रण

(अ) रोगी या जीवाणुओं के वाहक व्यक्ति से रोग अन्य बच्चों में न फैले इसके लिए निम्न सावधानियाँ रखते हैं—

1. घटसर्प रोग की सूचना तुरन्त स्थानीय अधिकारियों को देते हैं, इससे रोगी को तुरन्त इलाज तो उपलब्ध कराया ही जाता है साथ ही उस क्षेत्र में टीकाकरण इत्यादि बचाव के तरीकों का प्रचार भी सम्भव होता है।
2. रोगियों को अलग रखकर उपचार देते हैं ताकि रोगी अन्य बच्चों में रोग न फैला सके।
3. जो बच्चे रोगी के सम्पर्क में आ चुके हैं अथवा उन्होंने प्रतिरक्षा के लिए टीके नहीं लगवाए हैं, उन्हें रोहिणी या घटसर्प का प्रतिजीव विष 500 से 1000 इकाई मात्रा देने से उन्हें यह रोग नहीं हो पाता। लेकिन इसके पश्चात् उन्हें डी.पी.टी. या पेंटावेलेंट का टीका भी नियमानुसार लगवाना चाहिए।

(ब) यदि सभी बच्चों को यथा-समय घटसर्प से रक्षार्थ, डी.पी.टी. के टीके (या पेंटावेलेंट टीके) लगवाए जाएँ तो वे इस भयानक और जानलेवा रोग से सुरक्षित रह सकते हैं। विकसित देशों में इस रोग पर पूर्ण नियंत्रण केवल सघन टीकाकरण के द्वारा ही सम्भव हुआ।

नई टीकाकरण तालिका के अनुसार शिशुओं को 6 सप्ताह की उम्र से डी.पी.टी. या पेंटावेलेंट के टीकों की शुरुआत आवश्यक रूप से करवा देनी चाहिए। ये टीके डिफ्थीरिया के अलावा कुकुरखाँसी और टिटनेस जैसी खतरनाक बीमारियों से भी

सुरक्षा प्रदान करते हैं। 6 सप्ताह में शिशु को डी.पी.टी. की प्रथम मात्रा (0.5m.l.) दिलवाने के बाद उसे 4 सप्ताहों के अन्तर से दो मात्राएँ और दिलवाना चाहिए। इस तरह कुल 3 मात्राएँ देनी चाहिए। यदि किन्हीं कारणोंवश इन टीकों की शुरुआत में विलम्ब हो जाए तो इन्हें शिशु की 3 महीने की उम्र से शुरू किया जा सकता है। इसके पश्चात् डी.पी.टी. की वर्धक मात्रा डेढ़ से दो वर्ष की उम्र में दिलवानी चाहिए। फिर जब बच्चा स्कूल जाना शुरू करता है (5 वर्ष की आयु में) तब उसे केवल डी.टी. (डिफ्थीरिया और टिटनेस) की एक मात्रा दिलवाते हैं।

घटसर्प या रोहिणी (Diphtheria) के लिए शिशु की जाँच (Schick test)

यह परीक्षण त्वचा के नीचे 0.2m.l. प्रति जीव विष इंजेक्शन द्वारा पहुँचाकर करते हैं। और इस जाँच से यह पता लगता है कि बच्चा इस रोग के लिए प्रतिरक्षित (अथवा रोग से सुरक्षित) है अथवा रोग के प्रति संवेदनशील है।

इंजेक्शन लगाने से यदि त्वचा पर कोई प्रतिक्रिया नहीं होती तो समझा जाता है कि बच्चा पूर्व से ही इस रोग से प्रतिरक्षित है। और यदि इंजेक्शन लगाए गए स्थान की त्वचा लाल हो जाती है तो मानते हैं कि बच्चा रोहिणी या घटसर्प जैसे रोग के लिए संवेदनशील है। अत: उसे प्रतिरक्षा के लिए टीके लगाए जाते हैं।

43

धनुषटंकार अथवा धनुस्तम्भ (Tetanus)

यह एक अत्यन्त खतरनाक रोग है, जो प्रसव के वक्त अभी भी हमारे यहाँ शिशुओं और महिलाओं की मौतों का कारण बनता है। विशेषकर देहातों में जहाँ गर्भवतियों को टिटनेस टॉक्साइड के टीके नहीं लगाए जाते एवं सुरक्षित प्रसव की व्यवस्था नहीं होती, इस रोग की सम्भावनाएँ अधिक होती हैं।

यह रोग भारत के साथ ही विश्व के सभी देशों में पाया जाता है। अर्थात् यह एक विश्वव्यापी रोग है। लेकिन हमारे देश में यह एक बड़ी जन स्वास्थ्य समस्या है। सन् 1984 में शासकीय आँकड़ों के अनुसार टिटनेस के 21662 रोगी पाए गए और 4077 मृत्युओं की सूचनाएँ प्राप्त हुईं। शहरी क्षेत्रों की अपेक्षा ग्रामीण क्षेत्रों में रोगी अधिक पाए गए।

लेकिन अब जागरूकता और सघन टीकाकरण अभियानों के कारण, टिटनेस के रोगियों में क्रमशः कमी आ रही है। 1990 से 1997 के बीच भारत में धनुस्तम्भ से मृत्युओं में 23 प्रतिशत की कमी आई थी। यह उल्लेखनीय है कि अब यह बीमारी केवल विकासशील देशों में ही पाई जाती है, जबकि विकसित देशों में शायद ही कभी कोई रोगी मिलता है।

यह देखा गया है कि नवजात शिशुओं में भी टिटनेस के मामलों में भारी कमी आई है। अब देहातों के स्वास्थ्य केन्द्रों में प्रति एक हजार नवजात शिशुओं में एक से भी कम शिशु में यह रोग पाया जाता है। ऐसा अनुमान है कि अभी भी देश में 70 हजार के लगभग नवजात शिशुओं में टिटनेस का रोग हो जाता है। विशेषकर उत्तर प्रदेश, मध्य प्रदेश, राजस्थान, उड़ीसा, बिहार और आसाम में नवजात शिशुओं में रोग की दर अपेक्षाकृत अधिक है। यहाँ 70 प्रतिशत प्रसव अप्रशिक्षित व्यक्तियों द्वारा करवाए जाते हैं, जो रोग का एक बड़ा कारण है। इसके अलावा बड़ों में टिटनेस की सम्भावनाएँ तब अधिक होती हैं जब घाव पर मिट्टी, लीद, गोबर लग जाए या दूषित औजारों से ऑपरेशन किया जावे।

धनुस्तम्भ रोग क्या है?

यह एक जीवाणु क्लास्ट्रीडियम टिटेनाई द्वारा उत्पन्न ऐसा रोग है, जिसमें मांसपेशियों (विशेषकर जबड़ों की) में अकड़न और कड़ापन आ जाता है। उदर की और मेरुदंड की पेशियों में खिंचाव उत्पन्न होने से, **शरीर धनुष की भाँति अकड़ जाता है।** पेशियों में तीव्र दर्द और ऐंठन होती है। रोगी को खाने-पीने में, एवं छोटे बच्चों को दूध पीने में कठिनाई होती है। रोग का जीवाणु एक तेज विष (टॉक्सिन) उत्पन्न करता है, जिसके कारण ये लक्षण होते हैं। टिटनेस या धनुषटंकार के लगभग 40 से 80 प्रतिशत रोगियों की मृत्यु हो जाती है। अत: उक्त लक्षण वाले शिशुओं या बड़े रोगियों को तुरन्त अस्पताल में भर्ती करवाना चाहिए।

धनुस्तम्भ रोग (Tetanus) रोग

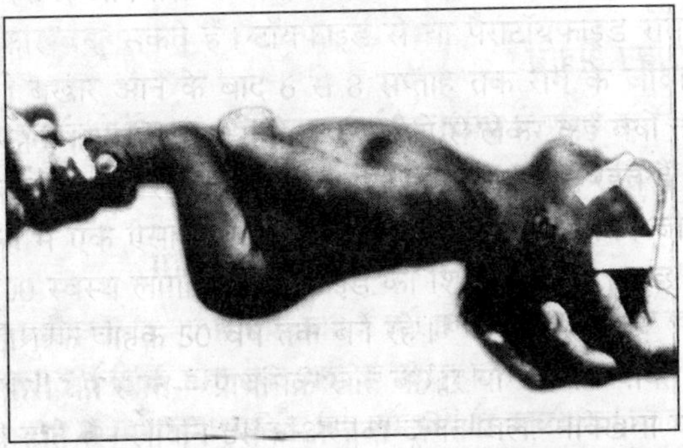

टिटनस रोग में बच्चे का शरीर धनुष जैसा अकड़ जाता है।

अचानक आवाज या शोर अथवा तेज प्रकाश से भी इस प्रकार की ऐंठन हो सकती है। आघात के समय ठीक से साँस नहीं ले पाता, शरीर नीला पड़ जाता है। बार-बार टिटनेस के आघात से मृत्यु भी हो सकती है।

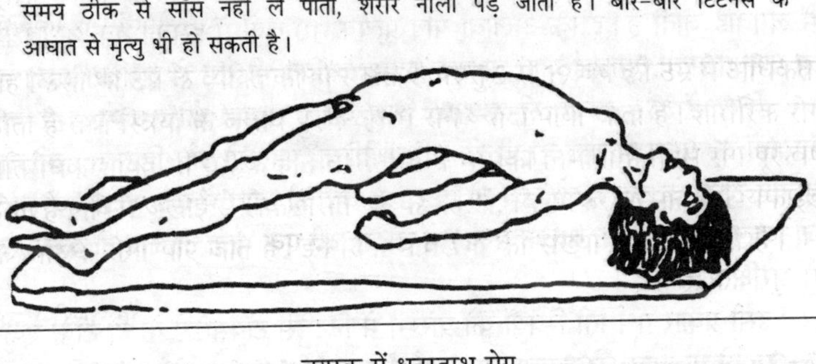

वयस्क में धनुस्तम्भ रोग

रोग का प्रसार कैसे होता है?

जीवाणु एक खोल के अन्दर सुरक्षित रहते हैं, इन्हें स्पोर कहते हैं। ये स्पोर्स धूल, मिट्टी, घोड़े की लीद, गाय-भैंस के गोबर इत्यादि में होते हैं। जब चोट लगती है तो ये स्पोर्स उसी समय या बाद में, उचित साफ-सफाई के अभाव के कारण घाव में प्रवेश कर जाते हैं। इसी तरह दूषित ब्लेड, हँसिए या अन्य वस्तु से नवजात शिशु की नाल (Cord) काटने से भी रोग के जीवाणु शिशु के रक्त में प्रवेश कर जाते हैं। और यदि प्रसूता को टिटनेस टॉक्साइड के दो टीके नहीं लगे होते हैं तो फिर नवजात शिशु को रोग होने की सम्भावना बढ़ जाती है। जैसा कि पूर्व में बतलाया गया है कि शल्य क्रियाओं के पश्चात् भी रोगी इस रोग से ग्रसित हो सकता है। **रोगाणु, दूषित औजारों के अलावा, टाँका लगाने वाले धागे (Cat gut), पट्टी की सामग्री, टेलकम पाउडर द्वारा भी प्रवेश कर सकते हैं।**

रोग की उद्भवन अवधि

रोग जीवाणुओं के शरीर में प्रवेश करने के पश्चात् 3 दिवसों से लेकर 21 दिवसों के मध्य कभी भी हो सकता है।

रोग से बचाव और रोकथाम

चूँकि यह एक खतरनाक जानलेवा रोग है अतः प्रयास यह होना चाहिए कि रोग किसी को हो ही न। सौभाग्य से आज सुरक्षा के लिए कई तरह के टीके उपलब्ध हैं जिनको समय रहते लगवा लिया जाए तो फिर रोग होने की सम्भावनाएँ न के बराबर रह जाती हैं।

रोग से सुरक्षा के लिए दो प्रकार से प्रतिरक्षा की जाती है—

1. सक्रिय प्रतिरक्षा : धनुस्तम्भ से सुरक्षा का सबसे आसान और निरापद उपाय है; प्रतिजीवी विष का टीका लगवाना। इसे टिटनेस टॉक्सायड भी कहा जाता है। गर्भवती माताओं को इसकी छह सप्ताह के अन्तर से 0.5 मि.ली. की दो मात्राएँ पेशियों में लगवाई जाती हैं। इसके अलावा यदि प्रत्येक 10 वर्षों में इसकी एक अनुवर्धक या प्रभावी मात्रा लगवाई जाए तो एक स्वस्थ व्यक्ति भी रोग से सुरक्षित रहता है।

शिशुओं और बच्चों की सुरक्षा : शिशु को 6 सप्ताह की उम्र से, चार-चार सप्ताहों के अन्तर से यदि डी.पी.टी. (डिफ्थीरिया, पोलियो और टिटनेस) की तीन मात्राएँ टीकों के रूप में दी जाएँ तो फिर डेढ़ वर्ष की आयु में एक मात्रा एवं स्कूल जानेवाली उम्र (5 से 6 वर्ष के मध्य) में डी.टी. की एक मात्रा दी जाए तो बच्चा रोग से सुरक्षित रहता है।

इसी प्रकार गर्भवती स्त्रियों को प्रारम्भ में टिटनेस टॉक्साइड के दो टीके एक-एक महीने के अन्तर से लगवा दिए जाएँ तो जच्चा-बच्चा इस रोग से सुरक्षित रहते हैं।

2. परोक्ष प्रतिरक्षण : दुर्घटनाओं में घायल या जले हुए व्यक्ति को अस्थायी सुरक्षा मानव टिटनेस रोधी इम्यूनोग्लोब्यूलिंस अथवा ए.टी.एस. (Anti Tetanus Serum) द्वारा देते हैं।

मानव टिटनेस रोधी इम्यूनोग्लोब्यूलिंस सुरक्षित और श्रेष्ठ प्रतिरोधक है। इसकी 250 से 500 अन्तर्राष्ट्रीय इकाई (I.U.) के बराबर मात्रा सभी आयु वर्ग को देते हैं। इसका कोई रिएक्शन या प्रतिक्रिया मानव शरीर में नहीं होती है।

इस विधि से 30 दिनों तक रोगी को सुरक्षा मिलती है। कई शल्य चिकित्सक ऑपरेशन के पूर्व भी रोगियों को इम्यूनोग्लोब्यूलिंस लगवाते हैं ताकि शल्य क्रिया के पश्चात् धनुस्तम्भ न हो।

इसके अलावा ए.टी.एस. की 1500 (I.U.) मात्रा भी रोग से सुरक्षा प्रदान करती है। लेकिन इससे केवल 7 से 10 दिनों तक टिटनेस से सुरक्षा मिल पाती है। साथ ही कई व्यक्तियों में ए.टी.एस. की गम्भीर प्रतिक्रिया (Reaction) होती है जिससे रोगी की जान भी जा सकती है। अत: इसका इस्तेमाल अब कम हो गया है। इसकी जगह मानव इम्यूनोग्लोब्यूलिंस ने ले ली है। टिटनेस के रोगी को अनुभवी चिकित्सक की देखरेख में ए.टी.एस. इंजेक्शन को दिया जाता है।

रोगी का इलाज

1. यदि घाव है तो उसे अच्छी तरह जीवाणुरोधी घोल द्वारा धोते हैं और पट्टी करते हैं।
   पेनिसिलिन नामक दवा के इंजेक्शन (पूर्व परीक्षण कर) भी रोगी में, टिटनेस के जीवाणु नष्ट करने और उनकी वृद्धि रोकने के लिए लगाए जाते हैं।
2. जकड़न (Spasm) पर नियंत्रण के लिए पेशियाँ शिथिल करनेवाली दवाएँ देते हैं। आवश्यकतानुसार ऑक्सीजन, कृत्रिम श्वास प्रक्रिया इत्यादि भी दी जाती है।

यह द्रष्टव्य है कि टिटनेस के रोगी का इलाज घर पर सम्भव नहीं हो पाता। अत: उसे शीघ्र ही उचित सुविधाओंयुक्त अस्पताल में भर्ती करना चाहिए।

44

कुकुरखाँसी (Whooping Cough)

[बच्चों को परेशान करनेवाला खतरनाक रोग]

यह एक रोगाणुजन्य संक्रामक रोग है, जो बी. परट्यूसिस (Bordetella Pertusis) नाम के जीवाणु द्वारा होता है। यह बच्चों में होनेवाला एक प्रमुख रोग है जो पर्याप्त टीकाकरण (डी.पी.टी.) के अभाव में होता है। रोग में बुखार आता है और लम्बे समय तक बहुत ही कष्टकारक खाँसी चलती है जो विशेषकर रात्रि में तकलीफदेह होती है। खाँसते समय एक विशेष तरह की आवाज निकलती है, इसी कारण इसे कुकुरखाँसी कहा जाता है।

रोग की समस्या

यह प्राय: प्रत्येक देश में पाया जाता है। पिछली शताब्दी में इस रोग से बच्चों में काफी अधिक मौतें हुआ करती थीं। लेकिन 1960 में रोग का टीका आ जाने के बाद रोग पर बहुत बड़ी सीमा तक नियंत्रण पा लिया गया। लेकिन विकासशील देशों में यह रोग अभी भी एक समस्या बना हुआ है। रोग से अधिकतर मौतें अफ्रीकी और एशियाई देशों में होती हैं।

कुपोषित एवं निमोनिया जैसे रोगों से ग्रस्त बच्चों में कुकुरखाँसी ज्यादा असर दिखलाती है। शिशुओं में इस रोग के कारण मृत्यु-दर 4 से 15 प्रतिशत तक है। विकासशील देशों में रोग होने का प्रमुख कारण पूरे बच्चों का उचित तरीके से टीकाकरण न हो सकना है।

सन् 2002 में विश्व स्वास्थ्य संगठन के एक आकलन के अनुसार विश्व में दो लाख पंचानबे हजार रोगियों की मृत्यु कुकुरखाँसी से हुई थी। और एक करोड़ के ऊपर रोगी कुकुरखाँसी से प्रभावित हुए थे।

भारत में टीकाकरण के कारण क्रमश: इस रोग के रोगियों में कमी आई है। जहाँ सन् 1987 में एक लाख तिरसठ हजार रोगियों की सूचनाएँ प्राप्त हुई थीं वहीं

सन् 2000 में मात्र 26 हजार सात सौ रोगी पाए गए। इस तरह रोग में 83 प्रतिशत की कमी दर्ज की गई।

रोग का कारण

यह एक अत्यन्त संक्रामक रोग है और जैसा कि ऊपर बतलाया गया है बारडेटेला परट्यूसिस नामक जीवाणु से होता है। यह खाँसी द्वारा या बातचीत के दौरान निकले छोटे-छोटे बिन्दुकों (Droplets) द्वारा होता है। यह रोग सभी उम्र के व्यक्तियों में हो सकता है लेकिन अधिकतर (90 प्रतिशत) 5 वर्ष से कम उम्र के बच्चों में होता है। यह रोग बच्चों को अन्य बच्चों से खेलने या सम्पर्क में आने से होता है।

रोग की उद्‌भव अवधि (Incubation Period)

रोग की उद्‌भव अवधि 7 से 14 दिन होती है। इसका अभिप्राय यह है कि रोग के विषाणु द्वारा संक्रमण के 7 से लेकर 14 दिन बाद रोग के लक्षण मिलते हैं।

रोग के लक्षण

रोग की पहली अवस्था में आँखों में ललाई के साथ नाक बहना एवं बगैर बलगम की खाँसी आने जैसे लक्षण मिलते हैं। इसके बाद अक्सर रात्रि में लगातार तकलीफदेह खाँसी आती है। रोगी को उल्टियाँ भी होती हैं। यह अवस्था भी लगभग 1 सप्ताह तक रहती है।

रोगी को पूरे 24 घंटे में 40 से 50 बार खाँसी के दौरे आते हैं। इनकी संख्या रात्रि में अधिक होती है।

रोग की जटिलताएँ

वूपिंग कफ या कुकुरखाँसी कई बार बच्चों के लिए अत्यन्त खतरनाक साबित होती है। और कई तरह की जटिलताएँ उत्पन्न हो सकती हैं। जैसे कि—

1. आँखों में खून उतरना।
2. बच्चों में गुदा (Anus) बाहर निकलना (Prolapse of rectum)।
3. झटके (Convulsion) आना
4. श्वास नलिकाओं का गम्भीर निमोनिया होना।
5. फेफड़ों की श्वास नलिकाओं का चौड़ा और विकृत (Bronchiectasis) होना।

रोग की पहचान

प्रयोगशाला में रोग की पहचान की जाती है। आजकल फ्लोरोसेंट एंटीबॉडी टेस्ट से रोग की पहचान हो जाती है।

इलाज

चिकित्सक रोग में इरिथ्रोमाइसिन नामक जीवाणुरोधी दवा लिखते हैं। खाँसी के लिए मेथाडोन जैसी दवाएँ दी जाती हैं। अधिक गम्भीर रोगी एवं लगातार उल्टियों के लक्षण वाले रोगियों को अस्पताल में भर्ती करने की जरूरत होती है।

कुकुरखाँसी की रोकथाम और नियंत्रण

(अ) रोगी से सावधानियाँ : कुकुरखाँसी के रोगी का तुरन्त इलाज शुरू करना चाहिए। साथ ही रोगी को एक अलग कमरे में रखना चाहिए ताकि संक्रमण परिवार के बच्चों और अन्य सदस्यों में न फैले रोगी के मुँह एवं नाक से निकले स्राव को जीवाणुनाशकों द्वारा संक्रमणविहीन बनाकर कचरे में डालना चाहिए। हमें यह ध्यान रखना चाहिए कि रोगी का जीवाणुरोधक दवाइयों से तुरन्त इलाज, रोग को अन्य व्यक्तियों में ज्यादा फैलने से रोकता है।

(ब) टीका : जैसा कि ऊपर बतलाया गया है रोग से बचाव के लिए इसका टीका काफी समय से उपलब्ध है। और यह वह प्रयोग भी किया जा रहा है। इस टीके की वजह से रोग पर नियंत्रण में काफी हद तक मदद मिली है। यह दो तरह से दी जाती है एक तो डी.पी.टी. के साथ दूसरा परट्यूसिस टीका होता है, जो सिर्फ कुकुरखाँसी में देते हैं। (और पैंटावेलेंट टीकों में यह भी शामिल है।)

डी.पी.टी. (डिफ्थीरिया, परट्यूसिस और टिटनेस) का टीका शिशु को 2 से 3 महीने के बीच शुरू कर, 6–6 सप्ताह के अन्तर से तीन बार इंजेक्शन द्वारा लगाते हैं। फिर इसकी प्रभावी मात्रा डेढ़ से दो वर्ष के बीच लगाई जाती है। इस तरह बच्चे को ताउम्र कुकुरखाँसी के संक्रमण से निजात मिल जाती है। लेकिन मिर्गी के रोगी को यह टीका नहीं दिया जाता है। कई प्रदेशों में पैंटावेलेंट टीका शुरू किया जा चुका है।

45

मस्तिष्क ज्वर (Brain Fever)

अपने देश में मस्तिष्क ज्वर जैसी खतरनाक बीमारी अक्सर फैलती रहती है। यह रोग संक्रामक होने से कहीं-कहीं सामूहिक रूप से भी फैल जाती है। जिससे लोगों में भय व्याप्त हो जाता है क्योंकि मस्तिष्क ज्वर की बीमारी का इलाज घर पर सम्भव नहीं होता और रोगी की जान जाने का खतरा भी बना रहता है इसलिए इस बीमारी से बचाव के लिए रोग की सम्यक् और सही जानकारी होना आवश्यक है।

रोग का कारण

मस्तिष्क ज्वर कई तरह के होते हैं अधिकतर मामलों में रोग नाइजीरिया मेनिनजाइटिस नामक जीवाणु से होता है। क्षय रोग के जीवाणु माइकोबैक्टीरियम ट्यूबर्क्युलोसिस द्वारा होनेवाले मस्तिष्क ज्वर को ट्यूबरकुलर मेनिनजाइटिस कहते हैं जबकि पहले प्रकार के जीवाणु से फैलनेवाले मस्तिष्क ज्वर को मेनिंगोकॉकल मेनिनजाइटिस कहते हैं। पहले प्रकार के जीवाणु से फैलनेवाला मस्तिष्क बुखार अपने यहाँ अक्सर फैलता है और आगे इसी रोग के बारे में विस्तार से बतलाया जा रहा है।

मस्तिष्क ज्वर क्या है?

मनुष्य का मस्तिष्क दुहरी झिल्लियों से ढका रहता है। इन झिल्लियों के बीच द्रव पदार्थ भरा होता है जिसे मस्तिष्क प्रमेरु द्रव कहते हैं। मस्तिष्क ज्वर की दशा में उक्त झिल्लियों में सूजन आ जाती है और बहुधा संक्रमण भी हो जाता है। रोग की यह खतरनाक स्थिति होती है लेकिन यदि समय से उचित इलाज मिल जाए तो रोगी को बचाया जा सकता है। संक्रमण की स्थिति में प्रमस्तिष्क प्रमेरु द्रव में मवाद तक बन सकती है।

रोग कैसे फैलता है?

मस्तिष्क ज्वर मच्छरों से भी हो सकता है लेकिन यहाँ जिस रोग के बारे में बतलाया जा रहा है वह मच्छरों से नहीं होता लेकिन इसका अभिप्राय यह नहीं कि

मच्छरों से बचने की आवश्यकता नहीं है। मच्छरों की रोकथाम तो जरूरी है ही, क्योंकि इनसे अन्य तरह के मस्तिष्क ज्वरों (फेल्सीपारम मलेरिया) का खतरा होता है। इस प्रकार के **मस्तिष्क ज्वर के जीवाणु वास्तव में नाक या मुँह के रास्ते से शरीर में प्रवेश करते हैं** इसलिए ऐसा व्यक्ति जिसके शरीर में ये जीवाणु होते हैं, जब खाँसता या थूकता है तो वे आसपास की हवा में बिखर जाते हैं और नजदीक के स्वस्थ व्यक्तियों में भी साँस द्वारा प्रवेश कर सकते हैं, इसके अलावा रोगाणु खाने-पीने के साथ भी शरीर के अन्दर पहुँच सकते हैं।

रोग के प्रमुख लक्षण

मस्तिष्क ज्वर में जोरों का सिरदर्द होता है। यहाँ तक कि सिर हिलाने में भी तकलीफ होती है। **गर्दन में कड़ापन या अकड़न आ जाती है।** बुखार के साथ उल्टियाँ भी होती हैं। रोगी अर्द्धबेहोशी अथवा बेहोशी की दशा में भी आ सकता है। छोटे बच्चों को झटके कनवलसंस आते हैं। अधिकतर मामलों में शरीर की त्वचा पर फुंसियाँ या चकत्ते भी उभरते हैं। समय पर सही इलाज न होने की दशा में रोगी की मृत्यु हो सकती है। कम समय में ही मस्तिष्क ज्वर गम्भीर अवस्था में पहुँच जाता है। इसलिए इसका तुरन्त इलाज आवश्यक होता है।

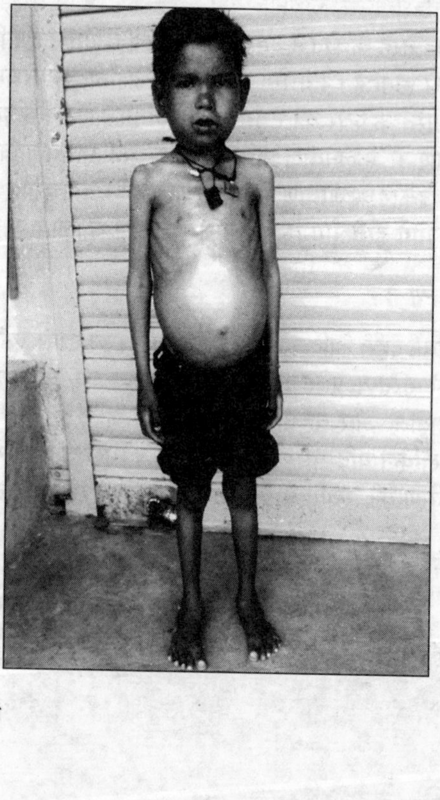

कुपोषणग्रस्त इस बच्चे को मस्तिष्क ज्वर भी हो गया था।

मस्तिष्क ज्वर (Meningitis) रोग

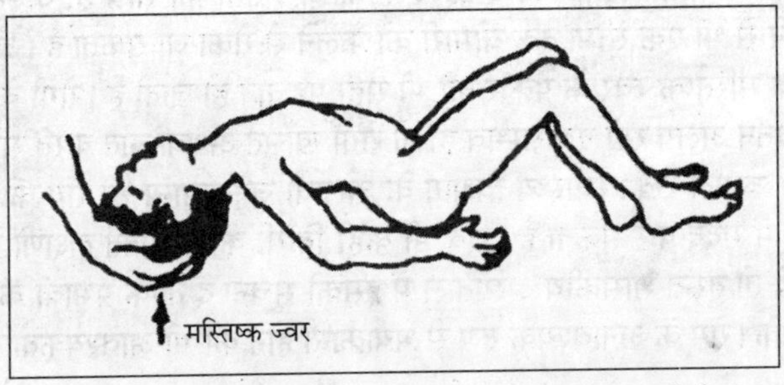

मस्तिष्क ज्वर में रोगी की गर्दन कुछ इस तरह अकड़ जाती है।
(रोगी अपनी ठुड्डी को सीने से स्पर्श नहीं कर पाता)

रोग का इलाज

मेनिंगोकॉकल मेनिनजाइटिस का इलाज घर पर सफलतापूर्वक सम्भव नहीं होता। इसलिए बेहतर यह होता है कि उपरोक्त लक्षणों वाले मरीज को शीघ्र ही नजदीक के अस्पताल में भर्ती करवा दिया जाए। नीम हकीमों के चक्कर में पड़ने से देर भी हो सकती है। इस बात को ध्यान में रखा जाना चाहिए। रोग के लिए सल्फा पेनिसिलीन जैसी प्रभावी दवाइयाँ हैं। इसके अलावा आजकल एमाक्सी सिलिन और सिप्रोफ्लाक्सेसिन दवाइयाँ भी दी जाती हैं। रोगी के मस्तिष्क के अन्दर बढ़े हुए दबाव और सूजन को कम करने के लिए रक्तवाहिकाओं द्वारा मेनीटाल भी पहुँचाया जाता है। रोग की निश्चित पहचान के लिए कुछ विशेष जाँचें जैसे—*रीढ़ की हड्डी के पानी की जाँच इत्यादि भी जरूरी होती* है इसलिए इन बातों को दृष्टिगत रखते हुए मरीज को अस्पताल में ही भर्ती करना उचित और सुविधाजनक रहता है।

रोग से बचाव

यद्यपि मस्तिष्क ज्वर कहीं भी, किसी को भी हो सकता है, लेकिन जैसा कि बतलाया गया है कि कभी-कभी यह सामूहिक रूप से भी किन्हीं-किन्हीं क्षेत्रों में फैल जाता है। ऐसे समय इसकी रोकथाम अत्यन्त आवश्यक है। चूँकि इस रोग के जीवाणु ग्रासनली अथवा नाक के द्वारा प्रवेश करते हैं इसलिए रोगी के सम्पर्क में आए व्यक्तियों को एवं उसके परिवार के सदस्यों को विशेष सावधानी की आवश्यकता होती है। ऐसे व्यक्तियों को डॉक्टर की सलाह से कम-से-कम पाँच दिनों तक सल्फा या सिप्रोफ्लाक्सेसिन की उचित मात्रा ले लेना चाहिए और रोग का टीका भी लगवाना चाहिए। **टीके का रोग से बचाव में विशेष महत्त्व है।**

इसके अलावा जिस क्षेत्र में मस्तिष्क ज्वर का प्रकोप ज्यादा हो, वहाँ पूरे गाँव या मुहल्ले के लोगों को सल्फा दवाई देनी चाहिए। रोगी को शीघ्र ही अस्पताल में भर्ती करने से भी एक सीमा तक बीमारी को फैलने से रोका जा सकता है। अस्पताल में रोगी के मस्तिष्क ज्वर के प्रकार की भी सही पहचान हो जाती है। रोगी के खाने-पीने के बर्तन अलग रखें एवं सम्भव हो तो रोगी खाँसते अथवा बात करते समय मुँह के सामने रूमाल रखें। स्वास्थ्य विभाग के अलावा जनसामान्य भी रोग को फैलाने से रोकने में मदद कर सकता है। जब भी कहीं किसी को उपरोक्त लक्षणों से युक्त रोगी दिखे तो तुरन्त शासकीय अस्पताल में इसकी सूचना दें ताकि प्रभावी कार्यवाही की जा सके। रोग के अनावश्यक रूप से भयाक्रान्त होने की भी आवश्यकता नहीं है।

46

रूमेटिक ज्वर (Rheumatic Fever)

[हृदय को क्षतिग्रस्त करनेवाला बुखार]

कैसे जरा सा गले का संक्रमण हृदय के लिए खतरनाक साबित हो सकता है, इसका उदाहरण है रूमेटिक ज्वर। यह रोग अधिकतर बचपन अथवा किशोरावस्था में होता है। प्राय: 5 से लेकर 15 वर्ष के बच्चे इससे प्रभावित होते हैं। यदि समय पर रोग का इलाज न किया जाए तो इससे **हृदय के कपाट (वाल्व) क्षतिग्रस्त हो जाते हैं। फिर इस रोग का ऑपरेशन द्वारा ही इलाज सम्भव होता है।**

आजकल यह बीमारी ब्रिटेन जैसे पश्चिमी देशों में बहुत ही कम मिलती है, लेकिन भारत में इस रोग से प्रतिवर्ष लाखों बच्चे ग्रसित होते हैं और कई हजार बच्चों में रूमेटिक ज्वर के कारण हृदय की वाल्व (कपाट) सम्बन्धी खराबियाँ उत्पन्न हो जाती हैं, जो आगे जाकर उनकी मृत्यु का कारण बनती है। इस रोग का इलाज एवं ऑपरेशन भी बहुत महँगा होता है।

रूमेटिक ज्वर कैसे होता है?

रोग को उत्पन्न करनेवाला वास्तविक कारण ज्ञात नहीं है। लेकिन इसके पक्के प्रमाण मिले हैं कि यह रोग हीमोलाइटिक-स्ट्रेप्टोकॉकाई नामक जीवाणुओं द्वारा होता है।

रूमेटिक ज्वर आने के पूर्व गले की ग्रास नली में सूजन या टांसिल में सूजन आती है। फिर 1 से 3 सप्ताह पश्चात् जोड़ों में सूजन और दर्द के साथ बुखार आता है।

यह संक्रामक रोग है

खाँसने या छींकने से रोग का संक्रमण एक बच्चे से दूसरे बच्चे में जा सकता है। संक्रमण भीड़ भरे, नम और अस्वच्छ स्थानों में ज्यादा होता है। इस तरह रूमेटिक बुखार एक संक्रामक रोग है, जिसका इलाज तुरन्त किया जाना चाहिए।

रूमेटिक ज्वर के लक्षण

रोग की शुरुआत शरीर के एक अथवा अधिक जोड़ों में दर्द और सूजन से होती है। साथ में बुखार भी रहता है, जोड़ आसानी से सीधे नहीं होते या मुड़ते नहीं हैं। जोड़ों का रंग लाल हो जाता है और छूने से भी दर्द होता है। रोगी को पसीना आता है एवं हृदय की गति भी बढ़ जाती है। **रोग में प्रमुखतः घुटने, टखने, कुहनी, कलाई एवं कन्धे के जोड़ ही प्रभावित होते हैं।** अँगुलियों के जोड़ कूल्हे या रीढ़ की हड्डी के जोड़ कभी भी प्रभावित नहीं होते। जब पहले प्रभावित जोड़ों की सूजन और दर्द ठीक हो जाता है तो फिर दूसरे जोड़ों में दर्द और सूजन शुरू हो जाती है और यह क्रम चलता रहता है।

यदि **सही समय पर उचित इलाज नहीं हो पाता तो फिर इससे बच्चों का हृदय प्रभावित हो सकता है।** हृदय की झिल्लियों (जिन्हें पेरीकार्डियम कहते हैं) में सूजन आ सकती है तथा **हृदय के वाल्वों को स्थायी क्षति पहुँच सकती है।** जब इस रोग से हृदय प्रभावित होता है तो इस स्थिति को रूमेटिक हार्ट डिसीज कहते हैं। इस रोग में हृदय अवरुद्ध या फेल होने की सम्भावना (Heart Failure) रहती है।

रोग में बच्चों के टखनों, घुटनों और कन्धे की त्वचा के नीचे गाँठें भी बन सकती हैं, जो दर्द रहित होती है। इसके अलावा पेट और पीठ पर गुलाबी रंग के चकत्ते भी दिख सकते हैं। बड़ों में हृदय प्रभावित होने का कारण धड़कन बढ़ना, साँस फूलना, रक्ताल्पता इत्यादि शिकायतें हो जाती हैं।

रोग का निदान

रूमेटिक ज्वर के उपरोक्त लक्षणों एवं खून की विभिन्न जाँचों के आधार पर रोग की पहचान की जाती है। इलेक्ट्रो कार्डियोग्राफी द्वारा बीमारी के हृदय पर प्रभाव को पता करते हैं। अतएव ईको-कार्डियोग्राफी तथा कलर डाप्लर जाँचें की जाती हैं।

खतरनाक रूमेटिक ज्वर को उत्पन्न करनेवाले जीवाणु
हीमोलाइटिक स्ट्रेप्टोकॉकाई

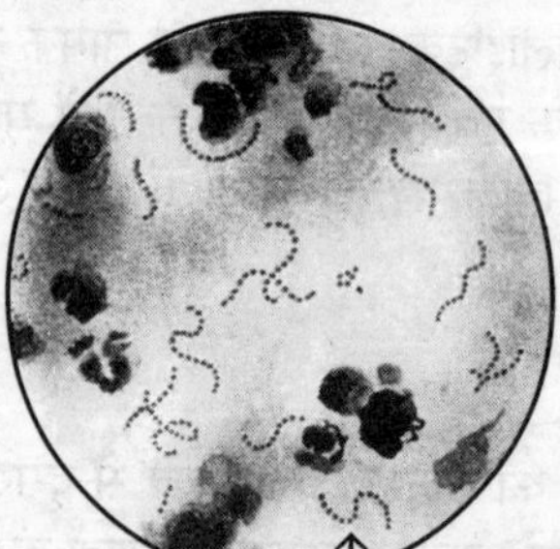

रक्त में ये जीवाणु चेन के आकार के दिखते हैं।

रूमेटिक ज्वर का इलाज

रोगी को बिस्तर पर पूर्ण आराम करना चाहिए। घुटने के दर्द और सूजन के लिए एस्प्रिन या आइब्रूफेन दवाएँ देते हैं। इसके अलावा पेनिसिलिन या इरोथ्रोमाइसिन दवाएँ इस रोग के जीवाणुओं को नष्ट करने के लिए देते हैं।

उपर्युक्त दवाओं के अलावा कार्टिकोस्टेइड्स नामक दवाएँ भी आवश्यकतानुसार देते हैं। लेकिन यह सब इलाज कुशल चिकित्सक की देखरेख में ही लेना चाहिए। **नीम-हकीमों से बचना चाहिए।**

यदि हृदय के माइट्रल वाल्व अथवा एओरटिक वाल्व में बीमारी के कारण स्थायी और अधिक क्षति पहुँच चुकी होती है, तो फिर इसका इलाज ऑपरेशन द्वारा ही सम्भव होता है। कई बार वाल्व बदलने की भी आवश्यकता होती है। यह इलाज अत्यन्त महँगा है। परन्तु आन्ध्र प्रदेश के पुट्टावर्ती नामक स्थान में श्री साईंबाबा आश्रम के अस्पताल में इलाज निःशुल्क होता है। कुछ राज्य सरकारें भी इसके लिए मदद देती है।

बीमारी से बचाव

जैसा कि बतलाया जा चुका है कि रूमेटिक ज्वर के कारण बच्चों के हृदय के वाल्वों में स्थायी खराबी आ जाती है, इसका इलाज महँगे ऑपरेशन द्वारा ही सम्भव होता है और यह भी जरूरी नहीं कि खराबी पूरी तरह ठीक ही हो जाए, इसलिए बेहतर है कि बच्चों को इस रोग से बचाया जाए। रूमेटिक ज्वर एवं रूमेटिक हृदय रोगों से बचाव के लिए निम्न बातों का ध्यान रखते हैं।

1. गले में सूजन, खराश, खाँसी या टांसिल या घुटनों में दर्द और सूजन के शुरू होते ही चिकित्सक की देखरेख में पेनिसिलिन या डॉक्टर जो कहे वह दवा लेनी चाहिए, ताकि रोग आगे न बढ़ सके।
2. बच्चे को रूमेटिक बुखार आने पर बिस्तर पर लेटकर पूर्ण आराम करवाना चाहिए। एंटीबायोटिक दवाओं को डॉक्टर की सलाह के अनुसार पर्याप्त समय तक देना चाहिए। इससे संक्रमण के हृदय तक पहुँचने की सम्भावना कम हो जाती है।
3. बच्चों को जहाँ तक सम्भव हो भीड़ भरे और गन्दे स्थानों से बचाना चाहिए।
4. जिन बच्चों को एक बार रूमेटिक ज्वर हो चुका है, उन्हें डॉक्टर की सलाह के अनुसार बीस वर्ष की उम्र तक एक निश्चित समय के अन्तर से पेनिसिलिन के इंजेक्शन लगवाते रहना चाहिए ताकि बीमारी के कारण उनका हृदय प्रभावित न होने पाए।

47

रोटा वाइरस जनित आंत्रशोथ (Rota Viral Gastroenteritis)

जब 1980 में विश्व स्वास्थ्य संगठन द्वारा दस्त रोगों के नियंत्रण के लिए कार्यक्रम बनाया गया उस समय लगभग **4 करोड़ बच्चे इन रोगों से मृत्यु को प्राप्त हो जाते थे**। और सन् 2000 में इनकी संख्या घटकर **डेढ़ करोड़ रह गई। केवल जीवन रक्षक घोल पिलाने से (ओ.आर.एस. Oral Rehydration Therapy) लगभग 3 करोड़ मृत्युएँ प्रतिवर्ष कम हो गईं**। लेकिन भारत जैसे देश में छोटे बच्चों में रोटा वाइरस जैसे दस्त रोगों की बीमारी अभी भी एक बड़ी स्वास्थ्य समस्या बनी हुई है। 1000 बच्चों में प्रतिवर्ष 5 बच्चे ऐसी बीमारियों से मृत्यु को प्राप्त होते हैं। सन् 2005 में 10 लाख 70 हजार बच्चे आंत्रशोथ दस्त रोगों) से पीड़ित हुए और इनमें से 2040 मृत्युएँ हुईं ।

दस्त की बीमारी (Acute Diarthoeal Disease) क्या है?

दिन में 3 बार से अधिक पतली टट्टी 3 से 7 दिनों तक जाना—दस्त की बीमारी कहलाती है। कई बार पानी जैसी पतली टट्टी जाने से शरीर में पानी की कमी (Dehydration) उत्पन्न हो जाती है। जिसको दूर न किया जाए तो व्यक्ति या बच्चा गम्भीर स्थिति में पहुँच जाता है और यहाँ तक कि उसकी इलाज न मिलने पर मृत्यु भी हो सकती है। अक्सर दस्त के साथ उल्टियाँ भी होती हैं। इस स्थिति को आंत्रशोथ (Gastroenteritis) कहते हैं। इस रोग में आँतों में भी सूजन आ जाती है ।

रोग का कारण

वैसे तो यह बीमारी कई तरह के जीवाणु (Bacteria) और विषाणुओं (Virus) तथा एककोशीय जीवों द्वारा होती है। लेकिन अधिकतर मामलों में (25 से 50 प्रतिशत), विशेषकर बच्चों में रोटा विषाणु (Rota Virus) ही इस रोग को उत्पन्न करते हैं। यह विषाणु आर.एन.ए. प्रकार का होता है। इसके अलावा अन्य कई विषाणु

और जीवाणु तथा अमीबा जैसे एककोशीय जीव भी दस्त की बीमारी उत्पन्न करते हैं। लेकिन **हम यहाँ सबसे खतरनाक रोटा वाइरस द्वारा उत्पन्न आंत्रशोथ (Gastroenteritis) की ही चर्चा करेंगे। रोटा वाइरस सन् 1973 में खोजा गया। यह विषाणु 5 वर्ष से नीचे के बच्चों में अक्सर गम्भीर पानी की कमी को उत्पन्न करता है। जिससे बच्चों की जान को खतरा उत्पन्न हो जाता है।** एक अनुमान के अनुसार लगभग—**पौने तीन करोड़ रोगी विश्व में प्रतिवर्ष इस विषाणु द्वारा उत्पन्न आंत्रशोथ की चपेट में आ जाते हैं।** प्राय: हर बच्चे को 5 वर्ष से कम उम्र में (अक्सर 3 वर्ष) यह रोटा वाइरस अपना शिकार बनाता है। और बच्चों को अस्पताल में भर्ती करने की नौबत आ जाती है। कभी-कभी एड्स रोगी में भी रोटा वाइरस दस्त की बीमारी उत्पन्न करता है। लेकिन अन्य वयस्क रोगियों में यह विषाणु दस्त की बीमारी तो उत्पन्न करता है परन्तु वह साधारण प्रकार की होती है जबकि 5 और 3 वर्ष के आसपास की उम्र के बच्चों में यह रोग गम्भीर स्थिति में पहुँच जाता है। ऐसा छोटे बच्चों में रोग प्रतिरोधक शक्ति की कमी के कारण होता है।

बच्चों में रोटा वाइरस डायरिया या आंत्रशोध उत्पन्न करनेवाला रोटा वाइरस अथवा रोटा विषाणु

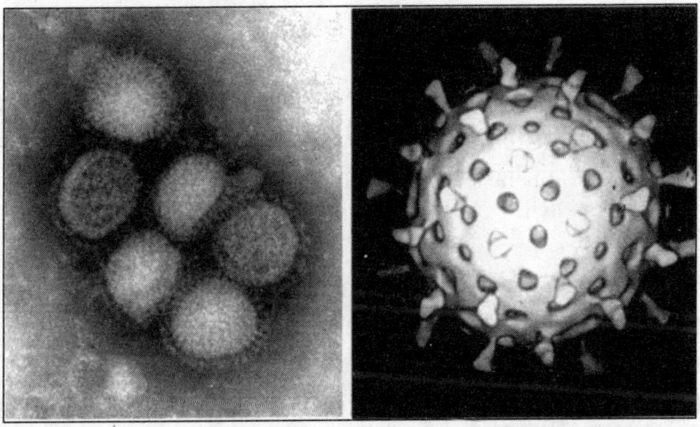

(इलेक्ट्रॉन माइक्रोस्कोप द्वारा लिया गया चित्र)

रोटा वाइरस शरीर में क्या करता है?

यह विषाणु पेट की आँतों में पहुँचकर आँतों की बाहरी संरचनाओं को क्षतिग्रस्त कर देता है। इस कारण भोज्य पदार्थों का आंतों द्वारा अवशोषण (Absorption) नहीं हो पाता और आँतों की अधिक गतिशीलता के कारण उल्टी-दस्त की बीमारी उत्पन्न हो जाती है एवं आँतों में सूजन भी आ जाती है।

रोग की जटिलताएँ

रोटा वाइरस अलग-अलग रोगियों में साधारण प्रकार से लेकर गम्भीर तरह की दस्त की बीमारी उत्पन्न करता है और इस कारण बच्चों या बड़ों के शरीर में पानी की कमी उत्पन्न हो जाती है। इस रोग का 5 वर्ष से नीचे की उम्र के बच्चों पर प्रभाव अधिक होता है। और समय पर इलाज न किया जाए तो मृत्यु तक हो सकती है।

शरीर में पानी की कमी के अलावा कुछ श्वसन संस्थान की बीमारियाँ जैसे निमोनिया, मस्तिष्क शोथ और सिड्स (Sudden Infant Dealth) जैसी बीमारियाँ भी उत्पन्न करता है। सिड्स रोग में छोटे शिशुओं की एकदम अचानक मृत्यु हो जाती है। इसके अलावा रोटा वाइरस द्वारा आँतों की कई गम्भीर बीमारी भी उत्पन्न हो सकती हैं। अतएव इस रोग की पहचान कर शीघ्र इलाज जरूरी होता है ।

रोग के लक्षण

बीमारी के शुरू में 80 प्रतिशत छोटे बच्चों में शुरू में उल्टियाँ होती हैं, फिर दस्त लगते हैं। साथ ही बुखार भी आ जाता है और शरीर का तापक्रम 30°C या 102.2F तक रहता है। लगभग 15 प्रतिशत मामलों में दस्त के साथ थोड़ी मात्रा में रक्त कोशिकाएँ (RBC) भी जा सकती हैं।

रोग की पहचान

इस रोग में, अक्सर दस्तों द्वारा मल की अधिक मात्रा निकलती है। प्रयोगशाला में मल का परीक्षण कर भी इसकी पहचान हो जाती है। पी.सी.आर. (P.C.R.) नामक जाँच से भी रोग की पहचान या निदान निश्चित तौर पर हो जाता है ।

रोग का इलाज

(1) जिंक देने से भी दस्तों में कमी आती है। अतएव विश्व स्वास्थ्य संगठन 10 से 14 दिन तक बच्चों को जिंक (10 मि.ग्रा. प्रतिदिन) देने की सलाह देता है।
(2) शरीर में पानी की कमी को अधिकतर मामलों में मुख द्वारा जीवन रक्षक घोल (O.R.S.) पिलाकर की जाती है। और बहुत कम मामलों में अन्तर्शिराओं द्वारा सेलाइन इत्यादि देने की जरूरत पड़ती है। लेकिन अच्छे शिशु रोग विशेषज्ञ को अवश्य दिखला देना चाहिए और अनावश्यक रूप से रोग प्रतिरोधक दवाएँ देने से बचना चाहिए। यह ध्यान रखें कि बच्चे के शरीर में पानी की कमी न होने पाए।

रोग से बचाव

बच्चों और परिवार के सदस्यों को शुद्ध पेयजल उपलब्ध हो ऐसी व्यवस्था करें। घरों में साफ-सफाई (Hygenic Condition) जरूरी है। **साथ ही घरों में आधुनिक**

शौचालय हों यह भी जरूरी है। मक्खियों पर नियंत्रण भी रोग से बचाव की दिशा में बड़ा कदम है। खाने-पीने की सामग्री ढककर रखें। रोटा वाइरस, रोगी के मल और उल्टी में अत्यधिक मात्रा में कई दिनों तक मौजूद होते हैं अतएव अन्य बच्चों को इनके सम्पर्क से बचाना चाहिए। रोगी के कपड़े अलग स्थान पर धोए जाएँ। *रोग से बचने के लिए साफ-सफाई अत्यन्त आवश्यक है तथा घरों में गन्दे पानी के निकास की उचित व्यवस्था होनी चाहिए?*

रोग का टीका

बच्चों को रोग से बचाव के लिए सन् 1999 में अमेरिका में जो वैक्सीन बनाई गई थी उसे एक वर्ष बाद आँतों में जटिलताओं की वजह से बाजार में बिक्री के लिए प्रतिबन्धित कर दिया गया। फिर सन् 2006 में रोटारिक्स नामक वैक्सीन और रोटाटेक नामक वैक्सीन भी आई जो मुख द्वारा (Oral) दी जाती है।

रोटारिक्स वैक्सीन छोटे शिशुओं को 2 महीने और 4 महीने में पिलाई जाती है। जबकि रोटाटेक नामक वैक्सीन की तीन मात्राएँ—दूसरे, चौथे और छठवें माह में शिशुओं को पिलाते हैं। इन टीकों (Vaccine) को 12वें सप्ताह में देने पर आँतों की जटिलताओं का खतरा फिर भी बना रहता है। इसलिए अभी तक वैक्सीन देने की सही उम्र निश्चित नहीं की जा सकी है। रोटा वाइरस वैक्सीन के लिए शिशु रोग विशेषज्ञ से भी सलाह लें। एक समाचार के अनुसार एक रोटा वाइरस टीके का विकास भारत में हुआ है जो विदेशी वैक्सीन से लगभग 50 गुना कम कीमत में उपलब्ध होगा। और रोटा वाइरस वैक्सीन को बच्चों के टीकाकरण कार्यक्रम में शामिल करने की भी योजना चल रही है। (अभी इसका टीका निजी अस्पतालों में लगाया जाता है) लेकिन अब **कुछ प्रदेशों में इस वैक्सीन को लगाने की शुरुआत हो चुकी है।**

परिशिष्ट

48

स्वाइन फ्लू अथवा एच-1 एन-1 (Swine Flue or H_1N_1)

[नई खतरनाक बीमारी]

खतरनाक स्वाइन फ्लू ने विश्व के 200 से अधिक देशों के साथ भारत में भी आतंक मचा दिया है। पाँच दशक पूर्व अमेरिका के न्यूजर्सी में इस तरह का रोग फैला था। पचास वर्ष बाद जब अप्रैल 2009 में मैक्सिको में इस रोग के रोगी पाए गए तो लगा यह रोग नया है। जबकि 1950 के दशक में भी 2000 अमेरिकी सैनिक इस रोग की गिरफ्त में आए थे। विश्व में पाँच लाख के लगभग और भारत में 35 हजार के आसपास रोगियों का पता चला है और हजारों रोगियों की मृत्यु भी इस गम्भीर संक्रामक रोग से हो चुकी है। अकेले मैक्सिको में सैकड़ों रोगियों की मौत इस संक्रामक रोग से हुई। अमेरिका में लगभग 10 हजार से ऊपर स्वाइन फ्लू के मामलों की पुष्टि हुई। और कई मौतें भी हो चुकी हैं। जबकि ब्रिटेन में भी हजारों मामले पाए गए हैं। भारत में कुछ डॉक्टर भी इस रोग से संक्रमित हो चुके हैं कुल मिलाकर पूरा विश्व इस खतरनाक रोग से पुनः भयाक्रान्त है ।

विश्व स्वास्थ्य संगठन के अनुसार इस रोग पर शीघ्र नियंत्रण पाना अत्यन्त जरूरी है वरना यह तीव्र संक्रामक रोग पूरी दुनिया के लिए एक बड़ा खतरा बन जाएगा। इसी तथ्य को ध्यान में रखकर विश्व स्वास्थ्य संगठन ने स्वाइन फ्लू के चेतावनी स्तर को अधिकतम अर्थात् छह तक बढ़ा दिया। प्रायः प्रत्येक देश इस रोग के प्रति सतर्क हो चुका है और वे अपने यहाँ प्रवेश करने वाले प्रत्येक विदेशी की जाँच कर रहे हैं। इनमें भारत भी शामिल है। इस वर्ष भारत में 33 हजार से अधिक रोगी पाए गए और दो हजार मौतें स्वाइन फ्लू से हुई हैं।

रोग का इतिहास

जैसा कि पूर्व में बतलाया जा चुका है कि फ्लू एक पुराना रोग है। सन् 1958 में यूरोप के अलावा इस रोग ने सन् 1918 और 1968 में भी दुनिया में दहशत फैलाई थी। एक

जानकारी के अनुसार रोग के वाइरस या विषाणु सन् 1933 और 1946 में भी पाए गए थे। यह देखा गया है कि यह एक विश्वव्यापी रोग है, जो 10 से 15 वर्षों के अन्तराल से कई देशों में एक साथ फैल जाता है तथा इस रोग के प्रकारों को विभिन्न देशों के नाम से भी जाना जाता है। उदाहरणार्थ सन् 1957 में एशिया में फैले फ्लू को एशियन फ्लू नाम दिया गया और 1968 में हांगकांग में फैले रोग को *हांगकांग इन्फ्लुएंजा* नाम दिया गया। वास्तव में यह रोग इन्फ्लुएंजा 'ए' का ही एक प्रकार है।

भारत में स्वाइन फ्लू

जब यह रोग देश में आया तो यहाँ सावधानी बतौर हवाई अड्डों पर भी रोग की जाँच शुरू की गई। अमेरिका से लौटे हैदराबाद के 23 वर्षीय एक रोगी में स्वाइन फ्लू की पहले-पहल पुष्टि हुई थी फिर उसकी माँ में भी इस रोग के लक्षण पाए गए। मुम्बई, दिल्ली, चेन्नई, बैंगलोर, कलकत्ता, बड़ोदरा, अहमदाबाद, पुणे, जबलपुर एवं भोपाल तथा अन्य शहरों से भी इस रोग के लक्षणों वाले हजारों मरीज की जानकारी हुई। इसका अभिप्राय यह है कि भारत में यह रोग तेजी से फैला। क्योंकि यहाँ भी प्रतिदिन हजारों विदेशी यात्रियों का आना-जाना है और विशेष बचाव के तरीकों के अभाव में यह तीव्र संक्रामक रोग बढ़ता ही गया। स्वाइन फ्लू से प्रभावित मरने वालों की संख्या एक शतक से ऊपर है तथा पुणे विशेष रूप से इस रोग से प्रभावित हुआ था। लेकिन इस वर्ष राजस्थान, गुजरात और मध्य प्रदेश रोग से ज्यादा प्रभावित हुए। राजस्थान में 250 मौतें इस रोग से हुईं।

स्वाइन फ्लू क्या है?

विश्व स्वास्थ्य संगठन के अनुसार यह रोग इन्फ्लुएंजा (H_1N_1) नाम से जाना जाता है। वास्तव में अभी यह तय भी नहीं हो सका है कि इस तरह का फ्लू भी सूअरों में पाया जाता है या केवल विषाणु ही पिग या सूअरों में पाए गए हैं। अत : विश्व स्वास्थ्य संगठन ने सूअरों को मारने से मना किया है। यह द्रष्टव्य है कि इस रोग के विषाणु सूअरों के अलावा पक्षियों, घोड़ों, कुत्तों, घरेलू मुर्गे-मुर्गियों में भी पाए जाते हैं। इस तरह यह कहना कि रोग केवल सूअरों द्वारा ही फैलता है, पूर्णतः सही नहीं है। हाँ, अलग-अलग जन्तुओं में इस रोग के पाए जाने वाले विषाणुओं की संरचना में थोड़ा अन्तर पाया गया है। जैसे पक्षियों में एस-5, एन-1 एन्टीजनयुक्त स्ट्रेन्स खोजा गया है। पक्षियों में पाए जाने वाले इस तरह के विषाणु से **एवियन फ्लू होता है।** लेकिन सूअर का पका मांस खाने से यह रोग नहीं होता, ऐसा विशेषज्ञों का कहना है।

संक्षेप में हम फ्लू या इन्फ्लुएंजा या एच-1 एन-1 को कुछ इस तरह परिभाषित कर सकते हैं—"यह श्वसन संस्थान का एक तीव्र संक्रमण है जो इन्फ्लुएंजा के एच-1 एन-1 प्रकार के विषाणुओं द्वारा होता है और इस रोग में एकदम से तेज बुखार, खाँसी, पेशियों में दर्द और कमजोरी महसूस होती है। गले में खराश और

स्वाइन फ्लू से 2009-10 में सर्वाधिक प्रभावित हुए देश		
देश	*स्वाइन फ्लू के मामले*	पुष्टि
अमेरिका	1,13,690	3,433
ब्राजील	58,178	2,135
भारत	29,599	2,024
मैक्सिको	70,715	1,316
चीन	1,20,940	800
तुर्की	12,316	656
अर्जेन्टीना	11,458	626
रूस	25,339	604
ब्रिटेन	28,456	474
कनाडा	25,828	429

भारत में 2010 से 2015 तक की स्थिति		
वर्ष	*मामले*	*मौत*
2010	20,604	1763
2011	603	75
2012	5,044	406
2013	5,253	699
2014	937	218
2015 (14 मार्च)	29,558	1710

स्वाइन फ्लू से देश में सर्वाधिक प्रभावित राज्य

स्वास्थ्य मंत्रालय से मिले आँकड़ों के अनुसार स्वाइन फ्लू देशभर में अब तक 965 लोग दम तोड़ चुके हैं, जबकि इससे प्रभावित लोगों की संख्या 26 फरवरी की शाम को 17000 का आँकड़ा पार कर गई।

सबसे ज्यादा प्रभावित राज्य

राज्य	*मरने वालों की संख्या*	पीड़ित
राजस्थान	234	4,884
गुजरात	231	3,527
मध्य प्रदेश	127	716
महाराष्ट्र	112	1221
दिल्ली	8	2456

(तेलंगाना, कर्नाटक और पंजाब में क्रमश: 54, 39 और 38 लोगों को यह जानलेवा बीमारी लील चुकी है।)

टिप्पणी : ये आँकड़े 26 फरवरी तक के हैं। **प्रभावित रोगियों और मृत व्यक्तियों की संख्या इससे अधिक है।**

साँस लेने में तकलीफ के साथ ही निमोनिया जैसे लक्षण भी मिल सकते हैं और रोगी गम्भीर अवस्था में पहुँच जाता है।"

रोग का कारक

इस रोग का विषाणु आर्थोमिक्सो वाइरेडी परिवार का है। इसके तीन उप प्रकार होते हैं। (टाइप-ए, टाइप-बी, टाइप-सी होते हैं) इन तीनों विषाणुओं के विषाणु विष अलग-अलग तरह के होते हैं। जैसे कि स्वाइन फ्लू में एच-1 एन-1 (H_1N_1) सरफेस एंटीजन पाया गया है। इन्फ्लुएंजा ए वाइरस अन्य विषाणुओं से अलग तरह का होता है। इसकी खोज सन् 1933 में की गई थी बाद में 1957 में इसके एंटीजन अथवा प्रतिजन में कुछ परिवर्तन पाए गए। स्वाइन फ्लू का कारण वाइरस 'ए' के प्रकार को ही माना गया है। (इसमें एच-1 एन-1 सरफेस एन्टीजन होता है) जबकि वाइरस-बी दुर्लभ रूप में ही मिलता है तथा वाइरस-सी सूअरों में नहीं पाया जाता है।

संक्रमण का संग्राहक

जैसा कि ऊपर बतलाया गया है फ्लू या इन्फ्लुएंजा के स्रोत प्रमुख रूप से जानवर एवं पक्षी होते हैं। इनमें सूअर, कुत्ते, बिल्लियाँ एवं पालतू मुर्गियाँ इत्यादि शामिल हैं। इन जीव-जन्तुओं में वैज्ञानिकों ने फ्लू के विषाणु पाए हैं और इन विषाणुओं में एच एवं एन नामक प्रतिजन विष होते हैं। ये विषाणु जब श्वास के माध्यम से मनुष्य के शरीर में पहुँचते हैं तो गम्भीर रोग (फ्लू) उत्पन्न करते हैं।

संक्रमण का स्रोत

संक्रमण के स्रोत रोगी के अलावा कुछ स्वस्थ दिखने वाले मनुष्य भी हो सकते है। संक्रमित व्यक्ति की नाक के स्राव में रोग के विषाणु होते हैं। जो खाँसी के साथ रूमाल और तौलिया जैसे कपड़ों के द्वारा अन्य स्वस्थ व्यक्ति में प्रवेश कर सकते हैं। रोग के वाइरस या विषाणु रोग के लक्षण मिलने से एक-दो दिन पूर्व और 1 से 2 दिन बाद तक रोगी में मिलते हैं। अतः इस समयावधि के अन्दर रोगी अन्य स्वस्थ व्यक्तियों को भी संक्रमण का शिकार बना सकता है। अतः रोगी से दूरी बनाए रखना चाहिए एवं सुरक्षा के लिए मास्क इत्यादि का प्रयोग करना चाहिए।

कौन-कौन व्यक्ति रोगग्रस्त हो सकते हैं?

यह फ्लू प्रत्येक उम्र के व्यक्तियों को अपना शिकार बनाता है। परन्तु 18 महीने से कम के बच्चों और 65 वर्ष से ऊपर के वृद्धों एवं मधुमेह और गुर्दों के रोगियों और हृदय रोगियों में इस रोग के कारण अधिक मृत्यु पाई गई हैं। ऐसे लोगों को अधिक खतरे वाले समूह में रखा गया है। क्योंकि इनकी रोग प्रतिरोधक क्षमता कम होती

स्वाइन फ्लू का रोगी अस्पताल में

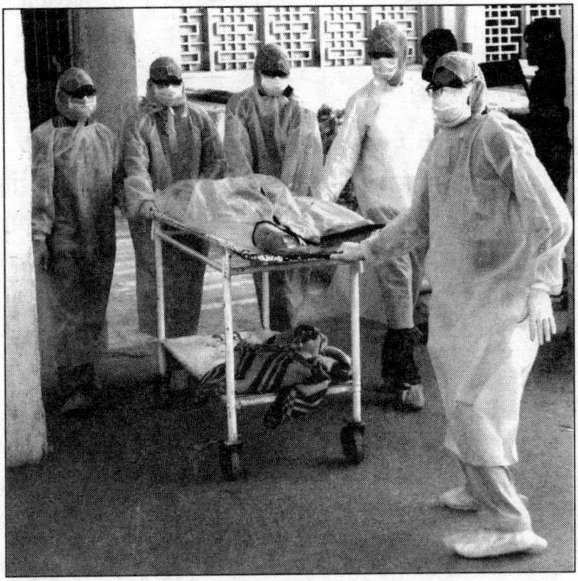

सभी स्वास्थ्यकर्मी रोग से बचाव के लिए मास्क एवं एप्रिन इत्यादि पहने हैं।

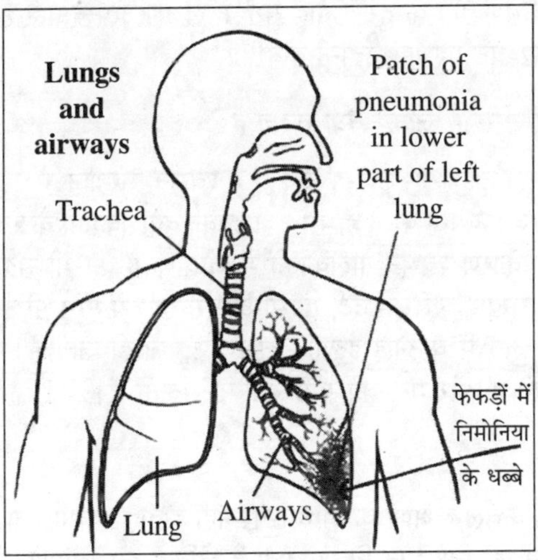

स्वाइन फ्लू में रोगी के फेफड़ों पर ज्यादा असर होता है और रोगी को साँस लेने में दिक्कत होती है। फेफड़ों में निमोनिया भी हो जाता है।

है। अतएव इनके ऊपर बीमारी का असर शीघ्र और ज्यादा होता है। अस्पतालों एवं लैब में काम करने वाले डॉक्टर-नर्सें और अन्य कर्मचारी भी सावधानी के अभाव में रोगग्रस्त हो सकते हैं।

रोग को बढ़ाने वाले कारण

सघन आबादी वाले शहरों, मेलों, उत्सव स्थलों में रोग के फैलने और बढ़ने की सम्भावना अधिक होती है। इसी तरह स्कूलों, जहाजों जैसे स्थानों में भी संक्रमण की गुंजाइश अधिक होती है। विदेश यात्राएँ और विदेशियों से सम्पर्क से भी यह रोग उस दशा में हो सकता है जब रोग से पूरा विश्व प्रभावित हो अथवा सम्बन्धित देश में रोग फैल रहा हो ।

संक्रमण कैसे एक व्यक्ति से दूसरे में जाता है?

यह एक व्यक्ति से दूसरे व्यक्ति में खाँसी अथवा श्वसन संस्थान के स्रावों द्वारा फैलता है। होता यह है कि रोगी की खाँसी में रोग के रोगाणु छोटी बूँदों के रूप में रहते हैं। सम्पर्क में आने वाला व्यक्ति, श्वसन क्रिया के माध्यम से इन्हें अपने अन्दर खींच लेता है और उसे रोग हो जाता है। रोगी के साथ रहने से भी यह रोग हो सकता है। रोगी की वस्तुओं के इस्तेमाल और नजदीक सम्पर्क से भी रोग हो सकता है।

रोग का उद्‌भवन काल

इस रोग का संक्रमण होने के तुरन्त बाद रोग के लक्षण उत्पन्न नहीं होते बल्कि यह लक्षण 18 से 72 घंटे पश्चात् उत्पन्न होते हैं।

रोग का विषाणु शरीर में जाकर क्या करता है?

रोग का विषाणु (टाइप-ए-एच-1 एन-1) श्वसन संस्थान में पहुँचकर श्वास नलिकाओं में सूजन उत्पन्न करते हैं, साथ ही इनकी कोशिकाओं के स्तर को भी नष्ट कर देते हैं। इस कारण श्वसन नलिकाओं में जीवाणुओं का भी संक्रमण हो जाता है फिर रोगी को बुखार, शरीर में दर्द, खाँसी और **खखार में खून** भी आ सकता है—कमजोरी, साँस लेने में कठनाई इत्यादि लक्षण उत्पन्न हो जाते हैं। गले में खराश उत्पन्न हो सकती है और गले की गाँठें भी बढ़ सकती हैं।

रोग की पहचान

रोग की पहचान केवल लक्षणों के आधार पर नहीं होती। प्रयोगशाला में विषाणु का परीक्षण कर रोग का निश्चयन किया जाता है लेकिन इस विषाणु की प्रयोगशाला में जाँच अत्यन्त कठिन होती है। जाँच की सुविधा भारत में इन्फ्लुएंजा सेंटर पाश्चर

इंस्टीट्यूट कुनूर (दक्षिण भारत), हापकिन इंस्टीट्यूट मुंबई, स्कूल ऑफ ट्रापिकल मेडिसिन कोलकाता तथा आल इंडिया इंस्टीट्यूट ऑफ मेडिकल साइंसेज नई दिल्ली और आर्म्ड फोर्स मेडिकल कॉलेज पुणे तथा इंस्टीट्यूट ऑफ वायरोलाजी पुणे, तथा जबलपुर में उपलब्ध है, जाँच के लिए रोगी के रक्त के 2 नमूने भेजे जाते हैं। रोगी के इतिहास में उसका पूर्व में विदेशियों या स्वाइन फ्लू के रोगी से सम्पर्क की जानकारी भी आवश्यक है। अब भोपाल में जाँच की सुविधा उपलब्ध हो रही है।

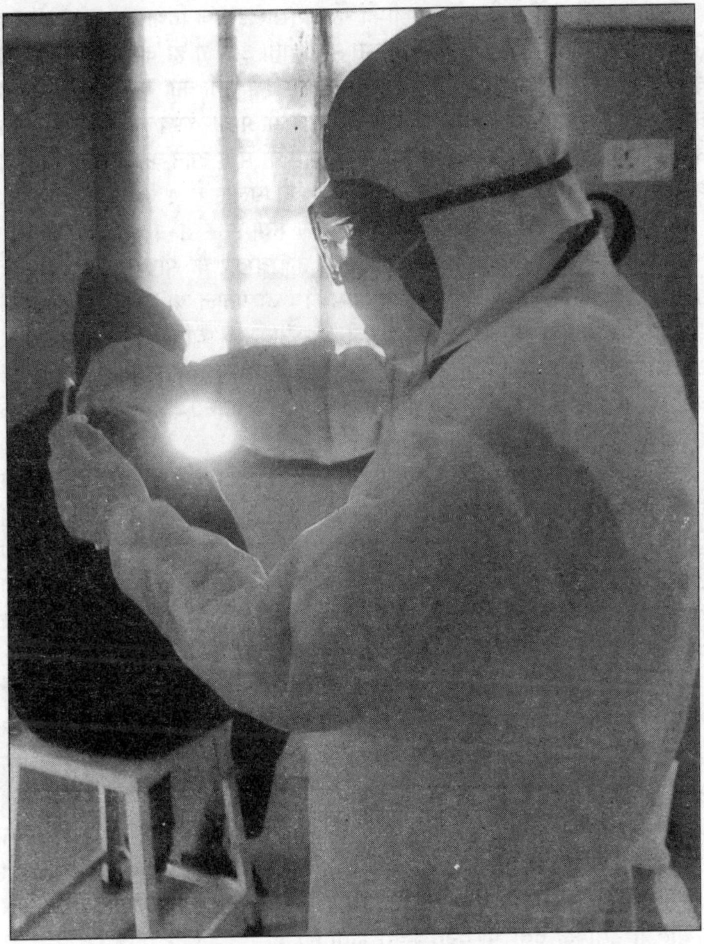

लेखक डॉ. स्वर्णकार के निर्देशन में टेक्नोलॉजिस्ट स्वाइन फ्लू रोगी के गले से 'सेम्पल' लेते हुए।

स्वाइन फ्लू की श्रेणियाँ तथा वर्ग तथा इलाज एवं जाँच

भारत में चिकित्सा विशेषज्ञों द्वारा प्राप्त निर्देशों के अनुसार इस भयंकर संचारी अर्थात् संक्रामक रोग को तीन श्रेणियों में बाँटा गया है—जिनके संक्षिप्त विवरण, लक्षणों सहित निम्नानुसार हैं :

वर्ग (अ) : इसके लक्षण हैं—रोगी को हल्का बुखार आना, शरीर एवं सिर में दर्द तथा गले में खराश और दस्त-उल्टी का होना ।

उक्त लक्षणों वाले रोगी को तकलीफों के अनुसार इलाज दिया जाता है। लेकिन विषाणुरोधी दवा टेमीफ्लू देने की जरूरत नहीं होती और न ही जाँच के लिए रक्त का नमूना भेजने की आवश्यकता होती है। लेकिन ऐसे रोगी को घर में रहकर इलाज करवाने और आराम की सलाह दी जाती है। साथ ही अन्य स्वस्थ व्यक्तियों को रोगी के सम्पर्क में सावधानी बरतने अथवा उसके सम्पर्क में न आने की सलाह दी जाती है तथा 48 घंटे बाद पुन: जाँच के लिए आने की सलाह दें ।

वर्ग (ब) : इसे दो श्रेणियों में विभक्त किया गया है— ब-1 और ब-2

ब-1 : इस वर्ग में वे रोगी आते हैं जिनको तेज बुखार के साथ गले में तीव्र दर्द और खराश होती है। ऐसे रोगी तुरन्त शासकीय अस्पताल या चिकित्सा केन्द्र से सलाह लें तथा स्वाइन फ्लू की जाँच गले और नाक से स्वाब लेकर होनी चाहिए और साँस में तकलीफ हो तो टेमीफ्लू की दवा भी दी जा सकती है। (जाँच रिपोर्ट की प्रतीक्षा न करें) तथा रोगी को घर पर ही पृथक् रखें और 24 घंटे बाद चिकित्सक से जाँच पुन: करवाएँ ।

ब-2 : इस वर्ग में बी-1 जैसे लक्षण वाले उच्च जोखिम समूह जैसे— 5 वर्ष से कम आयु के बच्चे, गर्भवती महिलाएँ एवं 65 वर्ष से अधिक आयु के लोगों के साथ फेफड़ों, हृदय, लीवर, गुर्दे के रोगी तथा कैंसर एवं एच.आई.वी./एड्स पीड़ित लोग आते हैं। इनकी जाँच गले/नाक के स्वाब से होना चाहिए। टेमीफ्लू दवा भी लेना चाहिए। (रिपोर्ट का इन्तजार न करें) तथा रोगी को पृथक् रखकर 24 घंटे बाद जाँच पुन: करवाएँ ।

वर्ग (स) : इस वर्ग के रोगियों में अ एवं ब वर्ग के लक्षणों के साथ ही कुछ गम्भीर तकलीफें या लक्षण उत्पन्न हो जाते हैं। जैसे—सीने में दर्द, खखार में खून आना तथा रक्तचाप का कम हो जाना एवं नाखून नीले पड़ना। इन लक्षणों के अलावा रोगी में उनींदापन और चिड़चिड़ापन आ जाता है। वह खाना छोड़ देता है। **ऐसी स्थिति में रोगी को तत्काल सुविधायुक्त अस्पताल के आइसोलेशन वार्ड या अलग बने चिकित्सा कक्षों में इलाज के लिए भर्ती करवाना चाहिए।**

ऐसे रोगी की जाँच के लिए रक्त का नमूना भी तुरन्त भेजा जाना चाहिए तथा इस स्थिति में टेमीफ्लू दवा भी देना जरूरी होता है। जो कि डॉक्टर की देखरेख में दी जाती है। (टेमीफ्लू दवा देने के लिए रिपोर्ट का इन्तजार नहीं करना चाहिए)

(शासन द्वारा प्राप्त निर्देशों के आधार पर)

रोग का इलाज

इस रोग के रोगी को अस्पताल (**जहाँ वेंटीलेटर की भी सुविधा हो**) में भर्ती करना ठीक रहता है, बल्कि एक अलग कमरे में रोगी को रखना चाहिए जिससे वह अन्य व्यक्तियों को रोग न बाँट सके। चूँकि इस रोग के टीके के असर की कुछ सीमाएँ होती हैं। अत : विषाणु प्रतिरोधी दवाएँ रोगी को दी जाती हैं। विश्व स्वास्थ्य संगठन के नए निर्देशों के अनुसार एंटी वायरल दवा केवल गम्भीर मरीजों को दी जाती है। राइमेटीडाइन या टेमीफ्लू नामक विषाणुरोधी दवाएँ रोग में असरकारक साबित हुई हैं। इससे रोगी की जान बच जाती है और तकलीफों में शीघ्र आराम मिलता है। ऑक्सीजन एवं अन्य दवाएँ भी चिकित्सक के परामर्श अनुसार दी जाती है। यह ध्यान देने योग्य है कि इलाज का पूरा असर तभी होता है जब इलाज रोग की पहचान कर 48 घंटे के भीतर शुरू कर दिया जाए। शीघ्र इलाज से रोगी की मृत्यु भी नहीं हो पाती। यहाँ यह तथ्य भी उल्लेखनीय है कि रोगी की देखभाल करने वाले स्वास्थ्यकर्मियों और मिलने-जुलने वाले लोग मास्क पहनकर रोगी के कमरे में प्रवेश करें व रोगी खाँसते वक्त मुँह पर कपड़ा रखें।

एच-1 एन-1 (स्वाइन फ्लू) से बचाव

जब विश्व में यह रोग सामूहिक रूप से फैलता है तो रोग पर पूर्णत: नियंत्रण कर पाना मुश्किल होता है क्योंकि आज पूरे विश्व के देशों के लोग परस्पर एक दूसरे के देशों की यात्रा करते हैं और ये लोग इस तरह के रोग को अन्य देशों में फैलाने में सहायक बनते हैं। रोग से बचाव के लिए निम्न बातों पर ध्यान देना चाहिए—

1. नए लोगों या विदेशियों से गले मिलने, हाथ मिलाने, चुम्बन आदि से बचें।
2. ऐसे शासकीय और निजी भवन हों जहाँ कर्मचारियों को खुली हवा मिले। लोगों की अति सघनता न हो। अर्थात् व्यक्तियों के बीच पर्याप्त दूरी हो।
3. जब यह रोग फैल रहा हो तब लोग भीड़ भरे स्थानों से स्वयं भी बचें और अपने बच्चों को भी बचाएँ।
4. यात्राओं एवं भीड़ में मुँह पर मास्क का प्रयोग करें या नाक और मुँह पर रूमाल रखें।
5. खाँसते या छींकते समय भी चेहरे को रूमाल या तौलिया से ढकें। रोगी ऐसे वक्त मुँह को ढकें।
6. ऊपर बताए गए फ्लू के लक्षण मिलने पर तुरन्त चिकित्सक को दिखलाकर इलाज शुरू करें।
7. जब रोग फैल रहा हो तो घरेलू पालतू जानवरों और पक्षियों से सीधे सम्पर्क से बचें।
8. ऐसे देशों की यात्रा न कर जहाँ यह रोग फैल रहा है।
9. साबुन से कई बार हाथ धोएँ।

10. रोग के लक्षण मिलने पर रोगी को शीघ्र सुविधापूर्ण अस्पताल (जहाँ वेंटीलेटर की भी सुविधा हो) में भर्ती करें, ताकि उससे अन्य लोगों में रोग न फैले और उसे उचित व पर्याप्त इलाज मिल सके। रोगी से सीधे सम्पर्क से बचें, और मास्क का उपयोग करें।

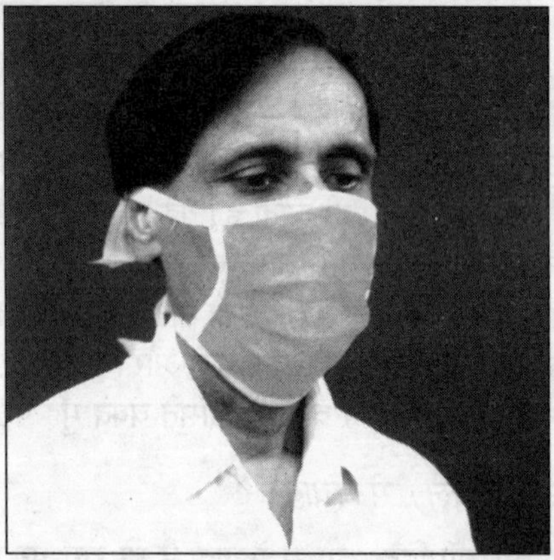

स्वाइन फ्लू जैसा संक्रामक रोग फैलने पर लोग मास्क का प्रयोग करें। तथा ऐसे रोगी के पास जाने वाले भी मास्क पहनें।

ये रहें सावधान

— 5 साल से कम उम्र के बच्चे, 65 साल से ज्यादा उम्र के बुजुर्ग और गर्भवती महिलाएँ। जिन लोगों को निम्न में से कोई बीमारी है, उन्हें अतिरिक्त सावधानी बरतनी चाहिए।
— फेफड़ों, किडनी या दिल की बीमारी वाले रोगी।
— मस्तिष्क सम्बन्धी (न्यूरोलॉजिकल) बीमारी मसलन, पार्किंसन से ग्रस्त मरीज।
— कमजोर रोग प्रतिरोधक क्षमता वाले लोग।
— डायबिटीज के मरीज।
— ऐसे लोग जिन्हें पिछले 8 साल में कभी भी अस्थमा की शिकायत रही हो या अभी भी हो। ऐसे लोगों को फ्लू के शुरुआती लक्षण दिखते ही डॉक्टर से सलाह लेनी चाहिए।
— गर्भवती महिलाओं का प्रतिरोधक तंत्र (इम्यून सिस्टम) शरीर में होने वाले हार्मोन सम्बन्धी बदलावों के कारण कमजोर होता है। खासतौर पर गर्भावस्था के तीसरे चरण यानी 27 वें से 40 वें सप्ताह के बीच उन्हें ज्यादा ध्यान रखने की जरूरत है।

स्वाइन फ्लू न हो, इसके लिए क्या करें ?

— साफ-सफाई का विशेष ध्यान रखा जाए और फ्लू के शुरुआती लक्षण दिखते ही सावधानी बरती जाए तो इस बीमारी के फैलने के अवसर न के बराबर हो जाते हैं।
— जब भी खाँसी या छींक आए रूमाल या टिश्यू पेपर उपयोग करें।
— इस्तेमाल किए मास्क या टिश्यू पेपर को ढक्कन वाले डस्टबिन में फेंकें।
— थोड़ी-थोड़ी देर में हाथ को साबुन और पानी से धोते रहें।
— लोगों से मिलने पर, हाथ मिलाने, गले लगाने या चूमने से बचें।
— फ्लू के शुरुआती लक्षण दिखते ही अपने डॉक्टर से सम्पर्क करें।
— अगर फ्लू के लक्षण नजर आते हैं तो दूसरों से दूरी बनाए रखें।
— फ्लू के लक्षण दिखने पर घर पर रहें। ऑफिस, बाजार, स्कूल न जाएँ।
— बिना धुले हाथों से आँख, नाक या मुँह छूने से परहेज करें।

बचाव का टीका

इन्फ्लुएंजा-ए या फ्लू से बचाव का सबसे कारगर हथियार है इसका टीका। टीके शरीर में रोग प्रतिरोधक शक्ति उत्पन्न करते हैं, जब रोग के विषाणुओं का शरीर पर संक्रमण होता है तो शरीर पूर्व से टीकों द्वारा उत्पन्न प्रतिरोधक क्षमता के बलबूते पर रोग के विषाणुओं को परास्त या नष्ट कर देता है।

अब इस फ्लू के कई एंटीजन के प्रकारों से रक्षा के लिए प्रभावी वैक्सीन या टीके उपलब्ध हैं, ये टीके चिकित्सकों के निर्देश पर प्रभावित रोगी के घर वालों एवं रोगी के सम्पर्क में आए स्वस्थ लोगों को स्वाइन फ्लू से बचाव के लिए लगाए जाते हैं।

अभी कुछ नए तरह के टीके भी आए हैं जिन्हें स्प्लिट वाइरस वैक्सीन कहते हैं। ये टीके पूरे विषाणु से तैयार न करके उसके कुछ हिस्से से तैयार किए जाते हैं, अतएव ये टीके अधिक सुरक्षित और प्रभावी होते हैं। ऐसे टीके बच्चों को भी सुरक्षा के लिए आसानी से लगाए जाते हैं।

फ्लू के बारे में उक्त विवरण से ज्ञात होता है कि यह रोग खतरनाक एवं जानलेवा तो है लेकिन रोग से आवश्यक सावधानियाँ रखकर बचा जा सकता है। अतः इस तरह के संक्रामक रोगों से अनावश्यक रूप से डरने की आवश्यकता नहीं है। हाँ, सावधान रहने की आवश्यकता जरूर है। विश्व स्वास्थ्य संगठन ने अब रोग के इलाज के नए दिशा-निर्देश जारी किए हैं (जो बॉक्स में दिए गए हैं)। साथ ही चेतावनी भी दी है कि यह रोग विश्व में पुनः दूसरे चरण में फैल सकता है। अतः जानकारी के साथ लोगों को सावधान रहने की जरूरत है।